ANORECTAL
SURGERY NURSING

肛肠外科护理

主　编　聂　敏　李春雨

副主编　叶新梅　邱　群　谢玲女　勾玉莉

人民卫生出版社

图书在版编目（CIP）数据

　　肛肠外科护理/聂敏,李春雨主编. —北京:人民卫生
出版社,2018
　　ISBN 978-7-117-26051-0

　　Ⅰ.①肛…　Ⅱ.①聂…②李…　Ⅲ.①肛门疾病-外
科学-护理学②直肠疾病-外科学-护理学　Ⅳ.①R473.6

　　中国版本图书馆 CIP 数据核字(2018)第 019089 号

| 人卫智网 | www.ipmph.com | 医学教育、学术、考试、健康，购书智慧智能综合服务平台 |
| 人卫官网 | www.pmph.com | 人卫官方资讯发布平台 |

ISBN 978-7-117-26051-0

9 787117 260510 >

肛肠外科护理

主　　编：聂　敏　李春雨
出版发行：人民卫生出版社（中继线 010-59780011）
地　　址：北京市朝阳区潘家园南里 19 号
邮　　编：100021
E－mail：pmph @ pmph.com
购书热线：010-59787592　010-59787584　010-65264830
印　　刷：北京盛通印刷股份有限公司
经　　销：新华书店
开　　本：889×1194　1/16　印张：24
字　　数：743 千字
版　　次：2018 年 3 月第 1 版　2018 年 5 月第 1 版第 2 次印刷
标准书号：ISBN 978-7-117-26051-0/R·26052
定　　价：138.00 元

打击盗版举报电话：**010-59787491　E-mail：WQ @ pmph.com**
（凡属印装质量问题请与本社市场营销中心联系退换）

编委名单（以姓氏笔画为序）

王玉洁	四川洲际胃肠肛门病医院	张 蕉	辽宁省肛肠医院
王俊英	天津市人民医院	张美萍	北京市肛肠医院
王艳芝	中日友好医院	陈月芳	中山大学附属第六医院
韦瑞丽	广西医科大学第一附属医院	陈晓琼	中山大学附属第六医院
勾玉莉	大连医科大学附属第二医院	单淑珍	大连大学附属新华医院
方 健	南京市中医院	赵颖英	兰州军区总医院
叶新梅	中山大学附属第六医院	聂 敏	辽宁中医药大学附属第三医院
多依娜	沈阳市肛肠医院	翁霞惠	武汉市第八医院
安 晶	中国医科大学附属第四医院	唐 红	四川洲际胃肠肛门病医院
李春雨	中国医科大学附属第四医院	谢玲女	浙江省肿瘤医院
李微微	中山大学附属第六医院	魏 莹	中日友好医院
邱 群	上海长海医院	**绘 图**	
何兰珍	中山大学附属第六医院	徐国成	中国医科大学

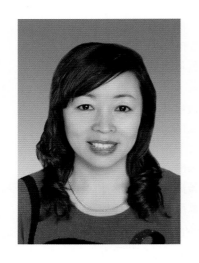

聂敏，辽宁中医药大学附属第三医院（辽宁省肛肠医院）门诊部护士长、副主任护师。从事护理管理、临床护理及护理教学 27 年，致力于推进护理工作改革与护理学科进步，具有丰富的护理管理与临床护理经验。在《中医杂志》《结直肠肛门外科》《广西医学》《重庆医学》《辽宁中医杂志》等国家级核心期刊发表学术论文 30 余篇，参与省部级科研课题 8 项，获国家实用新型专利 3 项。主编《肛肠外科护理》《肛肠科护士手册》《结肠炎名医解答》，副主编《实用肛肠外科学》《肛肠病名医解答》《便秘名医解答》，参编《肛肠外科手术学》《肛肠外科手术技巧》《大肠癌名医解答》等。

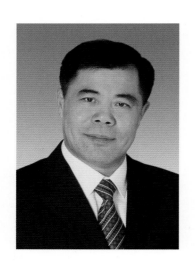

李春雨，中国医科大学附属第四医院肛肠外科主任、教授、主任医师、硕士生导师。兼任中国医师协会肛肠医师分会副会长，中国中医药研究促进会肛肠分会副会长，中国中西医结合学会大肠肛门病专业委员会青委会副主任委员，中国非公立医疗机构协会肛肠专业委员会副主任委员，中国医师协会外科医师分会肛肠医师委员会副主任委员，国际盆底疾病协会常务理事，辽宁省医学会肛肠学组主任委员，辽宁省免疫学会肛肠分会主任委员，沈阳市医师协会肛肠科医师分会主任委员及《结直肠肛门外科》等 10 余家杂志常务编委或编委。从事结、直肠肛门外科医疗、教学、科研工作 28 年，具有丰富的临床经验。主编《肛肠外科学》《肛肠病学》《肛肠外科手术学》《肛肠外科手术技巧》《实用肛肠外科学》《实用肛门手术学》《肛肠病名医解答》《结肠炎名医解答》《大肠癌名医解答》《便秘名医解答》《肛肠外科护理》《肛肠科护士手册》等教材、专著 20 部。

前　言

随着科学技术的进步和医学模式的转变,肛肠外科已发展成为一门专业性很强的独立学科,新理论、新技术层出不穷,这就要求肛肠外科护理要向专、深、细、精的方向发展。肛肠疾病的护理有其自身的特点,规范职业行为、提高专业技能已成为护理人员当务之急。目前,国内有关肛肠治疗方面的书籍琳琅满目,但肛肠护理方面专著少之又少。2015 年我们出版了《肛肠外科手术学》,备受读者青睐。应广大读者的需求,特邀请来自全国 20 多个省、市知名大型综合三甲医院和肛肠医院,长期活跃于临床一线的护理专家共同精心撰写这部《肛肠外科护理》。

本书是目前国内第一部肛肠护理学专著,填补了国内空白。其突出特点是全面、系统、新颖、实用,侧重介绍疾病的护理措施、健康教育。在一些章节中加入了典型病例和知识链接,以帮助读者对本病有更深的认识与理解。全书共分两篇,34 章,上篇为总论,共 16 章,系统地阐述了肛门直肠解剖与生理、常见症状护理、常用检查护理、常用护理技术、围术期护理及肛肠常用药物指导等。下篇为各论,共 18 章,涵盖了结、直肠肛门所有疾病,对每一种疾病着重介绍了病因与发病机制、临床表现、辅助检查、治疗要点、护理评估、护理诊断、护理措施、护理评价及健康教育等。编写内容遵循"专病专护"的原则,力求实用性和新颖性并举,理论联系实际。作者结合自己多年来的临床护理实践,同时汲取国内外先进的护理理念和操作技能,充分展现了我国护理学在结直肠肛门外科领域的高超水平,有较高的学术价值和实用价值。适用于结直肠肛门外科、肛肠外科、胃肠外科、肿瘤外科临床护理人员、护理管理者、高校护理和医学专业的实习生及进修医师学习参考。

本书在编写过程中,得到了编者们的大力支持,书中参考了其他著者的文献、插图,在此一并表示衷心感谢!由于作者来自不同单位,在内容的安排与衔接上可能存在一些问题,加上编者专业水平有限,编写时间仓促,疏忽之处在所难免,敬请护理同仁不吝指正。

聂　敏

2018 年 2 月于沈阳

目 录

上篇 总 论

下　篇　各　　论

上 篇

总 论

第一章
肛门直肠解剖生理概要

第一节 肛门直肠的结构

一、肛门

肛门（anus）是消化道末端的开口，即肛管的外口，位于臀部正中线。肛门平时紧闭呈前后纵形，排便时张开呈圆形，直径可达3cm。以两坐骨结节为连线，向后至尾骨的三角形区域成为肛门三角。其后方臀沟下，肛缘向后至尾骨之间，有肛尾韧带，起固定肛门的作用。肛门后脓肿或肛瘘手术切开时，若切断肛尾韧带，可造成肛门向前移位，影响排便。因此，手术时尽量做放射状切口，以免损伤这些组织及皱皮肌纤维。肛门皮肤比较松弛而富有弹性，手术时容易牵起，因而切除过多肛门皮肤易造成肛门狭窄。

二、肛管

肛管（anal canal）是消化道的末端，肛管上端止于齿状线并与直肠相接，向下向后止于肛门缘，因此，肛门缘到直肠末端的一段狭窄管腔称肛管，成人肛管长3～4cm，平均2.5cm。而外科通常将肛管的上界扩展到齿状线上1.5cm处，即肛管直肠环平面。手术中要特别注意保护肛管皮肤。我国成人肛管周长约10cm，至少应保留2/5，否则会造成肛门狭窄、黏膜外翻、腺液外溢。

肛管有解剖肛管和外科肛管之分。解剖肛管是指齿状线到肛门缘的部分。临床较常用，前壁较后壁稍短，成人长3～4cm，无腹膜遮盖，周围有外括约肌和肛提肌围绕。外科肛管是指肛门缘至肛管直肠环平面（肛直线）的部分。成人长4.2cm±0.04cm。

外科学肛管实际上是解剖学肛管+直肠柱区（图1-1）。肛管皮肤特殊，上部是移行上皮，下部是鳞状上皮，表面光滑色白，没有汗腺、皮脂腺和毛囊，即为"三无"皮肤。手术中被切除后，会形成肛管皮肤缺损、黏膜外翻和腺液外溢。

三、直肠

直肠（rectum）是结肠的末端，位于盆腔内固定在盆腔腹膜的结缔组织中。上端平第三骶椎与乙状结肠相接。沿骶椎腹面向下，直达尾骨尖，穿骨盆底后，下端止于齿状线与肛管相连。成人长12～15cm。

直肠有两个弯曲，在矢状面上，沿着骶尾骨的前面下行形成向后突的弯曲，称直肠骶曲，距肛门7～9cm；下段绕尾骨尖向后下方在直肠颈，形成一突向前的弯曲，称为会阴曲，距肛门3～5cm。骶曲和会阴曲在此与肛管形成一个90°～100°的角称肛直角（ARA），此角度对排便起重要作用。直肠上下端较狭窄，中间膨大，形成直肠壶腹，是暂存粪便的部位。直肠的黏膜较为肥厚，在直肠壶腹部的黏膜有上、中、下三个半月形皱襞突入肠腔，襞内有环肌纤维，称直肠瓣（Houston瓣）。直肠瓣自上而下多为左、右、左排列，左侧2个，右侧1个。它的作用是当用力排便时，可防止粪便逆流。

直肠全层由内向外分为黏膜层、黏膜下层、肌层、外膜（浆膜）四层。直肠上1/3前面和两侧有腹膜覆盖；中1/3仅在前面有腹膜并反折成直肠膀胱陷窝（男）或直肠子宫陷窝（女），即Douglas腔。下1/3全部位于腹膜外，使直肠在腹膜内外各占一半，

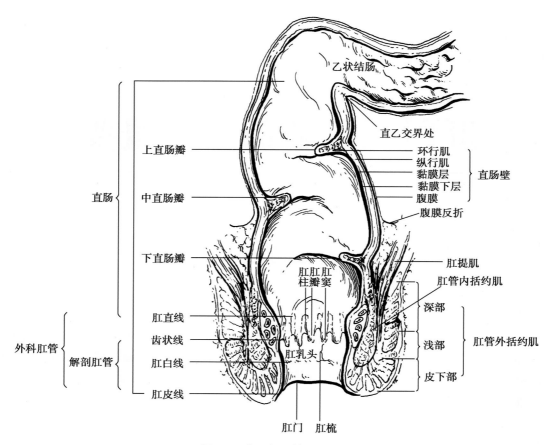

图 1-1 直肠与肛管冠状切面

直肠后面无腹膜覆盖。

四、齿状线

在肛管皮肤与直肠黏膜的交界处,有一条锯齿状的环形线,称为齿状线(dentate linea)。在白线上方,距肛门缘 2~3cm。此线是内外胚层的移行区,上下两方的上皮、血管、淋巴和神经的来源完全不同,是重要的解剖学标志。85%以上的肛门

直肠病都发生在齿状线附近,在临床上有重要意义。

齿状线是排便反射的诱发区。齿状线区分布着高度特化的感觉神经终末组织,当粪便由直肠达到肛管后,齿状线区的神经末梢感觉到刺激,就会反射地引起内、外括约肌舒张,肛提肌收缩,使肛管张开,粪便排出。如手术中切除齿状线,就会使排便反射减弱,出现便秘或感觉性失禁。齿状线上下结构的区别见表 1-1。

表 1-1 齿状线上、下结构的比较

区别点	齿状线上部	齿状线下部	临床应用
来源	内胚层、后肠	外胚层、原肠	肛管直肠分界
覆盖上皮	单层柱状上皮(黏膜)	复层扁平上皮(皮肤)	皮肤黏膜分界
动脉来源	直肠上、下动脉	肛门动脉	与痔的好发部位有关
静脉回流	肠系膜下静脉(属门静脉系)	阴部内静脉(属下腔静脉系)	与痔的好发部位有关;与直肠癌转移至肝有关
淋巴引流	入腰淋巴结	入腹股沟淋巴结	肛管癌转移至腹股沟;直肠癌转移至腹腔内
神经分布	内脏神经(痛觉迟钝)	躯体神经(痛觉敏锐)	齿状线上为无痛区,齿状线下为有痛区

五、肛隐窝

肛隐窝(anal crypt)是肛瓣与两柱底之间形成的凹陷隐窝,又称肛窦(anal sinuses)。即在肛瓣之后呈漏斗状的凹窝,口朝上向直肠腔内上方,窦底伸向外下方,深0.3~0.5cm,有导管与肛腺相连,是肛腺分泌腺液的开口,在肛窦内储存,排便时直肠收缩肛腺液与直肠黏膜下肠腺液混合,润滑粪便,易于排出肛外。肛窦是感染的门户,当行肛周脓肿和肛瘘手术时,应查看肛窦有无红肿、硬结、凹陷和溢脓,来确定原发感染肛窦内口。

六、肛腺

肛腺(anal gland)是一种连接肛窦下方的外分泌腺体。肛腺开口于窦底,平时分泌腺液储存在肛窦内,排便时可起润滑粪便的作用。由于该处常有存积粪屑杂质,容易发生感染,引发肛窦炎。许多学者强调指出,肛窦炎是继发一切肛周疾病的祸根。95%的肛瘘均起源于肛腺感染。

七、肛垫

1975年Thomson在他的硕士论文中首次提出"肛垫"的概念。肛垫(anal cushion)是直肠末端的唇状肉赘,肛管内齿状线上方有一宽1.5~2.0cm的环状区。该区厚而柔软,有12~14个直肠柱纵列于此,为一高度特化的血管性衬垫,称为肛垫。肛垫是由扩张的静脉窦、平滑肌(Treitz肌)、弹性组织和结缔组织构成(图1-2)。其出生后就存在,不分年龄、性别和种族,每一个正常人在肛门镜检时均可见有数目不等和大小不一的肛垫凸现于肛腔内,多呈右前、右后、左侧三叶排列,它宛如海绵状结构,类似勃起组织。表面为单层柱状上皮与移行上皮,有丰富的感觉神经,是诱发排便的感觉中心,起到诱发排便感觉、闭合肛管、节制排便的作用。正常情况下肛垫疏松地附着在肛管肌壁上。当括约肌收缩时,它像一个环状气垫,协助括约肌维持肛管的正常闭合,是肛门自制功能的重要部分。

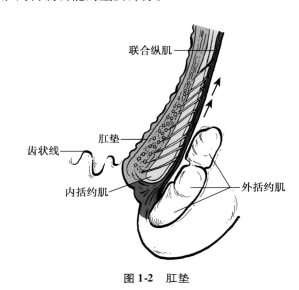

图1-2　肛垫

第二节　肛门直肠周围肌肉

肛门直肠周围有两种功能不同的肌肉:一种为随意肌,位于肛管之外,即肛管外括约肌与肛提肌;另一种为不随意肌,在肛管壁内,即肛管内括约肌;中间肌层为联合纵肌,既有随意肌又有不随意肌纤维,但以后者较多。以上肌肉能维持肛管闭合及开放。这些肌肉可分为:肛管内括约肌、肛管外括约肌、肛提肌、耻骨直肠肌、联合纵肌和肛管直肠环(图1-3)。

一、肛管内括约肌

肛管内括约肌(internal anal sphincter,IAS)是直肠环肌延续到肛管部增厚变宽而成,为不随意肌,属于平滑肌,肌束为椭圆形。上起自肛管直肠环水平,下止括约肌间沟上方,长约3cm,厚约0.5cm,环绕外科肛管上2/3周,其下缘距肛缘为1.0cm,受自主神经支配,肌内无神经节。内括约肌主要是参与排便反射、无括约肛门的功能,手术时切断不会引起排便失禁,且能因松解而消除内括约肌痉挛引起的术后剧痛。手术时切断此肌肉可防止术后肛门狭窄。病理切片可鉴别,内括约肌是平滑肌,外括约肌皮下部是横纹肌。肉眼观察内括约肌为珠白色,后者为淡红色。

二、肛管外括约肌

肛管外括约肌(external anal sphincter,EAS)分为

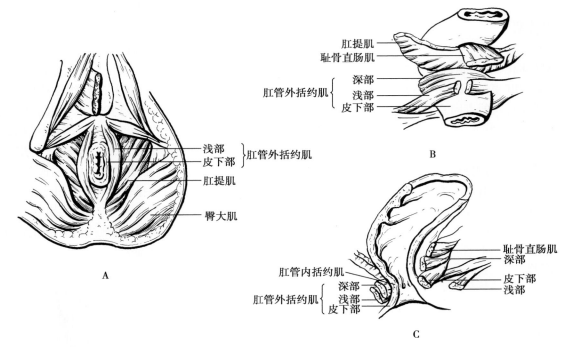

图 1-3 肛管括约肌及肛管直肠环
A. 下面观；B. 侧面观；C. 矢状切面观

皮下部、浅部和深部三部分。其属于横纹肌，为随意肌。围绕外科肛管一周，实际上三者之间的绝对分界线并不是非常清楚。受第 2～4 骶神经的肛门神经及会阴神经支配。其作用是在静止时呈持续性收缩，闭合肛管，防止外物进入，在排便时肌肉松弛，使肛管扩张，协助排便或随意控制，切断粪便，终止排便。

1. 皮下部　宽 0.3～0.7cm，厚 0.3～1.0cm。为环形肌束，位于肛管下方皮下，肛管内括约肌的下方。前方肌纤维附着于会阴中心腱，后方纤维附着于肛尾韧带。肛瘘手术切断外括约肌皮下部，不会影响肛门括约肌的功能。

2. 浅部　宽 0.8～1.5cm，厚 0.5～1.5cm。在皮下部与深部之间，有直肠纵肌纤维使两者分开。位于外括约肌皮下部上方，内括约肌外侧，呈梭形围绕外科肛管中部，为椭圆形肌束。如同时切开两侧外括约肌浅部，虽不会致完全肛门失禁，但可产生肛门松弛。

3. 深部　宽 0.4～1.0cm，厚 0.5～1.0cm。位于浅部的外上方为环形肌束，环绕内括约肌及直肠纵肌层外部，其后部肌束的上缘与耻骨直肠肌后部接触密切。手术时切断一侧不会导致肛门失禁。

三、肛提肌

肛提肌(levator ani muscle)是封闭骨盆下口的主要肌肉，为一四边形薄扁肌，左右合成漏斗状。由耻骨直肠肌、耻骨尾骨肌、髂骨尾骨肌三部分组成。左右各一，联合做成盆膈，是随意肌。像一把倒置张开的伞，伞把相当于直肠，肛提肌像伞布呈扇形围绕骨盆下口。受第 2～4 骶神经的肛门神经及会阴神经的支配。其作用是两侧肛提肌联合组成盆膈，承托盆腔脏器。收缩时可提高盆底，压迫直肠帮助排便。保持肛管直肠的生理角度，增强肛门的括约功能。

四、联合纵肌

联合纵肌是肌性纤维组织，其中含有平滑肌、横纹肌和弹力纤维。平滑肌纤维来自直肠壁外层纵肌，横纹肌纤维来自耻骨直肠肌。联合纵肌呈纵行位于内、外括约肌间隙，成人长 2～3cm，宽 0.2cm。联合纵肌分出内侧分支纤维、下行分支纤维和外侧分支纤维。

五、肛管直肠环

肛管直肠环(anorectal ring)是由肛管外括约肌浅部、深部、肛管内括约肌、耻骨直肠肌、联合纵肌环绕肛管直肠连接处所形成的肌环(图 1-4)。肛管直肠环在临床检查、手术治疗上十分重要。此环后侧

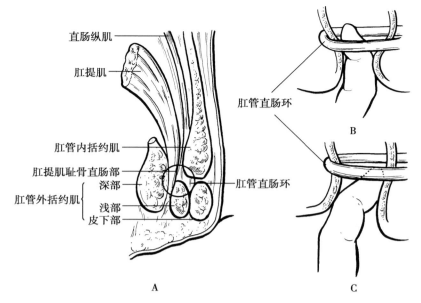

直肠纵肌
肛提肌
肛管内括约肌
肛提肌耻骨直肠部
深部
肛管外括约肌
浅部
皮下部
肛管直肠环
肛管直肠环

A
B
C

图 1-4 肛管直肠环

较前方发达,前部比后部稍低。指诊时,此环后侧及两侧有 U 形绳索感。维持肛门的自制功能,控制排便。平时,肛管直肠环处于收缩状态,排便时松弛,便后又收缩回去。手术时切断外括约肌浅部,又切断肛管直肠管环,可引起完全性肛门失禁(干便、稀便和气体均不能控制)。所以,手术治疗高位肛瘘,当主管道穿过肛管直肠环上方时,采用橡皮筋挂线术,可避免肛门失禁的后遗症。

第三节 肛门直肠周围间隙

肛门直肠周围有许多潜在性间隙,是感染的常见部位。间隙内充满脂肪结缔组织,神经分布很少,容易感染发生脓肿。在肛提肌下方的间隙(低位)有坐骨直肠间隙和肛管后间隙、皮下间隙等,形成的脓肿称为低位脓肿。在肛提肌上方的间隙(高位)有骨盆直肠间隙、直肠后间隙、黏膜下间隙等,形成的脓肿称为高位脓肿(图 1-5,图 1-6)。

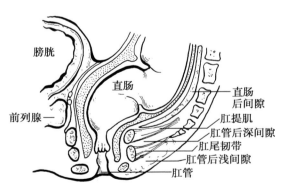

膀胱
直肠
前列腺
直肠后间隙
肛提肌
肛管后深间隙
肛尾韧带
肛管后浅间隙
肛管

图 1-6 肛管直肠后间隙(矢状面)

一、肛提肌下间隙(低位间隙)

1. 坐骨直肠间隙 亦称坐骨直肠窝。位于直肠与坐骨结节之间,左右各一。上为肛提肌、下为肛管皮下间隙,内侧为肛门括约肌,外侧为闭孔内肌,前侧为会阴浅横肌,后侧为臀大肌。左右间隙在肛门后方与肛管后深间隙有交通。发生脓肿时可向肛

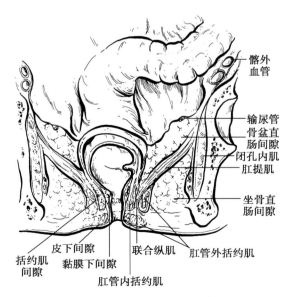

髂外血管
输尿管
骨盆直肠间隙
闭孔内肌
肛提肌
坐骨直肠间隙
肛管外括约肌
联合纵肌
黏膜下间隙
肛管内括约肌
皮下间隙
括约肌间隙

图 1-5 肛管直肠周围间隙(冠状面)

7

管后深间隙蔓延,形成 C 形脓肿,此间隙最大,可容纳 60ml 脓液,若超过 90ml,提示已蔓延至对侧形成蹄铁形脓肿,或提示向上穿破肛提肌进入骨盆直肠间隙形成哑铃形脓肿。

2. 肛管后间隙 位于肛门及肛管后方,以肛尾韧带为界将此间隙分为深、浅两个间隙,与两侧坐骨直肠间隙相通。

3. 肛管前间隙 位于肛门及肛管前方,又可分为肛管前深、浅两个间隙。

4. 皮下间隙 位于外括约肌皮下部与肛周皮肤之间。该间隙内有皱皮肌、外痔静脉丛及脂肪组织。间隙向上与中央间隙相通,向外与坐骨直肠间隙直接连通。

二、肛提肌上间隙(高位间隙)

1. 骨盆直肠间隙 在直肠两侧与骨盆之间,左右各一。位于肛提肌之上。上为盆腔腹膜,下为肛提肌,前面在女性以阔韧带为界,在男性以膀胱和前列腺为界,后面是直肠侧韧带。由于该间隙位置高,处于自主神经支配区,痛觉不敏感,所以感染化脓后,症状比较隐蔽,常常不易被发现,容易误诊。必须行直肠指诊,可触到波动性肿块而确诊。脓液可通过括约肌间隙至中央间隙,进而至坐骨肛管间隙发生脓肿。左右间隙无交通。

2. 直肠后间隙 直肠后间隙又称骶前间隙。位于上部直肠固有筋膜与骶前筋膜之间,上为腹膜反折部,下为肛提肌,前为直肠,后为骶前筋膜。间隙内含有骶神经丛、交感神经支及骶中与痔中血管等。其上方开放,脓液可向腹膜后扩散。此间隙与两侧骨盆直肠间隙相通,与直肠侧韧带相邻。脓液可向骨盆直肠间隙蔓延,形成高位铁蹄形脓肿。

3. 直肠黏膜下间隙 位于齿状线上的直肠黏膜下层与直肠环肌之间。间隙内有痔静脉丛、毛细淋巴丛和痔上动脉终末支等。直肠黏膜脱垂点状注射硬化剂在此间隙内,可使痔静脉丛硬化萎缩,使黏膜与肌层粘连固定。感染后可形成黏膜下脓肿,发生脓肿时症状不明显,指诊可触到突向肠腔有波动的肿块。

三、括约肌间隙

位于联合纵肌的内、外括约肌之间。所有括约肌间隙向下均汇总于中央间隙。括约肌间隙是感染沿肛管扩散的重要途径。

四、中央间隙

Shafik(1979)提出中央间隙感染的新概念,位于联合纵肌下端与外括约肌皮下部之间,环绕肛管上部一周。该间隙向外通坐骨直肠间隙,向内通黏膜下间隙,向上通括约肌间隙。故中央间隙与肛周感染的蔓延方向有重要关系。

第四节 肛门直肠周围血管

肛门直肠的血管十分丰富,肛管直肠血管主要来自直肠上动脉、直肠下动脉、骶中动脉和肛门动脉(图1-7)。其动脉之间有丰富的吻合支。直肠上动脉和骶中动脉是单支,直肠下动脉和肛门动脉左右成对。

一、直肠上动脉

直肠上动脉(痔上动脉)来自肠系膜下动脉,是肠系膜下动脉的终末血管,是直肠血管最大、最主要的一支,在第3骶骨水平与直肠上端后面分为左右两支。循直肠两侧下行,穿过肌层到齿状线上方黏膜下层,分出数支在齿状线上方与直肠下动脉、肛门动脉吻合。齿状线上右前、右后和左侧有三个主要分支,传统观点认为是内痔的好发部位。直肠上动脉左、右支之间没有肠壁外吻合,形成直肠乏血管区,被认为是直肠低位前切除时肠瘘发生率高的原因。

二、直肠下动脉

直肠下动脉(痔中动脉)位于骨盆两侧,来自髂内动脉,在腹膜下向前内行,在骨盆直肠间隙内沿直肠侧韧带分布于直肠前壁肌肉,在黏膜下层与直肠上动脉、肛门动脉吻合。通常有两个或几个分支,直肠下动脉主要供血给直肠前壁肌层和直肠下部各层。动脉管径一般很小(0.1~0.25cm),断裂后不致引起严重出血,但有 10% 的病例出血也很剧烈,故手术时也应予以结扎。

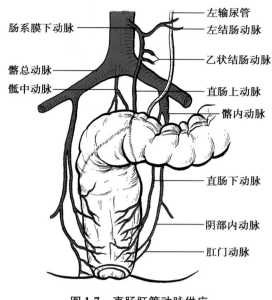

图 1-7　直肠肛管动脉供应

三、肛门动脉

肛门动脉（痔下动脉）起自阴部内动脉，在会阴两侧，经坐骨直肠间隙外侧壁上的 Alcock 管至肛管，主要分布于肛提肌、内外括约肌和肛周皮肤，也分布于下段直肠。肛门动脉可分成向内、向上、向后三支。各分支通过内外括约肌之间或外括约肌的深浅两部之间，到肛管黏膜下层与直肠上、下动脉吻合。坐骨直肠间隙脓肿手术时，常切断肛门动脉分支，因其细小，一般不会引起大出血。

四、骶中动脉

骶中动脉来自腹主动脉，由腹主动脉分叉部上方约 1cm 处的动脉后壁发出，沿第 4~5 腰椎和骶尾骨前面下行，紧靠骶骨沿直肠后面中线下行至尾骨。有细小分支到直肠，与直肠上、下动脉吻合。血液供应微小，对肛门直肠的血供不是主要的。日本的宫岐治男（1975）报道：直肠上动脉、直肠下静脉和肛门动脉的终末走向都集中在齿状线附近。直肠上动脉终末血管分支与齿状线上方的窦状动脉直接吻合。窦状静脉丛的血液成分主要是动脉血，窦状静脉淤血扩张是内痔发生的血管学基础。

五、肛门直肠静脉

肛管直肠静脉与动脉并行，以齿状线为界分为两个静脉丛：痔上静脉丛和痔下静脉丛，分别汇入门静脉和下腔静脉（图 1-8）。痔上、下静脉丛在肛门白线附近有许多吻合支，使门静脉与体静脉相通。

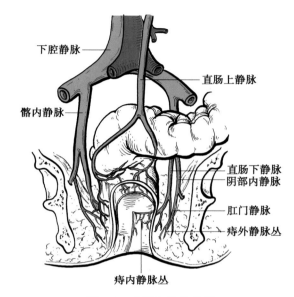

图 1-8　直肠肛管的静脉

1. 痔内静脉丛　又叫直肠上静脉丛。在齿状线上方，为窦状静脉丛，起于黏膜下层内微小静脉窦，汇集直肠黏膜的静脉，形成数支小静脉，至直肠中部穿过肌层，汇入直肠上静脉入门静脉。这些静脉无瓣膜，不能阻止血液逆流，因此，穿过肌层时易受压迫而淤血扩张，这是形成痔的内在因素。该静脉丛在右前、右后、左侧三处比较丰富，是内痔的原发部位，俗称母痔区。另外，还有 3~4 个分支，是继发内痔的部位，称子痔区。在直肠上静脉丛发生的痔，称内痔。

2. 痔外静脉丛　又叫直肠下静脉丛。在齿状线下方，肛门皮下组织内，沿外括约肌外缘形成边缘静脉干，汇集肛管静脉。其上部汇入直肠下静脉，入髂内静脉；下部汇入肛门静脉，入阴部内静脉，最后入下腔静脉。由直肠下静脉丛发生的痔，称外痔。

第五节　肛门直肠淋巴引流

肛门直肠的淋巴引流亦是以齿状线为界，分上、下两组（图 1-9）。在齿状线上方，起于直肠和肛管上部,流入腰淋巴结,属于上组。在齿状线下方起于肛管和肛门,流入腹股沟淋巴结,属于下组。

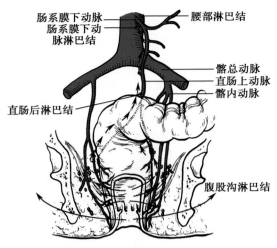

图 1-9 直肠肛管淋巴引流

一、上组

在齿状线上,汇集直肠和肛管上部淋巴管,包括直肠黏膜、黏膜下层、肌层、浆膜下以及肠壁外淋巴网。经壁外淋巴网有向上、向两侧、向下三个引流方向:

1. 向上至直肠后淋巴结,再到乙状结肠系膜根部淋巴结,沿直肠上动脉到肠系膜下动脉旁淋巴结,最后到腰部淋巴结,这是直肠最主要的淋巴引流途径。

2. 向两侧在直肠侧韧带内经直肠下动脉旁淋巴结引流到盆腔侧壁的髂内淋巴结。

3. 向下穿过肛提肌至坐骨直肠间隙,沿肛门动脉、阴部内动脉旁淋巴结到达髂内淋巴结。

二、下组

在齿状线下,汇集肛管下部、肛门和内外括约肌淋巴结。起自皮下淋巴丛,互相交通。有两个引流方向:向周围穿过坐骨直肠间隙沿闭孔动脉旁引流到髂内淋巴结;向下外经会阴及大腿内侧下注入腹股沟淋巴结,最后到髂外或髂总淋巴结。

淋巴回流是炎症蔓延、肿瘤转移的主要途径,上、下组淋巴的回流是完全不一样的。直肠炎症和肿瘤,多向内脏淋巴结蔓延和转移。肛门炎症和肿瘤,多向腹股沟淋巴结蔓延和转移。两组淋巴网有吻合支,彼此相通。因此,直肠癌有时可转移到腹股沟淋巴结。

肛门括约肌和肛门周围皮肤,向两侧扩散。在男性可侵及肛提肌、髂内淋巴结、膀胱底和精囊、前列腺。在女性可侵及直肠后壁、子宫颈和周围韧带,向上蔓延侵及盆腔腹膜,结肠系膜及左髂总动脉分叉处的淋巴结,即腹腔转移。

因此,肛管直肠癌根治术,应考虑注意清除腹股沟淋巴结、盆内淋巴结、直肠周围及部分结肠淋巴结。

第六节 肛门直肠神经支配

一、肛管神经

齿状线以上的肛管及其周围结构主要由阴部内神经的分支支配。位于齿状线以下,其感觉纤维异常敏锐,称有痛区。主要分支有肛门神经、前括约肌神经、会阴神经和肛尾神经。在这组神经中,对肛门功能起主要作用的是肛门神经(图1-10)。肛门神经起自阴部神经(S2～S4后支组成),与肛门动脉伴行,通过坐骨肛门窝,分布于肛提肌、外括约肌以及肛管皮肤和肛周皮肤。

二、直肠神经

直肠神经为自主神经。以齿状线为界,齿状线

以上,由交感神经与副交感神经双重支配,称无痛区(图1-11)。

1. 交感神经 主要来自骶前(上腹下)神经丛。该丛位于骶前,在腹主动脉分叉下方。在直肠固有筋膜外形成左右两支,向下走行到直肠侧韧带两旁,与来自骶交感干的节后纤维和第3～4骶神经的副交感神经形成盆(下腹下)神经丛。骶前神经损伤可使精囊、前列腺失去收缩能力,不能射精。

2. 副交感神经 对直肠功能的调节起主要作用,来自盆神经,含有连接直肠壁便意感受器的副交感神经。直肠壁内的感受器在直肠上部较少,愈往下部愈多,直肠手术时应予以注意。第2～4骶神经的副交感神经形成盆神经丛后分布于直肠、膀胱和海绵体,是支配排尿和阴茎勃起的主要神经,所以亦称勃起神经。在盆腔手术时,要注意避免损伤。

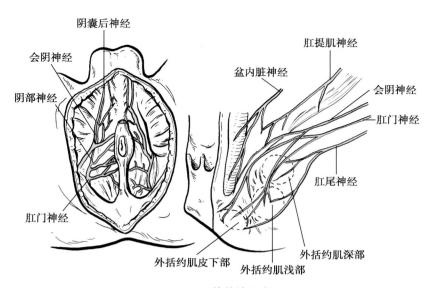

图 1-10　肛管的神经支配

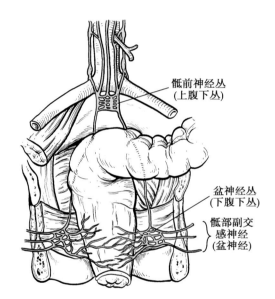

图 1-11　直肠的神经支配

肛管和肛周皮肤神经丰富,痛觉敏感,炎症或手术刺激肛周皮肤,可使外括约肌和肛提肌痉挛收缩,引起剧烈疼痛。因此,有人夸张地说:"宁上老山前线,不去肛肠医院。"肛门部手术应尽量减少皮肤和外括约肌损伤,减少缝线、结扎或钳夹等刺激,以免手术后疼痛。肛周浸润麻醉时,特别是在肛管的两侧及后方要浸润完全。肛门神经是外括约肌的主要运动神经,损伤后会引起肛门失禁。

第七节　肛门直肠生理

肛门直肠的生理功能主要是贮存粪便和排泄粪便。其中,肛门主要功能是排出粪便。直肠主要功能是吸收、分泌、排泄和免疫功能,而无消化功能。

一、吸收功能

直肠和结肠都有一定的吸收功能。结肠的功能主要是吸收水分、电解质和储存粪便。食糜通过回盲瓣到盲肠每 24 小时有 500 ~ 1000ml。主要在右半结肠吸收水、钠和氯,而降结肠和乙状结肠也吸收一些水分,但主要为贮存和排泄粪便。正常人每日从大肠吸收 55 ~ 70mmol 钠、28 ~ 34mmol 氯和 350 ~ 2000ml 水,也能吸收少量钾、尿素、葡萄糖、氨基酸、胆盐、牛奶、药物和其他水溶性物质,但不能吸收蛋

11

白质和脂肪。直肠也能吸收水、少量葡萄糖、氨基酸、牛奶和一些药物,这是临床上从直肠给药的依据。若肠功能障碍、肠炎和感染时可影响吸收,甚则发生腹泻、便秘和腹胀等。若吸收过量,又可导致水中毒、血氯过高和酸中毒等。如果正常则在乙状结肠内形成粪便,等待排出。若不及时排便,粪便在结肠内停留时间过久,粪便中的水分会被吸收,粪便变干变硬,引起排便困难。

二、分泌功能

结、直肠黏膜内有杯状细胞,具有分泌功能。分泌碱性液体,保护结肠和直肠黏膜,润滑粪便,以助排便。越是远段分泌黏液越多,直肠内杯状细胞较多,分泌黏液量也就更多。炎症、化学刺激和机械性刺激,都可以导致黏液分泌增加。如直肠绒毛乳头状瘤、多发性息肉,常排出大量黏液。肛腺也分泌腺液潴留在肛窦内,当排便时被挤出润滑粪便以利排出,也有保护肛管的作用。有的细胞分泌激素如血管活性激肽,能刺激肠液分泌,松弛肠肌。此外,结肠也分泌数种胃肠道激素。

三、排泄功能

人的正常消化功能是在胃和小肠内进行,主要是各种酶的消化作用。一般来说,结肠和直肠不产生酶,无消化作用,但有细菌消化作用。结肠内有很多细菌,大肠杆菌占70%,厌氧杆菌占20%,此外还有链球菌、变形杆菌、葡萄球菌等,也有少量原生物和螺旋体。

正常人的消化道中,约含150ml气体,其中50ml在胃内,100ml在大肠内,小肠内几乎无气。大肠内的气60%～70%是经口吞入的空气,其余则为细菌发酵产生的气体。据研究,平均每日有1000ml的气体以屎气的形式排出肛门。如果某段大肠发生梗阻或运动停滞,则很快发生气体积存而引起腹胀。

四、免疫功能

肠黏膜表面广泛地被覆着免疫球蛋白,直肠黏膜内有免疫活性细胞,二者组成了体液免疫和细胞免疫体系。肠道分泌液中的免疫球蛋白主要是分泌型IgA,是黏膜局部抗感染免疫的重要因素,IgG对肠道免疫起辅助作用。肠黏膜内的免疫活性细胞包括含免疫球蛋白的浆细胞和T淋巴细胞,其特点是当一处抗原刺激后形成的免疫活性细胞不仅分布于局部黏膜,而且可分布于其他处黏膜,互相沟通免疫信息,形成特殊的黏膜免疫系统。

肛管周围组织具有对抗肠内细菌的特殊免疫机构,即肛管自移行上皮至复层扁平上皮内,有散在的梭形细胞(IgA)。肛管区如发生炎症,则移行上皮和扁平上皮内IgA分泌亢进,可抗感染这点由内痔切除标本IgA组织染色得到证实。故肛门疾病手术后创口很少发生严重感染。

五、排便功能

粪便形成后,由于结肠蠕动使各部结肠收缩,将粪便推向远段结肠,这种蠕动常由肝曲开始,每日2～3次,以每分钟1～2cm的速度向前推进到左半结肠,再到乙状结肠贮留。但在进食后或早晨起床后由于胃结肠反射或体位反射而引起结肠总蠕动,以每小时10cm的速度推进,如乙状结肠内存有粪便可使粪便进入直肠内,蓄积足够能量时(约300g)对肠壁产生一定压力时则引起排便反射。

排便反射是一个复杂的综合动作,它包括不随意的低级反射和随意的高级反射活动。通常粪便贮存于乙状结肠内,直肠是空的。当粪便充满直肠刺激肠壁感受器,发出冲动传入腰骶部脊髓内的低级排便中枢,同时上传至大脑皮质而产生便意。如环境许可,大脑皮质即发出冲动使排便中枢兴奋增强,产生排便反射,使乙状结肠和直肠收缩,肛门括约肌舒张。同时,还需有意识地先行深呼吸,然后紧闭声门,增加胸腔内压力,膈肌收缩下降,腹部肌肉收缩,常弯曲两臂,紧压腹壁,增加腹内压力,使粪便继续进入直肠,促进粪便排出体外。如环境不允许,大脑皮质即抑制排便反射,使肛门括约肌收缩,乙状结肠扩张,制止排便,直肠内粪便又逐渐返回乙状结肠,便意暂时消失,这种结肠蠕动是一种保护性抑制。待结肠再出现总蠕动时,又产生便意。但若经常抑制便意,则可使直肠对粪便的压力刺激逐渐失去其敏感性,对排便感失灵,加之粪便在大肠内停留久,水分被过多地吸收而变干硬,产生排便困难,这是引起便秘的原因之一。

(李春雨)

参 考 文 献

1. 汪建平. 中华结直肠肛门外科学. 北京:人民卫生出版社,

2014:35-38

2. 杜如昱,王杉,汪建平. 结肠与直肠外科学.5 版.北京:人民卫生出版社,2009:18-20

3. 李春雨. 肛肠外科学("十二五"研究生规划教材).北京:科学出版社,2016:8-12

4. 李春雨,汪建平. 肛肠外科手术学.北京:人民卫生出版社,2015:40-48

5. 李春雨,汪建平. 肛肠外科手术技巧.北京:人民卫生出版社,2013:10-15

6. 喻德洪. 现代肛肠外科学.北京:人民军医出版社,1997:6-8

7. 李春雨. 肛肠病学("十二五"本科规划教材).北京:高等教育出版社,2013:18-24

8. 安阿玥. 肛肠病学.北京:人民卫生出版社,1998:8-10

9. 张有生,李春雨. 实用肛肠外科学.北京:人民军医出版社,2009:25-30

10. 张东铭. 肛肠外科解剖生理学.西安:陕西科技出版社,1989:52-53

11. 李春雨,张有生. 实用肛门手术学.沈阳:辽宁科技出版社,2005:15-21

12. Gao Z,Ye Y,Zhang W,et al. An anatomical,histopathological,and molecular biological function study of the fascias posterior to the interperitoneal colon and its associated mesocolon:their relevance to colonic surgery. J Anat,2013,223(2):123-123

13. Silviu-Tiberiu,Makkai-Popa,Sorinel Lunca,et al. Lymphnode status assessed theough the log odds ratio-a better tool in the prognosis of colorectal cancer relapse. N Eng J Med,1974,291:755

14. Garavoglia M. Arrangement of the anal striated musculature. Dis Colon Rectum,1993,36(1):10

15. West NP,Morris EJ,Rotimi O,et al. Pathology grading of colon cancer surgical resection and its association with survival:a retrospective observational study. Lancet Oncol,2008,9(9):857-865

16. Patricio J,Bemades A,Nuno D,et al. Surgical anatomy of the arterial blood supply the human rectum. Surg Radiol Anal,1998,10:71-75

17. Bogduk N. Issues in anatomy:the external anal sphincter revisited. Aust N Z J Surg,1996,66(9):626-629

18. Takahashi,T,Ueno M,Aaekura K,et al. Lateral ligament:Its anatomy and clinical importance. Semin Surg Oncol,2000,19:386-395

19. Piloni V,Bassotti G,Fioraventi P,et al. Dynamic imaging ani anatomy and function. Obset Gynecol,2002,99:433

20. Jones OM,Smeculders N,Wiscman O,et al. Lateral ligaments contain important nerves. Br J Surg,1999,86:487-489

21. Bollard RC,Gardiner A. Normal females anal sphincter:difficulties in interpretation explained. Dis Colon Rectum,2002,45(2):171-175

22. Kurihara H,Kanai T,Ishikawa T,et al. A new concept for the surgical anatomy of posterior deep complex fistulas:the posterior deep space and the septum of the ischiorecatal fossa. Dis Colon Rectum,2006,49:37-44

23. Kaiser AM,Ortega AE. Anorectal anatomy. Surg Clinic of North Am,2002,82:1125-1138

24. Singer M. Hemorrhoids. In:Beck DE,Roberts PL,Saclarides TJ,et al. The ASCRS Textbook of Colon and Rectal Surgery. 2nd ed. New York:Springer,2011

25. Gilbert SF. Developmental biology. 8th ed. Sunderland:Sinauer Associates,2006

26. Corman ML. Hemorrhoids//Corman ML. Corman's Colon and Rectal Surgery. 6th ed. Philadelphia:Lippincott Williams & Wilkins,2013

27. Steven M. Cohn MD,Elisa H. Atlas of Gastroenterology:Colon:Anatomy and Structural Anomalies. 4th ed. Wiley Online Library,2009

28. Stelzner S,Holm T,Moran BJ,et al. Deep pelvic anatomy rebisited for a description of crucial steps in extralevator abdominoperineal excision for rectal cancer. Dis Colon Rectum,2011,54(8):947-957

29. Zhang C,Ding ZH,Li GX,et al. Perirectal fascia and spaces:annular distribution pattern around the mesorectum. Dis Colon Rectum,2010,53(9):1315-1322

第二章

肛肠外科常见症状及护理

第一节 便 血

便血(hematochezia)是肛肠疾病最常见的症状之一。表现为便后流血、滴血、射血及便纸带血,可呈鲜红色、暗红色或黑便、黏液便、脓血便。便血颜色受出血部位、出血量及速度、血液在肠腔内留置时间等因素影响。如肛门直肠近端出血时,多为便时便后出血或滴血、射血,与大便不相混,颜色鲜血。

【观察要点】

1. 询问病人便血发生的时间、急缓、颜色、多少及病程长短,有无明确的原因或诱因。

2. 观察病人的生命体征、神志、尿量、皮肤弹性及甲床色泽,及时发现休克征象。

3. 便血的颜色、次数和量及有无伴随症状,并记录。

4. 直肠指诊肛门有无疼痛、指套退出有无血迹、直肠内有无肿块等。

5. 止血药物的作用和不良反应。

6. 休克的先兆症状 如烦躁不安、皮肤苍白、四肢发冷、心跳呼吸加快、尿量减少等症状。

【护理措施】

1. 充分休息 宜卧床休息,保持安静。为了避免增加便血的危险或加重便血,应做好病人的休息护理措施。根据病人便血原因和便血量分别安置抢救室或观察室,避免不必要的搬动和检查,并保持适宜体位。便血量多者,应绝对卧床休息,减少翻身,切忌下床排便,注意排便时勿用力,以免增加腹压加重出血。

2. 饮食护理 调整饮食结构,多饮水,多进食新鲜蔬菜、水果、粗纤维性食物,忌食辛辣刺激性食物,忌烟酒。

3. 心理护理 安慰患者,消除其恐惧和焦虑情绪,增强病人战胜疾病的信心,减轻恐惧感。注意病人心理变化,及时进行疏导,保持病人心情愉快。向病人做必要的解释,使其放松身心,配合治疗。

4. 观察病人便血情况 观察排便时有无出血、出血量、颜色、便血持续时间。及时发现新的出血及其先兆,并应结合病人的基础疾病及相关实验室或其他辅助检查结果,作出正确的临床诊断,以利于及时护理与抢救配合。长期便血可导致贫血,注意防止病人在排便或淋浴时晕倒受伤。

5. 观察病情变化 注意患者神志、面色、唇甲及汗出等情况。观察生命体征的变化,如出现血压下降、脉快、腹痛、心悸、柏油样大便、面色苍白、大汗淋漓时,立即报告医师,并配合抢救。

6. 用药护理 应用止血药物,注意观察用药不良反应。如高血压、冠心病和孕妇禁用垂体后叶素;对烦躁不安者常用镇静药,如地西泮 5～10mg 肌内注射。禁用吗啡、哌替啶,以免抑制呼吸。

7. 保持大便通畅 保持心情舒畅及规律性的生活起居,养成定时排便习惯。多吃新鲜蔬菜、水果,便秘者可口服液体石蜡或其他缓泻剂,避免清洁灌肠。避免久站、久坐、久蹲。

8. 局部坐浴 可有效改善局部血液循环,减轻疼痛、出血症状,便后及时清洗,保持局部清洁舒适。必要时用 1∶5000 高锰酸钾溶液或复方荆芥熏洗剂熏洗坐浴。

【指导要点】

1. 告知病人卧床休息,预防便血加重。

2. 多食蔬菜、水果,向病人讲解保持大便通畅的重要性。

3. 告知病人不要过度劳累,避免用力排便。

4. 告知病人注意锻炼身体,增强抗病能力,避免剧烈运动。

第二节　肛门直肠疼痛

肛门直肠疼痛(pain of anus and rectum)是肛肠疾病常见症状之一,肛门末梢感觉神经非常丰富,痛觉极度敏感,许多肛门直肠疾病均可引起肛门直肠疼痛。不同的疾病,疼痛的性质也不同,主要分为感染性疾病和非感染性疾病。也可见于精神心理性疾病。

【观察要点】

1. 病人肛门直肠疼痛时的生理、行为和情绪反应。

2. 疼痛的部位、开始时间、持续的时间、急缓、性质及病程长短及伴随症状等。

3. 重点观察有无与疼痛相关的体征及特点。

4. 直肠指诊肛周有无压疼痛、波动感,指套退出有无血迹,直肠内有无肿块等。

5. 评估工具的使用　可根据病人的病情、年龄和认知水平选择相应的评估工具。

【护理措施】

1. 体位　病人避免坐位,高热及病情严重者应卧床休息,宜取侧卧位。协助病人采取舒适体位,避免局部受压加重疼痛。

2. 观察肛门疼痛的性质、程度与持续时间,密切观察局部皮肤红肿范围、皮肤温度,有无波动感。观察体温变化以及神志、二便情况。病情有变化应及时报告医师。

3. 饮食护理　告知病人忌食辛辣刺激食物,多吃新鲜蔬菜、水果,保持大便通畅。便秘者可口服液体石蜡或其他缓泻剂,避免清洁灌肠。养成定时排便习惯,避免久站、久坐、久蹲。

4. 局部坐浴　便后及时清洗,保持局部清洁舒适。可用1:5000高锰酸钾溶液或复方荆芥熏洗剂熏洗坐浴,可有效改善局部血液循环,减轻肛门疼痛症状。

5. 用药护理　根据医嘱合理应用镇痛剂来缓解疼痛,如奥布卡因凝胶、吗啡、哌替啶等。根据医嘱全身应用抗生素控制感染,有条件时穿刺抽取脓液,并根据药敏试验结果选择合理的抗生素治疗。

6. 体温升高时,给予降温处理,嘱病人多饮水。

【指导要点】

1. 指导病人正确的排便姿势。

2. 指导病人准确描述疼痛的部位、性质、持续时间及与排便的关系,并选择适合自身的疼痛评估工具。

3. 指导病人准确慎重使用镇痛药物,如用药的最佳时间、用药剂量等,避免药物成瘾。

4. 指导病人保持情绪平稳,积极配合治疗。

第三节　肛门肿物脱出

肛门肿物脱出(prolapse of anus neoplasms)是肛门直肠部位疾病的常见症状之一。肛门肿物脱出主要包括内痔脱出、直肠脱垂、肛乳头瘤、直肠息肉等。其中,以内痔脱出为最常见。当不能肯定肿物的性质时,就必须取活检,明确诊断。

【观察要点】

1. 病人有无明确的原因或诱因,询问发病年龄、脱出物的形态、颜色、质地等。

2. 病人有无便血、疼痛、排便障碍、分泌物等伴随症状。

3. 肛门肿物脱出与排便的关系、排便后能否自行还纳肛内,是自行回纳还是手助回纳。

4. 直肠指诊观察指套退出有无血迹、肿物的质地、肿物的弹性、肛门自制功能等。

5. 个人或家族中有无相关病史或类似病史,有无精神紧张、焦虑不安等心理因素。

【护理措施】

1. 脱出物嵌顿者,协助病人采取舒适体位,应嘱病人卧床休息,避免局部受压加重疼痛。

2. 便后及时清洗,保持局部清洁舒适。可用1:5000高锰酸钾溶液或复方荆芥熏洗剂熏洗坐浴,可有效改善局部血液循环,减轻肛门疼痛症状。

3. 观察脱出物的形态、长度,表面是否充血、水肿、糜烂、出血,脱出物嵌顿有无伴腹痛、呕吐等,并及时报告医师处理。

4. 嘱病人多食易消化、清淡的食品,忌食辛辣刺激食物及寒凉煎炸助火之品。

5. 多吃新鲜蔬菜、水果,保持大便通畅。便秘者可口服液体石蜡或其他缓泻剂,避免清洁灌肠。养成定时排便习惯,避免久站、久坐、久蹲。

6. 掌握适宜的排便体位,便后如有脱垂,应及时还纳。有嵌顿不易还纳者,立即就医。

【指导要点】

1. 指导病人正确的肿物复位方法。

2. 指导病人准确描述肿物的部位、持续时间及与排便的关系。

3. 指导病人准确慎重使用镇痛药物,如用药的最佳时间、用药剂量等,避免药物成瘾。

4. 指导病人保持情绪平稳,积极配合治疗。有嵌顿不易还纳者,立即就医。

第四节　便　秘

便秘(constipation)是多种疾病的一个症状,一般指持续性排便困难、排便不尽感或排便次数减少,每周排便次数少于 3 次或长期无便意者。一般以老年人、孕妇及儿童发病率较高。

【观察要点】

1. 病人便秘发生的时间、病程长短、有无便意感,起病原因或诱因。

2. 粪便的性状、气味和颜色,排便的次数和量。

3. 有无便血、肛门疼痛、腹痛、腹胀、嗳气、食欲减退、肛门坠胀、排便不尽、反复排便等伴随症状,甚至用手挖便的情况。

4. 缓泻剂的作用和不良反应。

【护理措施】

1. 多饮水,一般要求清晨饮水是为 1000ml,每日饮水总量为 2000 ~ 3000ml;多进富含纤维素的食品,如菌藻类、芝麻、豆类等,每餐 10 ~ 15g。

2. 告知病人多食易消化、清淡的食品,忌食辛辣刺激食物及寒凉煎炸助火之品。

3. 多吃新鲜蔬菜、水果,如芹菜、韭菜、大白菜、香蕉、苹果等,保持大便通畅。养成定时排便习惯,避免久站、久坐、久蹲。

4. 克服已有的不良习惯,如人为抑制便意,排便时看书、吸烟,而导致排便时间过长,过度用力排便等不良习惯,每日早起后排便 1 次最好,养成良好的排便习惯。

5. 排便需提高腹内压,主要依靠膈肌、腹肌的力量。故加强体育锻炼,以改善胸、膈、腹肌的力量,有利于排便。多运动,特别是顺时针地腹部按摩,最好每日 2 次,每次 10 分钟。

6. 对于便秘患者应使用胃肠动力、润肠通便药,如西沙必利 5 ~ 10mg,每日 2 ~ 3 次口服。对于较严重的便秘患者,可酌情应用泻剂,特别是刺激性泻剂,如果导片及中药的番泻叶、大黄,应慎用、少用、间断使用。必须熟悉各类泻剂的特点,切忌滥用。若长期用泻剂易致结肠黑变病,并可产生泻剂依赖。

7. 通过生物反馈训练可学会正确的排便。

8. 许多便秘与心理障碍、情绪、精神紧张有密切关系。因此要保持心情舒畅,消除恐惧心理,集中精神,思想放松,养成良好的排便习惯。

【指导要点】

1. 指导病人保持心情舒畅,适量活动,避免久蹲、久坐。

2. 指导病人合理膳食,宜食清淡易消化食物,可食粗纤维食物,适量水果。

3. 每日坚持做提肛运动,缓解肛门坠胀,促进伤口愈合。院外指导督促患者排便训练,注意劳逸结合,避免过度劳累。

4. 鼓励病人根据个体情况制订合理的活动计划。

第五节　腹　泻

腹泻(diarrhea)是临床较为常见的症状之一,是指大便次数增多,达每日 3 次以上,且粪便变稀,每日粪便总量大于 200g,含水量大于 80% 的一种临床症状。腹泻多由于肠道疾病引起,其他原因有药物、全身性疾病、过敏和心理因素等。

【观察要点】

1. 病人发病的原因或诱因,如有无不洁饮食史、食物过敏、暴饮暴食、腹部受凉或情绪激动等。

2. 观察排便情况,腹泻开始时间、次数、颜色、量、气味及病程长短。

3. 观察有无呕吐、腹胀、腹痛、里急后重、发热、口渴、疲乏无力等伴随症状。

4. 严密观察病人的神志、体温、脉搏、呼吸、血压、尿量、皮肤弹性等;有无口渴、口唇干燥、皮肤弹性下降、尿量减少、神志淡漠等脱水表现；有无电解质紊乱的表现；监测生化指标的变化。

5. 观察肛周皮肤，排便频繁时，观察肛周皮肤有无红肿、糜烂、破损。

6. 观察止泻药和解痉镇痛药的作用和不良反应。

【护理措施】

1. 病情观察 急性严重腹泻时丢失大量水分和电解质，可引起脱水及电解质紊乱，严重时导致休克。故应严密监测病人生命体征、神志、尿量的变化；观察病人排便情况、伴随症状等；有无口渴、口唇干燥、皮肤弹性下降、尿量减少，甚至淡漠等脱水表现；有无肌肉无力、腹胀、肠鸣音减弱、心律失常等低钾血症的表现；监测血生化指标的变化。

2. 休息与活动 急性起病、全身症状明显的病人应卧床休息，注意腹部保暖。可用热水袋热敷腹部，以减弱肠道蠕动，减少排便次数，并有利于腹痛等症状的减轻。

3. 调整饮食 禁食过久或限制饮食易导致营养不良，并发酸中毒，造成病情迁延不愈，故应继续进食。饮食以少渣、易消化食物为主，避免生冷、辛辣、多纤维、味道浓烈的刺激性食物，忌食牛奶。病初可喝米汤、酸奶等，待腹泻次数减少后给予流质或半流质饮食如稀粥、面条、蛋糕；少量多餐，随着病情稳定与好转，逐渐过渡到正常饮食。应根据病情和医嘱，给予禁食、流质、半流质或软食。

4. 维持水、电解质及酸碱平衡 根据不同的脱水程度和性质，决定补液的总量、种类和输液速度。腹泻时预防脱水及纠正轻、中度脱水给予口服补液；中、重度脱水或病情严重者给予静脉补液。老年病人尤其应及时补液并注意输液速度，因老年病人易

因腹泻发生脱水，也易因输液速度过快引起循环衰竭。

5. 用药护理 腹泻的治疗以病因治疗为主。应用止泻药时注意观察病人排便情况，腹泻得到控制应及时停药。应用解痉止痛剂如阿托品时，注意药物不良反应如口干、视力模糊、心动过速等。

6. 控制感染 按医嘱选用针对病原菌的抗生素以控制感染。

7. 肛周皮肤护理 排便频繁时，因粪便的刺激，可使肛周皮肤损伤，引起糜烂及感染。每次便后应用温水清洗肛周病擦干，保持皮肤清洁、干燥，涂无菌凡士林或40%氧化锌软膏以保护肛周皮肤，促进局部血液循环，促进破损处愈合。

8. 心理护理 慢性腹泻治疗效果不明显时，病人往往对预后缺乏信心，思想顾虑较重，久而久之病人会有抑郁或焦虑感到担忧，结肠镜等检查有一定痛苦，某些腹泻如肠易激综合征与精神因素有关，故应注意病人心理状况的评估和护理，耐心向病人做好宣传解释，稳定病人情绪，调节病人的心态，鼓励病人积极配合检查和治疗。

【指导要点】

1. 指导病人保持心情舒畅、情绪稳定，避免过度劳累，劳逸结合。

2. 向病人介绍疾病相关知识帮助病人及家属认识并接受疾病。焦虑忧郁心理减轻，主动配合治疗。正确使用热水袋。

3. 指导病人进食少渣、易消化饮食。避免生、冷、硬、辛辣刺激食物。

4. 指导病人排便后正确护理肛周皮肤。

5. 指导患者及家属学会自我灌肠。

6. 指导病人合理用药，积极配合治疗。

第六节 肛门部分泌物

肛门部有脓血、黏液等分泌物的症状称为肛门部分泌物(anal discharge)，可见于多种肛肠疾病。中医则称之为"漏""瘘"或"漏疮""肛瘘"。其原因较为复杂，肛肠直肠周围组感染可能导致炎性分泌物从肛内流出或肛周皮肤破溃流脓；肛管直肠肿瘤破溃或侵及深部，可能因其有较强的分泌能力而导致黏液从肛内流出；肛内肿物脱出，黏膜组织外露，可能导致黏液性分泌物自肛门流出；肛周皮肤的病变也可能导致皮肤直接产生分泌物。

常见的表现是肛门潮湿，黏液感并容易弄脏内裤，有时伴有肛门周围的瘙痒或刺痛感。多见于肛周脓肿自然破溃后流出，或肛瘘发炎由外口溢出，粉瘤合并感染化脓破溃流出。流水多为炎性渗出或分泌物增加所致，肛门松弛腺液外渗，米泔水样多为结核性肛瘘。黏液较多为炎性肠病。分泌物多，可能是直肠狭窄。如有恶臭，可疑直肠肛门癌、术后肛门创面渗出等。患者既往可能有肛门部手术史并已造成肛门畸形，也可能是手术、意外伤或产伤导致括约肌或盆底神经永久性受损，致肛门闭合不严。因此，

准确的询问病史对诊断十分重要。根据详细病史、全身体格检查、局部专科检查、内镜检查及 X 线碘油造影检查,可区分出肛门部分泌物的原因,从而进行有效的治疗。

第七节 肛 门 瘙 痒

肛管、肛门周围皮肤发痒,常需搔抓的症状称为肛门瘙痒(anal itching)。中医称之为"风痒"、"痒"和"肛门痒"。肛门部疾病的常见症状之一。肛门瘙痒的原因很多,主要有全身性因素、肛周局部因素及精神因素。要找到确切的病因有时较为困难,必须详细询问有关病史,仔细检查,做肝肾功能、血糖及糖耐量试验检查,做粪便检查有无寄生虫,尿液检查有无尿糖,做皮肤变态反应试验和皮肤活组织检查,以便作出正确诊断,有针对性进行治疗及护理。

(聂 敏)

参 考 文 献

1. 李春雨.肛肠病学.北京:高等教育出版社,2013:29-33
2. 汪建平.中华结直肠肛门外科学.北京:人民卫生出版社,2014:35-38
3. 李春雨,汪建平.肛肠外科手术学.北京:人民卫生出版社,2015:3-5
4. 尤黎明,吴瑛.内科护理学.5 版.北京:人民卫生出版社,2012:276-277
5. 喻德洪.现代肛肠外科学.北京:人民军医出版社,1997:472-474
6. 张有生,李春雨.实用肛肠外科学.北京:人民军医出版社,2009:39-40
7. David EB,Patricia LR,John LR,et al. The ASCRS Manual of Colon and Rectal Surgery. New York:Springer,2009
8. Sagap I,F. H. Remzi. Controversies in the treatment of common anal problems. World J Gastroenterol, 2006, 12(20):3146-3154
9. Hoedema RE,Luchtefeld MA. The Management of lower gastrointestinal hemorrhage. Dis Colon Rectum,2005,48(11):2010-2024
10. 聂敏.吻合器痔上黏膜环切术患者的术后护理. 中医杂志,2003,44(21):230-231
11. 聂敏,聂艳敏,聂娜.老年患者便秘98 例原因分析及护理干预.山西医药杂志,2011,40(12):1266-1267
12. 聂敏,李春雨,林红霞.环形混合痔76 例围手术期的护理.中国误诊学杂志,2009,9(14):3408-3409
13. 聂敏,李春雨.护理干预对肛周脓肿合并糖尿病手术前后治疗效果的影响.结直肠肛门外科,2015,21(1):65-66

第三章

肛肠外科常用检查及护理

临床上,详细询问病史,全面体格检查,配合实验室检查、内镜检查及其他辅助检查,肛肠疾病诊断一般并无困难。多数肛肠疾病患者首次门诊时即可得到初步诊断,甚至确诊,但常因疏忽检查或检查方法不当造成临床误诊、误治。合理检查至关重要,准确及时的检查结果可为临床诊断和治疗提供重要依据。

第一节　直肠指诊检查

直肠指诊是临床常用的一种既简便易行而又最有效的检查方法,不能省略,是肛肠科医师的"指眼"。许多肛门直肠疾病仅靠指诊即可早期发现,特别是对发现早期直肠癌有重要价值。值得注意的是约80%的直肠癌病例往往是由于未及时做直肠指诊检查而造成漏诊。

【适应证】

1. 凡有不明原因的便血、便频及便秘等肛门直肠疾病症状者。

2. 盆腔肿块和炎症。

3. 前列腺及精囊疾病。

4. 某些外科疾病或妇科疾病。

5. 肛门直肠疾病术后复查。

【禁忌证】

无绝对的禁忌证,但对新鲜肛裂患者,应暂缓检查。

【操作前护理】

1. 准备医用手套、帽子、凡士林油。

2. 患者一般无需特殊准备。检查前嘱患者排净大、小便。

【操作过程】

戴好手套后,用示指触及肛门四周及直肠内有无硬结、肿物和压痛,有无波动感,并检查肛外皮下有无瘘管、索条走向等。有效指诊"十八字口诀":示指全部插入,顺逆往返两周,膝蹲两种体位。

【操作后护理】

患者一般无需特殊护理。嘱患者休息10分钟,观察无不适反应后离开医院。

【注意事项】

1. 合理调整饮食,多食新鲜的水果或蔬菜,如苹果、香蕉、梨子、青菜、菠菜、白菜等利于排便的食物,忌食辛辣刺激性油腻食物,最好不要过度吸烟和饮酒。

2. 保持良好的排便习惯,不要长久地蹲在厕所看书、玩游戏,排便时间最好控制在10分钟之内。

3. 保持肛门处清洁、干净,私人物品要专用,切勿混杂使用。

第二节　肛门镜检查

肛门镜是诊断痔、肛窦炎及肛管其他病变的最佳方法,也是诊断和治疗距肛缘7cm以内肛门直肠疾病的重要工具,操作简单,方便易行。

【适应证】

1. 不明原因的便血、腹泻等肛门直肠疾病。

2. 肛门直肠手术显露术野或术后复查。

3. 肛管直肠病变处活检。

【禁忌证】

肛门狭窄、急性肛裂或妇女月经期者。

【操作前护理】

1. 准备医用手套、帽子、凡士林油。

2. 检查前 1 小时嘱患者自行排空大便,以免直肠中有粪便而影响检查。

3. 检查前,应先做直肠指诊。

【操作过程】

用右手持肛门镜并用拇指顶住芯子,用左手拇指、示指将两臀拉开,用肛门镜头部按摩肛缘,使括约肌放松。再朝脐部方向缓慢插入到达直肠壶腹部。观察黏膜颜色,有无水肿、糜烂、溃疡、出血及肿块等。

【操作后护理】

患者一般无需特殊护理。嘱患者休息 10 分钟,观察无不适反应后离开医院。检查后注意排便情况,如果有剧烈疼痛、腹胀、便血等情况发生,应立即去医院就诊。

第三节 直肠镜检查

直肠镜检查可以准确诊断内痔、外痔、混合痔、直肠肿瘤、炎症等距肛缘 15cm 以内肛门直肠疾病(图 3-1)。

【适应证】

1. 原因不明的便血、黏液便、脓血便。

2. 大便次数增多或减少或大便形状改变者。

3. 慢性腹泻、习惯性便秘或大便习惯不规则者。

4. 原因不明的肛门部、会阴部或骶尾部疼痛。

5. 肛门、直肠内疑有肿块或需取组织标本做病理性检查。

【禁忌证】

肛门狭窄、慢性感染、肛管疼痛或妇女月经期者。

【操作前护理】

1. 准备医用手套、帽子、凡士林油。

2. 不需要特殊的肠道准备,检查前 1 小时排净二便,以免直肠中有粪便而影响检查。

3. 若排便困难者,给予甘油灌肠剂 110ml 肛内注入。

【操作过程】

将一次性塑料制光学直肠镜缓慢插入肛门,进入直肠壶腹部,取出芯子,接通冷光源,安接肛肠镜适配器,利用手柄探针上的旋钮调整方向及清晰度,在内镜直视下采集病图像,可清晰观察肛管直肠有无病变。操作口诀:前、后、左、右、前,插入直肠。

【操作后护理】

1. 检查结束后,嘱患者安静休息 30 分钟,观察无不适反应后离开医院。

2. 检查后当天进少渣饮食,禁食辛辣刺激食物。

3. 若取活检者,注意观察患者有无下腹痛、便血等情况发生,症状明显者,可行肛管排气或纱布压

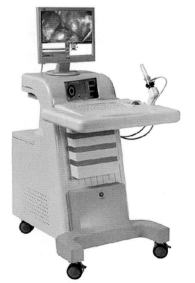
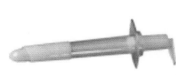

图 3-1 电子直肠镜

迫止血,严重者留院继续观察。

4. 如发现剧烈下腹痛、面色苍白、心率增快、血压下降、大便次数增多呈黑色,提示并发肠出血、肠穿孔可能,应及时报告医师,协助处理。

5. 做好内镜的消毒处理,妥善保管,避免交叉感染。

第四节　结肠镜检查

1969 年日本松永滕友研制成光导纤维结肠镜,20 世纪 90 年代电子结肠镜问世,是肛肠外科领域的一个重要进展,为结肠疾病的诊治提供了重要手段。由于电子计算机的广泛应用,内镜不仅能摄影、取活检、诊断,而且还能在腔镜内进行多种手术,如摘除结肠息肉和小肿瘤,进行止血、肠梗阻减压、吻合口狭窄的扩张、肠扭转复位等(图3-2)。

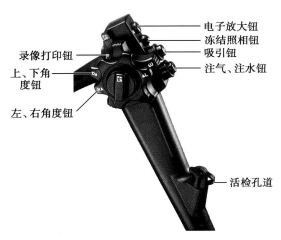

电子放大钮
冻结照相钮
吸引钮
录像打印钮
上、下角度钮
注气、注水钮
左、右角度钮
活检孔道

图 3-2　电子结肠镜

【适应证】

1. 有便血或暗红色血便,考虑病变位置在结肠或直肠时。

2. 不明原因的腹痛、贫血或身体消瘦时。

3. 反复交替出现腹泻、便秘和大便带脓血时,排便习惯有改变或排便困难时。

4. 气钡灌肠或胃肠造影发现异常,需进一步检查结肠或明确病变性质时。

5. 已发现结肠病变,考虑经结肠镜治疗时。

6. 假性结肠梗阻需经纤维镜解除梗阻。

7. 肠套叠、肠扭转,需明确诊断及复位。

8. 大肠息肉或肿瘤术后复查。

9. 对大肠癌高发区、老年人、有大肠肿瘤家族史者进行普查时。

10. 高度怀疑血吸虫病,而多次大便检查均为阴性者。

【禁忌证】

严重心肺功能不全,严重高血压、脑供血不足、冠状动脉硬化、明显心律失常。急性消化道大出血、肠道积血或积血过多妨碍观察时。腹膜炎和中毒性急性消化道炎症,疑似肠穿孔。近期胃肠道或盆腔作大手术及放射治疗时。肠道狭窄,不能勉强进镜。精神病患者或不能配合者。女性妊娠及月经期。

【操作前护理】

1. 心理准备　向患者详细讲解检查目的、方法、注意事项,消除顾虑和紧张情绪,争取病人配合。

2. 饮食准备　嘱患者检查前 1 日进流质饮食,检查当日禁食或饮少量糖水。

3. 肠道准备　做好肠道准备是检查肠镜的关键,目前肠道准备方法很多。常用的有五种:

(1) 甘露醇法:20% 甘露醇 250ml 加温开水至750 ~ 1000ml 检查前 4 小时口服,服药后注意水及电解质情况,但息肉电切时禁用,以防产生气体爆炸。

(2) 舒泰清法:舒泰清又名复方聚乙二醇电解质散。组成:A 剂:聚乙二醇 4000 13.125g;B 剂:碳酸氢钠 0.1785g,氯化钠 0.3507g,氯化钾 0.0466g。取本品 A、B 两剂各一包,同溶于 125ml 温水中成溶液。每次 250ml,每隔 10 ~ 15 分钟服用一次,直到排出水样清便。一般口服 2500 ~ 3000ml。由于处方中含有等渗的电解质,不会引起水、电解质失衡,故肠镜及其他检查前的肠道清洁准备首选方法。

(3) 硫酸镁法:检查当日晨 4:30 服硫酸镁粉一包(50g)加温开水 200ml,再喝开水 1500ml(约一热水瓶),腹泻数次后便出清水样便即可。肾功能不全、心肌受累、心脏传导阻滞者慎用。

(4) 番泻叶法:术前一天进半流质,下午 3 ~ 4点钟用开水冲泡番泻叶 3 ~ 6g 代茶饮,或临睡前服蓖麻油 30ml。

(5) 大肠水疗法:清洁肠道,效果良好。

【操作过程】

患者取左侧卧位,双下肢屈曲。术者先做直肠指诊,护士将肠镜前端涂些润滑剂,嘱患者张口呼吸,放松肛肠括约肌,右手握住肠镜弯曲部用示指将镜头压入肛门,缓慢插入直肠。根据情况可摄像或取活组织行细胞学等检查。若进镜困难,找不到肠腔,嘱患者适当变换体位,避免强行进境,发生肠穿孔。检查结束退镜时,应尽量抽气以减轻腹胀。其原则是少充气、细找腔、钩拉取直、解圈防祥、变换体位、循腔进镜、退镜观察。

【操作后护理】

1. 检查结束后,嘱患者卧床休息,需观察30分钟再离院。

2. 无痛肠镜患者待麻醉药或镇静剂消退后方可进食,24小时禁止开车及剧烈活动。

3. 术后3日内进少渣饮食。如行息肉摘除、止血治疗者,应给予抗生素及止血药治疗,半流质饮食3日。

4. 做组织病理检查和息肉电切的患者,术后可有少量大便带血现象,一般无需特殊处理。

5. 注意观察患者有无腹胀、腹痛、发热及便血情况。腹胀明显者,可行内镜下排气或肛管排气,严重者留院继续观察。

6. 如发现剧烈腹痛、腹胀、面色苍白、心率增快、血压下降、大便次数增多呈黑色,提示并发肠出血、肠穿孔可能,应及时报告医师,协助处理。

7. 做好内镜的消毒处理,妥善保管,避免交叉感染。

 知识链接

胶 囊 内 镜

　　胶囊内镜是一项新型的技术,采用微小型的摄像机,随着微型摄像机的吞入,可捕捉到胃肠道黏膜的影像,通过高频发射并接收,下载到电脑进行成像和分析。可模拟产生三维图像,镜头也可由外部控制调节焦距,以获得清晰图像。另外,胶囊内部有一个喷药仓和一个取活检仓,均可由外部控制分别打开其阀门,进行对病灶的喷药或伸出微型钛金属针取活检。目前,胶囊内镜主要应用于检测小肠病变。有人提议其同样可应用于诊断结直肠疾病,但其价值仍有待研究。

第五节　肛门直肠压力测定

　　肛门直肠压力测定是检测肛门直肠功能的重要方法。是在运动状态下对肛门直肠功能进行定性、定量观察,用于辅助诊断、指导治疗以及评价手术前后肛门直肠功能的客观方法(图3-3)。

【适应证】

1. 排便困难、肛门失禁、肛门括约肌损伤者,已明确是否存在感觉异常或肌肉病变。

2. 先天性巨结肠症,阳性率达90%,已成为诊断先天性巨结肠症的特异性诊断方法。

3. 肛门直肠手术前、后功能评价。

4. 排便障碍者行生物反馈治疗治疗前、后效果评价。

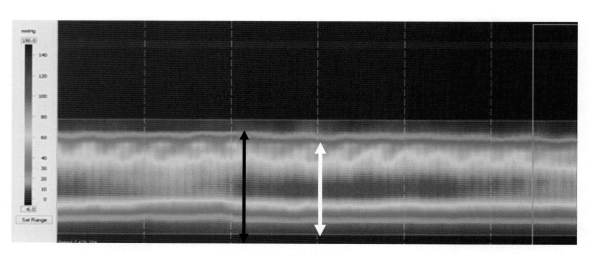

图3-3　固态高分辨率测压图

【禁忌证】

月经期;妊娠3个月内或5个月以上;不可回纳性脱肛,骨盆创伤和肛门直肠术后1周左右;急性肠道感染以及左半结肠病变潜在穿孔危险者;偏瘫;脊髓损伤,精神异常的不能配合的患者。

【操作前护理】

1. 事先调试好仪器,检查时一些必要的用品,如消毒手套、注射器、石蜡油、卫生纸等,以便随时取用。

2. 详细询问病情,了解排便情况,有无排便困难、失禁、便血等主要症状、用药史、治疗史、手术史等。

3. 检查前要求48小时停服胃肠动力药物,检查前充分排尽大便,必要时检查前2小时清洁灌肠。

4. 检查前通常采用开塞露60~80ml助便治疗,患者应在排便干净后休息1~2小时方可行检查。

5. 排净大小便,以免肠中有大便影响检查。检查前避免进行直肠指诊、镜检及灌肠,以免干扰括约肌功能及直肠黏膜影响检查结果。

6. 告知患者检查的目的、意义、检查过程、有无痛苦及持续时间,取得患者理解与配合。

7. 检查前避免行钡灌肠和排粪造影。

8. 签署知情同意书。

【操作过程】

1. 打开采集软件,选择电极。

2. 插管 患者取左侧卧位,屈髋屈膝,保持舒适,平静呼吸。导管涂润滑剂,操作者示指引导下从患者肛门缓慢插入电极。调整电极管位置,使肛门括约肌压力带大致处于固态压力感受器分布的压力捕捉区域的中央,患者休息2~3分钟以适应电极导管。

3. 数据采集与保存 嘱患者适应后,根据软件操作向导提示,点击"start"按钮,开始测压和数据采集。在设定时间后(20秒)测压窗口自动关闭,点击"finish"进入下一测试。依次进行收缩动作、排便动作多次测量,一般为3~5次。点击"start"开始向球囊内快速充气10ml,迅速放气,在设定时间后(20秒)测压窗口自动关闭。再重复上述步骤,依次向球囊内充气20ml、30ml、40ml、50ml。按"finish"进入下一测试。

4. 测试结束,进行数据分析和处理。

【操作后护理】

1. 检查结束后,嘱患者卧床休息15~30分钟,观察无出血、疼痛后方可离院。

2. 检查后注意观察患者有无肿物脱出,发现后及时通知医生给予相应处理。

3. 注意观察患者有无便血、腹痛情况。出血明显者,应及时上报医师,严重者留院继续观察。

4. 检查完成后检测管是否裂开、气囊是否漏气。测压管用后及时清洗、消毒,并用注射器冲洗管腔,用高效消毒剂浸泡,浸泡时间不宜过久,浸泡后及时冲洗干净,防止消毒剂腐蚀测压导管。

5. 做好电极导管的处理,妥善保管,避免交叉感染。

第六节 排粪造影检查

排粪造影检查是通过向患者直肠内注入造影剂,观察静坐、提肛、力排、排空后直肠肛管形态及黏膜相变化,借以了解排粪过程中直肠肛管等排便出口处有无功能和器质性病变。能显示肛管直肠的功能性和器质性病变,为出口梗阻型便秘的诊断、治疗提供可靠依据(图3-4)。

【适应证】

不明原因的排便困难、排便费力、排不尽感等引起的慢性便秘。

【禁忌证】

妊娠妇女,肠梗阻、急性消化道出血、穿孔、冠心病、昏迷、精神失常、癫痫、幼儿及不配合的患者。

【操作前护理】

1. 检查前一定要向患者解释清楚,取得或者知情同意。

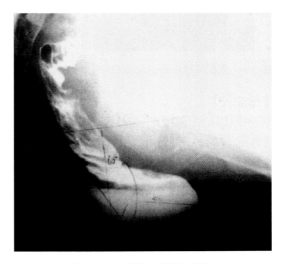

图3-4 直肠前突测量示意图

2. 检查前清洁肠道，用甘露醇口服或生理盐水清洁灌肠，无需禁食。

3. 硫酸钡液 300~400ml，灌肠。

4. 专用坐桶 DS-I 型坐桶。

5. 特制含角度仪、米尺、放大、缩小尺的四合一测量尺。

【操作过程】

检查时，先行钡剂灌肠 300~400ml，拔肛管时留少许钡以显示肛管。患者坐于自制透 X 线便器上，观察排粪造影全过程，同时分别拍摄静态相、力排相、黏膜相及提肛相，必要时加拍正位相及强忍相。拍片应包括骶尾骨、耻骨联合及肛门下缘。

【操作后护理】

1. 协助患者穿好衣裤，做好保护患者隐私的保护，维护患者尊严。

2. 为了尽快排除造影剂，向患者宣教检查后3~4 小时进食，多吃粗纤维的蔬菜，多喝水，必要时遵医嘱应用通便剂。

3. 将用后的医疗废物合理归类处理。

第七节 结肠传输试验检查

结肠运输试验是向胃肠道中投入不透光标志物，通过观察标志物在胃肠道中的代谢、运行和分布情况，来推测胃肠道内容物的运行速度，从而借以判断胃肠道的传输功能。是目前诊断结肠慢运输型便秘的重要方法（图3-5）。

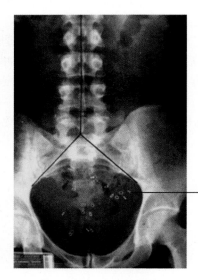

图 3-5 第 5 天显示标记物滞留于乙状结肠直肠内

【适应证】

不明原因的排便困难、排便不尽感、慢性便秘者。

【禁忌证】

妊娠妇女，肠梗阻、急性消化道出血、穿孔、冠心病、昏迷、精神失常、癫痫、幼儿及不配合的患者。

【操作前护理】

1. 受试者于检查前 3 日禁止服用任何影响消化道功能的药物。

2. 保持平时饮食、生活、工作习惯。

3. 因检查期间不能用泻药，也不能灌肠，对那些已有多日未能排便，估计难以继续坚持完成检查者，待便后再按要求准备。

4. 因黄体期肠道转运变慢，故育龄妇女应避开黄体期检查。

5. 标记物胶囊 1 枚（每枚含 20 粒标志物）。

【操作过程】

检查当日上午 8 时口服标记物胶囊 1 枚（每枚含 20 粒标志物），服用含 20 粒不透 X 线标志物胶囊后，24 小时、48 小时、72 小时……各拍腹部 X 线平片，直至标记物全部排出，但不超过 7 日。

【操作后护理】

1. 检查结束后，嘱患者卧床休息，需观察 30 分钟再离院。

2. 多为便秘患者，并且检查前均需停 3 日缓泻剂，故检查后注意观察患者排便情况，如出现便秘或严重者给予灌肠等护理干预。

3. 向患者宣教健康饮食，多饮水，多吃蔬菜、水果，保持大便通畅。

第八节 直肠肛管腔内超声检查

直肠肛管腔内超声检查是近年来用于肛肠科的新技术。直肠腔内超声主要用于评估直肠新生物浸润的深度，正常的直肠壁显示五层结构。超声可通过黏膜下层的完整性与否来分辨良性息肉和浸润性肿瘤，亦可分辨浅层的 $T_1 \sim T_2$ 及深层的 $T_3 \sim T_4$ 肿瘤。肛管内超声可用于评估肛管周围复杂的解剖结构,能很好地分辨内、外肛门括约肌和耻骨直肠肌。尤其适用于括约肌缺损及复杂性肛瘘者。能清晰地显示肛管周围复杂的解剖结构,具有无创伤、操作简单、价格低廉的优点,对肛肠动力学改变的疾病中,特别是肛周脓肿、肛门失禁的诊断中有着重要的参考价值。

第九节 计算机断层扫描(CT)检查

CT 是 computed tomography 的简写,即 X 线电子计算机横断体层扫描,主要用于肛周脓肿、直肠癌的诊断,对先天性肛门闭锁盲端定位方便、准确、有助于手术的选择。CT 在结肠肛门疾病的诊断中占有重要地位,尤其是目前多层螺旋 CT 快速大范围扫描和强大的后处理功能为结肠肛门疾病检查提供了丰富的影像学信息。

第十节 磁共振成像(MRI)检查

近年来 MRI 技术迅速发展,MRI 以其无辐射和良好的软组织分辨力和获取信息量大等优点,在消化道的应用有了较大的发展。MRI 在直肠肛管周围疾病的影像学检查,已经作为首选的检查手段。主要用肛管直肠肿瘤的诊断,也是肛门直肠畸形术前评价的最好方法。对肛瘘术前准确定位有用,对复杂性肛瘘难以确诊的疑难病例,对内口的确诊 100% 准确。

MRI 可以清楚地显示肛管及肛周解剖结构,明确病变的部位、累及范围、侵犯程度以及强化方式等,为指导临床诊断与治疗后评价提供有价值的信息。

附:肛门直肠疾病常用图形

(一) 肛门直肠示意图(图 3-6)

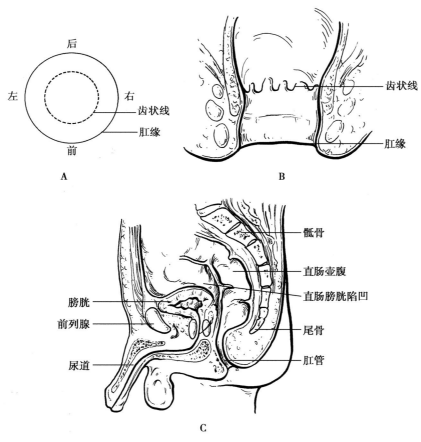

图 3-6 肛门直肠示意图
A. 横断图;B. 纵断图;C. 矢状图

1. 横断图　内外两圆,内为虚线表示齿状线;外为实线表示肛缘。

2. 纵断图　肛门直肠的纵断面。

3. 矢状图　肛门直肠的矢状面。

（二）肛门直肠疾病常用的表示符号

见图3-7。

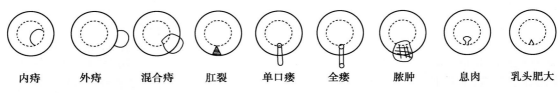

| 内痔 | 外痔 | 混合痔 | 肛裂 | 单口瘘 | 全瘘 | 脓肿 | 息肉 | 乳头肥大 |

图3-7　肛门直肠常用的表示符号

（三）肛门直肠手术绘图标定法

1. 方位标定法　即把肛门直肠分八个方位:前、后、左、右、左前、左后、右前、右后位。原发性内痔多在右前、右后、左位;肛裂及哨痔多在前、后正中位;血栓外痔多在左、右两侧位;环形皮痔多见于经产妇。此法具有表面定位及深部解剖意义,不受体位变换的限制,简便实用,容易记忆,比较常用(图3-8)。

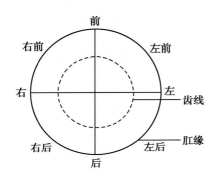

图3-8　肛门直肠方位标定法（截石位）

2. 时钟标定法　把肛门直肠按时钟12小时划分12个部位,不固定,不论截石位或膝胸位,12时位在上,6时位在下。故必须同时标出体位。否则容易混淆,颠倒而弄错。此法仅有表面定位没有深部解剖意义,容易记错,不用为好(图3-9)。

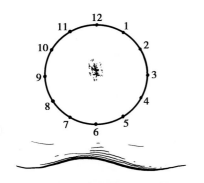

图3-9　肛门直肠时钟标定法（截石位）

（李春雨　聂敏）

参 考 文 献

1. 汪建平. 中华结直肠肛门外科学. 北京:人民卫生出版社,2014:138-140

2. 李春雨,汪建平. 肛肠外科手术学. 北京:人民卫生出版社,2015:61-64

3. 郭俊洲. 现代腹部影像诊断学. 北京:科学出版社,2001:386-388

4. 李春雨. 肛肠病学. 北京:高等教育出版社,2013:44-46

5. 喻德洪. 现代肛肠外科学. 北京:人民军医出版社,1997:37-38

6. 李春雨,汪建平. 肛肠外科手术技巧. 北京:人民卫生出版社,2013:65-70

7. 安阿玥. 肛肠病学. 北京:人民卫生出版社,1998:8-10

8. 黄乃健. 中国肛肠病学. 济南:山东科学技术出版社,1996:253-254

9. 李春雨,张有生. 实用肛门手术学. 沈阳:辽宁科技出版社,2005:68-70

10. 王维林. 小儿排便障碍性疾病的诊断与治疗. 北京:人民卫生出版社,2014:33-36

11. 丁义江. 丁氏肛肠病学. 北京:人民卫生出版社,2006:100-104

12. 蔡三军. 结直肠肛管癌. 北京:北京大学医学出版社,2006:133-135

13. 焦彤. 肛管直肠疾病超声诊断. 北京:人民卫生出版社,2012:33

14. 侯晓华. 消化道高分辨率测压图谱. 北京:科学出版社,2014:119-130

15. 韩宝,张燕生. 肛肠病诊疗学. 北京:人民军医出版社,2011:33-36

16. Mario Pescatori,Sthela M Murad Regadas,Andrew P Zbar. 盆底与肛管直肠疾病影像学图谱. 北京:人民军医出版社,2010

17. Cheeney G,Remes-Troche JM,Attaluri A,et al. Investigation of ahal motor characteristics of the sensorimotor response（SMR）using 3-D anorectal pressure topography. Am J Physiol Gastrointest Liver Physiol,2011,300（2）:G236-G240

18. Shirong L, Huahong Wang, Jichun Hu, et al. New immuno-chemicalfecal occult blood test with two-consecutive stool sample testingis a cost-effective approach for colon cancer screening：Results of aprospective multicenter study in Chinese patients. Int J Can-cer,2006,118(2):3078-3083

19. Hisayuki M, Yasuhiro M, Yoshihiro M, et al. A new method for isolating colonocytes from naturally evacuated feces and its clinical application to colorectal cancer diagnosis. Gas-troeneterology,2005,129(6):1918-1927

20. Rao SS, Singh S. Clinical utility of colonic and anorectal ma-nometry in chronic constipation. J Clin Gastroenterol,2010, 44(9):597-609

21. Yang A, Mostwin JL, Rosenshein NB, et al. Pelvic floor de-scent in women：dynamic evaluation with fast MR imaging and cinematic display. Radiology,1991,179(1):25-33

22. Jorg H. Cell surface molecules and their prognostic values in assessing colorectal carcinomas. Ann Surg, 2000,231:11

23. Remes-Troche JM, De-Ocampo S, Valestin J, et al. Rectoanal reflexes and sensorimotor response in rectal hyposensitivity. Dis Colon Rectum,2010,53(7):1047-1054

24. 卢任华,刘崎,章韵,等. 排粪造影的临床应用. 中华放射学杂志,1990,24(3):170

25. 喻德洪. 肛门直肠指诊术. 中级医刊,1985,10:9

26. 余苏萍,丁义江,王业皇. 盆底肌电图与肛管直肠压力测定诊断出口梗阻便秘的价值. 中国肛肠病杂志,1998,18(1):9-10

27. 董平. 肛管直肠动力学在肛肠疾病诊治中的临床意义. 中国医刊,1999,34(9):43

28. 袁维堂,刘金波,杨会锋,等. 少量钡餐胃肠传输功能检查及其临床意义. 中国医师进修杂志,2006,29(4):14-16

29. 王毅,龚水根,张伟国,等. 动态磁共振成像与盆腔器官造影术诊断女性盆底功能失调的对比研究. 中华胃肠外科杂志,2005,8(3):206-209

30. 向雪莲,陈飞波,欧弼悠,等. 新生儿先天性巨结肠直肠肛管压力监测及其临床意义. 中华儿科杂志,2004,42(9):681-683

第四章

肛肠外科病人的护理评估

第一节　肛肠外科病人病史的采集

一、个人史的采集

（一）病史采集的目的和意义

问诊是医师通过对患者或相关人员的系统的询问疾病发生、发展过程而获取的病史资料，经过综合分析而作出的临床判断的一种诊断方法。问诊是病史采集的主要手段，狭义的病史采集就是问诊。目的是了解患者的症状和体征，了解患者的健康状况，掌握疾病的进展，为作出护理诊断寻找客观依据。通过护士与患者进行提问与回答，了解疾病发生与发展过程，只要患者神志清楚，无论在门诊或病房的场合下均可进行。许多肛肠疾病经过详细的病史采集，配合系统的体格检查，即可提出初步诊断。正确的方法和良好的问诊技巧，使患者感到亲切与可信，有信心与医师合作，这对诊治疾病有十分重要意义。

（二）个人史采集的内容

病史采集前护士首先应向患者作自我介绍，说明问诊目的和意义。内容包括一般情况、生活状况及社会心理状态的采集。一般情况采集包括患者姓名、性别、年龄、职业、婚姻、民族、籍贯、文化程度、工作单位、宗教信仰、家庭住址、联系方式、入院日期、入院方式、入院诊断、入院介绍、病史供述人、收集资料时间。生活状况包括饮食、睡眠、排泄、嗜好、兴趣、性格、活动、感觉和生活自理程度。社会心理状态方面，需要了解病人对健康问题与疾病的理解，个人价值观及信仰、家庭、工作、学习、经济、生活方式、社会关系等。

二、健康史的采集

病史采集是为了充分了解有关其健康信息以便提供全面的护理，收集除有关其身体、心理的健康资料外，还需要获得个人及社会背景的资料，以使护理个体化。承诺患者其相关内容将给予保密。采集内容包括主诉、现病史、既往史、用药史、生长发育史、家族史。

1. 主诉　包括患者感觉最主要、最明显症状或体征及其性质或持续时间。如便血、疼痛或发热等。

2. 现病史　包括起病情况与患病时间、主要症状的特点、病情的发展与演变、伴随症状，治疗和护理经过。

3. 既往史　包括被评估者既往的健康状况、曾患疾病，有无外伤、手术史、输血史、过敏史等，是病人自己对既往健康状况的总体评价。

4. 用药史　包括患者过去及目前使用的药物名称、用法用量、剂型、效果及不良反应等。重点询问药物过敏史，并记录过敏时间、反应，以指导正确用药。

5. 生长发育史　包括出生及成长情况、日常生活形态、活动与休息情况，女性询问月经史、婚姻史、生育史。

6. 家族史　家庭成员的健康及疾病情况，特别应详细询问是否与患者同样的疾病，若在几个成员或几代成员中有同样疾病发生，则表明有家族史。对已死亡亲属，还要询问死亡的病因和年龄。

与此同时肛肠患者还需重点询问其饮食习惯，

是否常吃辛辣刺激食物或饮酒;排便习惯,排便周期及排便形状;有无长期站立、坐位或腹内压增高等因素;精神疾病,有无焦虑或狂躁病史;有无其他伴随疾病如心血管、糖尿病等。

第二节　身体状况的评估

一、全身状况评估

肛肠疾病虽是局部病变,但与全身疾病密切相关,常常合并其他疾病,有明显的全身变化。如内痔长时间便血可引起慢性贫血,肛周脓肿患者易合并糖尿病、白血病等。因此,检查前一定要详细询问病史,进行全身检查,局部病变和全身情况结合起来,为疾病的诊治提供重要的线索。

(一)　生命体征的评估

肛肠患者常规进行体温、脉搏、呼吸、血压的评估。

1. 体温　正常体温为腋温 36.0~37.0℃。肛肠疾病合并感染的患者会伴随发热的征象,认真询问发热开始时间、程度、持续时间及其规律性,评估热型。了解患者是否有皮肤发红、头痛、疲劳、缺乏食欲等发热的早期现象。监测生命体征,定时测体温,一般每日 4 次,高热时每 4 小时一次。行降温处理后半小时再测一次,直至退热后 3 日,同时注意呼吸、脉搏、血压变化。

2. 脉搏　正常成人在安静状态下脉率为 60~100 次/分,跳动均匀规则,间隔时间相等,每搏强弱相同。进行脉搏测量须让病人保持安静,如剧烈活动后应休息 20 分钟后再测,测量时选择健侧肢体。体温增高可使脉率加快、脉搏洪大;出血休克的病人可出现心动过速、脉搏细弱。

3. 呼吸　正常成人在安静状态下呼吸频率为 16~20 次/分。体温增高可使呼吸频率加快,有呼吸系统疾病时可监测其频率和节律的变化。

4. 血压　正常收缩压 90~139mmHg(12.0~18.5kPa),舒张压 60~89mmHg(8.0~11.8kPa),脉压 30~40mmHg(4.0~5.3kPa)。高血压患者术前须根据病情控制血压;大量失血、休克可造成低血压,血压异常的患者遵医嘱进行血压监测。

(二)　意识状态的评估

正常人意识清晰,反应敏捷精确,思维活动正常,语言流畅、准确,词能达意。意识障碍分为嗜睡、意识模糊、昏睡、昏迷(浅昏迷、深昏迷),可根据 Glasgow 昏迷评分法进行判断(表 4-1)。

表 4-1　意识状态程度的判断
Glasgow 昏迷评分法

睁眼反应		语言反应		运动反应	
自动睁眼	4	回答正确	5	遵命动作	6
呼唤睁眼	3	回答错误	4	定痛动作	5
痛时睁眼	2	吐词不清	3	肢体回缩	4
不能睁眼	1	有音无语	2	异常屈曲	3
		不能发音	1	异常伸直	2
				无动作	1

全身情况除了生命体征、意识状态的常规评估外重点评估以下全身情况:

1. 便血情况　肛肠疾病最常见的症状之一,评估便血时有无疼痛,有无脓血,是鲜红色还是暗红色,是滴血还是喷血等。便血可以有淡红色、鲜红色、暗红色、黑色或隐性出血(如潜血),便后手纸上和便盆中出血情况。不同年龄的患者便血的原因也不同。大肠出血多与粪便混合呈黏液血便或脓血便,色暗红,此种便血常伴有便次增多、里急后重、腹痛、腹胀、有恶臭等症状。肛门出血较多而色鲜红,不与粪便混合。常见于内痔、肛裂、直肠息肉和出血性直肠炎。内痔便血可为滴血、射血或附于粪便、手纸上;直肠息肉便血量少,性质和便次无改变,但息肉有时自然脱落则便血较多,二者均为无痛性便血;肛裂便血量少,仅附于粪便或手纸上,伴有排便困难和周期性疼痛。长期便血可导致缺铁性贫血,贫血早期可没有症状或症状轻微,贫血较重或进展较快时,则会出现苍白、乏力、易倦、头晕、头痛、心悸、气促、耳鸣等表现,全身检查如有长期肛肠疾病便血时要注重以上方面的评估。

2. 排便情况　大便情况与肛肠疾病有着密切的关系,也是问诊的重点之一。正常大便质软成形,排便畅通,无疼痛及出血,每周不应少于 3 次。问诊内容包括大便次数、性状、排便是否通畅以及大便是否伴有脓血黏液、有无沟痕等。肛肠很多病症与便秘有关,如肛裂、痔、直肠脱垂、肛门直肠部的感染等可与其有直接关系;长期便秘,肠道毒素吸收增多,增加了结直肠肿瘤发生的风险。

3. 肛门直肠疼痛　许多肛门直肠疾病可引起

肛门直肠疼痛。不同疾病疼痛亦不相同,要详细询问疼痛的发作时间、持续时间、过程、持续性还是间断性,加重的缓解因素及其他相关症状。

二、局部检查评估

以肛门直肠部位为主诉的患者进行全身查体,不一定会出现阳性体征。肛门直肠疾病局部检查是非常必要的,特别是直肠指诊检查是临床常用的一种既简便易行而又最为有效的检查方法,常规肛肠科局部检查包括肛门视诊、直肠指诊及肛门镜等检查。检查体位可根据具体病情及需要,让病人采取不同的体位,以达到检查的目的。肛门与直肠检查结果及其病变部位应注明检查体位,并按方位或时钟方向给予记录。如膝胸位时,肛门后正中为12点钟位,其前正中点为6点钟位,当仰卧位时则钟位正好相反。

1. 肛门视诊　仔细检查肛门外形是否完整及肛周皮肤颜色及皱褶,正常皮肤颜色较深,皱褶呈放射状,病人收缩肛门括约肌时皱褶更明显,作排便动作时皱褶变浅。注意观察肛内有无肿物脱出及肛门赘生物,有无外痔、肿块、瘘管外口、湿疹、脓血、黏液。

2. 直肠指诊　对肛门、直肠的检查统称为肛诊或直肠指诊。既可诊断肛门直肠的疾病,又可对盆腔其他疾病如阑尾炎、髂窝脓肿、前列腺与精囊病变、子宫及输卵管病变作出相应诊断,有着重要的诊断价值。

(1) 病人体位:依病情及要求可分别采取膝胸位、侧卧位、仰卧位等。

(2) 触诊方法:检查者右手戴指套或手套,指套上涂以润滑剂(如肥皂液、凡士林、液体石蜡等),待病人适应肛门括约肌松弛后,探查示指再徐徐插入肛门、直肠内。先检查肛门及括约肌的紧张度,再检查肛管及直肠的内壁。必要时配合用双合诊。

(3) 触诊内容:检查有无压痛,黏膜是否光滑,有无肿块及搏动感。男性可触诊前列腺与精囊,女性则可检查子宫颈、子宫、输卵管等。

3. 肛门镜检查　肛门镜是检查和治疗肛门直肠疾病的重要工具,可查看直肠腔内黏膜颜色,有无下垂、水肿、肥厚、糜烂和溃疡出血等;有无肿瘤和息肉;齿状线有无内痔、肛窦炎、肛乳头肥大及肛瘘内口,确定病变部位、性状、大小、数目和颜色,作为手术的依据。

电子直肠镜是目前市场上功能齐全、图文并茂的全方位的肛肠外科的检查系统,可以准确诊断内痔、外痔、混合痔、肛裂、直肠肿瘤、炎症等肛门直肠疾病,可配置一次性塑制光学直肠镜,有效杜绝交叉感染机会、减少医疗纠纷。

三、肛门功能评估

即肛门直肠功能检查,它是把力学、应用解剖学、神经生理学、生态学多学科相融合来研究肛肠功能及其相关疾病的一门学科。肛肠直肠功能检查是在运动状态下对肛门功能进行定性、定量观察。常用检测手段有肛门直肠压力测定、排粪造影、盆底肌电图、肛管腔内超声检查。

(一) 肛门直肠压力测定

该方法评估肛管和直肠的动力和感觉功能。测定指标包括直肠压力、肛管静息压、肛管最大收缩压和肛门直肠抑制反射,还可以测定直肠顺应性和直肠感觉功能。有助于评估肛管括约肌压力、直肠有无动力和感觉功能障碍;监测用力排便时肛管括约肌有无不协调收缩,评估有无先天性巨结肠症。

(二) 排粪造影

将一定量的钡剂注入直肠内,模拟正常的生理排便活动,动态观察肛门直肠和解剖结构的变化。主要用于诊断肛门直肠的功能性疾病,如直肠内脱垂(直肠黏膜脱垂和直肠内套叠)、直肠前突、会阴下降、盆底肌痉挛综合征等。盆腔多重造影包括直肠、盆底、膀胱和阴道造影,有助于诊断盆底疝和直肠内套叠,了解膀胱和子宫的形态变化。排粪造影是决定手术方式的可靠依据。

(三) 盆底肌电图

能够记录肛管括约肌的肌电图波幅和动作电位,可以判断有无肌源性病变;阴部神经潜伏期测定能显示阴部神经有无损伤;以及模拟排便时的肛门外括约肌矛盾性收缩。

(四) 肛管腔内超声检查

可了解肛门括约肌有无缺损和功能异常。为手术定位提供线索。

四、生活质量的评估

生活质量是一个多维度的概念,其内容包括身体功能状态、心理状态与社会满意度、健康感觉及与疾病相应的自觉症状等。生活质量测量必须包括主观指标,并且由被测者提供资料。

本节介绍与肛肠疾病相关的日常生活运动(activities of daily living,ADL)评定表和功能独立性评定(functional independence measure,FIM)。

1. ADL(activities of daily living)　通过 ADL 功能评定表对病人进行综合能力的测定。

分级:0 级 = 生活自理:100 分,1 级 = 轻度功能障碍:61 ~ 99 分,2 级 = 中度功能障碍:41 ~ 60 分,3 级 = 重度功能障碍:≤40 分(表 4-2)。

表 4-2　日常生活能力评定表

项目	进食			洗澡		洗漱		穿衣			控制大便			控制小便			如厕			床位转移				平地行走				上下楼梯			合计
评估内容	可独立完成	需部分帮助	需极大帮助或完全依赖他人	可独立完成	需部分帮助	可独立完成	需部分帮助	可独立完成	需部分帮助	需极大帮助或完全依赖他人	可控制大便	偶尔失控	完全失控	可控制小便	偶尔失控	完全失控	可独立完成	需部分帮助	需极大帮助或完全依赖他人	可独立完成	需部分帮助	需极大帮助	完全依赖他人	可独立完成	需部分帮助	需极大帮助	完全依赖他人	可独立完成	需部分帮助	需极大帮助或完全依赖他人	
分值	10	5	0	5	0	5	0	10	5	0	10	5	0	10	5	0	10	5	0	15	10	5	0	15	10	5	0	10	5	0	100
得分																															

评估时间:　　　　　　　　　　　评估人:

2. FIM(functional independence measure,FIM)　FIM 评分分为 7 级 6 类 18 项。每项满分 7 分,共计 126 分。最高 7 分,最低 1 分。包括自我照顾、括约肌控制、移动能力、运动能力、交流、社会认知(表 4-3)。

表 4-3　功能独立性评定表(FIM)量表

项目				评估日期		
运动功能	自理能力	1	进食			
		2	梳洗修饰			
		3	洗澡			
		4	穿裤子			
		5	穿上衣			
		6	上厕所			
	括约肌控制	7	膀胱管理			
		8	直肠管理			
	转移	9	床、椅、轮椅间			
		10	如厕			
		11	盆浴或淋浴			
	行走	12	步行/轮椅			
		13	上下楼梯			
	运动功能评分					

续表

项目				评估日期		
认知功能	交流	14	理解			
		15	表达			
	社会认知	16	社会交往			
		17	解决问题			
		18	记忆			
	认知功能评分					
FIM 总分						
评估人						

评分:7 分:安全独立,构成活动的所有作业均能规范的、安全的完成,不需要修改和辅助设备和用品,并在合理的时间内完成。

6 分:有条件的独立,具有下列一项或几项:活动中需要辅助设备;活动需要比正常长的时间;需要安全方面的考虑。

5 分:有条件的依赖,患者自己付出 50% 或更多的努力,其所需的辅助水平如下:监护或准备患者所需的帮助只限于备用、提示或劝告,帮助者和患者之间没有身体接触或帮助者仅需帮助准备必需用品。

4 分:有条件的依赖,患者自己付出 50% 或更多的努力,其所需的辅助水平如下:少量身体接触的帮助,患者所需的帮助只限于轻轻接触,自己能付出 70% 或以上的努力。

3 分:有条件的依赖,患者自己付出 50% 或更多的努力,其所需的辅助水平如下:中度身体接触的帮助,患者需要中度的帮助,自己能付出 50% ~70% 的努力。

2 分:完全依赖,患者需要自己一半以上的帮助或完全依赖他人,否则活动就不能进行,大量身体接触的帮助,患者付出的努力小于 50% ,但大于 25% 。

1 分:完全依赖,患者付出的努力小于 25% 。

肛肠科患者主要通过其评定了解不同治疗方法或干预措施的治疗效果与患者的恢复情况,以利于作出更好的选择。并通过生活质量的综合评定进行预防性干预和保健措施。

五、并存病的评估

除单纯肛周病变的患者外,肛肠患者常常并存其他疾病,有明显的全身变化。现将肛肠常见并存心功能不全、肺、肝、肾功能异常、糖尿病及凝血功能障碍的患者给予相关护理评估。

(一) 心功能不全

肛肠手术患者如合并有高血压、冠心病、心肌缺血、心肌梗死等心血管疾病,术前要重点检查心血管系统的功能状态,详细询问病史极为重要,包括临床表现和用药情况。严重高血压(BP>200/130mmHg)者在麻醉、手术过程中极易诱发脑血管意外、心力衰竭和心肌梗死等严重并发症。为了防止高血压带来的意外,术前应使用有效的降压手段,使血压控制在 180/100mmHg 以下。冠心病患者术前检查应详细,根据其心功能状态来制订患者能够耐受的手术方案。对于近期内无心绞痛发作、无心肌梗死,并且心电图提示无明显心肌缺血或心律失常者,可计划施行手术。对有心绞痛发作、心电图提示有明显心肌缺血或有严重心律失常者,应在控制症状、改善心肌血供和纠正心律失常之后,再行手术治疗。已有心肌梗死发作者,择期手术应尽量安排在半年或 1 年之后进行。对有严重心肌供血不足、心功能严重失代偿的病人,原则上不宜做任何肛肠择期手术。已做冠状动脉内支架术或人工心脏瓣膜替换术的心脏病患者,在行肛肠手术时为防止术中、术后发生难以控制的出血,术前需暂停抗凝治疗 2 周,再行手术治疗。

(二) 肺功能障碍

肛肠病老年患者常见有合并慢性支气管炎、支气管扩张、肺气肿等疾病,呼吸功能常有不同程度的损害。此时在麻醉和手术创伤的影响下,容易发生呼吸功能衰竭。有吸烟史病人术前应予戒烟。有肺部感染者应先控制感染。凡年龄超过 60 岁,或有慢性呼吸系统疾病者,术前均应做肺功能检查。

对于最大通气量（MVV）<50%，血气分析 PaO_2 <70mmHg，$PaCO_2$>50mmHg 肺功能减退的肛肠患者，很难耐受开腹手术。应酌情改变手术方案，并密切注意术后的呼吸支持。对于已经存在呼吸功能不良、但又必须做挽救生命的紧急手术的患者，应在机械通气的保证下进行手术。

（三）肝功能不全

凡择期手术应术前常规做肝肾功能检查，包括全套肝功能、生化检查和肝脏 B 超检查。急性肝炎或慢性肝炎活动期肛肠患者的择期手术应安排在病情稳定之后。肝硬化患者的手术适应证视患者肝功能分期（Child 分级标准）而定。

（四）肾功能不全

肛肠疾病合并有慢性肾功能不全的患者常有营养不良、贫血、体液平衡失调以及易感染倾向等，对手术的耐受都很差。术前应做尿常规及肾功能检查，以判断患者对手术的承受能力。已有肾衰竭的患者须酌情控制液体入量并及时行透析治疗。

（五）糖尿病

肛肠疾病合并有糖尿病患者很常见。糖尿病会影响伤口的愈合，术后感染率也很高。为此，术前均应常规检查血糖水平。应采取有效措施使糖尿病患者在手术前的血糖控制在 8～10mmol/L 以下。对于重症糖尿病患者，术前需在内分泌科医生的指导下将血糖控制在比较正常的范围内再手术。

（六）凝血功能障碍

对于合并有凝血功能障碍需要手术治疗的肛肠病患者，术前需要常规行凝血功能和血小板计数来评估患者的凝血功能。在询问病史的过程中要详细询问患者及患者家属有无血友病、有无血栓栓塞史和输血史，有无异常出血史，如手术和月经有无严重出血，是否容易发生皮下淤血、鼻出血或牙龈出血等，是否长期服用阿司匹林、非甾体抗炎药物或降血脂药（可能导致维生素 K 缺乏），是否合并有需要抗凝治疗的疾病等。查体时应注意皮肤、黏膜有无出血点，脾大等。当血小板<5×10⁹/L，建议术前输血小板，开腹手术或肛门部可能损伤较大血管的手术，应保持血小板在 50×10⁹/L。术前 7 日停用阿司匹林，术前 2～3 日停用非甾体抗炎药，术前 10 日停用抗血小板药物。

第三节　心理-社会状况的评估

人的生理社会健康与其心理、社会功能密切相关，常用心理-社会评估方法以了解患者的心理状况，判断其心理方面是否存在或潜在的健康问题。了解影响护理对象心理健康的家庭和环境因数、社会文化背景。判断护理对象是否存在角色适应不良、角色功能紊乱等情况。同时为制订护理干预计划、选择心理护理方法和护患沟通方法提供依据。

评估的内容：心理-社会评估包括心理和社会两个方面。

1. 临床心理评估是指有计划系统地收集资料，运用多种手段从各方面获取信息，对其心理现象做全面、系统和深入的客观描述，以了解患者的心理健康状态。主要通过护士对病人的观察、访谈，必要时进行心理测量作出评估。通过评估可以了解患者对自身疾病的认知情况，正确的认知通常会导致积极的应对和适应，反之就是消极应对。对于疾病这一应激过程，患者需要依据信息来调整自己的心理和行为来适应生病这一应激过程，发生适应不良可导致明显的焦虑不安、恐惧、愤怒、抑郁等情绪反应，甚至出现拒绝治疗等消极行为，护士可根据不同的情况提供情绪的疏导和支持，引导解决问题。

2. 良好的社会支持可以缓解应激，有利于患者的身心健康及疾病的康复。护士可通过观察和交流了解患者的家庭结构和成员，其之间的交流方式、情感表达方式。其次是对患者社会角色和功能，其职业的性质和特点，社会人际关系，医疗费用的支付方式，以往的就医经历和感受等作出评估。

肛肠疾病重点评估病人及家属对患疾病的认知程度，有无过度焦虑、恐惧等心理反应；了解病人及家属能否接受治疗护理方案，对治疗及未来的生活是否充满信心，能否积极寻求社会及他人的帮助；对即将进行的手术及手术可能导致的并发症，生理功能的改变是否表现出恐慌、焦虑，有无足够的心理承受能力；了解家庭对病人手术及进一步治疗的经济承受能力和支持程度。术后是否与周围正常人群交往。术后病人生活能否自理，生活质量有无下降。

第四节　疼痛的评估

疼痛作为第五大生命体征越来越深受医学界的重视,而肛门部位独特的解剖及生理特性,受脊神经支配的区域神经非常丰富,肛门术后持续性痛问题目前已被越来越多的肛肠科医护人员所重视。可根据患者全身及肛肠疾病情况给予评估,配合医生对患者进行超前镇痛健康教育,进行心理疏导,减少患者对术后疼痛的恐惧焦虑。

（一）疼痛评估内容

要对患者的一般情况（性别、年龄、职业、诊断、病情等）和体格检查评估外,应评估疼痛病史、社会心理因素、医疗史及镇痛效果等。

1. 疼痛病史　包括:疼痛的部位、程度、性质、发作的方式、开始时间和持续时间、伴随症状等,了解患者对疼痛的耐受性,疼痛发生时的表达方式,分析引起或加重疼痛的因素,其伴随症状,目前处理和疗效情况。既往的镇痛治疗及减轻疼痛的方法等。

2. 社会心理因素　家属和他人的支持情况;镇痛药物使用不当或滥用的危险因素,包括患者自身因素和环境、社会因素;精神病史和精神状态;镇痛不足的危险因素等。

3. 医疗史　目前和既往的疾病史和治疗史,其他重大疾病及状况,既往所患的慢性疼痛情况等。

4. 镇痛效果的评估　是有效缓解疼痛的重要步骤,包括对疼痛程度、性质和范围的再评估,对治疗效果和治疗引起的不良反应的评价,为下一步患者的疼痛管理提供可靠的依据。对镇痛效果评估的主要依据是患者的主诉,但在临床实践中,患者的具体情况有时会给疼痛评估带来障碍,如不报告疼痛或表达有困难等,此时评估要注意患者的客观指征,如呼吸、躯体变化等。

（二）疼痛评估方法

1. 交谈法　主要询问疼痛病史,包括现病史和既往史。询问疼痛的部位,疼痛对睡眠和活动等方面的影响（从 0～10 代表从无影响到极度影响）;疼痛的发作时间、持续时间、过程、持续性还是间断性,加重的缓解因素及其他相关症状;已采用过的减轻疼痛的措施,目前的疗效,包括疼痛缓解程度,患者对药物治疗计划的依从性,药物不良反应情况等;了解患者过去有无疼痛经历,以往疼痛的指征,既往的镇痛治疗、用药原因、持续时间、疗效和停药原因等

情况。在询问时,护士应主动关心患者,认真听取患者的主诉,并避免根据自身对疼痛的理解和经验对患者的疼痛强度给予主观判断。在与患者交谈的过程中,要注意患者的语言和非语言的表达,以便获得更可靠的资料。

2. 观察与临床检查　肛门末梢感觉神经非常丰富,痛觉极度敏感,许多肛门直肠疾病均引起肛门直肠疼痛。不同的疾病,疼痛的性质也不同。

（1）肛裂:为周期性撕裂样剧痛,在肛管后部,因粪便干硬,排除困难,用力排出,刺激裂口则引起括约肌痉挛而致,故又称撕裂样疼痛。

（2）血栓外痔:为持续性灼痛,因血栓刺激末梢感觉神经所致。

（3）混合痔血栓形成或内痔嵌顿:引起肛门水肿而剧烈疼胀痛。

（4）肛周脓肿疼痛:逐渐加重胀痛至跳痛。

（5）炎性外痔、肛瘘发炎:多呈肿痛伴有渗出液或脓液。

（6）肛门直肠癌:持续性疼痛逐渐加重。

（7）肛门异物:持续性刺痛并随着括约肌收缩而加重。

（8）肛门神经痛:痛无定点,时轻时重,并伴有失眠等自主神经紊乱。

（三）疼痛评估工具

可根据患者的病情、年龄和认知水平选择相应的评估工具。

常用的有数字分级法（NRS）,WONG-BAKER 面部表情量表法（图 4-1）。

（四）疼痛评分标准

1. 无痛　0 分。

2. 轻度疼痛　1～3 分。

3. 中度疼痛　4～6 分。

4. 重度疼痛　7～10 分。

（五）疼痛评估记录

评估疼痛并记录评估结果是护理实践的重要组成部分。护士在护理病历中的入院评估单、患者护理记录单及特护记录单关于疼痛的项目中记录患者疼痛的情况。记录内容应突出疼痛的时间,疼痛程度、部位、性质、镇痛方法和时间,疼痛缓解程度及疼痛对睡眠和活动的影响等方面。对肛肠术后病人疼痛记录需要短期的评估和记录并有一定连续性。

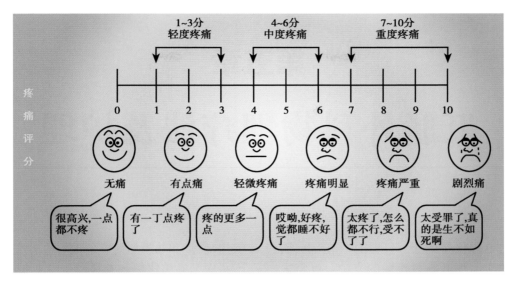

图 4-1 疼痛评估图

（安 晶）

参 考 文 献

1. 何国平. 实用护理学. 北京:人民卫生出版社,2006
2. 李春雨,汪建平. 肛肠外科手术学. 北京:人民卫生出版社,2015
3. 李春雨. 肛肠病学. 北京:高等教育出版社,2013
4. 李小寒,尚少梅. 基础护理学. 5 版. 北京:人民卫生出版社,2013

第五章

肛肠外科物理疗法及护理

物理疗法也称仪器治疗，即利用声、光、电、热、磁等物理学效应治疗肛肠科疾病的方法。近年来，国内研制和生产的治疗仪器，品牌繁多，种类各异、性能不同、效果也不尽一致。选购时必须注意是否实用，质量和效果如何？不论何种治疗仪器，都要由专科医师操作使用和专科护士专业护理，才能发挥作用，取得疗效。

第一节　激光坐浴机

KX2000A激光坐浴机包括激光照射疗法、传统盆式温热坐浴、中医特色药物三大要素，集药物坐浴、激光照射、温热清洗、气泡按摩、热风风干五大功能于一体的坐浴熏洗机（图5-1），为盆底疾病的治疗和肛肠术后康复提供了一种有效的方法。具有安全、有效、方便、舒适等优点。

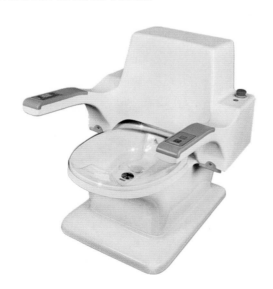

图5-1　激光坐浴机（KX2000A 型）

【原理】

激光坐浴机的机制是应用激光的生物刺激作用，结合热水坐浴，气泡按摩共同作用于人体病变组织和经络穴位，进而促进血液循环和代谢，改善机体免疫功能，达到消炎、镇痛、加速病变部位受损组织的修复，加速愈合的目的。

【适应证】

1. 内痔、外痔、混合痔、肛裂、肛瘘、肛门湿疹、肛门瘙痒等常见肛肠疾病。

2. 盆底疾病的治疗和肛肠术后康复。

【禁忌证】

1. 女病人月经期、妊娠后期、产后2周内、阴道出血和盆腔急性炎症者。

2. 不适于儿童、危重病人、瘫痪病人，有急性炎症者禁用。

【操作方法】

1. 组成　激光坐浴机由坐椅（孔状凹陷）、扶手、理疗头（非接触式）、水加热器、气泡发生器、气泡管接口、排水口、半导体激光器、热风机、坐浴机操作开关及电脑控制电路组成。

2. 坐浴方法　每日便后、换药前及睡前进行激光坐浴，加入中药洗剂后，打开操作开关，KX2000A激光坐浴机同时进行水加热、激光照射理疗、气泡按摩、中药液坐浴，达到设定的坐浴时间后则自动排水并进行烘干。将一次性软塑料坐浴盆（KX2000A 激光坐浴机专用）套在坐椅的孔状凹陷上，倒入60～120ml 中药液，加入 1000～1500ml 温开水，协助患者揭开伤口敷料后坐在坐椅上，肛门伤口没入药液内，设定温度为 42℃，自动清洗时间为 10 分钟，打开激光坐浴机,由机器自动恒温清洗,清洗完毕,激光坐浴机自动排水,然后热风吹干2分钟,坐浴后换药,每日2次。

【护理措施】

1. 心理护理　肛肠的局部解剖结构十分复杂,血供及神经分布丰富。无论在生理上、心理上还是功能上都是十分敏感的区域。因此,术后易导致创面出血、水肿、疼痛及切口延迟愈合。重视心理护理,帮助病人消除畏惧、紧张心理,向病人介绍同种病例治愈情况,使病人树立治疗疾病的信心,配合治疗和护理。

2. 健康教育　KX2000A激光坐浴机是集激光理疗、中药坐浴、气泡按摩、保温、自动清洗为一体的坐浴理疗仪。重点向患者介绍激光坐浴机的功能、原理及特点,与其他熏洗仪不同点。激光坐浴机借助热水坐浴、气泡按摩及有效恒温药物共同作用于盆底病变组织和经络穴位,改善盆腔血液循环,抑制或杀灭致病微生物,具有较好的抗菌消炎作用。能解除盆底肌肉及血管痉挛,从而达到强化镇痛的效应。热风干燥功能,使创面出血处迅速凝固结痂,痂皮封闭创口而达到止血的目的。

3. 饮食护理　鼓励病人多饮水,饮食宜清淡、细软、富含营养的易消化食物,多食蔬菜、水果,如芹菜、菠菜、香蕉、苹果、黑木耳等,忌食辛辣刺激性食物及烟酒,保持大便通畅,防止便秘。

4. 排尿护理　指导患者正确的排尿方法,鼓励其自然排尿;下腹部膀胱区热敷或按摩;上厕所让其听流水声,以诱导排尿;也可针灸或肌内注射新斯的明1mg,缓解尿道括约肌的痉挛。必要时,膀胱充盈明显者需行导尿术。

5. 排便护理　手术当日不宜排便,以防出血,次日可适当活动,促进肠蠕动以利排便。蹲厕不可过频过久,不可过分用力,防止腹压增加而引起肛门水肿或创口出血。保持肛门处清洁、干燥,每次便后清洗创口并常规用中药熏洗坐浴,及时更换敷料。便秘时可口服蜂蜜水或遵医嘱口服番泻叶、麻仁软胶囊等缓泻剂。

6. 适当活动　出院后注意适当活动,勿久站久蹲。指导病人做提肛运动,每次30下,每日2次,可加强肛门直肠肌肉收缩能力。

【注意事项】

1. 熏洗前为病人测量体温、脉搏、血压,嘱其排空大小便,并清洁外阴及肛门,以提高药效。

2. 保持适宜的坐浴水温,防止水温太低病人感觉不适,或水温太高烫伤皮肤。

3. 熏洗一般在手术后次日排便后即可进行,每次坐浴时间不可太长,避免引起虚脱和大出血,必要时坐浴前饮服含糖量高的果汁或食品,并设专人守候,以便发现异常情况及时处理。为增强坐浴效果,防止蒸汽散失,坐浴时可用浴巾围臀。

4. 在熏洗过程中,注意观察病人面色和脉搏,如病人主诉乏力、眩晕,应立即停止熏洗,嘱其休息。注意病人安全,因为热疗法有镇静、催眠作用,要防止病人跌倒,特别是年龄较大的病人尤应注意。

5. 每次坐浴完毕用洁净、柔软毛巾擦干患部,并用消毒纱块覆盖。对年老体弱、心脑血管疾病病人应协助擦洗,擦洗动作应轻柔,并搀扶回房休息。熏洗坐浴盆应进行消毒或灭菌处理,避免院内感染。

6. 对会阴部有伤口者,熏洗后按无菌换药方法进行处理。

第二节　中药肛肠超声雾化治疗仪

ST-30C1型中药肛肠超声雾化治疗仪(发明专利号ZL201610943525.8)是利用超声波对药液进行雾化治疗的一种新型中医临床治疗方法,具有高效、舒适及副作用小等特点。该设备同时具备医用红光照射功能,能有效促进伤口愈合(图5-2)。

【操作方法】

1. 设备开机运行后,患者只需将事先准备好的一次性药液膜置入设备内(随意将一次性药液膜丢入药液盆上即可,设备能自动将药液膜归位),即可坐上设备开始进行治疗。

2. 设备开始自动上药(坐浴药液为院方专配,事先加注在专有的药液储存罐中,该储存罐具有自动恒温功能,能使药液始终保持40℃左右),完成后开始药液坐浴,时长可由院方设置,一般15分钟左右。

3. 坐浴完成后,设备开始对药液进行超声雾化,对患者进行雾化治疗,时长可由院方设置,一般5分钟左右。

4. 雾化治疗结束后,再开始进行红光照射治疗,一般时长设置5分钟。

5. 红光照射完成后,设备将自动喷水清洗患处,清洗后自动暖风烘干,同时设备自动处理治疗后

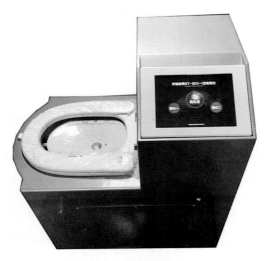

图 5-2　熏蒸治疗仪

废液及一次性药液膜,自动释放臭氧气对设备进行消毒,整个治疗过程结束。

【护理措施】

1. 治疗前护理

（1）告知患者使用熏蒸治疗仪的目的及注意事项(一次性坐垫膜如何放置、治疗前应排空大便,避免在设备上便溺),解除患者顾虑,取得配合。

（2）操作准备:该设备是新型高科技全自动设备,操作简便,能自动更换坐垫,自动上药,自动处理废液,操作者只需观察一下药液罐是否需要补充药液即可。

2. 治疗后护理

（1）嘱患者适当卧床休息,密切观察伤口敷料有无渗血,发现异常,及时报告值班医生。

（2）观察伤口创面的清洁度、有无红肿、刺痛及伤口愈合的情况。

（3）观察伤口有无烫伤,必要时遵医嘱给予处理。

第三节　HCPT 微创技术

高频电容场痔疮治疗技术（HCPT）是应用 ZZ 型肛肠综合治疗仪（图 5-3）,利用高频电容式电场产热原理,对痔疮进行治疗的一种疗法。由于疗效显著,HCPT 微创技术疗法现已成为一种可靠的成熟技术,具有操作简单、治疗时间短、治疗结束自动报警、不炭化正常组织、血管闭合好、术中术后不出血、病人痛苦小、便于门诊手术等优点。

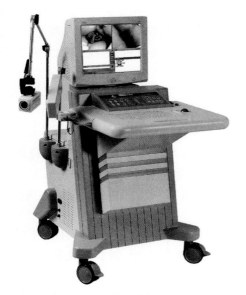

图 5-3　ZZ 型肛肠综合治疗仪

【原理】

利用高频电容场产热原理,对仪器的振荡频率、输出功率、治疗电极的设计以及测试计算出痔组织在该仪器下的电解常数和电导率,得到仪器、电极、组织三者最佳匹配。使治疗在最短时间内达到治疗部位组织,使之坏死、干结,继而脱落,得到满意的结果。

【适应证】

各期内痔、外痔、混合痔、肛裂、低位肛瘘、肛周脓肿、直肠息肉、肛乳头肥大、肛乳头瘤、肛门尖锐湿疣等各种肛肠疾病。

【禁忌证】

1. 合并有心、脑血管疾病、血液病、糖尿病及肛肠病较为严重者。

2. 内痔伴有严重肺结核、高血压、肝脏、肾脏疾病者。

3. 临产期孕妇。

【操作方法】

1. 内痔的治疗　用肛门镜暴露内痔,操作者左手持血管钳,提起内痔组织,右手持 HCPT 电极钳,钳夹痔疮基底部,钳夹时不宜过紧,手上有阻力感即可开机治疗,对于较大痔核,可在不同平面钳夹直到痔疮组织夹扁干结,无需切除干结组织让其自然脱落。治疗完成后注射长效麻药,为防止损伤或损伤后水肿波及至齿线下引起术后疼痛,最好的治疗部位齿线以下相应处注射适量长效麻药。

2. 外痔的治疗　如单纯性结缔组织外痔,治疗较简单,特别是痔疮基底部范围较小者,可以在痔疮基底部直接注射长效麻药后,钳夹并切除远端部分。如基底部较广泛的,可进行局部皮肤切开,并钝性分离后钳夹,过分广泛者可横着钳夹,然后创面周围浸润注射长效麻醉。

炎性外痔,多为血栓性炎性外痔,局麻下切开去除血栓,并将多余的皮肤切除,这样防止再次形成血栓。

3. 混合痔的治疗　在松弛麻醉后,先进行内痔的治疗,后进行外痔治疗。内痔均采用纵形钳夹,钳夹时与单纯内痔治疗同样。外痔治疗根据具体情况选择治疗方法。如多个混合痔者,应注意保留皮桥,遇到基底部广泛者,外痔部分横着钳夹,防止创面过大,愈合过长。

【护理措施】

（一）术前护理

1. 心理护理　患者术前的心理变化主要是恐惧和忧虑,恐惧的是术中疼痛和发生意外,忧虑的是疗效能否满意,针对这一心理特点,术前配合医生多与患者沟通,向其介绍既往若干例的治疗效果,并可针对性地提供典型病例,让其自己联系了解(注意保护患者隐私),增加直观感受,以消除患者的恐惧、忧虑感,增强战胜疾病的信心。

2. 健康教育　向患者介绍 ZZ 型肛肠治疗仪的功能特点,重点介绍与激光、注射硬化剂、传统手术等其他治疗痔疮方法的不同点。其治疗方法独特,疗效确切,安全性高,患者痛苦小,出血少,不复发,近期并发症极少,尚无远期并发症。住院周期 3 日以内,也可以门诊治疗,费用低廉。一次性治愈高达 98.7% 以上。通过上述介绍,增加患者对手术方法的了解和对手术医生的信任度。

3. 做好术前相关准备　了解患者既往史,如有无药物过敏史和糖尿病、高血压、心脏病等病史,分析有无手术禁忌证。常规血化验、心电图、胸片、肝胆彩超等。

（二）术后护理

1. 心理护理　术后患者返回病房后,会意识到自己已顺利度过手术关,这时往往会迫切地想知道手术效果。由于术后手术部位的轻微疼痛和坠胀不适,容易产生焦虑不安。因此,术后需多看望患者,用亲切温暖的语言进行安慰和鼓励,告知其手术进行得很顺利,预后良好,使其打消顾虑,愉快的开始接受术后的康复治疗。

2. 饮食护理　嘱患者多饮水,多食清淡、富含纤维素饮食。以助大便软化、通畅,绝不能因担心排便而有意少进食、不进食。禁食辣椒和酒,嗜烟者力劝戒烟,有便秘习惯者酌情给予口服缓泻药。

3. 疼痛护理

（1）稳定患者情绪,做好心理护理。

（2）转移注意力:深呼吸、看电视节目、听音乐等。

（3）合理使用长效局部麻醉剂:手术完毕在肛门周围及内痔创面周围均匀注射长效麻醉剂,亚甲蓝与布比卡因注射液按 1:4 配成长效麻醉剂。

（4）术后减少下蹲排便动作也能减轻术后疼痛。

4. 伤口的观察与护理　术后 24 小时内定时观察创面情况,主要了解出血情况,创面早期给予换药,在出院前耐心指导患者,每次便后和晚上临睡前用 1:1000 新洁尔灭温水溶液清洗会阴部,并以马应龙痔疮栓塞肛,创面外涂京万红软膏,而后用消毒卫生巾保护会阴部。一般连续 7~10 日即可。对疼痛敏感者,可在术后 72 小时内,予每日 2 次,每次 1 粒吲哚美辛栓直肠用药止痛。

5. 主要并发症及护理

（1）创面出血:告知患者由于痔核在坏死脱落后创面尚未完全愈合,大便时会有少量出血,有的表现为滴血或手纸带血,只要在大便完毕站立时不出血均为正常,一般 10 日左右消失。若便后站立仍有出血,则及时向医生报告,以便作相应处理。

（2）发热:吸收热一般出现于 3 日内,有极少数患者使用局部长效局部麻醉药后会有低热,持续 6~12 小时,均不超过 38℃。嘱患者多饮开水即可,无需特别处理。

（3）肛缘水肿:有部分患者(多见于肌肉皮肤松弛及环状痔患者)术后创面会有不同程度水肿,应告知患者这是组织创伤后的反应,正常情况下一周内会逐渐消退;要求患者尽量避免下蹲动作,24 小时内多卧床休息;对已经发生严重水肿的患者应尽量多卧床休息,48 小时后用热水袋局部热敷,或者微波照射治疗。

（4）肛门狭窄:①在治疗技术上应设计好,保留皮桥;②观察排便情况,不宜使大便过稀,保持大便成形;③做好饮食护理,禁食辛辣刺激性食物,多食粗纤维食物,便秘者口服麻仁丸等。

第四节　医用臭氧治疗仪

ST-30LG 型医用臭氧治疗仪（发明专利号 ZL201310066398.4）是利用高纯度、高浓度的臭氧气（水）对人体的病原微生物，病变组织及有害物质进行氧化杀灭的一种新型绿色的临床治疗方法（图 5-4）。具有广谱、高效、快速灭菌作用。

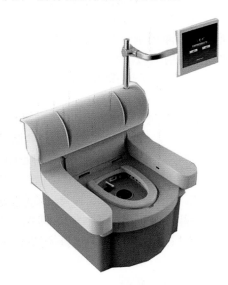

图 5-4　医用臭氧治疗仪

【操作方法】

1. 设备开机运行后，患者只需根据系统语音提示坐在设备上即可（设备专有恒温坐垫，保证舒适，坐垫上套有一次性坐垫膜，全自动更换，避免交叉感染），设备能自动识别并开始进行治疗。

2. 设备开始自动喷臭氧水（水温恒定 33℃ 左右，保证舒适）清洗患者患处，时长一般设置 5 分钟左右。

3. 臭氧水清洗完成后，设备开始对自动产生臭氧雾（超声雾化臭氧水），对患者进行雾化治疗，时长一般设置 3 分钟左右。

4. 雾化治疗结束后，再开始进行红光照射治疗，一般时长设置 5 分钟。

5. 红光照射完成后，设备将自动喷水清洗患处，清洗后自动暖风烘干，同时设备自动回收治疗后剩余臭氧气防止污染，整个治疗过程结束。

【护理措施】

（一）治疗前护理

1. 心理护理　告知患者臭氧治疗仪的目的及注意事项，解除患者的顾虑，取得配合。

2. 健康教育　向患者讲解坐浴后行臭氧治疗，具体方法：治疗前排空大便，用温热水清洗肛门及伤口，按 1:2 浓度配制坐浴药液（400ml 中药制剂＋温热水 800ml）加食盐 30g，水温 40℃（不烫手为宜）清洁坐浴。

3. 治疗前的准备　备一次性坐垫，防止交叉感染。根据伤口情况调节操作模式。

4. 注意事项　告知患者伤口出血较多、女性月经期间、患有传染性疾病禁止臭氧治疗。

（二）治疗后护理

1. 观察伤口情况　包括伤口创面的清洁度、有无红肿、刺痛及伤口愈合的情况。

2. 观察镇痛效果　臭氧能提高红细胞谷胱过氧化酶和葡萄糖 6-磷酸脱氢酶的活性，增强脂质性氧化反应，刺激脑啡肽等物质的释放，灭活血液内的致痛 P 物质，从而达到镇痛的效果。

第五节　超声中频导药仪

超声促渗，也称超声药物投入疗法，是利用超声促进药物经皮或黏膜吸收，通过物理方法将药物通过皮肤进入病变器官和组织，在局部形成浓集，达到靶向治疗的目的，被称为第三代给药方式（图 5-5）。促进可透皮吸收的药物（抗生素、激素、非甾体抗炎药、麻醉剂、镇痛药、各种生长因子、组织修复剂、抗凝药、润滑剂、中药提取物）靶向、精确、可控、无创透入人体，直达病灶发挥药物作用，避免全身给药造成的各种弊端。

【护理措施】

（一）治疗前护理

1. 心理护理　告知目的及方法消除患者的顾

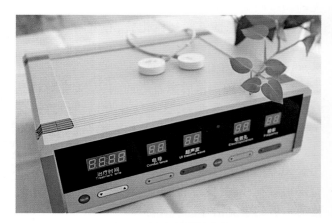

图 5-5　超声中频导药仪

虑使其积极配合。

2. 治疗前的准备　协助患者取合适的体位,注意保护患者的隐私,设定好治疗仪的参数,准备好药物,并告知患者治疗的注意事项。

（二）治疗后护理

1. 皮肤的观察与护理　观察局部皮肤情况,如出现过敏遵医嘱给予处理。

2. 治疗结束后,将止水碗连同贴片继续保留在治疗部位40分钟,以利药物的吸收。

3. 同一部位连续治疗最好不要多次选择,如需多次治疗至少间隔4～5小时。

第六节　微波治疗仪

ECO-100E 型微波治疗仪是利用微波辐射热疗、热凝治疗以及非热效应等微波生物效应治疗能加速机体血液循环,增进组织的新陈代谢,改善微循环,有利于血管和神经功能的恢复,达到活血化瘀、消炎、消肿止痛的作用。还能加速手术后创口愈合（图5-6）。

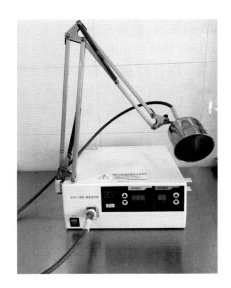

图5-6　微波治疗仪

【适应证】

内痔、外痔、混合痔、肛瘘、肛周脓肿等。

【禁忌证】

1. 请勿对佩戴金属首饰或衣服上有金属物（如金属纽扣、金属夹子或金属丝等）的部位照射。

2. 特别注意装有心脏起搏器的患者不可使用微波理疗。

3. 严禁照射眼睛、大脑、睾丸和孕妇腹部。

4. 治疗部位有严重血循环障碍,感温迟钝或丧失者慎用。

5. 出血倾向的患者禁用。

6. 妊娠期妇女及 3 岁以下儿童慎用。

7. 高热患者及糖尿病患者慎用。

【操作方法】

推微波治疗仪至患者床旁,连接电源,开启电源开关,正确调节功率45W 左右,时间约15 分钟。选择合适体位,调节治疗仪探头,与照射部位距离5～7cm,开启理疗开关,使之垂直对准照射。

【护理措施】

（一）治疗前护理

1. 心理护理　消除患者恐惧和忧虑。

2. 健康教育　向患者介绍微波的目的、作用及注意事项,使其积极配合治疗。

（二）治疗后护理

1. 心理护理　告知患者微波可减轻伤口的疼痛,促进药物吸收,加速血液循环,促进伤口生长,提高对治疗的信心。

2. 伤口的观察与护理观察　患者微波后伤口的情况及有无烫伤,必要时遵医嘱给予处理。

3. 主要并发症的护理

（1）出血;告知患者由于微波可加速血液循环使局部小型血管扩张,如发现出血,立即停止微波,通知医生给予处理。

（2）烫伤;如周围皮肤发红,立即停止微波照射给予75% 酒精湿敷;如出现水疱,则按烫伤的处理原则进行护理。

第七节　结肠灌洗机

XN-SL 型灌洗机是一套精良的结肠水疗系统（图5-7）,已获得国家发明专利（专利号 ZL 2013 1 0540329.2）。设备具备自动感知系统,采用了安全的"三重六道安全保护技术"（专利号 ZL 2012 2 0253106.9）,水电隔离双保险,肠道限压双保险,温度控制双保险。臭氧灭菌、自动储水、自动恒温、超

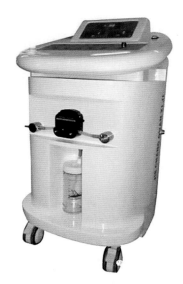

图 5-7 结肠灌洗机

压停止等功能。配备一次性排污管、有效避免交叉感染，设备操作简便，使用安全。

结肠灌洗机配合具有深度内调理功能的XN——长益生体外波疏通仪，刺激全结肠蠕动，重建结肠正确的蠕动节奏，清除宿便，从源头改善便秘和肠道慢传输症状，以及具有清肠按摩功能的腹部按摩器，能够使得结肠水疗更加彻底，在水疗完毕后，进行 XN-JC 高清晰直肠镜检查，以便确认肠道的清洁程度及是否存在肛肠疾病。

【适应证】

结肠炎、慢性便秘、早中期肾肝功能透析、胃肠功能紊乱、肠道检查、术前准备、术后通便、保留灌肠、美容、减肥、保健等。

【护理措施】

1. 心理护理 询问患者既往有无严重的心脑血管疾病、糖尿病、肾衰竭、体位性低血压等病史，以便做出相应护理措施。结肠水疗涉及患者隐私，患者易产生羞涩不配合情绪，特别是初期，所以操作时，努力做好遮挡工作，在患者充分理解后，大多数患者能够按要求执行，经过对每位患者耐心解释及心理护理后，患者能克服或者减轻羞涩、不安焦虑等情绪障碍。

2. 体位护理 使患者左侧卧位，将枕头去掉，床头摇低 10cm，病人臀部抬高 10cm，每次结肠水疗后，保持此种卧位 5～10 分钟，水疗后可在肛门处轻轻按揉，以缓解对肛门括约肌的刺激，减少便意的产生，患者如有外痔、肛周脓肿、肛瘘等疾患时，插入时应尽量触压之，水疗后按结肠解剖位置，使患者平卧位，由右向左环形按揉，以达到充分软化粪便的作用。

3. 插管深度 肛周疾病的患者受疾病影响，不能控制大便，插入深度>15cm，其所在位置在乙状结肠降部，这样可避免液体直接进入直肠，刺激直肠引起排便反射，使灌肠液在肛管内保留时间相对延长，起到了较为理想的灌洗效果。

4. 灌肠温度 对患者进行水疗时发现，结肠水疗温度在 38±1℃ 时，腹痛、虚脱等不良反应发生率低，低于 36℃ 时会出现未灌完即有里急后重、发冷等感觉；而温度高于 45℃ 时，使肠壁快速扩张充血、肠黏膜破坏，患者腹部疼痛等不适症状；而水疗温度 45℃ 时可以做肠道肿瘤的治疗，所以，掌控好水疗温度非常重要。

5. 严密观察病情变化 灌洗时采取正确卧位，压力速度适合，观察患者生命体征，如出现腹痛时，应减慢灌洗速度或停止灌洗。

6. 健康宣教 指导患者加强饮食营养，进高蛋白、高维生素、少渣无刺激低纤维易消化饮食，避免辛辣刺激易产气食物，保持大便通畅，鼓励多饮水，每日饮水 2000ml 以上，以促进代谢，加速体内毒素排泄。部分因长期循环水疗，如有肛周湿疹，每次督促患者用温水清洗肛周及外阴部，涂氧化锌软膏保护，保持局部清洁干燥。水疗时告知患者水疗的重要性，并及时了解水疗后的效果，准确记录。水疗时保持室内空气清新，床单清洁干燥。

第八节 多功能清创机

多功能清创机又称多功能清创仪，由脉动压力清创机和超声波清洗机构成，还可选配清洗液预热、负压吸引等功能。该多功能超声清创机结构合理，操作简单，实用性强，适用于各级医疗机构对人体可直接接触的污染与感染部位的冲洗治疗和负压引流（图 5-8）。具有快速脉动压力清创和超声波清创及废液回收三位一体之功能，加快创口愈合，减轻患者的痛苦。

【护理措施】

1. 心理护理 告知患者超声清创的目的，方法及注意事项，解除紧张、焦虑等不良情绪，取得患者的配合。

2. 超声清创前指导患者温水清洗坐浴，充分清洁创面，减少细菌、脓性分泌物等。

3. 超声清创时如出现心慌，出冷汗，疼痛难忍等

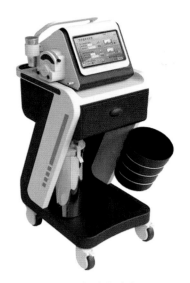

图 5-8　多功能清创机

不适,请立即告知护士。护士操作时要密切观察患者,如有不适立即停止操作并采取相应的处理措施。

4. 超声清创后嘱患者适当卧床休息,密切观察伤口敷料有无渗血,发现异常,及时停止值班医生及护士。

（李春雨　翁霞惠）

参 考 文 献

1. 李春雨,汪建平.肛肠外科手术学.北京:人民卫生出版社,2015:888-890
2. 李春雨.肛肠病学.北京:高等教育出版社,2013:66-67
3. 农玉梅,宁余音,李莉,等.肛门疾病患者术后激光坐浴机中药坐浴的效果观察.护理学报,2014,21(10):72-73
4. 陈少玲,贺敬波,蔡军红,等.肛肠病术后中药熏洗坐浴疗效观察.护理研究,2006,20(7):1827-1828
5. 李春雨.肛肠外科学.北京:科学出版社,2016:2-4

第六章

肛肠外科常用护理技术

第一节　熏洗坐浴及护理

熏洗法是用药物煎汤,乘热在患部熏蒸、淋洗和浸浴的方法。早在东汉·张仲景所著的《金匮要略》中就已载有用苦参汤熏洗治疗狐惑病蚀于下部者,可谓是熏洗法的最早记载。唐·孙思邈《千金要方》中载有以药物熏洗痔瘘的方法。以后此法历代习用,并逐渐发展,应用范围不断扩大。中药熏洗疗法在我国有两千年的应用历史。熏洗坐浴疗法是治疗肛肠疾病带来的疼痛或术后疼痛极为有效的方法,可缩短疗程,减轻患者痛苦。熏洗坐浴是依靠药物的药力和热力的双重作用,在治疗疾病的过程中起到了消肿止痛、减轻局部坠胀感、疏通腠理、祛风除湿、清热解毒、杀虫止痒的作用。

【适应证】

适用于肛门疾病早期治疗及其术后治疗,可预防术后并发症的发生及缓解肛门不适症状。其中对伤口疼痛、水肿、肛门瘙痒、肿胀、创面愈合延迟等并发症的疗效较好。

【禁忌证】

急性传染病、严重心脏病、重症高血压、严重肾病、主动脉瘤、湿疹、有出血倾向者禁用熏洗坐浴疗法。

【操作前护理】

1. 评估患者并解释

（1）评估:患者的年龄、治疗情况,局部皮肤、伤口状况、活动能力、心理状态及合作程度。

（2）解释:向患者及家属解释热水坐浴的目的、方法、注意事项及配合要点。

2. 患者准备

（1）了解熏洗坐浴的目的、方法、注意事项及配合要点。

（2）排尿、排便,并清洗局部皮肤。

（3）坐姿舒适、愿意合作。

3. 护士准备　衣帽整洁,修剪指甲,洗手,戴口罩。

4. 用物准备

（1）治疗盘内备长镊子、纱布。

（2）坐浴椅、消毒坐浴盆、坐便垫、热水瓶、水温计、药液(遵医嘱配制)、毛巾、毛毯、无菌纱布、手消毒液、医疗垃圾桶、手消毒液,治疗车。必要时备屏风、换药用物。

5. 环境准备　调节室温,酌情关闭门窗,必要时床帘或屏风遮挡。

【操作方法】

1. 核对　携用物至患者床旁,核对患者床号、姓名。

2. 配药、调温　遵医嘱配制药液置于浴盆内1/2满,调节水温。

3. 置浴盆于坐浴椅上。

4. 遮挡、暴露,用窗帘或屏风遮挡,暴露患处。

5. 熏洗坐浴

（1）协助患者裤子脱至膝盖部后取坐姿。

（2）嘱患者先用热汽熏蒸肛门部。

（3）水温控制在40～45℃,询问患者有无不适感,如水温不足,应先移开肢体后加热水,以免烫伤。

（4）水温略降后用纱布蘸药液淋洗肛门部皮肤,待适应水温后,坐入浴盆中,持续5～20分钟,视患者的承受能力而定。

6. 观察患者熏洗后不良反应。

【操作后护理】

1. 坐浴毕,用纱布擦干臀部,协助穿裤,卧床休息,加盖被服,注意保暖,术后患者等待换药治疗。

2. 开窗、拉开床帘或撤去屏风、整理床单位用物处理洗手、记录　记录坐浴的时间、药液、效果、患者肛门局部状态。

3. 用物消毒后备用。

【注意事项】

1. 热水坐浴前先排尿、排便,因热水可刺激肛门、会阴部易引起排尿、排便反射。

2. 肛肠病术后熏洗,坐浴盆、溶液及用物必须无菌;坐浴后应用无菌技术处理伤口。

3. 女性患者妊娠后期、产后 2 周内、月经期、阴道出血和盆腔急性炎症不宜坐浴,以免引起交叉感染。如遇月经期需注意使用 OB 卫生棉条,防止交叉感染。

4. 熏洗时,冬季应保暖,夏季宜避风寒,以免感冒加重病情。

5. 严格控制水温,防止烫伤患者。

6. 坐浴过程中,注意观察患者面色、脉搏、呼吸;听患者主诉,有异常情况立刻停止。

7. 熏洗时,防止地面溅水,以防患者发生滑倒。

8. 肛肠疾病术后创面水肿应缩短熏洗坐浴时间,以免加重水肿症状。

第二节　伤口换药及护理

肛肠疾病是临床上的常见病、多发病,手术是其治疗的一个主要的方法。手术后伤口的换药,作为基本的操作技术,在肛肠疾病的整体治疗中,则占有重要的地位。从术后第 1 日开始每日进行换药。肛肠手术部位大多为开放式创面,术后排便易造成对伤口的污染,因此术后的伤口消毒、创腔冲洗、除去引流及上药包扎、指诊等是不可缺少的治疗措施,这一系列处理方法则构成了肛肠科换药内容。通过换药,可观察了解肛门局部伤口的变化,消除及减轻一切不利于伤口愈合的因素,促进伤口肉芽组织和上皮组织生长。其目的是最大限度地帮助患者恢复肛门直肠的正常生理功能,减轻伤口的疼痛、坠胀和其他不适感,以促使伤口早日愈合。所以,正确的换药可以缩短伤口愈合的时间,避免术后并发症的形成,对于肛肠疾病的治疗可事半功倍。

伤口换药又称交换敷料,目的是检查伤口、清洁伤口、清除脓液、分泌物及坏死组织和覆盖敷料。对预防和控制伤口感染,促进伤口愈合起重要作用。

【操作前护理】

1. 环境准备　换药室应在换药前用空气消毒机消毒,医生要戴好口罩和帽子,清洗双手后戴好手套。由护士或医生自己根据患者的病情准备好换药用品。操作前半小时停止一切清扫工作。

2. 用品准备　盐水棉球、碘酊棉球、依沙吖啶纱条、凡士林纱条、0.9%氯化钠注射液、甲硝唑、3%过氧化氢、一次性使用 20ml 无菌注射器、一次性使用无菌换药镊、一次性使用无菌换药碗、一次性使用无菌止血钳、无菌纱布、脱敏胶布,或根据患者的病情准备好特殊换药用品。

3. 操作者准备　着装符合要求,戴帽子、口罩,洗手。

4. 患者准备　换药之前嘱患者排便,如有便秘,可酌情服用通便药物,也可应用开塞露灌肠通便。排便后进行药物的熏洗坐浴(方法见本章第一节)。换药时患者尽可使肛门局部显露充分,肌肉放松,利于操作。如在病房房间换药,则应该用屏风遮挡或让其他人员回避。

5. 心理准备　尊重患者隐私,让无关人员离场或做好遮挡。向患者说明换药的必要性和可能发生的不适反应,消除其恐惧心理取得理解支持与合作。

6. 换药体位　让患者保持适当体位,要求既能很好暴露伤口,又能最大限度满足病人安全、保暖、舒适的需要。通常采取侧卧位、膝胸位等。

【操作方法】

1. 扶持患者摆好舒适的换药体位,注意安全,防止不舒适。

2. 操作者亦可用左手拇指和示指分开肛门,观察伤口情况。

3. 换药时伤口常规消毒,拔除引流条时应缓慢向外牵动,慎防被拉断。

取出后如分泌物过多,可更换另一胶片。引流物一般在术后 24～48 小时取出。取出前若渗出过多,应随时更换湿透的外层敷料。

4. 用 0.9%氯化钠注射液冲洗伤口,对于有引流皮片、引流管的患者,冲洗残留粪便及分泌物,并排净冲洗液。

5. 嘱患者深吸气,做排便动作,遵守外科无菌换药原则,双手执镊,右手镊子接触伤口,左手镊子入换药碗中夹无菌物品,传递给右手镊子,二者不可接触及混用。操作者用右手拿取夹持消毒棉球的无菌镊擦拭消毒创口周围,再夹持生理盐水棉球擦拭清洁创面,轻轻拭净创面上的分泌物。

6. 根据具体情况选用不同药物施敷于创面或创腔,并用凡士林纱条保护伤口外缘,外盖无菌纱布,胶布固定。

7. 如伤口疼痛较重,要调整合适体位,充分暴露伤口,使患者尽可能地做排便动作,使肛门完全处于放松状态。

8. 敷贴引流纱布条时,应填塞覆盖创面或创腔基底部,使肉芽组织从基底部逐渐生长,以预防粘连、假愈合。

9. 创面肉芽组织生长过快,高出皮面,可用硝酸银液腐蚀肉芽,也可直接用剪刀剪平创面。

10. 创缘水肿时,可用高渗盐水、硫酸镁纱条湿敷,或用中药消肿之剂坐浴熏洗,必要时剪除水肿的创缘。

11. 创面凹陷,创缘老化翻卷应及时予以修剪。

12. 创面周围发红、潮湿、糜烂,有湿疹发生时,可暴露创面,并用湿疹散、滑石粉等涂抹于创面周围。

13. 创面愈合迟缓,可用生肌散等药物换药。

【操作后护理】

1. 换药护理 肛门是机体消化道排秽物的出口,由于肛门括约肌形成皱褶的解剖结构,为细菌提供了隐蔽场所。当患者机体的抵抗力下降或护理不当时易出现感染,所以伤口换药非常关键。换药一般在便后进行,先用温水清洁肛门,然后进行药物的熏洗坐浴。便后坐浴有利于清洁肛门,促进创面愈合,局部换药每日1次,换药时注意观察局部创面颜色变化、分泌物多少及引流是否通畅。用0.5%聚维酮碘棉球反复消毒创面,若脓液较深,可采用常规消毒后再用甲硝唑注射液冲洗脓腔,然后将凡士林油纱条嵌入创面基底部及脓腔最深处,防止假性愈合。要求动作轻柔,边换药边与患者交谈,转移其注意力,以此达到减轻患者疼痛的目的。

2. 心理护理 由于术后每日换药、排便等引起的疼痛易导致患者烦躁不安、心情差,个别患者还担心切口愈合不好,达不到预期效果。故医护人员在做好各项治疗护理时,可与患者聊天,认真倾听患者诉说,了解患者对疾病的感知,向患者介绍对其所采取的治疗和护理措施,消除患者的孤寂感,使患者增强战胜疾病的信心,积极乐观地配合各项治疗护理工作。

3. 疼痛护理

（1）促进舒适:帮助病人选择正确的姿势,舒适整洁的床单、良好的采光和通风效果、适宜的室内温度等都是促进舒适的必要条件。创造舒适的环境,避免强光、噪音等环境因素诱发或加重疼痛,医务人员要讲话声音小、动作轻柔,尽量避免医疗器械,使房间声响保持在35dB以下。

（2）放松疗法:护理人员可教病人一些缓解疼痛的方法,如听音乐、缓节律呼吸法,有助于机体放松、肌张力减小,以减轻疼痛。

（3）音乐疗法:音乐疗法是通过向病人播放适合的音乐,帮助病人达到心理、生理和情绪的和谐统一的一种自然疗法。

【注意事项】

1. 树立严格的无菌观念,操作过程中严格执行手卫生操作要求。

2. 肛肠科疾病不同于普通的外科换药,尊重患者隐私,让无关人员离场或做好遮挡。

3. 操作娴熟,保护健康组织。

4. 注意引流装置固定的部位,并低位放置,不引起患者的疼痛及活动等不适,保持引流通畅。

5. 凡属高度传染性伤口,如破伤风、炭疽、气性坏疽的伤口,应严格执行隔离制度,伤口换药有专人负责,用过的器械要单独灭菌,用过的敷料要马上焚烧,工作人员要刷洗双手并浸泡消毒。

6. 术后前期伤口环境比较湿润,敷料可以多用几层,后期伤口的生长主要是角质的生长,此时伤口环境相对干燥,所以敷料在起到隔离作用的前提下尽可能的薄。

7. 伤口换药严防假性愈合的发生。

8. 女性患者尽量避开经期手术,如遇月经期需注意使用OB卫生棉条,防止交叉感染。

9. 杜绝"三猛"的错误操作,"三猛"是指"猛擦、猛捅、猛塞"。"三猛"可使伤势加重而经久不愈,并可增加患者的不适感,在临床换药中应予杜绝。

（1）猛擦:不仅指擦洗时用力过大,也指擦拭遍数过多。猛擦不仅会损坏新生的组织,且增加患者的痛苦,使患者对换药产生厌恶感;同时,因过大刺激,易使肉芽组织产生水肿。因此,清洁伤口时动作须很轻,既使创面清洁,又不致新生组织受损。

（2）猛捅:是指处理伤口时往肛内或伤口,用力过大或次数过多地擦捅,刺激及损伤伤口内新生组织,甚至流出鲜血。因此,在换药时应充分暴露创面,不能往肛内乱擦捅,要顺应患者肛门舒缩规律轻柔地探入使药物到达创面。对肛裂、肛瘘术后通畅创面时,需沿创底,与切口平行探入。当遇到肿胀有阻力时,可先避开切口有肛门探入,再将探针压制创底,由内而外抽出即可。

（3）猛塞:指填充创腔时太深、太紧,导致引流不畅、循环受阻以防碍伤口自底部向上生长。因此,填充物到达创底应自然填入,不松不紧为宜。不能用力猛填猛塞,甚至硬撑使伤口变形,造成人为损伤。

第三节　伤口愈合理论与护理

伤口愈合是指机体遭受外力作用,皮肤等组织出现离断或缺损后的愈复过程,为包括各种组织的再生和肉芽组织增生、瘢痕组织形成的复杂组合,表现出各种过程的协同作用。伤口愈合是一个连续的过程,在创伤发生后立即开始,其过程包括渗出、纤维组织形成和瘢痕收缩三个阶段,三个阶段可依次发生,也可交替出现或同时发生。本节中所介绍的是手术后的肛门部伤口。

　知识链接

创伤愈合的基本过程

最轻度的创伤仅局限于皮肤表皮层,可通过上皮再生愈合。稍重者有皮肤和皮下组织断裂,并出现伤口;严重的创伤可有肌肉、肌腱、神经的断裂及骨折。以皮肤手术切口为例,叙述创伤愈合的基本过程如下。

1. 伤口的早期变化　伤口局部有不同程度的组织坏死和血管断裂出血,数小时内便出现炎症反应,表现为充血,浆液渗出及白细胞游出,故局部红肿。早期白细胞浸润以中性粒细胞为主,3 日后转为巨噬细胞为主。伤口中的血液和渗出液中的纤维蛋白原很快凝固形成凝块,有的凝块表面干燥形成痂皮,凝块及痂皮起着保护伤口的作用。

2. 伤口回缩　2～3 日后边缘的整层皮肤及皮下组织向中心移动,于是伤口迅速缩小,直到 14 日左右停止。伤口收缩的意义在于缩小创面。不过在各种具体情况下,伤口缩小的程度因伤口部位、伤口大小及形状而不同。伤口收缩是由伤口边缘新生的肌成纤维细胞的牵拉作用引起的,而与胶原无关。因为伤口收缩的时间正好是肌成纤维细胞增生的时间。

3. 肉芽组织增生和瘢痕形成　约在第 3 日开始从伤口底部及边缘长出肉芽组织填平伤口。毛细血管以每日延长 0.1～0.6mm 的速度增长。其方向大致出垂直于创面,并呈袢状弯曲。肉芽组织中没有神经,故无感觉。第 5～6 日起成纤维细胞产生胶原纤维,其后一周胶原纤维形成甚为活跃,以后逐渐缓慢下来。随着胶原纤维越来越多,出现瘢痕形成过程,约在伤后 1 个月瘢痕完全形成。可能由于局部张力的作用,瘢痕中的胶原纤维最终与皮肤表面平行。

4. 表皮及其他组织再生　创伤发生 24 小时内,伤口边缘的基底细胞即开始增生,并在凝块下面想伤口中心迁移,形成单层上皮,覆盖于肉芽组织的表面。当这些细胞彼此相遇时,则停止迁移,并增生,分化成为鳞状上皮。健康的肉芽组织对表皮再生十分重要,因为它可提供上皮再生所需的营养及生长因子。如果肉芽组织长时间不能将伤口填平并形成瘢痕,则上皮再生将延缓;在另一种情况下,由于异物及感染等刺激而过度生长的肉芽组织,高出于皮肤表面,也会阻止表皮再生,因此临床常需将其切除。若伤口过大(一般认为直径超过 20cm 时),则再生表皮很难将伤口完全覆盖,往往需要植皮。

选自李玉林主编《病理学》(第 8 版)

【伤口分类】

根据创伤和外科手术污染的可能性而划分伤口的类别。一般分为三类:

1. 清洁伤口　用"Ⅰ"代表,是指非外伤性的、未感染的伤口;手术未进入空腔脏器(呼吸道、消化道、泌尿生殖道及口腔部位);手术后没有引流的伤口。如甲状腺次全切除术、开颅术、闭合性骨折切开复位术等。

2. 可能污染伤口　用"Ⅱ"代表,是指手术时可能带有污染的缝合切口。①某些空腔脏器手术的切口可能受到污染,但是在良好控制条件下,没有发生异常污染的切口,如阑尾、胃、子宫等部位的手术。②手术区域的皮肤不容易彻底灭菌(阴囊、会阴部的手术)。③新近愈合的切口需要再次切开的手术,如腹部手术出现并发症,需要再次切开探查的切口(如脾切除术后大出血需要再次开腹探查止血等)。④伤口在6小时内已经进行清创缝合的切口,如比较整齐的刀伤。

3. 污染伤口　用"Ⅲ"代表,包括:①切口直接暴露于感染区域或者邻近感染区,如胃、十二指肠溃疡穿孔的手术、阑尾穿孔的手术、结核性脓肿或窦道切除缝合的切口。②与口腔相通的手术,如唇裂、腭裂手术。③某些腹腔内明显感染的手术,如胆囊积脓、肠绞窄坏死等手术。

【伤口愈合分级】

愈合分级是判定伤口愈合情况的标准。分为三级:

1. 甲级愈合　用"甲"字代表,是指愈合优良,没有不良反应的初期愈合。

2. 乙级愈合　用"乙:代表,是指愈合欠佳,愈合处有炎症反应,如红肿、硬节、血肿、积液等,但未化脓。为了统计缺点的性质,可在"乙"字后面加括号注明具体情况,如"乙(血肿)"。

3. 丙级愈合　用"丙"代表,是指切口化脓,需要作切口切开引流。

肛肠科手术切口要看具体疾病,大多数是Ⅱ或Ⅲ级,但术后多因不可控制的排便因素最终使伤口变成Ⅲ类,至于愈合等级则要看伤口的愈合状况。

【影响切口愈合的因素】

（一）全身因素

1. 年龄及营养　创口愈合延迟多见于体质虚弱及营养不良的老年患者。蛋白质缺乏可引起纤维增生和胶原合成不足、血浆胶体渗透压改变,组织水肿;氨基酸和糖类不足又可直接影响胶原和多糖的合成。

2. 维生素　维生素 C 对中性粒细胞产生过氧化物杀灭细菌,可促进胶原合成,而且还可影响巨噬细胞的游走和吞噬功能,从而影响机体对感染的易感性。维生素 A 可促进胶原聚合和上皮再生,使受皮质类固醇抑制的创口恢复生长。

3. 血液循环系统功能状态　心力衰竭或者动脉硬化,会引致周围组织血供不足,从而影响创面愈合。

4. 潜在性或伴发疾病　如糖尿病、贫血、类风湿关节炎、自身免疫性疾病、恶性肿瘤、肝衰竭以及肾功能不全等。糖尿病时,巨噬细胞功能受损,致使患者罹患感染性疾病,同时,由于糖尿病患者也易于并发周围神经病和血管性疾病,导致血液供应障碍,因此,糖尿病患者容易出现创面,而且创面难以愈合。贫血是因为血液携氧能力下降,导致周围组织缺氧而影响创面的愈合。恶性肿瘤创面难以愈合的原因有:肿瘤组织的快速生长、坏死组织易于感染、营养平衡破坏(负氮平衡)以及治疗时药物(化疗及放疗)的影响。

5. 用药情况　非特异性消炎药物如阿司匹林、吲哚美辛等,因能阻断前列腺素的合成而抑制创面愈合过程的炎症反应,而使其愈合缓慢。细胞毒性药物能抑制细胞的分裂增殖,从而对创面愈合产生严重的影响。类固醇能抑制免疫反应,而且还会阻止成纤维细胞的分裂与增殖而延缓创面的愈合,这一作用在蛋白质营养不良时更为明显。

6. 放射治疗　离子射线不仅对恶性肿瘤细胞具有杀伤力,同样对正常组织细胞也具有强大的破坏性;同时,放疗所带来的副作用如恶心、呕吐以及消化道功能障碍(腹泻)会引起营养吸收障碍从而影响创面的愈合过程。

7. 心理状态　压抑、紧张、焦虑会使机体的免疫系统功能受损,从而间接地影响创面的愈合。相反,积极的心态会有利于创面的愈合。

8. 微量元素　锌是许多酶系统包括 DNA 和 RNA 聚合酶的辅助因子,缺乏时可影响细胞增殖和蛋白的合成。

9. 温度　过热或过冷能明显的延迟愈合,因两者都能引起组织损伤和血管栓塞。

10. 肥胖　肥胖患者易发生切口部位脂肪液化、坏死、液体积聚而发生感染,切口感染率较常人高出1倍。

（二）局部因素

不适当的局部处理措施将极大地影响伤口的愈合。因此应了解伤口愈合的病理生理,清楚各种因素对愈合过程的影响,掌握不同种类伤口处理药品的特点与作用机制,对选择合理的伤口处置方案至关重要。

1. 局部血液供应状态　血液供应不足导致组织细胞再生时所需的营养供给不足。从而阻碍愈合进程。引起局部血液供应不足的主要原因是局部压力、摩擦力以及剪切力增加。

2. 吸烟 会导致血液循环系统功能障碍,这主要表现在以下两个方面:①尼古丁作用于小动脉管壁的平滑肌,使小动脉收缩,血流减慢。②吸入的一氧化碳会竞争性与血红蛋白结合,从而使血液携氧能力下降,影响伤口组织的氧供给。

3. 伤口异物 任何异物残留在伤口都会阻碍愈合过程。在手术或换药过程中,棉纱或线头被肉芽组织包埋而产生异物反应是较常见的原因。肛门部拆线时,因肛门周围皱褶较多,视野不够清晰,只剪下线结而残留环形扎线;油纱条敷盖创面后纱线的残留,肉芽组织生长过快,创面皮肤过早搭桥,创面引流不畅。以上原因均可延缓创口愈合。

4. 伤口感染 肛门部手术创面的感染机会较其他伤口感染为多,感染能延缓创面愈合。其原因为:感染加重了创面的炎症状态,胶原酶增加和胶原纤维合成受阻,造成创面强度降低。另外,感染可使创面肉芽组织坏死液化,特别是创面引流不畅时,如不能及时清除炎性分泌物及水肿的肉芽组织,可使创面炎症迁延化而推迟愈合。

5. 排便因素 术前习惯性便秘和术后因惧痛等因素造成大便秘结,也是肛门部手术创面迟缓愈合的因素。原因:粪便硬结使肛管皮肤扩张,使已开始愈合的伤口反复发生机械性破裂。

6. 手术因素 术中皮瓣剪除过多,切除组织多,创面过大或未留足够的皮桥,可造成术后上皮再生时间延长。肛瘘手术时如不正确处理内口和原发病灶以及彻底清除支管和无效腔窦道,保持创面引流通畅,也是术后创面不愈合的常见原因。

【护理措施】

1. 心理护理 心理紧张可降低人体的抗感染能力,也可影响人体免疫系统的功能,而且可导致伤口愈合延迟,特别是患者对创伤缺乏心理准备,因多属"飞来横祸",且对负伤后能不能治愈、会不会造成残疾等诸多问题都有较大的心理压力,对伤口愈合造成极为不利的影响,因此,对消除此种病人的紧张、焦虑心理应给予高度重视。护士应与病人建立良好的关系,营造出适于交谈的环境,了解病人的心理需求,消除其不安及担忧,促使其恢复自信心。

2. 加强术后处理 适当休息,保持排便畅通。调节饮食,贫血患者要注意加强营养及维生素。因术中或术后出血,使贫血加重,将导致术后免疫力下降,易发生切口愈合不良,坚持每日换药,换药时手法要轻巧,引导病人配合医师操作,尽量减少对伤口的摩擦。临床观察证实,相似的伤口,术后草率换药或几天一次换药反而要比每日认真擦拭清洁的伤口愈合期短,这一现象说明,换药时用力过重,次数过多,反复损伤,影响了伤口按期愈合。

3. 合理饮食 对于术后患者的恢复非常重要,保证足够的营养供给有利于增强机体抵抗能力、提高恢复速度、提升治疗效果、缩短住院时间。选取精细食物和高蛋白的食物不利于肛周手术患者的恢复,而且还容易引起便秘、大便干燥。粗粮、含膳食纤维较多的蔬菜、水果等对于术后患者创面愈合、组织恢复具有重要的促进作用。手术造成机体肛门组织受损、机体抵抗力下降,如果术后饮食不合理,营养补充不足,还可能造成机体体质减弱,加剧抵抗力下降,会严重影响创面愈合。辛辣刺激性食物影响肛周组织的生长。辣椒中的辣椒素在消化道中一般不会被消化吸收,而是通过肛门排出体外,辣椒素在肛门及直肠中时会刺激肠黏膜及肛窦,引起静脉充血或肛窦出现炎症。

4. 保持大便通畅 术后多补充含纤维素较多的蔬菜、水果,多吃粗粮,少食油腻、辛辣刺激性食物,戒烟戒酒;平衡膳食结构,做到蔬菜、果、肉兼食,积极预防和治疗便秘。

第四节 丁字带固定技术及护理

肛门疾病由于生理解剖位置特殊,又由于术后术区血液、脓液和局部皮肤汗液的影响,敷料易松脱移位,不易固定,影响止血,污染创面,不利于伤口愈合,且有的病人对胶布过敏,而丁字带包扎能够有效解决上述难题,提高了临床术后康复效率,优化肛门部伤口护理效果。丁字带包扎法使用独特丁字形结构,更符合人体工程学,与人体会阴部贴合度更高,降低包扎难度,提高包扎速度。丁字带结构简单,外观上由一条横向带和一条纵向带缝制而成,使用时将横向带系在腰间,纵向带则撕开成两条纵向带,分别从左右腹股沟绕过来,系在腹前横向带上。所以用丁字带加压包扎,使用方便、固定牢靠,对术后加压包扎、预防出血起到了很好的作用。丁字带的使用能够有效缓解患者术后的痛苦,充分调动护患双方在疾病护理过程中的积极性和主动性提高护理效率,优化护理效果,增加患者及其家属对肛肠手术术后康复的满意度乃至医院整体服务的满意度,有助于促进医患、护患关系的和谐发展,树立以患者为中心给予患者以人文关怀的医院文化。

【丁字带作用】

1. 固定敷料的作用　不必担心敷料脱落问题。

2. 起到压迫止血的作用。

3. 充分暴露尿道口,方便患者术后排小便及导尿操作。

4. 避免引流液、尿液污染术区,同时也避免了女性患者术区残留的冲洗液、血性渗出物对阴道、尿道的交叉逆行性感染。

5. 使术区敷料固定牢固,减少了术口感染的机会。

6. 同时可以有效减少患者术后并发症、控制肛肠手术患者术后的危险因素。

【适应证】

1. 脱垂性肛门直肠疾病复位治疗。

2. 肛门疾病手术后切口包扎固定。

【操作方法】

手术操作结束时,肛门部需用无菌塔形纱布简单贴压,并在患者身下将丁字带的横向带穿过腰间,并做松紧适宜的活结系紧,并将左、右纵向带分别从左右腹股沟绕过来,系在腹前横向带上。使丁字带与皮肤紧密贴合,女性患者需暴露尿道口,男性患者避免压迫生殖器,使丁字带充分起到固定、压迫的作用。此时才算完整地结束了手术。

【护理措施】

1. 患者术后返回病室,责任护士首先查看丁字带的固定情况。

2. 协助患者摆放正确体位,确保其舒适度。

3. 注意定期检查丁字带的包扎固定情况,防止器械性压疮的发生。

4. 术后告知患者腹部丁字带是起到压迫止血作用的,不可随意松动。如丁字带过紧,可由医生和护士处理。

5. 注意保持丁字带的完整与清洁性,如术区渗出液较多,需在丁字带外加压无菌纱布,并用胶布粘贴固定。如有污染,及时更换丁字带外边的无菌纱布。

6. 通常术后第1日晨起,由护士为患者取下丁字带弃掉,为患者进行熏洗坐浴,等待换药。

7. 一人一带,遵循院感管理制度。

【注意事项】

1. 包扎松紧适宜,以横向带、左右纵向带能容纳一指为宜;过紧,易造成局部缺血性坏死;过松,则起不到压迫止血等的作用。

2. 对于极度消瘦患者,可在骨隆突处加垫棉纱,以免压迫局部皮肤。

3. 在包扎时,注意男性患者避免压迫生殖器,女性患者需完全暴露尿道口,以不影响男性阴茎、阴囊的血液循环和功能位置为宜。

4. 患者自觉双侧腹股沟疼痛难忍时,护士可调节左、右纵向带的松紧度;如自觉腹胀憋闷压迫膀胱时,可调节横向带的松紧度。

第五节　保留灌肠及护理

灌肠法是将一定量的溶液或药物经肛门灌入到直肠或结肠内,以帮助患者排出粪便和积存的气体,清洁肠道,为检查、手术作准备或药物通过直肠黏膜吸收达到治疗疾病的目的。根据灌肠的目的不同可分为保留灌肠和不保留灌肠。

【适应证】

1. 各种原因引起的便秘及肠积气,结肠、直肠疾病检查及大手术前准备,高热降温、分娩前准备。

2. 老年虚弱病人及孕妇便秘、腹部及盆腔术后肠胀气、盆腔残余脓肿、门脉高压出血(禁用肥皂水)、老年体弱或其他疾病所致肛门括约肌丧失功能患者,可用带气囊肛管。

3. 结肠、直肠疾病检查,造影及肠道手术前准备。

4. 结肠炎、阿米巴痢疾、慢性菌痢等。

【禁忌证】

对于妊娠、不明原因的急腹症、消化道出血、肠癌、严重心血管病均禁用保留灌肠。凡肛门、直肠、结肠等手术后,大便失禁病人,不宜做保留灌肠。

【操作前护理】

1. 心理护理　灌肠前要耐心地向病人讲解保留灌肠的目的、方法和注意事项,解除病人的紧张和焦虑情绪,增强治疗信心,以良好的心态积极配合治疗和护理。操作中应准备好便盆、卫生纸等必备用品,床上铺中单以防灌肠液外溅时急用。

2. 评估患者并解释

(1) 评估:患者的年龄、病情、临床诊断、意识状态、心理状况、排便情况、理解配合能力。

（2）解释：向患者及家属解释保留灌肠的目的、操作程序和配合要点。

3. 患者准备　了解保留灌肠的目的、过程和注意事项，排尽大小便，配合操作。

4. 护士准备　衣帽整洁，修剪指甲，洗手，戴口罩。

5. 用物准备

（1）治疗车上层：注洗器，治疗碗（内盛遵医嘱备的灌肠液）、肛管（20号以下）、温开水5~10ml、止血钳、润滑剂、棉签、手套、弯盘、卫生纸、橡胶或塑料单、治疗巾、小垫枕、手消毒液。

（2）治疗车下层：便盆和便盆巾，生活垃圾桶、医用垃圾桶。

（3）其他：常用溶液：药物及剂量遵医嘱准备，灌肠溶液量不超过200ml。溶液温度38℃。①镇静、催眠用10%水合氯醛，剂量按医嘱准备；②抗肠道感染用2%小檗碱，0.5%~1%新霉素或其他抗生素溶液。

6. 环境准备　酌情关闭门窗，屏风遮挡患者。保持合适的室温。光线充足或有足够的照明。

【操作方法】

1. 核对、解释　携带用物至患者床旁，核对患者床号、姓名及灌肠溶液，再次解释。

2. 体位准备　根据病情选择不同的卧位。

3. 抬高臀部　将小垫枕、橡胶单和治疗巾垫于臀下，使臀部抬高约10cm。

4. 插管　戴手套，润滑肛管前段，排气后轻轻插入肛门15~20cm，缓慢注入药液。

5. 药液注入完毕，再注入温开水5~10ml，抬高肛管尾端，使管内溶液全部注完，拔出肛管，擦净肛门，取下手套，消毒双手，嘱患者尽量保留药液在1小时以上。

6. 灌肠前应将药液摇匀。保留灌肠以晚上睡眠前灌肠为宜，因为此时活动减少，药液易于保留吸收。

7. 操作前先了解病人的病变部位，掌握灌肠的卧位和肛管插入深度，一般视病情而定。如慢性痢疾，病变多在直肠和乙状结肠，宜采取左侧卧位，插入的深度以15~20cm为宜，溃疡性结肠炎病变多在乙状结肠或降结肠，插入深度应达18~25cm，阿米巴痢疾病变多在回盲部，应采取右侧卧位，以提高疗效。

8. 慢性肠道疾患病人应在晚间睡前灌入，灌肠后药液保留时间越长越好，并减少活动。

9. 减轻肛门刺激，宜选用小号肛管，压力宜低，药量宜小；为促进药物吸收，插入不能太浅，操作前须嘱排空大便，必要时先做不保留灌肠。

10. 灌肠液应温度适宜，可根据药性、年龄及季节作适当调整。

11. 灌肠的速度太快，肠腔快速充盈，直肠压力增高，即引起排便反射；若速度太慢，加温后的药液温度难以维持，注意灌肠速度的控制。

12. 抬高臀部防止药液溢出。

13. 保留灌肠前行清洁灌肠，可以使肠腔在清洁状态下直接与药物接触，增加吸收面积，提高药物的吸收率。使药液充分被吸收，达到治疗目的。

【操作后护理】

1. 整理床单位，清理用物。

2. 洗手，并做好记录。

3. 注意观察患者反应。

4. 记录灌肠时间，灌肠液的种类、量、患者的反应。

5. 灌肠筒、肛管，用后应消毒灭菌。肛管尽量采用一次性用品。用后按《消毒技术规范》要求处理。

【注意事项】

1. 插管前要认真检查患者有无痔疮、肛裂等，插管动作要轻柔，以免损伤肠黏膜，增加病人痛苦。

2. 插管时若遇到阻力或流速不畅，可能为肛管被粪块堵塞或肛管紧靠肠黏膜之故，移动肛管或挤压橡皮管阻力可消失。

3. 若患者感到腹胀，或有便意，可告知患者是正常现象，嘱患者张口深慢呼吸，放松腹肌减轻腹压。

4. 保留灌肠前嘱患者排便，肠道排空有利于药液吸收。了解灌肠目的和病变部位，以确定患者的卧位和插入肛管的深度。

5. 保留灌肠时，应选择稍细的肛管并且插入要深，液量不宜过多，压力要低，灌入速度宜慢，以减少刺激，使灌入的药液能保留较长时间，利于肠黏膜吸收。

6. 肛门、直肠、结肠手术的患者及大便失禁的患者，不宜做保留灌肠。

第六节　双套管负压引流技术及护理

肛肠科疾病看似疾病病种比较单一,病变部位小,但有些疾病高位肛周脓肿和复杂性肛瘘是肛肠科急重症,也是临床治疗的难点,像坐骨直肠间隙脓肿、直肠黏膜下脓肿、直肠后间隙脓肿、高位马蹄形脓肿、肛管后间隙脓肿、低位马蹄形脓肿、肛提肌上脓肿、高位复杂性肛瘘、前位马蹄形肛瘘、后位马蹄形肛瘘等复杂性脓肿和肛瘘手术,如治疗不够及时彻底继而就会扩散、细菌入血、产生毒素、形成败血症、脓毒血症,继而形成感染性休克。如感染不能及时控制,炎症蔓延加重有发生脓毒血症和败血症的可能,甚至危及生命。抗生素使用并不能有效阻止脓肿和脓液的形成,也不能阻止脓腔的扩大蔓延,早期手术是唯一的治疗方法。手术治疗的原则是充分引流,正确寻找处理内口,彻底清除原发感染病灶。手术的一次性治愈率及术后肛门功能的保护一直是治疗高位肛周脓肿和复杂性肛瘘的难点。如何处理内口,同样是能否提高一次性治愈率的关键。有些患者病史不典型,起病急骤发展迅速,全身症状明显,而局部症状不突出,最容易被误诊,不可忽视。一旦确诊,必须及早进行手术治疗。由于此类病症位置深,走行复杂,诊断治疗难度大,复发率高,因此,手术方式的选择显得尤为关键。此类手术以扩大切口引流口达到引流通畅目的,故创伤重、愈合时间长、长时间每日换药面对的疼痛导致患者高度恐惧,但采取双套管负压引流技术治疗此类病症,不但妥善解决了上述问题,还改善了患者的生活质量。双套管负压引流是一种常用的引流装置,其优点是能将腔内渗液、渗血及脓稠液主动吸出,并不吸附周围组织,能保证引流通畅。引流部位需要冲洗或腔内用药,可经外套管注入。引流是使器官组织腔隙内容物引出体位的方法,它的作用是排出体内不适当蓄积的炎性渗出液、消化液、血液和坏死组织,促使脓腔或手术野无效腔缩小或闭合。引流管多为质韧,多孔,硅胶管较好。引流方式可分为两种——主动引流和被动引流,主动引流也就是本节要详细介绍的负压引流。同时,双套管负压引流规避了为使引流通畅而扩大切口、损伤周围组织带来的肛门功能损伤的风险,使肛门功能得到保护。

【操作方法】

1. 目的　双套管负压引流技术在肛肠科疾病中的治疗目的是充分彻底地引流、排出腹腔、盆底或创腔内不适当蓄积的炎性渗出液、消化液、血液和坏死组织,促使创腔或手术野无效腔缩小或闭合,促进疾病早日康复。

2. 双套管的制作　取消毒好的直径0.8~1.0cm的硅胶管1根(A管),长约30cm;一次性输液器,取其头皮针剪去针头(B管)。A、B两管前端剪成鱼嘴状,再将A管前端侧壁剪2~3个侧孔,侧扎间距根据脓腔位置及深浅调节,在距A管尾端侧10~15cm处另戳一小侧孔,文氏钳由此将B管前端带入A管内,调整B管置入长度(以B管前端超出A管前端1cm为宜)。并于各切口间分别填塞凡士林纱条。

3. 拔管时间　随着病情的好转与引流液的性质和量,可先将双套管负压引流装置替换成单独的引流管,逐渐过渡到引流皮片、橡皮筋,最后祛除所有引流装置,创口逐渐愈合。此过程一般需5~10日,具体时间视病情而定。

【护理措施】

1. 维持体液平衡　补充液体和电解质,纠正水、电解质及酸碱平衡失调,并根据病人生命体征、皮肤弹性、黏膜湿润情况、出入液量、血电解质及血气分析检测结果,及时调整液体与电解质的种类与量。

2. 控制感染

(1) 体位:取低半坐卧位,以利于引流,减少毒素的吸收。

(2) 合理应用抗生素:遵医嘱合理应用抗生素。

(3) 负压引流的护理:经手术切口或瘘管内放置双套管行灌洗并持续负压吸引,以充分吸出脓液,保持引流通畅,减少脓液的溢出,减轻瘘口周围组织的浸润程度,促进局部炎症消散、肉芽组织生长,从而为瘘管的愈合创造有利条件。

1) 调节负压大小:一般情况下负压以75~150mmHg(10~20kPa)为宜,具体应根据分泌物液黏稠度及日排出量调整。注意避免负压过小致引流不充分,或负压太大造成局部黏膜吸附于管壁引起损伤、出血。当瘘管形成、漏出液少时,应降低压力。

2) 保持引流管通畅:妥善固定引流管,保持各处连接紧密,避免扭曲、脱落。定时挤压引流管,并及时清除双腔套管内的血凝块、坏死组织等,避免堵塞。

3）调节灌洗液的量及速度：灌洗液的量及速度取决于引流液的量及性状。若引流量多且黏稠，可适当加大灌洗的量及速度；而在瘘管形成，分泌物溢出减少后，灌洗量可适当减少。灌洗液以等渗盐水为主，若有脓腔形成感染严重，灌洗液中可加入敏感抗生素。注意保持灌洗液的温度在 30~40℃，避免过冷对病人造成不良刺激。

4）观察和记录：观察并记录引流液的量及性状，通过灌洗量和引流量判断进出量是否平衡。若灌洗量大于引流量，常提示吸引不畅，须及时处理。灌洗过程中应观察病人有无畏寒、心慌气急、面色苍白等不良反应，一旦出现应立即停止灌洗，对症处理。如有引流瓶应每日更换一次。

3. 营养支持　在发病初期原则上应停止经口进食，可通过静脉补充营养液达到迅速补充所需热量和体液的目的。应注意输液速度。随着病情的好转分泌物的减少，逐渐恢复正常进食。

4. 皮肤护理　分泌物容易造成周围皮肤糜烂，甚至溃疡、出血。因此须保持充分有效的引流，减少皮肤刺激；保持皮肤清洁干燥，可选用中性皂液或 0.5% 氯己定清洗洗皮肤；局部清洁后涂抹复方氧化锌软膏、皮肤保护粉或皮肤保护膜加以保护。若局部皮肤发生糜烂，可采取红外线或超短波等进行理疗。及时更换敷料，保持皮肤清洁干燥。

5. 引流管堵塞护理　若发生引流管引流不通畅，及时查找原因，甚或更换引流装置。

6. 排便护理　此类患者在排便后，一定要加强局部的清洁处理，如温水坐浴不能彻底清除引流管道的粪便，可用无菌喷壶进行低压喷洗，以便彻底清除创口粪便残渣，防止感染。

7. 保持有效引流保持有效负压是负压封闭引流治疗的关键。因此要维持负压值的恒定；密切观察引流管的畅通情况，连接牢固，妥善固定，避免受压、折叠，准确记录引流液的性质和量；严格遵守无菌操作原则，防止发生感染；防止非计划性拔管，拔除引流管的标准为引流液少于 5ml/d。

8. 创面护理　每日换药 2 次，用甲硝唑或替硝唑注射液分次从引流管注入脓腔，反复冲洗，避免一次注入冲洗液过多，造成脓腔内压力过大。注意观察冲洗液的性质和量，当发现有大量脓液或新鲜血液吸出时，应马上通知医师；皮肤粘贴薄膜时避免过度牵拉及反复粘贴，以防发生张力性水疱及皮肤过敏反应。

9. 疼痛护理　根据疼痛视觉模拟评分法（VAS），0~3 分：有轻微疼痛，可以忍受，不影响休息；4~6 分：疼痛影响休息，应给予一定的处理，疼痛较重或有肛门下坠感口服止痛药缓解；7~10 分：疼痛难以忍受，影响食欲、睡眠，疼痛重不能忍受严重影响睡眠，口服止痛药效果差，需肌内注射止痛药物方能缓解。疼痛评估时间为术后 24 小时内，术后第 2~4 日、术后第 7~9 日。

10. 体位护理　抬高床头 30°，以利于创口内容物的引流和感染局限。轮流平卧与侧卧，翻身时注意保持引流管连接管有足够的长度，避免牵拉造成引流管滑脱，翻身后妥善固定；并始终使引流管处于低位，方便引流，避免患侧卧位。下床活动时，暂停冲洗连接无菌引流袋，促进患者舒适度。

11. 心理护理　由于此类病人的局部及全身症状严重，病情易反复，因此病人容易产生悲观、失望情绪。通过集体讲座、个别辅导等方法向病人及其家属解释疾病的发生、发展过程和治疗方法，并向病人、介绍愈合良好的康复病人，通过病人间的经验交流，消除心理顾虑，增强对疾病治疗的信心，以及配合各项治疗和护理。

12. 饮食指导　恢复饮食后，指导患者进食低脂、高热量、高蛋白、粗纤维、维生素丰富、易消化食物，多饮水，少量多餐，保持规律、良好的饮食习惯。

13. 专科护理　注意观察患者负压引流是否通畅，局部伤口疼痛、红肿、创面肉芽生长情况，注意体温是否有波动，以便得到及时的处理。

14. 生活护理　指导患者保持心情愉快，睡眠充足，每次进食后适当活动。

【注意事项】

1. 双套管负压引流技术期间重点监测血常规、离子等化验室检查，并定期进行肛周腔内彩超检查，以便及时发现病情变化。

2. 每次换药仔细观察创口的肉芽色泽，以及分泌的颜色、量、气味的变化，必要时进行脓汁培养。

3. 密切观察病情变化，生命体征重点监测，尤其是体温。

4. 女性患者尽量避开经期手术，如遇月经期需注意使用 OB 卫生棉条，防止交叉感染。

5. 换药时牵转引流装置，并用药液冲洗，促使创面及脓腔内的污物排出，防止感染物质滞留。

第七节 直肠腔内理疗及护理

肛肠腔内治疗仪是一种将热、旋磁、按摩、静磁等多种功能集为一体，直接施治于肛管直肠腔病区的治疗仪，其有操作简单，安全可靠，治病时无痛苦、无创伤，治疗后无后遗症等优点。被越来越多的患者所接受，并在辅助治疗肛肠疾病如早期的单纯性肛门原发病如痔、裂、肛门狭窄、肛窦炎、溃疡性直肠炎及手术后促进伤口的愈合、扩肛，软化瘢痕，恢复肛门功能，防止术后肛门狭小，促进局部血运等方面取得了很好的疗效。并在综合治疗肛门直肠神经症，如肛门直肠疼痛、坠胀、麻木、蚁走感、异物感和排便感等也取得了很好的效果。在老年人前列腺肥大等治疗中也广泛应用，因疗效确切，成为肛肠专科的必备器械。

【作用原理】

直肠腔内理疗大多是通过理疗仪探头局部电热、磁疗、振动按摩，直达患处。热疗能改善局部微循环及痔核缺氧缺血状态，增加血管通透性，而达消肿、活血化瘀之功，磁疗可使局部血液活性化提高，从而降低血液黏稠度，防止血栓形成，有利于血循环，同时在磁场的整合作用下，局部小血管中白细胞、淋巴细胞、血小板聚集而达抗炎、止血作用，促进糜烂黏膜的修复。其振动按摩可缓解肛门痉挛而止痛，促进痔静脉及淋巴回流而消除水肿。通过磁疗及热效应起到消炎、消肿、止痛及缓解痉挛的作用。对于手术创伤及肛门括约肌痉挛引起的疼痛，使用磁热理疗后，很快即有缓解，患者有放松舒适感，可减少或不服用镇痛药物。磁热疗法还具有改善局部微循环、增强代谢、扩张微小血管、加强局部组织营养、提高组织再生能力的作用，通过增加微循环血流量而促进局部药物吸收及加速创面愈合，具有解痉、止痛、促进炎症消散及加速创口修复等作用，从而大大缩短愈合时间。

【适应证】

单纯性肛门原发病如痔、裂、肛门狭窄、肛窦炎、溃疡性直肠炎及手术后促进伤口的愈合、扩肛、软化瘢痕、恢复肛门功能，防止术后肛门狭小。并在综合治疗肛门直肠神经症，如肛门直肠疼痛、坠胀、麻木、蚁走感、异物感和排便感等也取得了很好的效果。

【操作前护理】

对于痔疮急性发作伴有内痔脱出的患者应先行手法复位，对严重水肿、痔核糜烂、出血、血栓形成难以复位者，可酌情局麻下复位；对于各类肛肠术后的患者需排尽大小便，熏洗坐浴后再行理疗。

【操作方法】

1. 嘱患者取左侧屈膝卧位，常规消毒肛周皮肤、肛管及直肠下端，操作者戴无菌手套用指头在患者肛缘做适度按摩 0.5 分钟，放松肛管。

2. 然后用适量外用膏敷于肛缘及肛管管壁，上限达肛管直肠环上缘平面。

3. 打开肛肠腔内理疗仪电源开关，将治疗头套上一次性避孕套，沿着肛门和肚脐连线的方向缓缓导入肛内 4~7cm 长短，用胶布适当固定，以防止肛门收缩排出治疗头。

4. 开启启动复位开关，此时旋磁振动按摩自动设置为第 1 档，开机后边振动边缓慢将治疗头插入肛内，再渐次加大振动档位至 7~9 档，温度大小自动设置在 6 档，设置温控在 35~38℃，根据患者感受调节振动幅度和温度高低，以患者能承受和感觉舒适为宜。

5. 疗程定时为 15 分钟，定时结束后，讯响器会发出讯响声，治疗头停止工作，按下启动复位按钮，关闭电源开关。将治疗头从患者肛门内慢慢抽出，用镊子取下避孕套扔入医疗垃圾桶，清洗治疗头以备下次使用。每日治疗 1 次，10 日为 1 个疗程。

【操作后护理】

1. 治疗过程中注意观察患者有无不适感，如有头晕、头痛、心悸、冷汗时，应立即停止。

2. 根据患者的病情与耐受情况调整直肠腔内理疗仪的振荡档位与温度档位。

3. 注意一人一垫、一人一套。

4. 对于肛门狭小的患者适当增大振荡档位。

5. 操作前应排空大小便，防止操作中产生便意。

6. 对于首次进行理疗的患者，可采取循序渐进法来治疗，以免增加患者痛苦。

7. 操作过程中防止发生意外坠床等危险。

（张蕉 聂敏）

参 考 文 献

1. 张有生，李春雨. 实用肛肠外科学. 北京：人民军医出版社，2009：94-95

2. 李春雨,汪建平.肛肠外科手术学.北京:人民卫生出版社,2015,182-183

3. 李春雨.肛肠病学.北京:高等教育出版社,2013:63

4. 李春雨,张有生.实用肛门手术学.沈阳:辽宁科技出版社,2005:93-94

5. 聂敏,李春雨.护理干预对肛周脓肿合并糖尿病手术前后治疗效果的影响.结直肠肛门外科,2015,21(1):65-66

6. 尤小贵,叶向红.重症急性胰腺炎术后双套管负压引流的护理.中华现代护理杂志,2009,15(7):659-660

7. 谷寅煜,王莉云,陈立新.双套管负压引流术对胃肠术后患者腹腔感染的疗效与护理干预.世界华人消化杂志,2014(29):4510-4513

第七章

肛肠外科病人的心理护理

第一节 概　述

护理心理学是将心理学知识、原理和方法运用于现代护理领域而形成的一门应用学科,作为护理学的一个重要分支,其主要为解决临床护理实践中的各类心理问题,包括病人的心理行为特征及变化、心理干预的方法及技术。

肛肠外科病人因其患病部位及治疗方式的特殊性,常常要承受着更加严重及复杂的心理压力。临床护士应根据其疾病的特点、严重程度、治疗方式、治疗效果及不良反应,结合病人自身的性格特征,在疾病病程的不同阶段提供具有针对性的心理护理,保证病人的积极配合及治疗的顺利进行,提高病人的生活质量及满意度。

第二节　良性疾病病人的心理特征及护理

一、良性疾病病人的概述

良性疾病主要指肛门部疾病,手术是一种有创性的治疗手段,经历外科手术的病人普遍存在严重的心理应激,如手术造成的损伤、疼痛、术后躯体功能的改变、并发症、社会角色及功能的改变、生活质量的改变等,这些都会导致病人在围术期的不同时期产生不同程度的心理反应,严重影响手术病人的生活质量,甚至会对手术效果及术后康复产生影响。

肛肠疾病主要包括痔、肛瘘、肛周脓肿等,在成年人中较为常见,手术为主要治疗手段。肛肠科手术病人的患病部位存在特殊性,这类病人往往承受着更严重的心理障碍,如抑郁、焦虑等。因此,护士要识别肛肠科手术病人不同时期的心理特征,根据病人的不同情况提供个性化的心理护理,帮助其顺利度过手术期,保证外科手术的效果,促进病人的康复。

二、良性疾病病人的心理特征

(一) 手术前病人的心理特征

肛肠科手术病人在手术前的心理特征主要为恐惧、焦虑和睡眠障碍,表现为紧张、焦虑、恐惧、失眠多梦,严重者甚至会出现胸闷、心悸、发抖等身心反应。择期手术病人与急诊手术病人具有不同的心理特征,择期手术的病人对手术的焦虑与恐惧感会随着手术日期的临近逐渐增加,而急诊手术的病人往往病情危急,基于病人强烈的求生欲望,对手术的恐惧感会退居次位,这类病人通常能够较好的配合手术准备。

影响病人术前心理特征的因素多种多样,如病人对自身病情及手术过程、术后并发症不了解,有效信息缺失;病人曾有过伴随不愉快心理体验的手术经历;对医护人员的专业水平不够信任;担心手术费用会增加家庭经济负担;担心手术会影响病人的生活、工作等都会对病人的心理产生影响。此外,病人的人口学特征如性别、年龄、经济情况、学历、性格特征、应对方式等,以及手术方式等也是病人术前心理特征的重要影响因素。

（二）手术中病人的心理特征

手术过程中病人的心理特征主要表现为恐惧和担忧，采用局部麻醉或椎管内麻醉的病人，由于手术过程中处于清醒状态，紧张和恐惧的情绪更为强烈。且手术过程中对环境的陌生感、医护人员的交谈、紧张的手术氛围、手术器械对组织牵拉的疼痛感等均是导致病人紧张及恐惧的重要因素。

（三）手术后病人的心理特征

手术后，病人会感到躯体的不适或疼痛感，但当其得知手术过程顺利后，会产生轻松感，从而积极配合治疗和护理工作。但也有部分病人会继发严重的心理问题，多见于手术较大、疼痛感严重、体相改变、部分生理功能缺失、手术未达到理想效果或影响生活、工作的病人，主要表现为意识障碍、抑郁状态及感觉异常等。原有精神分裂症、抑郁症等精神疾病的病人可能会因为手术的应激与压力导致精神疾病的复发。

1. 意识障碍　多在术后 2~5 日出现，一般持续 1~3 日消失，多由手术创伤、失血、感染及内环境紊乱等诱发，临床表现为定向不全、理解困难、问答缓慢、记忆障碍，严重者会出现激动不安、幻觉和被害妄想等，可发生意外伤人或自伤的情况。

2. 抑郁状态　多由心理丧失感导致，如体相、功能的改变或缺失等，临床表现为睡眠障碍、活动减少、悲观自责，甚至自杀。

3. 感觉异常　主要指持续的疼痛感，表现为在伤口愈合且恢复良好的情况下，病人仍有持续的疼痛感，且不能用生理情况解释。出现这种情况可能是因为病人能在疼痛感中获得益处，如家人的关心、吗啡等成瘾性药物的应用等，从而使疼痛感无意识地持续下去。

病人的人口学特征、疾病性质、手术周期以及对疾病的了解程度等都会对其术后的心理状态产生影响。

三、良性疾病病人的心理护理

（一）心理评估

护士可评估病人的性格特征、社会支持情况、情绪状况、应对方式、对疾病的了解情况、手术对其生活工作的影响以及是否存在心理问题等，根据评估结果制订个性化的心理护理措施。评估方法有观察、访谈、问卷测评等。

（二）心理健康教育

1. 向病人介绍手术对其生理功能、心理状态等方面的主要影响。

2. 帮助病人了解可能出现不良心理反应及其对手术预后的影响，指导病人辨别焦虑、抑郁、恐惧等负性情绪，教会病人应对失眠、疼痛、疲劳等问题的方法。

3. 教育病人及家属社会支持的重要性，指导其有效利用社会支持系统，应对手术带来的压力。

（三）心理护理措施

1. 手术前病人的心理护理　护士应在病人入院后即开始提供心理护理，热情接待病人，介绍病区环境、生活作息制度及医护人员信息和业务水平，建立良好的护患关系，帮助病人消除陌生感。同时，向病人介绍疾病相关知识、手术治疗的必要性、以往的成功经验、所需术前检查、麻醉方式、手术过程、手术的配合方法、术后的注意事项以及所需费用等，做到知情同意，以保证病人积极配合治疗。

针对病人术前焦虑、紧张、恐惧的心理，护士应倾听病人的内心感受，采用解释、鼓励、指导等支持性心理治疗技术，帮助病人缓解负性情绪。同时，关注病人的睡眠情况，向病人宣教术前保证充足睡眠的重要性，必要时遵医嘱给予抗焦虑、镇静安眠药物。当病人负性情绪较为严重时，可采用放松训练、认知行为疗法等行为控制技术。此外，护士也要评估病人经济情况、家属及朋友的支持情况，积极向病人家属及朋友提供疾病及手术相关信息，鼓励他们积极关心病人，向病人提供情感、精神及经济方面的支持，帮助病人树立战胜疾病的信心，减轻术前焦虑。

2. 手术中病人的心理护理　手术开始前，护士应做好手术室环境的相关准备，保证手术室干净、整洁，床单没有血迹，手术器械应被隐蔽良好。病人进入手术室后，护士应热情接待，主动介绍手术室环境、医师及麻醉师、手术配合的方法和各种仪器设备，消除其因对环境陌生而造成的恐惧感。在手术过程中，若病人处于清醒状态，医护人员谈话应轻柔，切忌窃窃私语、闲谈嬉笑，以免造成病人的误会；当手术不顺利时，不要说会造成病人恐惧、紧张的话；出现意外情况时，医护人员应尽量保持冷静，不大声喊叫，以免加重病人的紧张感。巡回护士应始终陪伴在病人左右，评估病人的心理状态，对于过度紧张者，及时给予安慰，指导其深呼吸，并帮助其分散注意力。

3. 手术后病人的心理护理 手术后或病人麻醉清醒后,对于手术顺利的病人,医护人员应及时告知病人手术顺利完成,使患者认识到病灶已经彻底清除,手术达到了预期目的,帮助患者对于自身的病情及治疗效果有正确的评价,减轻其紧张感。对于手术未达到预期目标的病人,护士应注意告知病人手术情况的方式与时机。

护士应注意评估病人的心理反应,及时识别并处理病人术后出现的焦虑、抑郁、失眠等问题。病人的负性情绪可能是由于术后疼痛引起,护士应向病人宣教术后疼痛的一般规律,让病人做好心理准备,并鼓励病人表达自己的疼痛感,教会病人听音乐、阅读、放松技术等转移注意力的方法,必要时遵医嘱使用止痛药物,帮助病人减缓疼痛感。同时,护士也应鼓励病人家属及朋友积极探视、主动关心病人,强化病人的社会心理支持系统,帮助其克服消极情绪。

病人准备出院时,护士应主动向其进行出院后饮食、锻炼、定期复查的宣教,帮助病人做好出院的心理准备。此外,护士也要进行心理调适的宣教,帮助病人完成角色的转变,教会病人心理调适的方法,鼓励病人尽早回归社会。

第三节 肿瘤性疾病病人的心理特征及护理

一、肿瘤性疾病病人概述

肿瘤(tumor)是人体正常器官组织的细胞在各种致癌因素的作用下,在基因水平上失去了对其生长的正常调控,所产生的一种以细胞过度增殖为特点的新生物。它不按照正常组织的规律增殖生长,丧失细胞的主要功能,对原有的组织结构构成破坏,甚至可以转移到其他部位,危及病人健康及生命。按照其生物学特征以及对机体危害的大小,可将肿瘤分为良性肿瘤(benign tumor)和恶性肿瘤(malignant tumor)两种。良性肿瘤手术切除后不易复发,对人体健康危害小,病人预后较好,而恶性肿瘤多伴有全身症状,且手术切除后易复发,预后不良,严重威胁生命,给病人造成极大的心理压力。本节主要介绍恶性肿瘤病人的心理特征及护理。

影响肿瘤发生、发展和预后的心理-社会因素主要有人格特征、情绪、生活事件等。研究显示人的人格特征与肿瘤的发生具有明显的相关性,拥有癌前性格的人癌症的发生率比普通人更高,癌前性格主要表现为好生闷气、不易宣泄情感、自我压抑、过分紧张逃避现实、缺乏自我意识,这种性格的人经常会产生抑郁和否认两种心理活动。且抑郁等不良情绪和行为反应也会影响人体的生理状态,使内分泌失调、免疫力降低,诱发肿瘤的发生与发展。此外,生活中的应激事件,特别是重要的情感丧失也是影响肿瘤发生、发展与预后的重要因素。

肛肠科肿瘤主要包括结肠癌、直肠癌,是最常见的恶性肿瘤。肛肠科肿瘤病人除存在肿瘤病人的心理特征外,还因其疾病部位的特殊性、手术方式及生理功能的改变、肠造口的存在等因素,具有其特殊性。且病人从肿瘤诊断确立到临终的不同阶段存在不同的心理特征,这些心理特征及状态将会影响病人的治疗效果及预后,这就要求护士要掌握肛肠科肿瘤病人的心理特征,及时辨别其不良心理,根据不同时期病人的心理特征提供相应的心理护理,以帮助病人取得良好的治疗效果,延长生存期,提高生活质量。

二、肿瘤性疾病病人的心理特征

肛肠肿瘤病人的心理特征

1. 心理反应分期 当病人得知自己确诊为肛肠癌症时会受到巨大的心理冲击,产生一系列的心理反应,大致可以分为四个时期。首先,在诊断的初期,病人一般心理反应强烈,可出现眩晕、恐慌等表现,严重时甚至会出现木僵状态,即进入休克-恐惧期;随后,为减轻内心的恐惧与紧张,病人会在潜意识中使用否认的心理防御机制,开始怀疑诊断结果,试图用否认的方式达到心理平衡,即进入否认-怀疑期;当病人确认自己罹患肿瘤后,会表现为易怒,对周围所有的事物都表现出愤怒,爱发脾气,有时会具有攻击性,同时,也会表现出沮丧、悲伤,甚至会感到绝望,产生轻生的想法,即进入愤怒-沮丧期;最终,当病人不得不接受事实时,其情绪会逐渐平复下来,开始以平静的心情面对生活,甚至想要完成多年未完成的心愿及想法,但多数患者会陷入长期的抑郁和痛苦之中,即进入接受-适应期。

2. 心理特征 病人得知诊断之后,心理上会产生很大的压力,很容易心情沮丧,意志消沉,悲观失望,甚至丧失治疗疾病的信心。在诊断的最初阶段,由于对肿瘤的未知,对手术、病痛折磨、放疗、化疗的不良反应以及死亡的恐惧,病人会产生恐惧、否认等强烈的应激性情感反应,病人会极力否认自己诊断肿瘤的事实,并试图怀疑检验手段、诊断结果等,以缓解内心强烈的痛苦与恐惧。当病人不得不接受事实,并逐渐理解了疾病对其全部含义后,会逐渐产生不平衡感,产生愤怒的情绪,并无端向家属及医护人员发脾气。在这个阶段,病人会将过度关注疾病信息,常常表现出焦躁、激动、健忘,并且会采用逃避或攻击的方式减低恐惧感。

随着确诊时间的延长,病人对疾病的了解愈加深刻,明白了治愈的可能性渺茫,会产生悲观失望的情绪,并且丧失了对抗病魔的勇气和决心,常常表现为失望多于期待,郁郁寡欢,缺乏生活情趣,心情不安,作出死亡后的安排,悲观厌世,很少关注疾病的治疗甚至拒绝治疗。此外,还常伴有厌食、睡眠障碍、体重下降等躯体症状;有些病人会有意表现出积极乐观的一面,以掩饰自己的悲观情绪;有些病人则会出现抑郁表现,甚至萌生自杀的想法。

在整个疾病的等待确诊阶段至治疗阶段,病人都会出现焦虑反应,确诊前病人会对诊断结果产生焦虑心理,确诊后病人会对疾病本身感到不安,也会对疾病后续的检查、治疗及结局产生焦虑和恐惧感,尤其是当患者面临放、化疗产生的不良反应时,如恶心、呕吐等,病人会怀疑自己的病情没有好转,甚至恶化,从而加重病人的焦虑,并会引起病人灰心、急躁等不良情绪。同时,在罹患肿瘤后,病人常常会脱离原有的生活轨迹,尤其是入院治疗后,病人的社会信息被剥夺,变得敏感易怒、情绪反复无常,难以与周围的人相处,会产生孤独和无助的感觉,往往伴有自怜或自卑情绪,会因为疾病表现出自信心不足,在精神上、行为上过度依赖亲属,情感脆弱,生活上处处需要照料,产生强烈的依赖心理。

最后,随着治疗时间的延长,部分病人还会产生对药物的依赖心理,忽略营养支持及心理治疗的重要性,过度依赖化疗药物,在自己生化指标不理想的情况下,仍要求加大药物剂量,造成不良后果。还有部分病人会担心抗肿瘤药物对身体的不良影响,惧怕应用这类药物所带来的痛苦,从而产生抗药心理。

肠造口病人的心理特征:直肠癌肿瘤根治合并肠造口术是肛肠科常见的外科手术,由于手术改变了病人原有的排便方式,肠造口病人会产生复杂的心理变化。

肠造口病人经历着肿瘤的打击,手术的创伤以及躯体形态及功能的改变,容易产生强烈的负性情感波动,会对自身价值产生怀疑,并且会不自主的与正常人进行比较,比较后的心理落差会使病人产生焦躁、愤怒情绪,也会产生自卑的心理,容易进行自我攻击,怀疑自身的社会价值。也有的病人在经历了造口手术后,会在具有相似经历的病友身上寻找归属感。肠造口病人相比于其他肿瘤病人更加需要情感支持,比起一般的谈话,这类病人更加需要深入的交流。

有些肠造口病人也会在适应疾病后以积极的方式进行应对,比如与其他身体不如自己的病人进行比较,以维持积极的自我评价,或改变自己原有的生活目标,以更好适应现状。

三、肿瘤性疾病病人的心理护理

(一)心理评估

可采用观察法、访谈法、发放问卷和量表以及询问的方式对肿瘤病人进行评估。主要评估的内容如下:

1. 一般资料及生理健康水平　评估病人的一般人口学资料,如性别、年龄、学历、婚姻状况、文化水平、经济情况等;评估病人的生理健康水平,如有无肿瘤治疗带来的癌痛、疲乏感,以及肿瘤治疗导致的外形受损等问题,并评估上述问题对病人产生的心理影响。

2. 心理健康水平　评估病人的人格特点和认知能力,以助于进一步了解病人对待疾病的态度以及可能的应对方式。辨别病人是否存在焦虑、恐惧、抑郁等负性心理,及时发现病人行为及心理状态的变化,如淡漠、绝望,睡眠及饮食习惯的改变等,注意病人自杀的危险信号。

3. 社会支持水平　评估病人的工作、家庭情,可能获得的社会支持以及病人的利用情况,了解病人的生活经历,调查病人近期的生活事件,分析病人的心理应激水平。

(二)心理健康教育

科学地向病人宣传疾病相关知识,缓解其因知识缺乏导致的紧张、焦虑及恐惧感。同时,向病人宣教心理因素对肿瘤的发生、发展及预后的重要性,教会病人调整心理状态的方式,鼓励和指导病人使用放松技术、认知行为疗法、积极的应对技巧等方法缓解负性情绪,积极配合治疗,提高治疗效果。

（三）心理护理措施

要根据肿瘤病人的性格特点,不同心理状况以及不同时期的心理特征提供具有针对性的心理护理,提高病人的生存质量,延长生存时间。病人不但忍受着躯体的痛苦,还要承受心理的折磨,因此,护士要注意给病人提供支持性的心理护理,主动关心病人,耐心倾听他们的内心感受,热情回答他们的疑问,引导病人正确认识疾病,鼓励病人培养业余爱好、陶冶情操,转移注意力,让病人感受到理解与尊重。

1. 根据病人的不同心理状态实施心理护理措施

（1）焦虑、恐惧、愤怒病人的心理护理:对于存在焦虑、恐惧心理的病人,护士应首先评估其产生这种负性情绪的原因,分析病人的焦虑及恐惧程度,有针对性的护理。应为病人提供温馨、安静、舒适的治疗环境,与病人交谈时要和蔼亲切、诚恳有耐心。分析病人焦虑的原因及目前的应对方式,应用认知行为干预疗法,指出病人应对方式存在的误区,指导病人采用积极的应对方式。对于恐惧的病人,根据其恐惧的原因进行心理护理,如对于即将接受手术的病人,向其宣教手术的方式、流程、配合方法及注意事项,指导病人做好术前准备;针对对于疾病本身及治疗方式感到恐惧的病人,进行疾病相关知识讲座,帮助病人正确认识疾病,补充知识的不足,同时,也可组织治疗效果较好的病人进行现身说法,与其交流经验体会,缓解恐惧感。

存在愤怒情绪的病人,常常脾气暴躁,无故对周围的人发脾气,甚至不配合治疗。针对这种病人,护士要主动关心病人,不因为病人乱发脾气而与其计较,观察病人的性格特征与喜好,主动与病人沟通,耐心听取病人的倾诉,鼓励病人家属理解其愤怒的原因,多陪伴病人。此外,存在愤怒心理的病人多情绪不稳定,护士在工作中要谨慎注意自己的言行,避免在不恰当的场合地点讨论病人的病情,以免引起病人的误会。

（2）悲伤、绝望、抑郁病人的心理护理:病人在确诊癌症后,会产生悲伤的心理,尤其在意识到治疗的前途渺茫时,患者会感到绝望,生存欲望降低,甚至抑郁产生轻生念头。护士要及时发现病人心中的痛苦,理解患者的情绪波动,主动关心、安慰患者,热情帮助患者,建立良好的护患关系,取得患者的信任。护士可采用认知行为疗法,帮助病人指出负性情绪,让病人认识到这种负性情绪是可以消除的同时,尽量满足病人的合理要求,鼓励病人在合适的场

合进行宣泄,帮助病人排除刺激其情绪波动的影响因素,保持病人情绪稳定。对待这类病人,护士要对其人格表现出充分的尊重,不要以工作繁忙为借口忽视病人的需求,或是表现出不耐烦的态度。

对于有自杀想法的病人,护士要及时辨别,并告知病人家属,向病人家属宣教自杀的危险性,争取家属的积极配合。医护之间也应对病人自杀的倾向性及危险性相互知晓并及时沟通,以做到密切配合,共同实施干预措施,必要时请心理医生进行会诊干预,预防病人自杀。此外,在护理文书或其他医疗文书中也应对其自杀的倾向性有干预措施及记录。

（3）孤独病人的心理护理:积极与病人沟通,评估其孤独的原因,帮助其认识到人际交往的错误认知。鼓励病人亲友多探视,多关心病人,提供社会心理支持。指导患者学习社会交往技巧,多参加社会活动,也可与其他病友进行沟通,主动寻找社会支持。鼓励病人培养业余爱好,增加社会交往的范围,恢复自信,缓解孤独感。

（4）否认病人的心理护理:护士要了解否认是一种心理保护机制,适度的否认对病人有益。护士不要直接质问病人的否认行为,当病人没有做好准备时,不要强迫其接受事实,与病人多沟通,鼓励其宣泄自己的焦虑与恐惧感,逐步引导病人面对现实,接受诊断结果。

2. 不同时期病人的心理护理

（1）病情变化时的心理护理:当病人发生失眠、营养失调、疼痛、全身衰竭等症状时,护士要注意病人的病情变化,配合医生提供必要的支持治疗,改善病人的生理状况,也要注意及时提供心理支持,向患者举例治疗效果较好的病人,增强其战胜疾病的信心。

（2）治疗过程中的心理护理:患者在进行手术、放疗、化疗等治疗之前,向患者宣教治疗流程、方法、配合要点、可能存在的并发症及不良反应、治疗的必要性预计取得的效果,帮助患者做好心理准备,积极配合治疗。

（3）病情复发时的心理护理:面对病情的反复发作,病人很可能会对治疗的效果产生怀疑,此时,护士要理解病人,帮助其明确病情复发不是治疗失败的信号,宣教病情复发的原因及意义,指导患者采用放松技术减轻焦虑及恐惧感,并且主动寻求社会支持,调整自己的信念及生活方式,从而渡过难关。

3. 肠造口病人的心理护理　肠造口病人面临着身体和心理双重的打击,其心理护理应该有重点的早期进行,在病人住院的 2～14 日进行最好。肠

造口病人除具备肛肠科肿瘤病人的一般心理特征外,还面临着躯体形态和功能的改变,存在更加复杂的负性情绪和情感波动。病人需要对自己的身体重新认识和评价,也需要对他人的反应进行重新评价,因此,护士要联合病人亲友,积极有效地与病人进行沟通和交流,帮助病人重新建立自我概念,并鼓励病人与其他病友之间的交流,建立更广泛的人际关系帮助患者获得适用的应对经验和信息,增强其社会认同感,帮助患者早日以新的方式回归社会,重新建立价值观。

把握肿瘤病人的心理活动,重视并做好病人的心理护理,能够有效提高治疗效果,改善患者的预后。护士应多与病人沟通,明确其产生负性情绪的根源,并联合医生、病人家属、亲友共同实施心理护理,帮助病人建立正确的疾病及治疗认知,消除负性情绪,提供有效的社会支持系统,增加病人的归属感,改善其生活质量。

（勾玉莉）

参 考 文 献

1. 杨艳杰.护理心理学.3版.北京:人民卫生出版社,2016:1-7,222-227,231-237
2. 张银铃.护理心理学.北京:人民卫生出版社,2009:1-9
3. 包家明,陈瑞安.肿瘤的护理与康复.北京:人民卫生出版社,2013:186-195
4. 魏素臻,李贵新,王爱红,等.肿瘤预防诊治与康复护理.北京:人民军医出版社,2010:300-308
5. 宋晓琳,胡宁宁,吴越香,等.直肠癌永久性肠造口患者居家生活体验的质性研究.解放军护理杂志,2017,34(1):33-36
6. 季艳平,黄歆,周立.永久性肠造口患者术后心理体验的质性研究.解放军护理杂志,2012,29(12A):15-17
7. 李春雨.肛肠外科学.北京:科学出版社,2016:24-26

第八章

肛肠外科病人疼痛的护理

第一节 概　　述

疼痛（pain）是指与实际或潜在的组织损伤相关的一种不愉快的感觉或情感体验。疼痛包含两重意思：痛觉和痛反应。痛觉是一种意识现象，属于个人的主观知觉体验，受到人的心理、性格、经验、情绪和文化背景的影响，患者表现为痛苦、焦虑；痛反应是指机体对疼痛刺激产生的一系列生理、病理改变，如呼吸急促、血压升高、瞳孔扩大、出汗、骨骼有收缩等。2001 年世界卫生组织将疼痛列为继呼吸、脉搏、血压、体温之后的第五大生命体征。

一、疼痛的分类

疼痛的分类至今尚难统一标准。通常根据疼痛发生的部位、原因、性质及持续时间等进行分类。

1. 按疼痛的持续时间分类　可分为急性痛和慢性疼痛。肛肠科手术导致的疼痛多以急性疼痛为主。而功能性肛门痛多为慢性疼痛。

2. 按疼痛的原因分类　可分为创伤性疼痛；炎性疼痛；神经病理性疼痛；癌痛以及精神（心理）性疼痛。

3. 按疼痛的性质分类　可分为刺痛、灼痛、酸痛。

4. 按疼痛的部位分类　广义讲可分为躯体痛、内脏痛和心因痛三大类，其中按躯体解剖定位又可分为头痛、上肢痛等。

5. 按神经功能分类　可分为生理性疼痛又称功能性疼痛，指神经系统功能正常时所产生的疼痛；以及神经病理性疼痛。

6. 按疼痛的程度不同分类　微痛、轻痛、甚痛以及剧痛。

二、肛门部疼痛的诊断

肛门直肠疼痛（pain of anus and rectum）是肛肠疾病常见症状之一，主要分为肛门疼痛、直肠坠痛或灼痛。对于具有明确病史及体征的肛门部疼痛，通过病史询问、肛门直肠指检和内镜检查等，一般即可明确诊断，如肛裂、痔、肛窦炎、肛周脓肿和肛管直肠癌等。需要进行其他检查的常是直肠炎症及功能性肛门直肠痛。

直肠炎症通常需要进行肠镜检查。功能性肛门直肠痛的诊断主要依据功能性胃肠疾病罗马Ⅲ诊断标准，具体包括：

1. 慢性肛门痛　①慢性或复发性的肛门直肠痛；②疼痛持续至少 20 分钟；③排除其他引起肛门直肠痛的原因，如缺血、炎性肠病、隐窝炎、肌间脓肿、肛裂、痔疮、前列腺炎和尾骨痛。（以上诊断前症状出现至少 6 个月，近 3 个月满足标准。其中肛提肌综合征的诊断除了符合慢性肛门痛诊断标准，还必须包括从后部牵拉耻骨直肠肌时可引起触痛；非特异性功能性肛门直肠痛诊断除了符合慢性肛门痛诊断标准，从后部牵拉耻骨直肠肌时不会引起触痛。

2. 痉挛性肛门直肠痛

（1）反复发作的位于肛门区和直肠下段的疼痛。

（2）发作持续数秒至数分钟。

（3）发作间期无肛门直肠疼痛。在科研中满足标准的症状持续时间必须要满 3 个月但用于临床诊断和评估时，症状持续时间可少于 3 个月。

三、肛门部疼痛的治疗

在明确引起肛门部疼痛的致痛原因后,即应针对病因进行适当治疗。止痛仅能作为对症处理措施。根本的治疗必须通过非手术疗法或手术治疗解除致痛的病灶。但是齿线以下位置由于血管神经丰富对疼痛较敏感,如果手术刚好在齿线以下部位进行,容易伤及血管神经,患者术后会出现较强烈的疼痛同时术后排便、肛门水肿、换药刺激等也会导致疼痛加剧,从而影响患者术后康复,延长患者康复时间。

1. 非手术治疗　对于器质性病变的患者,明确诊断后,手术治疗之前可以通过中药熏洗坐浴、局部理疗、应用抗生素、外用膏剂、栓剂以及增加膳食纤维摄入,改变不良排便习惯或口服口服缓泻剂减轻排便时疼痛。

对于功能性肛门直肠痛的治疗以非手术治疗为主包括物理治疗、药物、盆底生物反馈及中医治疗。物理治疗方法主要包括温水坐浴、扩肛、局部按摩及肌肉电刺激。40℃的温水坐浴可以有效降低肛管静息压,缓解疼痛;扩肛可以使得括约肌松弛;局部按摩可以缓解肛提肌综合征;肌肉电刺激疗法可以通过低频率的振荡电流诱导肌肉的自发收缩,使得痉挛的肌肉产生疲劳而减轻疼痛。药物治疗主要是缓解括约肌痉挛,包括口服药如钙离子拮抗剂、解痉药、止痛药、抗抑郁药;外用药又包括硝酸甘油软膏以及吸入药沙丁胺醇等。盆底生物反馈:结合临床评估以及盆底表面肌电评估进行个体化治疗方案设计,根据患者的症状及病情严重程度选择合适的疗程。中医治疗的原则以"行气活血通络"为主,方法以口服中药及针灸治疗为主。

2. 术后疼痛的治疗　肛肠病术后疼痛主要是手术时损伤组织和神经,刺激肛门括约肌,使其持续收缩、痉挛,导致疼痛,术后排便、肛门水肿、换药刺激等又可导致疼痛加剧。

术后肛门疼痛是肛肠外科术后常见的并发症之一,且以疼痛为诱因又可引发一系列次级症状,如排便困难、尿潴留、焦虑等,直接影响术后恢复。可以采用中西医方法来缓解术后疼痛。

(1) 中医外治法镇痛:中医止痛具有悠久的历史和独到之处,其镇痛总原则是"清湿热,行气血,通经络"止痛,治以消肿止痛、活血化瘀之法,以缓解肛门病术后伤口疼痛。常用的外治方法有耳穴埋籽、中药熏洗以及中药外敷等。

(2) 西药止痛剂镇痛:对缓解术后疼痛临床上常用的有阿片和非阿片类药物、长效止痛剂、局部外用止痛药、自控镇痛、超前镇痛等使用镇痛药物时严格按照世界卫生组织推荐的三阶梯镇痛原则。

术后轻微的疼痛可以使用一般止痛剂镇痛如口服氨芬待因片、罗痛定等;疼痛较剧者肌内注射阿片类镇痛剂,如布桂嗪(强痛定)、吗啡、盐酸哌替啶等;术中使用长效镇痛剂镇痛,常用的长效镇痛剂有亚甲蓝复合剂、高乌甲素、复方薄荷脑注射液等;换药治疗时使用利多卡因凝胶换药可以缓解换药时的创面疼痛,换药完毕使用止痛栓如吲哚美辛栓纳肛可以缓解肛肠病术后疼痛且因为其为直肠黏膜吸收药物,直接进入血循环,可减少肝损伤、吸收快、作用时间长;对于术后疼痛也可使用自控镇痛(PCA),当患者感觉疼痛时,借助微量泵通过静脉、皮下及硬膜外等途径,按照需要自行反复小剂量给药,以达到缓解疼痛的目的。

第二节　肛肠外科病人疼痛的特点

疼痛是肛肠疾病常见症状之一,引起疼痛的病因不同,则有着不同的疼痛特点。肛周感染、肛裂、血栓性外痔、绞窄性内痔、肛管癌(晚期)以及肛门局部手术等均可导致疼痛。肛门直肠疼痛可表现为肛门直肠周围持续性或间歇性疼痛,疼痛可能与排便有一定关系或无相应关系,可表现为隐痛、剧烈疼痛、坠痛或灼痛。常常伴随有便血、肛门流脓、黏液等症状。不同的疾病有着不同的疼痛特点,同时手术以及术后体位变化、活动、排尿、排便、换药也会导致疼痛,术后伤口疼痛又可分为反射性疼痛和炎性疼痛两种。

1. 肛裂　疼痛为主要症状,一般较剧烈,有典型的周期性。由于排便时干硬粪便刺激裂口内神经末梢,肛门出现烧灼样或刀割样疼痛,便后数分钟可缓解,随后因肛门括约肌反射性痉挛,再次发生疼痛,时间较长,常持续半小时至数小时,直到括约肌疲劳、松弛后,疼痛缓解,以上称为肛裂疼痛周期。肛裂的疼痛可向会阴部、臀部、大腿内侧或骶尾部放射。

2. 痔　单纯性内痔无疼痛,少数有坠胀感。当内痔和混合痔黏膜受损感染时或血栓形成时即感疼痛,疼痛常常与大便不尽感同时存在。内痔和混合痔脱出嵌顿,出现水肿、感染、坏死时,局部疼痛剧烈。排便、走、坐、咳嗽时均能引起疼痛。

3. 血栓性外痔 急性发作时患者突然感觉肛门边缘两侧皮下出现一圆形肿块,可扪及血栓形成,并伴有持续性剧烈疼痛,走路或坐立时疼痛加重。

4. 肛管直肠周围脓肿 根据脓肿的病变部位不同,其疼痛临床表现也不相同。在肛门周围皮下的肛旁皮下脓肿,主要表现为肛周持续性、跳动性疼痛,肿胀和局部压痛。排便、受压或咳嗽时加重,行动不便,坐卧不安,全身感染性症状不明显;坐骨肛管间隙脓肿初期表现为患侧持续性胀痛,逐渐加重,继而为持续性跳痛,排便或行走时加剧;骨盆直肠间隙脓肿位置较深,局部表现为直肠坠胀感,便意不尽,直肠指检在患侧直肠深处可触及有压痛的隆起,有时有波动感;其他如直肠后间隙脓肿、黏膜下脓肿等,由于位置较深,局部症状不显,主要表现为会阴、直肠部坠胀感,排便时症状加重,直肠指检可触及痛性包块。

5. 肛瘘 若瘘管引流通畅,一般无疼痛。当瘘管内存积脓液、粪便进入瘘管及排便时,疼痛加重。

6. 肛隐窝炎及肛乳头炎 可分为急性期和慢性期。肛隐窝炎急性期常有肛管内灼热、刺痛、撕裂痛,排便时症状加重;肛门发胀、下坠感。如果肛门括约肌受炎症刺激,可引起括约肌轻度或中度痉挛性收缩,常有短时间阵发性钝痛,或疼痛持续数小时,严重者疼痛可通过阴部内神经、骶神经、会阴神经和肛尾神经而放射到臀部、骶尾部、股后部及会阴等处,引起酸痛、排便不畅。慢性期疼痛多为钝痛伴肛门坠胀。肛乳头炎,急性期肛门内肿胀不适,灼热刺痛,慢性期肛管内常有异物感、虫行感,或排便不尽感。

7. 肛管直肠癌 肛门部为持续性疼痛逐渐加重,晚期全身情况不佳,肛门指诊可触及坚硬的肿块。

8. 肛门直肠内异物 如鱼骨片、竹刺、鸡骨等硬物进入肛窦内不能排出,疼痛为持续性刺痛,并随

着括约肌收缩而加重,排便时常加重,一般无便血和炎症表现。直肠指检常可触及异物而明确诊断。

9. 直肠炎症 细菌性痢疾、阿米巴肠病、血吸虫肠病、溃疡性结肠炎、肠结核等引起严重直肠炎症时,均可出现里急后重和腹泻后肛门部疼痛。这是由于炎症和分泌物刺激肛周皮肤所致。

10. 肛门直肠神经症 肛门直肠并无明确的病变,只是患者出于恐惧心理而产生的一种神经症。如恐惧自己患了直肠癌,因而自觉肛门部疼痛不适,常为间断性,可伴有神经衰弱症及胃肠神经症,此类疼痛痛无定点,时轻时重,并伴有失眠等神经症。

11. 肛提肌痉挛综合征 这是由于乙状结肠套叠入直肠(内脱垂)、直肠内气体或粪便积聚、周围血管痉挛等刺激阴部神经面使肛提肌紧张痉挛,出现骶尾部胀痛,肛门直肠胀痛不适的综合征,常于排便、排气和休息后可以得到缓解。

12. 术后疼痛 肛门手术后,术后疼痛是术后的主要反应之一,疼痛的轻重与切口的大小、术中的操作及个人的耐受力有着密切的关系,此外,与术后排便、肛门水肿、换药刺激等都有一定的关系。肛肠病手术切口是污染切口,术后创面暴露,若患者排便次数过多,反复刺激切口,加重局部炎症反应会引起疼痛;患者术后大便干结,下蹲过久或用力过猛,可出现切口血管破裂,在局部形成血栓而引起疼痛;术后由于局部血液循环受阻,引起组织水肿会出现疼痛;换药时操作手法较重,敷料压迫过紧等原因可直接对创面造成刺激,加重疼痛和患者的恐惧心理。最后术后疼痛还与患者的年龄、性别、体质、精神状态、对疼痛的耐受能力等有关。如老年人对疼痛反应迟钝;研究表明,女性和男性相比,女性痛阈低,疼痛发生频率高,对疼痛刺激的耐受能力较差;体弱多病者对疼痛的耐受力更差;精神状态,若患者心理素质差,术前对他人术后痛苦印象深刻,或通过术前谈话等心理暗示,引起精神紧张焦虑,而加重对疼痛的耐受性。因此术后疼痛既受主观因素(如性格、对疼痛的敏感性、情绪、心理素质等)影响,也受客观因素(如环境、性别、年龄等)影响。因此,肛门术后的疼痛是由于其生理因素和精神因素共同造成的。

第三节 肛肠外科病人疼痛的评估

肛肠病是临床常见病、多发病,疾病不仅会导致肛门疼痛而且术后疼痛也是肛门疾病术后常见症状之一。疼痛是人体对组织损伤和修复过程的一种复

杂反应,是继体温、脉搏、呼吸和血压之后的第五生命体征,严重的疼痛容易引起患者焦虑、烦躁、失眠、免疫功能下降等一系列生理、病理和心理的变化疼

痛评估是控制疼痛的第一步也是最关键的一步,病人的疼痛评估是实施有效疼痛管理的必要步骤和基础,只有正确客观地评估病人疼痛,才能根据疼痛的评分及时采取相应措施控制疼痛,减轻病人痛苦,减少术后并发症的发生。

【一般情况的评估】

1. 一般资料　内容包括患者的年龄、性别、种族、文化程度、职业、婚姻状况、生育情况等,以便于了解患者的沟通、理解能力以及对疼痛的自我描述能力。

2. 既往史　需要评估患者的手术外伤史、疼痛史、疾病史、药物过敏史、长期用药史、应用激素史、与本次发病有关的治疗史。

3. 生活史和家族史　评估患者有无烟酒嗜好,了解生活习惯及家族史,有利于治疗。

4. 发病诱因　疼痛常由某些因素诱发或加重,如便秘、腹泻、局部外伤刺激等,对于肛门直肠神经症的患者,长期紧张思虑过度,局部刺激、衣裤摩擦皆可诱发患者感觉肛门内疼痛不适。

5. 实验室检查　血常规、C 反应蛋白、血沉、红细胞沉降率、肝肾功能等试验结果,以了解患者全身营养状况及有无感染存在。

【疼痛程度的评估】

疼痛程度的评估是疼痛管理的基础,可以采用疼痛测评工具测评疼痛的程度。几个临床常用的测评工具:

1. 视觉模拟评分法(VAS)　使用说明:划一条长 10cm 的标尺,不做任何划分,仅在直线的两端分别注明"无痛"和"剧痛",请患者根据自己所感受的疼痛程度在直线上标记出最能代表其疼痛强度的点,然后用直尺测量从起点到标出点的直线距离即为疼痛强度评分。这一方法可以在一段时间内重复使用,以连续动态地反映病人疼痛程度的变化情况。VAS 使用灵活、方便、适合于任何年龄的疼痛患者,易于掌握,是最常用的疼痛程度评估方法,但是使用前选择适当的语言介绍 VAS 评分并将语言标准化,

例如,"这条直线左边表示'无痛',右边表示'剧痛',请你将你现在所感受的疼痛强度在这条线上做一个标记。"

视觉模拟评分法直线图:

无痛————————剧痛

2. 数字等级评定量表(NRS)　用数字代替文字来表示疼痛的程度。划一条 10cm 长的直线,等分为 10 点,按 0～10 分次序评估疼痛程度 0 表示无痛,10 表示难以忍受的剧烈疼痛,中间次序表示不同程度的疼痛,数字越大表示越痛。患者从 0 到 10 的 11 个点中根据自己所感受的疼痛程度在直线选择某一点代表当时疼痛的程度。该法是 VAS 方法的一种数字直观的表达方法,其优点是较 VAS 方法更为直观不足之处是患者容易受到数字和描述字的干扰,降低了其灵敏性和准确性。此方法适宜用于疼痛治疗前后向测定对比,见图 8-1。

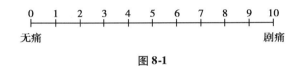

图 8-1

3. 语言等级评分法(VRS)　该方法是一种评价疼痛程度及变化的方法,让病人从所给的一系列描述疼痛的形容词中挑选出符合自身疼痛程度的关键词。描述词以疼痛从最轻到最强的顺序排列。目前有多种口述评分法,包括 4 级评分法、5 级评分法、6 级评分法等,临床最常用的是 5 级和 6 级评分法。分为无痛、轻度痛、中度痛、重度痛和剧烈痛五级或无痛、轻度痛、中度痛、重度痛、剧烈痛和难以忍受的痛 6 级。该方法的优点是易于被护士和患者接受,缺点是受患者主观因素的影响较大。

4. Wong-Baker 面部表情疼痛量表　采用从微笑、悲伤、至哭泣的 6 种面部表情来表达疼痛程度(图 8-2)。此种评估方法简单、直观,适合于儿童、老人、文化程度较低者及语言表达能力丧失者。

5. 按 WHO 的疼痛分级标准进行评估,疼痛分

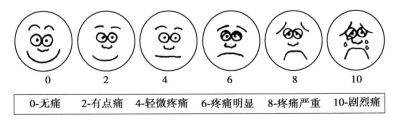

图 8-2

为 4 级。0 级:指无疼痛。1 级(轻度疼痛):平卧时无疼痛,翻身咳嗽时有轻微疼痛,但可忍受,睡眠无干扰。2 级(中度疼痛):静卧时疼痛,翻身咳嗽时加剧,不能忍受,睡眠受干扰,要求服用镇痛药物。3 级(重度疼痛):静卧时疼痛剧烈,不能忍受,睡眠严重受干扰,需要用镇痛药。

6. 长海痛尺评估法 "长海痛尺"是将 NRS 和 VRS 相结合,用 VRS 对 NRS 的刻度进行解释、限定,综合利用上述两者的优点,既有比较精确的 0 ~ 10 的刻度来评分,又有病人易于理解的文字描述,护士对病人进行宣教也相对较容易,从而保证了评估结果不会出现较大偏差(图 8-3)。

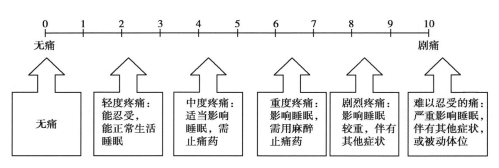

图 8-3

【疼痛特征的评估】

疼痛特征包括疼痛的性质、部位、疼痛的起始时间、持续时间与发作规律、诱发原因、患者的临床症状及体征等,可以通过问诊和查体的方法来获得。

1. 疼痛的部位 可以通过详细询问患者,同时结合查体或肛门指检确定患者确切的疼痛部位,尤其是对于慢性肛门痛的患者更应做好查体以便于前列腺炎、尾骨痛、外阴、膀胱疼痛综合征相鉴别。

2. 疼痛的性质 询问患者疼痛性质到底是撕裂样剧痛还是持续性灼痛或剧烈胀痛、跳痛。

3. 疼痛持续时间 疼痛持续时间的长短,以及疼痛与排便的关系。如肛裂表现为排便时疼痛,而肛门直肠周围感染是与排便无关的肛门部持续性疼痛,肛门直肠神经症是与排便无关的肛门部间断性疼痛等。对于血栓痔、肛裂或脓肿以及手术创伤造成的疼痛多表现为急性疼痛,但是慢性肛门痛的患者疼痛时间至少在 3 个月以上。

4. 疼痛伴随症状 注意询问患者疼痛是否伴发有便血、肛周流脓、黏液以及其他精神症状。

【疼痛的心理-社会状况】

在评估患者的疼痛时还需要评估疼痛对患者的日常生活有无影响,有无与疼痛相互影响的心理-社会因素如焦虑、抑郁、失眠、烦躁等。尤其对于肛门直肠神经症的患者。此类疾病女性发病率高于男性,多见于更年期或接近更年期妇女。由于不明原因的肛门内有持续或阵发性疼痛甚至剧痛,有时甚至用强烈镇痛药症状也无法缓解,但在进行检查时,也未发现有相应的阳性体征及病变而表现失眠、情绪低落、甚至抑郁。

【疼痛评估的注意事项】

1. 疼痛评估的主体主要是护士和病人,评估时护理人员态度要真诚,认真倾听主诉,相信患者的感觉,不可受家属的干扰。在疼痛的评估中要全面考虑各方面的因素,把疼痛评估强度与个体化的痛阈相联系。不能采取观察病人的行为表现作为疼痛强度指标,评价量表应该病人完成。

2. 在临床工作中,护士作为疼痛评估管理的重要成员,在对病人进行评估时要充分相信病人的主诉,同时还要认真观察患者的表情、体态、被动体位等,对不能表述疼痛的患者,可采用客观的工具和正确方法进行评估,只有对患者的疼痛进行科学、客观、真实的评估,护理人员才能作出正确的疼痛判断,及时止痛。

3. 对护理人员要加强疼痛管理培训,要认真学习无痛相关知识,可以以正式授课、病例讨论、个案分享等方式进行培训,从而提高医护人员对疼痛管理的认识,确保能够正确地进行疼痛评估从而及时地采取有效的镇痛手段。

4. 有效的镇痛措施需要以主动、客观和持续的疼痛评估为基础,发生疼痛随时评估;疼痛干预后 30 分钟再次评估;疼痛评分>3 分,或接受疼痛治疗,至少每 2 ~ 4 小时评估一次。必须对患者进行动态疼痛评估。

5. 使用止痛药后要评估用药后的效果,即使用止痛药后疼痛等主要症状减轻所需要的时间;用药后疼痛减轻的程度;用药后疼痛消失到再次出现之间间隔的时间。同时注意观察疼痛伴随症状:生命体征、睡眠、饮食、活动等。

第四节　肛肠外科病人疼痛的护理

肛肠疾病是临床的常见病和多发病,疼痛是肛肠疾病常见症状之一,同时由于肛门部的特殊组织解剖结构,术后疼痛极大影响了患者的术后康复及生存质量。从而使一部分患者闻而生畏,惧怕手术而拒绝治疗,导致疾病加重,因此在临床护理过程中给予患者有效的疼痛护理十分的重要。

【非手术治疗疾病本身疼痛的护理措施】

1. 直肠指诊是明确诊断的常用诊疗技术,通过指诊可以发现直肠下段的病变。如肛乳头瘤、内痔、直肠下段癌肿、盆腔脓肿及肿块、盆位阑尾炎、内生殖器的病变等。但是对疼痛性肛肠疾患如肛裂、内痔脱出嵌顿或血栓形成、血栓性外痔、肛周脓肿均有剧烈的触痛。肛门指诊会引起肛门痉挛性疼痛,给病人造成痛苦。因此在肛门直肠指诊检查中训练患者病人放松,选择合适的体位配合检查非常重要。体位的采用一般选用左侧卧位。同时在肛门直肠指诊前告知患者张口呼吸,全身放松以示指指腹按压肛门口,待患者适应之后再轻轻按摩肛管,缓慢伸入肛门,以免加重疼痛。对于疼痛剧烈的肛裂等患者可以在术中麻醉后进行检查。

2. 对于由于器质性病变引起的肛门疼痛在手术治疗前可以采用坐浴、微波治疗、使用抗菌药物等止痛,保持大便通畅,对于痔脱出嵌顿水肿或感染者,应先行手法复位卧床休息为宜。

3. 慢性肛门直肠痛的患者都会存在一定的心理障碍,如焦虑、抑郁等,这些不良的心理状态会增加其疼痛感。语言暗示能够对患者的疼痛起到一定的缓解作用。因此在对患者进行镇痛药物以及物理治疗时根据患者性格、年龄、应对方式及对疼痛经验的不同进行相应的语言暗示,加强其对疼痛的忍耐力,提升其痛阈值。

4. 肛门直肠痛患者在进行生物反馈治疗前首先告知患者排便并坐浴,同时要向患者讲解疾病知识、治疗目的和过程,然后将肌电介导的电极塞入肛门内。

【肛肠疾病手术前疼痛护理措施】

1. 病房管理　病房张贴疼痛评分尺,科室建立健康教育角,放置痔瘘裂健康教育处方以及各种和手术室互动的图片,让患者了解手术过程,缓解紧张情绪,从而缓解疼痛的心理。

2. 心理护理

(1) 围绕病人所担心的最想了解的问题进行讲解,如手术医生的技术、采用的麻醉类型、解释手术的和必要性、手术方式、注意事项。为患者讲述治疗成功的案例,以提高患者的治疗信心。

(2) 评估患者的心理状态,鼓励患者表达自身感受,耐心倾听患者的诉说。

(3) 对于术前焦虑较严重的患者,让患者听自己喜欢的轻音乐,让美好的旋律缓解紧张和焦虑的情绪,并教会患者自我放松的方法如腹式深呼吸法、催眠暗示法等。

(4) 鼓励患者家属和朋友给予患者关心和支持,尽最大努力满足病人的心理要求。

3. 协助患者做好术前准备,尤其是对于血栓外痔、嵌顿痔、肛裂、脓肿等本身疼痛剧烈的患者在为其做开塞露术前,灌肠准备时动作一定要轻柔,缓慢进入肛门,可以借助吸痰管一次将药物送入避免反复多次的疼痛刺激。

【肛肠疾病手术中疼痛护理措施】

1. 将患者提前20~30分钟接到手术室,护士热情接待,房间播放安静舒缓的背景音乐,通过播放音乐等来缓解患者的注意力。

2. 护理人员利用沟通技巧与患者交谈,介绍手术室先进的仪器设备、医护人员的综合技术力量和麻醉的程序,增强患者信任感。提升患者对疼痛的耐受程度。

3. 肛肠手术一般采取截石位,患者意识处于清醒状态,摆放手术体位时应维护患者的尊严,提前解释,及时遮盖会阴部。

4. 术中严密观察生命体征和手术情况。注意自己的言行,不管发生任何意外都需要沉着、有条不紊、冷静地面对,提升患者面对手术治疗的信心。

【肛肠疾病手术后疼痛护理措施】

1. 一般护理　术后按照麻醉要求指导患者取舒适的体位,根据患者个性特点、兴趣爱好、年龄,指导患者放松,如有效深呼吸、看电视、听音乐、故事、和家人聊天等,通过娱乐方式转移患者注意力,减轻患者术后肛门疼痛感。

2. 及时动态地对患者进行疼痛评估 评估疼痛的性质、部位、疼痛的起始、持续时间、诱发原因等,疼痛剧烈时根据疼痛的程度予以物理疗法止痛或遵医嘱予以止痛药物。

3. 药物治疗的护理 根据患者的疼痛程度遵照医嘱为患者使用合适的镇痛药物,注意观察药物镇痛效果及不良反应,特别注意有无恶心、呕吐、低血压及呼吸抑制的情况发生,出现药物不良反应及时通知医生。

4. 排尿护理 由于手术麻醉原因可能导致尿潴留的发,而尿潴留与疼痛互为因果,因此,协助患者术后3小时内自行排尿至关重要。可采取下腹部热敷、按摩、听流水声等方法促进排尿,防止尿潴留。对不能自行排尿患者,需留置导尿管。

5. 排便护理

(1) 指导患者术后饮食,鼓励其术后第二天即可排便。告知患者控便时间越长,越易挣扩伤口而出血;排便时间增长,更易造成继发性肛缘水肿而增加疼痛。

(2) 对于部分患者由于术后排便带来的疼痛而出现无法自行排便现象,造成宿便、大便干结后加大排便难度增加疼痛者。指导患者正确排便,禁止憋便,养成按时排便的良好习惯。如指导其在排便前先中药熏洗坐浴15分钟,放松肛门括约肌,以减轻排便疼痛或协助其使用开塞露排便等。

(3) 术后根据大便情况指导患者使用口服缓泻剂,保证大便质软并顺利排出,同时指导其进食水果、蔬菜、粗纤维饮食,维持大便通畅。

6. 换药护理

(1) 肛肠术后的正确换药是保证创口顺利愈合的重要内容,但肛肠术后创面为开放性伤口,再加上肛管的特殊解剖位置,换药时因清洗牵拉、摩擦创缘以及药液对创面直接刺激的作用会使患者承受不同程度的疼痛。

(2) 优化换药环境和护理服务流程、适时情感支持与安抚,换药室床与床之间挂床帘,以保护患者的隐私。做到以患者为中心,疼痛较甚者给予帮扶和安慰。

(3) 对创面隧道冲洗消毒,清除粪污及表面结扎的线头等异物时,操作要轻柔,消毒棉球或涂药时应从无创区进,创面部出,以免刺激损伤创面,引起疼痛。

(4) 换药创面疼痛剧烈时,换药前可在创面表面使用利多卡因凝胶或喷地卡因溶液,使表面麻醉

后再处理创面。

(5) 对于术后水肿以及术后创面结瘢引起的疼痛,可外用软化瘢痕的膏药或在换药后协助使用红外、微波治疗等手段,促进肛周血液循环,加快肛周组织瘢痕、水肿消退及坠胀感的逐渐消除减轻疼痛。

7. 心理护理 术前焦虑水平与术后疼痛程度、镇痛药用量及住院时间呈正相关,患者由于担心术后剧烈疼痛,会出现紧张、恐惧等心理,需要护理人员多和患者交流,及时给予心理上的支持,借助交流、活动等分散患者注意力,减轻肛门疼痛度;详细交代术后注意事项,术后疼痛时给予精神安慰和止痛剂。发生尿潴留和大便困难时,护士应根据不同的患者给予解释和安慰,解除思想顾虑,使肌肉放松,增强排便的信心。

8. 中医护理

(1) 中药坐浴熏洗:该疗法治疗肛肠病术后疼痛的疗效已被临床证实,中药熏洗在肛肠科术后应用中能缓解和消除局部水肿、消炎止痛,促进伤口愈合。选用具有清热解毒利湿活血化瘀的中药,配成50~70℃洗液,熏蒸肛门局部,中药坐浴熏洗疗法治疗肛肠病术后疼痛的疗效已被临床证实。中药熏洗在肛肠科术后应用中,能缓解和消除局部水肿,水温降至40℃左右时,嘱患者坐浸药液中,直至药物变凉至35℃为止。在排便后换药前进行熏洗,每次熏洗15~30分钟。连续使用2周。通过药力及热力的共同作用,达到止痛目的。

(2) 耳穴埋籽:通过对耳部敏感点的刺激,提高了机体对疼痛的耐受程度,缓解疼痛。术后回房即刻给予耳穴贴压,将制好的耳豆贴于耳郭相应反应点。取穴:直肠、直肠下段、肛门、神门、交感、内分泌等,指导患者或家属每30~60分钟及自觉疼痛时进行按压,每次2~3分钟,也可于换药前后、排便前后30~60分钟按压,按压力度适当,刺激量达到酸、麻、胀为宜。根据医嘱一般埋籽3日,根据具体情况夏天可保留3~4日,冬天可保留5~7日。此方法适合轻、中度疼痛的治疗,且该方法简便易行,安全有效,无毒副反应,患者依从性好,值得临床推广。

(3) 穴位按摩:术后指导患者或家属采用舒适的力度及正确的手法按摩患者足三里、内关、合谷、三阴交、足三里等穴位,按摩次数为2~3次/日,15~20分/次,以消除肛门胀痛感;也可遵医嘱给予吴茱萸粗盐热奄包:将吴茱萸、粗盐各250g,混合加热,装入布袋中,取神阙穴,将药熨袋放在腹部来回

推熨,时间 15 ~ 30 分钟。温度不宜超过 70℃。年老、婴幼儿不宜超过 50℃,每日 1 ~ 2 次。

【健康指导】

1. 心理宣教 围术期对患者进行疼痛宣教将有助于提高患者对疼痛的认识,消除患者术后不良情绪,进而提高患者术后痛阈,减轻患者疼痛,嘱家属以精神生活照顾,以维持其良好的心理状态,让家属一起参与疼痛控制教育,以他们积极的态度教育和引导患者,达到提升疼痛控制效果的作用。

2. 疼痛知识宣教 术前责任护士向患者讲解肛肠疾病术后疼痛发生的原因,疼痛可能引发的不良反应,忍受疼痛的危害,可能引起的并发症及疼痛评估工具的使用方法,向患者普及镇痛的新理念、方法以及止痛方法对缓解术后疼痛感的作用、能引起的不良反应,术后常用镇痛方法及优缺点。提高患者对疼痛的认识,避免一切可能诱发疼痛的因素。

3. 手术后对患者及家属进行饮食、运动、休息、伤口护理的专业指导,指导患者取舒适体位适当活动。穿舒适、柔软的棉质衣物,避免机械刺激切口而引起疼痛。术后根据不同的疾病指导患者进行肛门功能锻炼,进行肛门功能锻炼时用双手轻按臀部,避免肛门切口牵拉引起的疼痛。

4. 术后镇痛用药知识教育 护理人员应全面介绍有关镇痛药物的知识,告知患者正确服药的方法,剂量以及注意事项。

5. 换药过程中多与患者沟通,转移注意力,指导患者放松。对于心理障碍的患者可以让家属全程陪护,以减轻对换药疼痛的心理压力而增加患者的安全感。体现人性化服务。

6. 通过活动、饮食、药物指导让患者保持大便通畅,防止因术后排便困难引起或加重肛门疼痛。

7. 熏洗操作治疗时严格掌握水温,应避免坐浴时热水烫伤;注意患者体质、年龄,对老、心、肺、脑病、体质虚弱的患者熏洗时间不宜过长,以防虚脱;熏洗治疗时若发现过敏反应,如皮肤瘙痒,斑疹等症状,应立即停止,及时用清水冲洗肛门局部,严重时行抗过敏等对症治疗。

8. 对于耳穴埋籽的患者洗澡、洗头时保护好耳部,以延长耳穴贴压时间,如有潮湿、脱落应及时更换。注意观察耳廓局部皮肤情况,若出现肿痛、破损、瘙痒等情况应及时消毒处理,严防软骨膜炎。

(方 健)

参 考 文 献

1. 汪晖,徐蓉.临床护理指南.2 版.北京:科学出版社,2013:4
2. 刘俐,李芸,谢徐萍.疼痛科护理手册.北京:科学出版社,2015:1-12
3. 陈丽荣,李师,李明哲,等.60 例肛周脓肿围手术期及术后并发症护理效果观察.结直肠肛门外科,2016,23(5):547-548
4. 吕探云,孙玉梅.健康评估.3 版.北京:人民卫生出版社,2013:18
5. 金黑鹰,章蓓.实用肛肠病学.上海:上海科学技术出版社,2014:15
6. Pasero C. Challenges in pain assessment. J Perianesth Nurs,2009,24(1):50-54
7. 蔡元坤,专家解答肛肠疾病.上海:上海科学技术文献出版社,2004:18
8. Kehlet H, Wilmore DW. Multi-modal strategies to improve surgical outcom. Am J Surg,2013,183(6):630-641
9. 李春雨,肛肠病学.北京:高等教育出版社,2013:30,287
10. 张有生,李春雨.实用肛肠外科学.北京:人民军医出版社,2009:99
11. 林琳,林征,朱芬芬.功能性肛门直肠病与罗马Ⅲ.胃肠病学,2006,11(12):750-752
12. 王德翠,程光玉,王芳,等.护理干预对肛裂术后疗效的影响.中国误诊学杂志,2012,12(5):1117-1118
13. 李卡,印义琼,杨婕.胃肠疾病护理手册.北京:科学出版社,2015:266
14. 毛红,唐平.肛门直肠坠胀疼痛的病因与中医治疗思路探讨.世界中西医结合杂志,2013,8(3):302-304
15. 杨建芳,王彦君,常淑娴.肛肠病患者术后疼痛的原因分析及处理.中国交通医学杂志,2006,20(1):95
16. 江桂林.术后疼痛控制与护理.甘肃中医,2003,16(12):28
17. 安阿玥,肛肠病学.北京:人民卫生出版社,1997:27-29
18. 刘俐,李芸,谢徐萍.疼痛科护理手册.北京:科学出版社,2015:373-374
19. 王月凤.55 例癌性疼痛的评估及护理干预.河南外科学杂志,2008,14(5):75-76
20. 陈璐,宋姗姗,张书颖,等.协同护理模式在癌性疼痛患者中的应用.河北医药,2014,36(10):1562-1564
21. 马玉红,康凯,李铁冬.舒适护理在肛肠外科护理工作中的应用.中国误诊学杂志,2011,20(8):248-249
22. 杨艳杰.护理心理学.3 版.北京:人民卫生出版社,2012:61
23. 陈月华.中药熏蒸缓解痔疮急性疼痛和消除水肿的效果研究.临床与实践,2012,12(10):17-18

第九章

肛肠外科围术期病人的护理

第一节 肛门部手术病人的护理

一、术前护理

肛门疾病病人发病后,因出现出血、疼痛、痔核脱出嵌顿等症状,使其产生心理情绪方面的变化。手术治疗则又对其产生心理刺激,表现为情绪紧张焦虑、烦躁不安,加上出血和疼痛,影响患者休息、睡眠和进食,心理上希望医护人员早日解除其痛苦,但又惧怕手术,顾虑手术影响其肛门功能,心理矛盾较为复杂。

1. 心理护理 肛门疾病病人长期受疾病影响,加上住院环境陌生,手术又是创伤性治疗,易对手术产生恐惧心理。护士应主动关心、体贴,安慰病人,消除病人对医院陌生感,耐心解释治疗方法,宣传术者的技术水平,手术效果及围术期注意事项等,请治愈病人谈体会,解除病人思想顾虑,增强战胜疾病信心。掌握患者在手术前表现出的心理特点并做好心理护理,对提高手术疗效和恢复健康至关重要。患者入院后,根据不同年龄、特点、合理安置床位,使同一阶段年龄患者同住一室,年龄、性格、情趣相投,可部分解除患者对医院陌生环境的不适应。护士对新入院患者所患疾病要做到心中有数,掌握其病情特点,解释手术对治疗疾病的作用及手术后的良好效果,解除精神紧张及恐惧心理,并耐心给予解释、安慰,增强其治疗信心。对肛门疾病术前的心理护理应针对疾病的轻重、病种、年龄、性别不同分别给予心理疏导,采取耐心细致的劝慰、启发,尽量消除恐惧、焦虑的心理,以亲近、体贴的工作方式,使患者产生依赖、安全感及战胜疾病的信心,并采取恰当的手段分散、转移患者注意力。这些心理护理手段,对肛

门疾病患者麻醉、术后心理调节起着一定的积极有效的作用。

2. 一般护理 饮食上忌辛辣刺激性食物。嘱患者洗澡更衣、做好皮肤准备。手术前一晚用生理盐水清洁灌肠,按时测量血压、脉搏、体温,做好药物敏感试验,术晨排空大小便,便于手术顺利进行。

3. 术前检查 术前常规测血、尿、肝、肾功能,出、凝血时间。查心电图、胸片等,如病人有发热、咳嗽等症状,女性处于月经期等,报告医师应延期手术。

4. 饮食护理 骶麻者术前晨禁食、禁水。避免术中胃部不适或呕吐。

5. 肠道准备 术前晨用甘油灌肠剂 110ml 或辉力 130ml 灌肠 1 次,尽量排空粪便,便后洗净肛门。

6. 皮肤准备 术晨肛臀部备皮。

7. 术前用药 一般无需用药,若病人精神紧张,可用镇静剂,给予苯巴比妥 0.1g,术前 30 分钟肌内注射。

二、术后护理

1. 一般护理 术后去枕平卧 4~6 小时。术后每小时监测血压、脉搏、呼吸 4 次,术后 3 日内每日测体温 4 次。

2. 密切观察病情 术后及时查看切口有无渗血、水肿及敷料脱落等。

3. 饮食指导 肛门疾病术后一般 24 小时内不宜排便。故在禁止排便的时间里多饮水和食用润肠作用的饮料如蜂蜜、果汁、青菜汁等,避免大便秘结,

同时禁食牛奶、糖类等易引起肠胀气的食物。便后可进普食,忌辛辣刺激性食物,多吃新鲜蔬菜和水果。

4. 保持大便通畅　由于手术损伤肛管黏膜可引起括约肌痉挛,所以第一次排便前可口服麻仁丸等润肠药物,便前可温水坐浴,使肛门括约肌松弛。养成每日起床排便习惯,便后坐浴换药。

5. 坐浴　是清洁肛门、促进创面愈合和消炎的有效简便方法,坐浴时先用热气熏,待水温适中时,再将肛门会阴部放入盆中坐浴,每次20分钟左右。

6. 换药　病人坐浴后换药,严格按照无菌操作规程,动作轻柔熟练。换药时先消毒伤口再用自制的中药粉剂涂于伤口,最后肛内塞入痔疮栓即可。换药时注意肉芽组织生长情况,若肉芽组织生长过快过多,引起创面引流不畅,应剪除过多肉芽组织。

7. 术后活动　一般术后创面较大,痂尚未完全愈合期间,尽量少走动,避免伤口边缘因用力摩擦而形成水肿,延长创面愈合时间。创面愈合后3个月内忌长时间骑车。

8. 术后并发症及护理

(1) 出血护理:术后首次排便伤口可有少量出血,伤口较大或有多个伤口者,术后出血主要原因为病人活动过度,压迫伤口,敷料松动,脱落,缝线脱落,术中止血不彻底等。术后1周内便后带血均属正常。术后有鲜血,应重新缝扎和压迫止血。因此,需要观察切口敷料情况,有时外观敷料渗出不多,但大量出血积聚在直肠内,注意观察生命体征,发现脉搏细速,面色苍白及时处理。

(2) 发热护理:如术后体温高于38.5℃,应查找原因,看是否并发感染和其他疾病。

(3) 疼痛护理:肛门术后均有伤口灼热痛,但可忍受,疼痛轻度疼痛可向病人解释、安慰,一般无需特殊处理。可口服“索米痛片”等止痛,以保证休息。若疼痛较重,可口服索米痛片1~2片,无效者可肌内注射哌替啶50mg,为减轻疼痛,术毕要给患者肛门塞入止痛栓,缓解术后疼痛。

(4) 尿潴留:首先消除病人思想顾虑,采取适当的体位,争取自行排尿。如敷料过紧,可于术后1~2小时将敷料放松。如发生尿潴留,经诱导无效者,可行导尿术。

(5) 肛缘水肿:可用温热水坐浴或清热活血药物熏洗局部,口服清热解毒、消肿利湿制剂。

(6) 晕厥:多发生在手术当日首次起床时。因此手术当日鼓励病人床上或床边大小便,坐起时动作应缓慢,一旦发生晕厥,立即掐人中、内关穴位,通知医师,密切观察血压、脉搏变化。

(单淑珍　聂敏)

第二节　结直肠手术病人的护理

一、术前护理

1. 心理准备　术前患者反应剧烈,特别是肛管直肠肿瘤需行腹壁造口术的患者恐惧、悲观、失望,对术后生活、工作有很大顾虑,给手术带来不利影响,妨碍手术方案的实施。心理疏导及基础护理也很关键,手术创伤会给病人造成痛苦和一定的心理压力,主动与病人交流,耐心倾听病人及家属诉说心里的不安及焦虑。医护人员应通过对患者(包括家属)耐心、细致的思想工作,说明疾病的情况,手术的意义,手术实施的方案及其对患者术后生存质量的重要性,主动告知病人手术方式、术后常见并发症及其防治措施、术后如何配合,并列举成功病例,消除病人紧张、恐惧、不安和焦虑的情绪,尽可能做到及时、针对性、全程性和耐心细致的心理疏导,使病人提高对手术治疗的信心和安全感,积极配合手术治疗。

2. 术前检查　充分的术前准备对于病人术后的顺利恢复、减少并发症的发生是相当重要的。术前应详细询问病史,在全面体格检查的基础上根据疾病种类的不同进行重点检查,全面掌握患者的疾病特点和身体情况,对患者心、肺、肝、肾等重要脏器功能进行评估,对患者耐受麻醉和手术的能力作出正确判断,选择适当的麻醉和手术方式。对于一些特殊情况或结直肠肿瘤的病患,电子结肠镜检查、腹部CT、盆腔CT或盆腔磁共振、肿瘤标志物(包括消化系、前列腺或妇科)都是最基本的术前检查、还应根据病情考虑胸部CT、呼吸系统肿瘤标志物等相关检查。另外值得提出的是,随着结直肠肿瘤发病率的提高,对于便血或长期慢性肛瘘的病患,国外有观点认为应于术前完成结肠镜或至少完成乙状结肠镜检查,以利于鉴别诊断。

3. 饮食准备　术前3日进食少渣饮食,术前1日改为流质饮食,有梗阻现象应提前禁食。一般在手术前12小时开始禁食，术前4~6小时禁水，以防因麻醉或手术中呕吐而引起窒息或吸入性肺炎。

4. 纠正水、电解质失衡 由于手术损伤范围较大，对机体的耐受能力要求较高，因此术前改善营养状况和纠正水、电解质失衡显得非常重要。部分结、直肠疾病，主要是结直肠恶性肿瘤为慢性消耗性疾病不同程度地存在贫血、营养不良，有腹泻、梗阻者尚可出现水、电解质紊乱。口服高蛋白、易消化饮食是改善营养状况的最佳途径，其氨基酸、维生素及微量元素的平衡摄入是其他途径所无法比拟的。对进食较差、消化吸收功能低下，或不能进食、短时间内要求改善营养状况的患者，可以考虑完全胃肠外营养。水、电解质的平衡状态应处在监控之中，如出现异常，应予以纠正。

5. 肠道准备 术前3日开始肠道准备，口服肠道杀菌剂，抑制肠道细菌。结、直肠手术对肠道准备的要求较高，肠道准备的目的在于清除粪便、减少肠内细菌的数量，良好的肠道准备是确保手术成功，降低术后并发症的重要因素。

（1）清洁灌肠：术前3日进少渣饮食，术前1日无渣流质饮食，每日服缓泻药物，术前1日行清洁灌肠，手术当天再行灌肠。清洁灌肠用生理盐水，温度为38℃，每次灌注1000ml，反复灌洗直至排出无粪渣的清亮液体为止。清洁灌肠需要严格控制饮食和服用缓泻药物，但往往造成患者不同程度的饥饿、脱水和体力消耗，营养状况低下的患者常不能耐受。

（2）口服甘露醇溶液：用25%甘露醇250ml加水750ml，总量1000ml分次口服，至排出清亮无粪渣液体为止。此方法较为简单，用量较少。

（3）口服舒泰清：手术前1日禁食，术前1日晚9时开始口服舒泰清（复方聚乙二醇电解质散）4盒。取本品A、B两剂各一包，同溶于125ml温水中成溶液，每次250ml，每隔10~15分钟服用一次，直到排出水样清便。一般总量达2500~3000ml。

6. 抗生素准备 在术前合理的运用抗生素，能有效减少细菌的数量，是降低术后感染率的重要因素之一，避免应用对肝、肾功能有严重影响的药物。现代抗生素预防感染的原则强调，术前2小时静脉注射，保证手术时切口渗出的血液和组织液中有较高的浓度，才能达到最佳效果。黎沾良提出只在术前1日口服抗生素2~4次即可。临床上清洁肠道的抗生素使用应遵循如下原则：短时、广谱、高效、低毒、肠道不吸收，术前2小时静推1次，效果较为满意。

7. 其他准备 女病人术前3日阴道冲洗，每日

2次，末次冲洗后宫颈涂甲紫。术前日备皮，做皮试、配血，按医嘱输入静脉高营养。术日晨禁食水，行胃肠减压术，术前30分钟肌内注射苯巴比妥0.1g，阿托品0.5mg等。

二、术后护理

结、直肠癌行 Dixon 或 Miles 手术，或行右半结肠切除等手术的患者，术后肠功能恢复较慢，一般需要3~4日肠功能才能恢复，故术后良好的处理，是关系到患者康复的重要环节。一般结、直肠手术后均应进行以下护理。

1. 一般护理 在患者由手术室返回病房前，护理人员即应根据患者病情及手术后和麻醉要求，准备好所需设备、用物及急救药品等。当患者回到病房后，密切观察患者的体温、脉搏、呼吸、血压、尿量及引流量的变化，如有异常应及时报告。检查引流管连接是否通畅，按医嘱连接持续吸引或引流装置。观察引流液的性质、颜色和数量。观察引流管是否固定良好、引流通畅，并严密观察切口有无渗血、出血。加强病房的巡视，如有异常应立即通知医生采取措施。

2. 体位护理 术后2~3日尽量采取仰卧位或半卧位。若患者感觉疲劳需改变体位或起床活动时，指导其用手压迫创面，动作轻缓，以减少渗血。

3. 饮食护理 术后饮食肠道手术和非肠道手术的饮食决定于手术级别、麻醉的种类和患者对手术和麻醉的反应。一般术后禁食，术后第3日进全流食，可进食富含营养、易消化吸收的流质饮食，忌饮酒及进食辛辣刺激性食物。术后1周进半流饮食，术后2周进普通饮食，施行肠造口者可较早进半流食和普通饮食。如大便干硬可吃些香蕉、蜂蜜水等食物或口服润肠通便药，保持大便通畅。

4. 术后活动 术后早期下床活动可以促使肠蠕动早日恢复，减少腹胀，防止并发症发生有重要作用，如肺不张、坠积性肺炎、肠粘连，患者清醒后即可活动四肢，术后12小时可被动活动躯体，术后1~2日即可自主活动。

5. 疼痛护理 护士应主动与患者交流，了解患者疼痛的性质及程度，指导患者采取舒适体位，避免压迫切口，同时鼓励家属多与患者交谈感兴趣的话题，或者看电视、听音乐等方法分散患者注意力，减轻疼痛。术后48小时切口疼痛，可根据医嘱给予止痛剂。

6. 排尿护理　如行 Miles 手术,术后应留置导尿1周,在留置导尿期间,可用0.02%的呋喃西林液250ml冲洗膀胱,每日2次。在拔除导尿管前2日开始夹管,每2～4小时放小便1次,以达到恢复膀胱张力及感觉之目的,防止术后尿潴留。

7. 排便护理　多饮水,多吃新鲜蔬菜、水果,如香蕉、苹果、蜂蜜水等,大便干硬时口服润肠通便药,保持大便通畅。

8. 应用抗生素　为预防后控制感染,可全身应用抗生素,如头孢曲松钠、甲硝唑、庆大霉素等。

9. 引流管护理　保持胃肠减压管和引流管通畅,观察引流液的性质、颜色和量。持续胃肠减压3～4日,待肠鸣音恢复即可补钾,注意维持水电解质平衡,必要时应用脂肪乳剂、输血、血浆或人体白蛋白。注意腹腔引流或骶前引流的量、性质,如血液过多、血压下降、脉快,应考虑有继续出血,及时通知医生配合治疗。腹腔引流管无明显渗液时,术后3日拔除引流管;会阴部双套管引流,应持续负压吸引,注意吸引力不能过大。若引流液每日少于10ml时逐渐拔出引流管,一般需放置7～10日。

10. 口腔护理　蒸汽或雾化吸入,每日2次。并注意口腔护理,防止呼吸道感染。

11. 切口护理　保持腹部及会阴部切口敷料清洁,如有渗出及时更换,注意腹部情况,如有肠梗阻及腹膜刺激症状,应及时通知医生处理。腹部切口,术后24小时应更换敷料1次。老年人切口愈合慢,拆线时间要适当延迟,术后用腹带包扎,减少切口张力,有利于切口愈合。会阴部切口,术后会阴切口放置负压引流管应保持通畅,并注意引流物的颜色和性状、数量,保持敷料清洁干燥,如有污染和渗血,应及时更换敷料,引流管一般术后1周拔除,引流管拔除后可坐浴。

12. 肠造口护理　详见肠造口护理一章。

(聂敏　单淑珍)

参 考 文 献

1. 李春雨,汪建平.肛肠外科手术学.北京:人民卫生出版社,2015:129-130
2. 胡伯虎.大肠肛门病治疗学.北京:科学技术文献出版社,1998:127
3. 李春雨,汪建平.肛肠外科手术技巧.北京:人民卫生出版社,2013:80-81
4. 李春雨.肛肠病学.北京:高等教育出版社,2013:63-64
5. 张有生,李春雨.实用肛肠外科学.北京:人民军医出版社,2009:95-96
6. 喻德洪.现代肛肠外科学.北京:人民军医出版社,1997:200-201
7. 李春雨,张有生.实用肛门手术学.沈阳:辽宁科技出版社,2005:77-78
8. Arda IS,Guney LH,Sevmis S,et al. High body mass index as a possible risk factor for pilonidal disease in adolescents. World Journal of Surgery, 2005,29(4):469-471
9. Anil Cubukcu, Sinan Carkman, Neset Nuri Gonullu, et al. Lack of Evidence that Obesity is a Cause of Pilonidal Sinus Disease. European Journal of Surgery, 2001, 167 (4):297-298
10. 彭亚平,王彤.37例尾部藏毛窦病人手术前后的护理.中华护理杂志,2007,42(2):119-120
11. 刘丽霞,王明祥.护理干预对负压封闭引流技术治疗骶尾部藏毛窦疗效的影响.现代中西医结合杂志,2016,25(13):1466-1469
12. 赖荣斌,李春雨.骶尾部藏毛窦84例诊治体会.中国普外基础与临床杂志,2013,2,(20):183-186
13. 严月平.12例骶尾部藏毛窦病人的护理.护理研究杂志,2013,5(27):1497-1498
14. 于永铎.痔的诊断与治疗.实用乡村医生杂志,2003.10(2):3-4
15. 陈秋辉,蒋南群,谭爱平.肛周疾病手术患者舒适护理的应用与效果评价.医学临床研究,2009,26(6):1148-1149
16. 秦建峰,李荷英.肛门部手术后尿潴留212例原因分析.中国民间疗法,2006,14(11):46-47
17. 朱紫英.痔疮病人围手术期护理体会.家庭护士,2006,4(11):38-39
18. 聂敏.吻合器痔上黏膜环切术患者的术后护理.中医杂志,2003,44(21):230-231
19. 李春雨,聂敏,林树森,等.吻合器痔上黏膜环切钉合术加中药芍倍注射治疗重度痔30例.中华胃肠外科杂志,2009,12(1):98
20. 聂敏,李春雨.护理干预对肛周脓肿合并糖尿病手术前后治疗效果的影响.结直肠肛门外科,2015,21(1):65-66
21. 李春雨,聂敏,梁健.切开挂线术治疗肛周脓肿的疗效观察.中华全科医师杂志,2006,5(11):675-677

第三节　合并特殊疾病病人的护理

肛肠外科合并特殊疾病病人主要包括合并心血管疾病、脑血管疾病、糖尿病、肝功能不全、肾功能不全和凝血功能障碍的患者。应经内科系统治疗,病情稳定后,再同内科医师会诊,认为可行手术,并经特殊准备后方可手术。

一、心血管疾病病人的护理

慢性心功能不全患者住院及恢复时间偏长,并发症多,护理比正常手术病人的要求高。因此,应做好充分术前准备,尽可能纠正心功能不全。改善机体状况,术后加强病情观察,采取有针对性的护理,减少术后并发症,在不同阶段把心理护理和健康教育落到实处。认为全面细致的围术期护理措施有利于提高手术治疗的成功率,促进患者早日康复。

(一) 术前护理

1. 心理准备　认真全面地收集患者的一般情况(患者的年龄、性别、职业、社会经历、文化素质等)、相关疾病史、心理状况、相关医学的检查结果等临床资料,与患者和家属进行术前谈话,根据每个患者的不同情况进行有针对性的解释和疏导工作,使患者和家属明白手术的目的和意义,消除其恐惧和紧张的心理从而能够积极配合治疗和护理工作。术前责任护士要向患者详细的讲解术前的各项准备工作和目的以及术前和术后需要注意的事项,做好和患者及其家属的沟通交流工作,及时了解患者的心理变化和需求,对其进行耐心的解释,从而使患者有充分的心理准备。

2. 术前指导　肛肠手术治疗术前禁食水,这样使患者消耗体力,但是可以有利于防止和减少术后并发症。手术前一天饮食以易消化为主,不宜饮牛奶和进食油腻大的食物,以免出现术后腹胀或腹泻。进行床上排尿和排便的训练,避免因术后卧床引起的排泄困难,指导患者术后在床上进行上下肢的活动,以防术后卧床下肢静脉血栓的形成。术前做平卧位时猛烈咳嗽动作的训练,以便在术中需要配合作咳嗽的动作,促进造影剂快速从冠状动脉排出。嘱患者术前排空膀胱。

3. 术前准备　术前 1 日晚进行桡动脉、双侧腹股沟和会阴部皮肤的清洁准备工作以及清洁灌肠。为保证患者术前有充分休息和睡眠,可给予镇静安眠药。术前半小时肌内注射地西泮 10mg,以减少迷走神经反射,同时可以缓解病人紧张情绪。建立可靠的静脉通路,静脉注射地塞米松 5mg 以减少患者的过敏反应,在足背动脉搏动处做好标记。

4. 完善相关检查　检测患者的血压、脉搏、呼吸,进行心电图检查,完善血、便、尿等常规检查,肝肾功能检查,凝血功能分析,超声心动图和胸部心脏

X 线片检查。

5. 保障措施　准备严密观察患者的病情变化,观察患者表情,监测血压、呼吸、脉搏的变化,随时询问患者的自我感觉状况,给予适当的安慰,稳定患者的情绪,充分考虑手术过程中可能出现的意外情况,准备好各种应变保障措施,如将除颤器、起搏器、抢救药品等放在固定的位置,以确保抢救时能够反应迅速敏捷、准确有效。

(二) 术后护理

1. 患者术后 4 ~ 6 小时凝血时间,结果小于 150秒,病情稳定者,可拔出股动脉鞘管,拔管前需持续静脉滴注肝素,压迫穿刺点后加压包扎 12 ~ 24 小时。急性心梗、不稳定性心绞痛患者或者手术效果不理想,有并发症者拔管时间延长至术后 12 ~ 24 小时。用沙袋压迫 6 ~ 8 小时。术后患者取平卧位,头部可适当抬高,但不可过高。卧床 18 ~ 24 小时后,可适当下床活动。

2. 血压监测　严密观察患者术后血压的变化,隔 1 ~ 2 小时测一次血压,血压不稳定者 15 ~ 30 分钟监测一次或连续监测至血压稳定,发现患者出现低血压或休克症状,要告知临床医生,及时查明原因和治疗。

3. 心电监测　肛肠手术治疗术后致死的主要原因是严重的心律失常和心肌缺血,持续心电监护可以早期发现和预防。因此,介入治疗术后患者,尤其是在术后 24 小时内,须持续进行心电监测和记录。密切观察有无各种心律失常和心肌缺血性改变,经常询问患者有无自觉症状如胸闷、心悸、气短等。

4. 用药　为预防术后形成血栓,患者需按医嘱口服抗血小板聚集药物,如口服氯吡格雷 75mg,每日 1 次;阿司匹林 300mg,每日 1 次;常规给予皮下注射低分子肝素钙 40mg。在服用抗凝剂治疗期间,要密切监测,有无出血倾向,如牙龈出血、皮下出血点、注射部位出血等现象。观察患者的尿液、大便及呕吐物的颜色。用药 1 ~ 2 周复查血常规和凝血时间,如有异常及时告知医生调整剂量或停用。

5. 术后拔管及穿刺处观察　患者的生命体征平稳,在心电监护下进行拔管操作,确保静脉通道畅通,备好抢救药品和抢救设备拔管时要密切注意患者的精神状态、血压、呼吸和心率变化。拔管后观察局部反应情况,尤其是肥胖的老年患者,注意与对侧同一部位进行比较,观察皮肤颜色、皮下有无渗血和血肿,观察对比双侧足背动脉搏动情况和下肢静脉

回流情况,以及远端肢体的色泽、温度和感觉的变化。触摸加压包扎部位周围皮肤的张力,防止加压过度引起动脉血栓形成。

6. 出院指导　术后 3~4 日病情稳定可予以出院,急性心肌梗死患者介入治疗可延长至术后 5~10 日。遵照医嘱指导病人出院后继续口服药物进行巩固治疗。远离冠心病的危险因素,改变不良生活习惯,作息有规律,戒烟限酒,低盐低脂饮食,食不过饱,适当进行体育锻炼,保持心情愉快,避免精神过度刺激和紧张等。坚持长期服用降压或降糖药,控制血压和血糖,调节血脂。定期到医院复查,检测应用抗凝药物的副作用,如有胸痛、胸闷、心悸等不适症状及时住院治疗。

二、脑血管疾病病人的护理

(一) 术前护理

1. 心理护理　脑血管疾病的患者多为老年人常合并心血管疾病,因此术后需严密监测血压和心率的变化。护士将手术目的、手术风险性、可能发生的并发症及预防处理措施、术后恢复过程、功能锻炼的必要性及方法等向患者解释清楚,解除其心理顾虑,取得配合。

2. 全身评估　全身状况综合评估包括基础病情况、血压、血糖水平等。鼓励患者入院采用高蛋白饮食,术前 24 小时清淡饮食。神经内科等相关科室会诊予以相应专科诊治及护理指导。

3. 术前指导　术前注意患者全身和局部皮肤清洁,患者翻身及偏瘫侧肢体摆放,避免压疮形成。指导鼓励患者行深呼吸、咳嗽、扩胸运动以增强肺部功能,减少肺炎的风险。指导患者床上大、小便姿势。指导患者健侧肢体行踝泵运动、股四头肌功能练习、直腿抬高等练习,告知患者家属行偏瘫侧肢体的按摩及肌肉功能锻炼的方法。指导患者行床上体位变更、下床姿势、行走辅助、预防跌倒等相关功能锻炼。

4. 下肢静脉血栓的预防　偏瘫、肛肠手术后卧床均为下肢静脉血栓形成的高危因素,术后出现深静脉血栓(DVT)几率可高达 40%~80%,给予抗凝药物预防治疗后的发生率亦大于 10%。

患者自入院起即给予低分子肝素和足底泵等预防血栓治疗措施。针对患者术后初期可能面临双下肢活动不利情况,首先明确告知患者可能碰到的困难及解决方法,术前予以针对性训练,制订详尽的康复规划,避免跌倒等不良事件的发生。

(二) 术后护理

1. 病情观察　患者术后返回病房,24 小时内多功能心电监护,监测血压、心率、氧饱和度,观察并记录患者神志、尿量、伤口引流情况,评估病情变化。术后需特殊观察患者脑部症状,如神志及肢体有无功能障碍,以警惕脑部再灌注损伤。当平衡失调时则会出现血栓形成或出血倾向,对于脑血管患病患者,这种变化就显得更为显著和持久,而且对预后会造成不良影响,可导致继发性脑组织缺血、迟发出血及脑代谢的变化,加重脑损害。术后需密切监测凝血功能,脑组织有无长期缺血、出血倾向。指导患者家属与患者适量沟通交流,消除患者恐惧心理,予以心理安慰,增强患者信心。

2. 肺部并发症的预防　给予雾化吸入,术后第2 天即在床上适当坐起,鼓励患者主动进行咳嗽及深呼吸增强肺部功能,减少肺炎的风险。定时改变体位,进食时侧卧或坐位,进食流质食物时使用吸管,避免呛咳误吸。

3. 肛肠护理　患者一般取平卧位,以利于减少疼痛,同时减少出血,减轻肿胀。

4. 伤口引流管护理　由于颈部皮肤和皮下组织松懈,术后又不能加压包扎,可有伤口渗血。观察有无出血倾向术后应用抗凝祛聚药物,严密观察肢体末梢血液循环、感觉、皮温、运动情况。注意有无下肢静脉栓塞,注意观察床边交接班并做好记录。

三、糖尿病病人的护理

在接受手术治疗的患者中,合并糖尿病的患者死亡率是非糖尿病患者的 1.5~2 倍。糖尿病患者围术期的血糖管理是决定其能否安全度过手术危险期、影响手术成败及患者预后的关键因素。糖尿病患者围术期的血糖管理相对复杂,在严格控制血糖的同时,须进行完整的术前评估,给予充足的营养支持及严密的术中和术后监测,防止发生急性代谢紊乱。

(一) 术前准备

1. 术前检查　通常除了常规的病史检查和查体之外,对于小型手术的患者,术前需要检查血糖(包括空腹和餐后 2 小时)、糖化血红蛋白、尿酮体、电解质和血气分析。对于大型手术除了以上的项目之外,还要检查肝肾功能、心电图、胸片等。如果是无症状性的高血糖,除了在检查血糖之外,还要了解患者无症状性的高血糖而带来的一些慢性并发症的发生,要在手术前了解患者是否有心脏和肾脏的损坏、自主和外周神经损害以及视网膜病变等。在进行手术前,要对病人状态和功能进行一个评估。

2. 术前危险性评估

(1) 糖尿病往往是无症状性的,所以一定要明确患者在手术前是否确诊了糖尿病,不明确者手术危险性大:据统计,约每 4 个接受手术的患者中就有 1 个人既往从未确诊过糖尿病。

(2) 有无糖尿病慢性并发症及合并症,脏器功能是否受损,如心、肺、脑、肾功能,有受损者手术风险大。

(3) 围术期血糖控制是否良好,血糖越接近正常,手术危险性越小。

(4) 手术本身的大小、范围、缓急及持续时间,术前的准备时间是否充分。

(5) 麻醉方式当中全麻的风险要大于硬膜外的麻醉,要大于局麻的麻醉。

(6) 手术者的外科技术是否娴熟也是很重要的因素。

3. 手术时机的选择　如果术前检查发现 HbA1c>9% 或空腹血糖>10.0mmol/L(>180mg/dl),或餐后 2 小时血糖>13.9mmol/L(>250mg/dl),要尽量推迟手术,使血糖尽量接近正常。但是根据病人疾病的病情情况,以及病人的年龄大小和手术的部位也可以适当进行调整。

4. 术前血糖目标值　小手术和大手术理想的目标都是一致的,要求是接近正常,在 5.6 ~ 7.0mmol/L。对于小手术来讲可以接受的血糖目标是在 8.3 ~ 10.1mmol/L。而对于大型手术要严格控制在 7.0 ~ 8.3mmol/L,最大的限制不能超过 11.1mmol/L。在急症的情况下,急救的情况下,可以适当放宽。

手术前日晚 8 点禁食。手术当天早晨查血糖 8.2mmol/L。为了不影响手术的治疗,皮下注射改为静脉注射胰岛素,手术前和手术中每小时监测血糖,用静脉注射胰岛素的方式,调整胰岛素的用量,使血糖维持在 7.6 ~ 8.7mmol/L,至手术完毕安返病房。

(二) 术后处理

首先要对不能进食的患者进行一个管理,不能禁食的患者仍推荐用静脉输注胰岛素,每 1 ~ 2 小时监测血糖,调整胰岛素用量。每日查血电解质、尿酮体,术后当天每 2 ~ 4 小时监测一次,以后逐渐减少监测次数。

①术后仍给予静脉胰岛素的治疗;②因为病人是连续硬膜外的麻醉,要求术后 6 小时,开始进流食后;③注意低血糖的发生;④第一天每小时监测血糖,从第二天开始视患者进餐、补液量、静脉胰岛素用量调整监测时间,通常每 2 小时或每 4 小时监测一次,直至完全恢复正常饮食,停用静脉输注,改为皮下注射胰岛素;⑤术后 1 ~ 2 周,可考虑改为口服降糖药治疗。

四、肝功能不全病人的护理

(一) 术前护理

1. 心理护理　因肝硬化是慢性疾病,病人多有不同程度的焦虑表现,有时在并发急性大量出血时,常可出现恐惧的心理状态;住院待术时间长,对手术及预后的种种顾虑,患者会失去战胜疾病的信心。为此,要针对性地做好解释和思想工作,说明术前充分准备的必要性,以稳定患者情绪,充分调动病人的主观能动性,争取病人的密切配合,以尽可能达到最佳治疗效果。

2. 出血护理

(1) 快速建立静脉通路,并配血,应用止血药物。

(2) 立即放置三腔两囊管,胃管应连接胃肠减压装置,以观察气囊压迫止血效果,同时需要严密观察大便次数,粪便颜色和量,这对决定是否紧急手术具有十分重要的意义。

(3) 密切观察血压、脉搏、尿量,以指导输液量和输液速度。

3. 饮食护理　根据病情,科学指导患者适当卧床休息,以减轻肝脏负担,有利于保护肝功能。向患者和家属宣传饮食管理的重要性;饮食要多样化,各种营养物质摄入应尽可能平衡,宜进高热量、高维生素、低脂肪,少渣而无刺激性的软质饮食,各类蛋白摄入总量每日应达 70 ~ 100g,以提供肝细胞酶所需(消化道出血或肝性脑病时应限制蛋白质的摄入量)。有腹水者,应低钠饮食,并限制水摄入量。避免食油炸、干硬、粗糙、辛辣、过热、带骨刺食物。同时细嚼慢咽,防止损伤胃及食管黏膜诱发出血,多吃水果和蔬菜,保持大便通畅,避免劳累及恶心、呕吐、便秘、咳嗽等使腹内压增高的因素,尽可能做好手术前的准备。

4. 皮肤护理　大多数肝病患者病史中,有自发出血、皮肤瘀斑及轻微创伤后难以止血等情况,因此,为病人进行各种注射及拔针时针眼处按压时间应稍长,防止注射部位出现大片状皮肤瘀斑及渗血不止,同时防止皮肤损伤及外伤。黄疸可致皮肤瘙痒,可用温水擦洗。

5. 腹水的护理　腹水严重而致呼吸困难者可给予半卧位,应用利尿剂后,应每日测体重及腹围,记录 24 小时尿量,利尿效果以缓慢持久的体重下降为理想,并口服氯化钾合剂,定时监测血清电解质,以防电解质紊乱,轻度腹水者,可输入白蛋白,不轻易用利尿剂。

6. 肠道准备　术前晚用偏酸性液体生理盐水清洁灌肠,以清除肠道内积血和其他含氮物质,预防术后肝性脑病发生,促进肠功能恢复。从而大大提高了插管的一次成功率,防止医源性因素引起曲张的静脉破裂出血。

（二）术后护理

1. 严密观察生命体征变化　定时测量并及时记录;保持有效胃肠减压,观察减压液体性质,如有较大量咖啡色或褐色液体,说明有上消化道出血,应报告医生积极处理,术后保证病人睡眠和休息。

2. 术后预防肝性脑病的发生　①密切观察神志的变化,早期发现其前驱症状。②持续吸氧 48 ~ 72 小时,以保证血氧供应。③慎用止痛、镇静、安眠类药物。④保证谷氨酸钠,强力宁、支链氨基酸等预防肝性脑病药物的及时输入。⑤及时发现诱发因素,如出血、感染、电解质紊乱等。

3. 术后出血的观察　由于患者有出血倾向,凝血因子缺少,手术中凝血因子又进一步消耗,而输入过多的库血又可能加重凝血功能的影响,再加上手术创伤,肝功能进一步损伤,从而导致手术创面及伤口持续渗血和出血。出血大多数发生在术后 24 小时内,当发现手术伤口呈鲜红色 24 小时大于 500ml 或每小时超过 100ml,伴血压下降,脉搏细速时,应考虑内出血发生。

4. 注意观察尿量　记录 24 小时出入量,观察肝功能有无进一步损害的临床表现,如黄疸情况及腹围大小,预防肝肾综合征的发生。

5. 防止脾切除术后静脉血栓形成　术后 2 周内定期复查血小板计数,如其超过 $30×10^9/L$ 时,考虑给抗凝处理,并注意用药前后凝血时间的变化。

6. 发热观察及护理　①注意术后吸收热与脾热的鉴别,吸收热是由于创口组织分解物的吸收引起发热,体温在 37.5 ~ 38.2℃,持续 2 ~ 4 日后恢复

正常,外科常规护理即可;脾热是查不到感染灶,体温 38 ~ 42℃,有一定的规律性,持续 2 ~ 4 周,抗生素无效,护理措施是密切观察体温变化,配合物理降温,并遵医嘱在强力有效抗生素作用下,适当应用激素降温。②肺部感染引起的发热,由于脾切除降低免疫力,手术创伤疼痛致呼吸运动受限,咳嗽、排痰不畅易致坠积性肺炎,术后 24 小时协助病人翻身、拍背、鼓励病人深呼吸、咳嗽、并行雾化吸入,应用有效抗生素,输新鲜血浆,增加机体免疫力。③膈下脓肿引起的发热,因脾区平卧位置偏低,易积血、积液,利于细菌生长,形成膈下感染,护理上应注意观察体温、呼吸、肺部体征及 X 线肺片检查,区别肺部和膈下感染。

五、肾功能不全的护理

（一）术前护理

1. 心理护理　护理人员提供全面性的护理干预,包括心理疏导、术前准备、导管护理、透析观察、饮食指导。心理疏导:患者由于自身疾病症状,多数存在过分忧虑心态。另外,由于透析治疗费用较高,心理压力进一步增大。此时,护理人员需要及时提供心理疏导,致力于构建良好的护患关系,保持与患者及其家属的良好沟通。积极解答患者疑问,可向患者讲解基本的病理学常识,讲解手术的目的与效用,鼓励其配合治疗。

2. 饮食护理　合理饮食可改善患者的体质,减轻症状,促进肾功能的恢复。结合病情,可采用高热量、低盐、优质低蛋白、清淡饮食,患者以食用含优质蛋白质的动物性食物为主,例如精瘦肉、鱼肉、鸡蛋、牛奶等。进食淀粉类高热量食物以维持机体需要。有食欲不振、恶心情况时,应鼓励进食,可少量多餐。

3. 尿液引流的护理　充分地引流尿液,改善肾功能是十分必要的。护理上应确保引流管通畅,避免导尿管受压、扭曲、折转成角,引流管连接无菌引流袋,固定于床旁,不能高于腹部,以免影响引流。准确记录 24 小时尿量,观察尿液的颜色变化。

4. 手术前透析护理

（1）术前准备:术前护理人员需要做好积极准备,进行常规备皮等。将所需器材与物品准备就绪,在术中严格依照要求配合治疗人员。针对肾功能衰竭的患者,如需透析置管。

（2）导管护理:在完成置管后,由于患者多数伴随代谢障碍与血管损伤,易于出现感染。因此,护

理人员需要密切关注患者的病情进展,持续进行心电监护,观察心率、呼吸、脉搏等基本生命指征的变化。要查看切口处有否出血,及时换药。护理人员需要保持导管的干燥清洁,进行有效固定,避免过度牵拉。并且在术后7日,应用碘伏清洁导管周围皮肤,并使用无菌生理盐水清洁出口。一旦发现红肿与脓性分泌物,则需立即对症治疗。

（二）术后护理

1. 生命体征的观察　本病患者往往代偿功能减退,机体反应慢,凝血功能减退,故术后极易发生出血。回病房后应严密监测生命体征,给予心电监护,每1小时监测血压、脉搏、呼吸、血氧饱和度1次。待病情平稳后,酌情测量。同时观察患者神志、面色和尿色情况。

2. 膀胱冲洗及引流的观察　术后保持导尿管通畅是重要的护理环节,应多加巡视,注意冲洗液颜色的变化。术后通常用生理盐水行持续膀胱冲洗,防止血凝块的形成,并根据冲洗液的颜色及时调整冲洗速度。如出现引流不畅,可用手挤压导尿管,使之产生脉压冲力,将导尿管中的残渣挤出。如出现引流液量少于冲洗液量或突然加深为鲜红色,需高度警惕并采取措施,可用一次性灌洗器抽取生理盐水反复多次抽吸,清除血块直到通畅为止。如上述措施还无法控制出血时,应报告医生,必要时行手术止血。

3. 肾功能恢复的观察和护理　术后血肌酐、尿素氮仍未能恢复正常,可能与肾脏的器质性损害有关。因此,要定期监测肾功能,以明确肾功能恢复情况,同时注意尿量的观察,必须做好详细、准确的记录,特别注意单位时间内的尿量变化。根据肾功能化验结果和尿量变化,提供动态的病情信息,及时调整治疗方案和护理措施。

4. 感染的观察及护理　肾功能不全的老年患者,免疫力低下,极易发生感染,感染又可使病情加重,因此,预防感染十分重要。措施主要有以下几点:术后注意观察体温变化和伤口敷料情况,如术后第2～3日出现发热。体温在37.5～38℃,1日后恢复正常,可考虑为术后吸收热,无需特殊处理,但要注意与术后感染发热相鉴别。注意伤口有无渗血和敷料有无浸湿或脱落,应及时换药。患者长期卧床,应鼓励其深呼吸,并协助进行有效咳嗽,辅助拍背或雾化吸入,预防肺部感染。保持尿道口及会阴部清洁,每日用0.5%碘伏溶液消毒尿道口及导尿管近端(10cm)2次,每晚清洗会阴部,每日更换集尿袋。

鼓励多饮水,以利于多排尿。如果患者年龄大、感觉迟钝,加上术后需长时间保持仰卧位,所以极易发生压疮,因此一定要加强皮肤护理。如保持腹部、臀部、会阴部皮肤清洁干燥;床铺应保持平整无皱褶,清洁干燥无碎屑;协助患者定时改变体位,可用气垫或枕头垫起一侧身体,2～3小时后换另一侧,按摩受压部位,促进血液循环;对有水肿的患者,尤其要注意观察水肿处皮肤情况并严格交接班。出现问题时,要及时处理,首先排除导尿管有无堵塞,如有血块,及时冲洗,确保引流通畅;对于症状较轻的患者;予以心理疏导,分散注意力,消除紧张情绪。

5. 透析观察及护理　术后患者接受初次透析时,护理人员需控制液体流速。同时,密切关注有否出现心慌、腹痛、呼吸紊乱等反应。查看导管是否通畅,若发现血性液体,则需积极止血。同时,将透析液的温度控制在37～40℃,避免加重腹膜刺激,引发机体不适感。记录进出液量、患者日尿量、血压、体重等。在进行各项护理操作时,需要严格保证无菌,降低发生医源性感染的风险。饮示指导:进行腹膜透析,患者易于并发营养不良,这是由于腹膜透析会丢失机体体内大量的蛋白质及其他营养成分,故应通过饮食来补充,并要求病人蛋白质摄入为优质蛋白,如摄取一些鱼、肉、多蛋、奶等,但是对于肝病合并肾功能衰竭的患者对于蛋白质的摄入必须严格控制以预防并发症的发生,维生素的最佳来源为水果、蔬菜,可多加补充,但避免食用刺激性食物。水的摄入量根据每日的出入量来决定,如病人无明显高血压、水肿等,可正常饮水。针对部分合并严重胃肠反应者,需要提供静脉营养支持,适当输入血浆、全血或者氨基酸液。当肝病合并肾功能衰竭的患者,由于合并腹水,护理人员需指导其控制动物性脂肪与纤维素的摄入,同时可以适当口服酮酸或者必需氨基酸,促进机体对蛋白质类物质的合成。

六、凝血功能障碍病人的护理

（一）术前护理

1. 做好术前评估　了解患者的患病史及既往史,更好地观察患者的病情变化。患者有肌肉反复血肿及鼻出血的既往史,因而术前观察患者有无肢体肿胀、疼痛、血肿等表现,嘱患者勿做过于剧烈的运动,勿磕碰。多注意患者有无鼻及口腔出血,并向患者做好宣教工作,嘱勿抠鼻子,注意口腔卫生,至少刷2次牙,使用软毛牙刷及含氟牙膏,控制牙菌斑,减少口腔疾病的发生。

2. 心理护理 如果是血友病患者,一般患者及家属思想负担很重,害怕手术部位出血、手术创伤造成严重后果(诱发大出血),并且不能达到预期的效果。针对这些心理特点医护人员要主动热情,耐心细致为患者介绍此病的治疗及术中术后的注意事项,特别是血友病的相关知识,如目前应用的凝血因子Ⅷ替代疗法,手术前后使用人凝血因子Ⅷ可以预防术中术后出血,使患者及家属充分了解血友病并能够积极配合,增强其战胜疾病的信心。

3. 护理操作注意事项 凝血功能障碍患者共同的特点是凝血时间延长,具有轻微创伤后长时间出血倾向。因此应加强以下护理:①术前静脉采血后,立即用无菌棉棒按压采血部位,增加按压面积,延长按压时间(至少5~10分钟),此后仍需密切观察穿刺部位是否出血;②注射时严格规范操作,无菌操作,实施每项操作前要牢记轻、柔、快、稳、准,各种穿刺确保"一针见血";③留置静脉留置针,避免反复静脉穿刺造成出血或感染;④禁用肝素钠封管,以免加重出血,改用生理盐水正压封管;⑤尽量避免肌内注射,可考虑口服给药,如必须注射时应用细针头,注射完毕拔针后至少在穿刺部位按压5分钟,以防针眼处出血。

4. 凝血因子Ⅷ用药 护理全员培训,认真学习药物的作用机制及用药方法。①药物剂量应严格遵医嘱;②药物置于2~8℃冰箱冷藏,禁止冷冻;③使用时提前从冰箱中取出并应使药物和配制用液体温度符合常温标准,以防配制时液体出现结晶,配制时轻轻摇动,使其充分溶解,勿产生泡沫;④输液时应使用一次性输血器;⑤输液滴速保持在60滴/分,液体需在1小时内输完;⑥因此药物生物半衰期为8~12小时,故不得放置,应用现配;⑦用药过程中严密观察患者用药反应,用药前后监测凝血指标。手术前2日给予患者进行凝血因子Ⅷ预实验,血友病患者应给予2250U重组凝血因子Ⅷ静脉输液,30分钟内输注完毕,分别在输注的0、1、3、6、12、24小时进行FⅧ:c及APTT的检测。通过此实验可以了解及掌握重组凝血因子Ⅷ在此患者体内代谢及各种指标变化的过程,为后续用药提供了依据。为了手术可以顺利进行,防止术中出血难以控制,手术当天将患者FⅧ水平调整在60%~80%,因而术晨给予患者静脉输注2500U重组凝血因子Ⅷ。

5. 术前准备 在术晨患者输注完凝血因子Ⅷ后,为患者备皮,使用备皮刀时一定要绷紧患者皮肤,动作轻柔,避免刮破患者皮肤。如患者经济条件允许,也可使用脱毛膏等更温和的备皮方法。

(二)术后护理

1. 加强观察,预防出血 术后密切观察患者伤口敷料的渗血及引流情况,如有渗血及时向医生反映,避免伤口血肿的发生,并及时更换敷料,以免发生感染。引流液过少而患者主诉局部胀痛时应考虑引流不畅,需及时查找原因;引流过多,如1小时内引流量超过200ml,并且引流性质为新鲜血性时,要及时请示医生,引流管长度应适宜并妥善固定。在观察伤口情况的同时,也要注意肢体其他部位的出血情况,有无肿胀、肌肉疼痛、肢体麻木、感觉异常等症状。要注意患者有无血尿、血便、咯血等泌尿系统及消化系统的出血情况。

2. 血友病患者的凝血因子Ⅷ用药的护理 此患者手术结束返回病室,立即给予1500U凝血因子Ⅷ静脉输注,术后第1~3日,给予1500U,每12小时一次;第4~6日,给予1000U,每12小时一次;第7~11日,给予500U,每12小时一次;第12~14日,给予500U,1次/日。术后第14日在输注凝血因子Ⅷ后,为患者伤口拆线。用药过程中严密观察患者用药反应,用药期间定期监测凝血指标,如指标有异常及时向医生反映。

3. 发热及疼痛的护理 术后患者出现发热时,禁止采用乙醇擦浴,由于凝血功能障碍患者患者反复揉摩局部易导致皮下出血;禁止使用影响血小板功能的药物,如吲哚美辛栓,可嘱患者多饮水或使用冰袋物理降温的方法。伤口疼痛时,禁止使用非甾体类抗感染药物,尽量避免使用肌内注射药物,可采取口服药物止痛。

4. 体位护理 患者术后要平卧,减少局部肿胀,同时为患者加压部伤口。

5. 功能锻炼 凝血功能障碍患者术后防止便秘为重要,因为伤口出血是最常见的并发症。手术当天麻醉恢复后即可使患者进行局部加压冷敷以不引起疼痛及自身可承受为宜。术后第1日可使患者进行局部换药,观察伤口。

(单淑珍)

参 考 文 献

1. 陈易人. 外科围手术期处理. 南京:江苏科技出版社,2000:89-93

2. 李学增. 外科护理学. 北京:人民卫生出版社,2001:393

3. 张维君. 心导管学. 北京:人民卫生出版社,1997:436

4. 杨玉秀,田建国.门脉高压症.北京:北京科学技术出版社,1999:239-240,244-245

5. 马腾骧.尿路梗阻.济南:山东科学技术出版社,1993:281

6. 李静雅.冠心病患者PCTA术后康复护理.心血管康复医学杂志,2000,9(3):88

7. 敖宁建.介入治疗与冠状动脉支架的最新应用.中国危重病急救医学,2006,4(9):32

8. 武桂平.门脉高压症患者胃管插入法探讨.中华护理杂志,2004,39(2):157

9. 侯四川,申东亮.耻骨上经膀胱前列腺切除术应注意的若干问题.临床泌尿外科杂志,1999,14(3):93

10. 蔡雅明,张海英.前列腺摘除术后引流管的护理.护士进修杂志,1998,13(7):24

11. 俞洪元,王天济,丁崇标,等.下尿路梗阻致肾功能不全临床处理再认识.中华泌尿外科杂志,2001,22(11):696-697

12. 通格拉,仲杜霞,刘静媛,等.前列腺摘除术后出血与膀胱痉挛的护理.内蒙古中医药,2011,30(23):123-123

13. 施晓松,石永兵,钟丰云,等.慢性肾衰竭患者腹腔镜引导下腹透置管术的临床研究.中国血液流变学杂志,2010,21:121-128

14. 葛建章,周巧玲,宁建平,等.腹腔镜在腹膜透析管置入术中的临床应用(附85例报告).中国内镜杂志,2010,11:128-132

15. 章俊,汤珣,范应方.慢性肾功能衰竭患者腹腔镜引导下腹膜透析置管术11例临床分析.岭南急诊医学杂志,2006,4:275-276

16. 王蕾,刘淑贤,李海微.1例血友病患者行玻璃体切割手术的围手术期护理护理研究,2010,24(12):3192-3193

17. 高娜,张谊.20例血友病性关节病患者围手术期护理.护理研究,2009,23(10):2692-2693

18. 吴莹光,李晓光,张凯宁,等.骨科血友病甲患者的围手术期处理.中华外科杂志,2004,42(23):1430-1433

19. 白正武,朱本柯,张明,等.关节镜技术治疗血友病A膝关节滑膜炎.中国矫形外科杂志,2008,6(23):1781-1783

20. 南莎,李文利.1例左膝血友病关节炎全膝置换后反复出血患者的护理.中国实用护理杂志,2008,24(1B):38-39

21. 苏桂茹,陈莉萍,孙晓楠,等.1例血友病甲患者活动过量引发下肢重度出血的护理.中国实用护理杂志,2008,24(1B):51

第十章

肛肠外科病人的体位及护理

第一节 概 述

体位护理是指病人休息或适应医疗需要而采取的一种姿势。适当的体位对治疗疾病,减轻症状,进行各种检查,预防并发症,减少疲劳等有良好作用。

一、体位护理的生理学基础

在重力作用下,体位的改变引起了器官移动。各器官中呼吸系统和循环系统影响较大,对代谢有一定的影响。

1. 体位对呼吸系统的影响。

2. 体位对循环系统的影响。

3. 体位对代谢的影响。

二、体位护理的基本原则

1. 应从生理学、力学方面考虑,尽量采取身体各部位舒适的姿势。

2. 变化体位前后必须查看患者体征。

3. 为减少局部受压尽可能使受压面宽些。

4. 选择合适的护理用具。

三、体位护理的注意事项

1. 变换体位过程中或变换体位后,如发现呼吸、循环系统有变化应立即停止。

2. 变换体位过程中,防止病人的各种导管、引流管、医疗器械弯曲或脱落。

3. 及时调整各种医疗器械使其处于功能状态,保证其正常工作。

4. 体位变化应按医嘱有计划连续实施。

5. 变换体位后要注意观察患部或受身体压迫的关节的情况。

第二节 常用体位的护理

一、仰卧位

仰卧位是腹部手术最常用的体位。适用于头、颌面、颈、胸、四肢等部位手术。根据病情及诊疗需要,可分为去枕仰卧位、屈膝仰卧位和中凹卧位三种。常见的仰卧位是患者头部放于枕上,两臂置于身体两侧,两腿自然伸直(图10-1)。多为休息和睡眠的一种体位。

1. 指导方法 四肢及躯干水平躺于床上。体

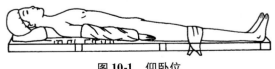

图10-1 仰卧位

位的变化对人体影响最大的是呼吸系统和循环系统。平卧位时,重力对于循环系统的作用减少,回心血量增加。

2. 护理措施

(1) 全麻尚未清醒者:全麻术后平卧位(4~6

81

小时),头转向一侧,避免口腔分泌物或呕吐物误吸入气道。

(2)椎管内麻醉者:椎管内麻醉者应平卧6~8小时,以防因脑脊液外渗致头痛。

二、侧卧位

侧卧位是检查和治疗的一种常用的体位,对患者和检查者都比较方便,特别适用于病重、年老体弱、下肢活动不便、纤维结肠经检查者或者女性患者。一般取左侧卧位,臀部靠近床边,两腿向腹部屈曲,左腿稍伸,头部略前屈,身体呈卷曲状,使臀部充分突出暴露肛门(图10-2)。这种体位适用于检查、换药和简单手术,患者比较舒适。

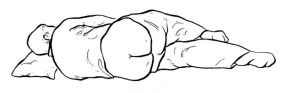

图10-2 侧卧位

1. 指导方法 手术中的侧卧位适合于肛门部的手术,时间较短,可让患者向左或向右侧卧于手术床上,臀部靠近床边,髋膝关节各屈曲90°,向腹部靠近,背部弓起,双手自然放于胸前,双腿屈曲,使肛门及臀部充分暴露。

2. 护理措施

(1)侧卧位可能造成患者生理学改变,易导致循环、呼吸障碍、神经损伤和皮肤压疮等并发症,应注意及时更换体位。

(2)侧卧位的手术护理:在手术开始前,准备好多种型号的软垫,分别放于床头部、腰背部、臀腿部等位置,并在肩胛部平排放置多块大型号软垫。软垫的数量和型号要根据病人的体重而定,以病人整个身体在同一水平面上为准。

(3)术中注意观察、询问患者舒适情况,保证静脉输液的通畅。随时密切监测血压心率的变化,及时发现异常情况。

三、半卧位

1. 指导方法 半卧位是在术后生命体征平稳

的情况下摇高床头,术后2小时摇高20°~30°,在2~6小时间逐步摇高至45°(图10-3)。在采取半卧位的同时也可将床脚适当摇高,这样可以防止患者重心下移而下滑,以稳定半卧体位,在患者颈部垫一软枕可以缓解颈肩部肌肉的紧张度使患者感到舒适。

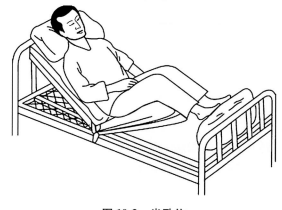

图10-3 半卧位

2. 护理措施

(1)术后改善通气:半卧位可以使膈肌下降,减少呼吸时的阻力,有利于肺扩张和改善通气功能。胸腔负压增加也有利于静脉血液及淋巴液的回流。半卧位对循环,呼吸两方面都有好处,病人也感觉舒适。

(2)术后有利于引流,减轻疼痛:半卧位可以让腹部手术后的渗血、渗液或脓液等积液集中于腹腔的最低位,有利于腹腔渗液的引流,预防膈下感染。同时缩小腹膜与渗血、渗液或脓液的接触面积,减少对细菌、毒素的吸收,避免感染扩散。还能减轻手术部位的充血和水肿,降低腹部切口的张力,减轻伤口疼痛。

(3)半卧位能使腰肌放松,改善患者的舒适度:长时间的腹部手术让患者容易引起身体某些肌群的疲劳,产生累积性损伤,而引起腰背部酸痛等不适。早期半卧位能适当协助患者改变卧位方式,能避免肌群、韧带、肌腱的过分牵拉伸长,防止累积性损伤而引起的腰酸背痛。

第三节　特殊体位的护理

一、膝胸位

1. 指导方法　膝胸位是检查和换药常用的体位。患者双膝跪于检查床上,肘关、节和胸部紧贴着床,头部着床并转向一侧,腰部放松,抬高臀部(图10-4)。这种体位适用于肛门直肠指检、肛镜、乙状结肠镜检查及术后换药。但长时间检查,患者而不能耐受,故病重或年老体弱者不宜使用,最好改用其他体位。

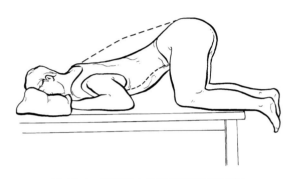

图10-4　膝胸位(虚线示体位不正确)

2. 护理措施　膝胸位适用于直肠、肛门局麻手术病人,可以更好的暴露手术野。由于术中病人意识清醒,长时间采用膝胸位,常因精神、体力消耗太大及全身不适难以坚持,直接影响手术效果和康复。

(1) 由巡回护士术前1日访视病人,根据病人的职业、文化程度等讲解手术室的环境、设备,通过交流了解病人的心理状况,说明手术治疗的目的、意义及术中、术后可能出现的不适,进行适当的心理干预。

(2) 手术开始前协助病人安置体位,将腹部、双侧髋关节,双下肢卧于膝胸位枕上,双肩、双侧锁骨卧于其肩枕上,双上肢自然扶住肩枕,其额部放于软枕上,勿压迫眼部。

(3) 可以使用自制辅助卧位枕提高术中的卧位的稳定性和病人舒适感。

二、俯卧位

1. 指导方法　患者俯卧于手术台上,将枕头或其他物品垫在髂前上方,使臀部垫高,两腿下垂分开。双手放在颌下,或双臂放于头前。用两条宽胶布贴在肛门两侧,另一端固定在手术床边,将臀部向两侧拉开,从而更加充分暴露肛门(图10-5)。这种体位适用于体弱或手术时间较长者。

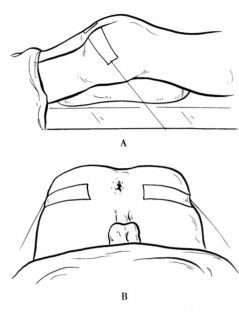

图10-5　俯卧位
A. 侧面观;B. 正面观

2. 护理措施　手术中俯卧位护理:

(1) 避免术中压疮:对于需要长时间接受俯卧位手术治疗的患者,由于肢体及躯体的活动强度极低,容易发生压疮。俯卧位时身体的着力点是头部、双肩、双侧胸部、髂前上棘、膝关节等部位,这些均为肌肉脂肪薄弱部位,因此在摆放体位时,采用体位垫来保护骨隆突处。

(2) 俯卧位时,因患者胸部、腹部受压,易引起通气不足,在胸部垫一大软枕,要使腹部悬空,避免引起呼吸困难;对有心肺疾病、年老体弱的患者更应注意。

(3) 俯卧位时要对女患者的双侧乳房重点保护,因为乳腺组织血运丰富受到挤时易引起损伤,摆放体位时双侧乳房应放在海绵垫的空洞处避免挤压。男患者俯卧位要注意保护外生殖器,因为男性外生殖器皮肤薄嫩,摆放体位时应注意外生殖器不能与体位垫接触,防止受压。

(4) 全麻患者俯卧前,先给患者双眼涂上金霉素眼膏,术中要十分注意检查是否有角膜干燥及消毒液流入眼内。

三、截石位

1. 指导方法 截石位时肛门手术最常用的体位。患者仰卧于手术台边缘,双腿抬起分开放于支架上,臀部移至手术台,使肛门和臀部充分突出和暴露(图 10-6)。有人主张为达到充分暴露的目的,将双腿固定于支架上,再将支架向左右加宽,这样不仅暴露好,而且术者和助手操作更方便,这种体位特别适用于肛门直肠手术,一般不作为检查体位。

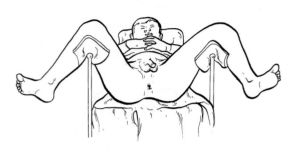

图 10-6 截石位

2. 护理措施 手术中截石位护理:

(1)术前注意了解患者有无影响摆截石位的骨关节疾病,有无下肢的静脉血栓、感觉或运动障碍、皮肤病变。

(2)术前摆放截石位时,支腿架外侧要垫上软垫,支腿架不宜过高,腿托应托在小腿肌肉丰满的部位,与小腿平行,膝关节弯曲 90°～100°,双下肢分开 80°～90°,避免对腘窝的直接压迫,防止血管内皮损伤导致血栓形成和小腿筋膜高压综合征的发生。

(3)术中注意观察约束带松紧度、位置及膝关节弯曲度。观察患者下肢的血液循环、末端皮温;在手术时间过长时,应对病人肢体进行按摩,以促进血液回流。

(4)截石位其着力点正好压迫窝,加之小腿自然下垂后血流方向的改变,影响下肢静脉的回流,长时间可造成血管内膜损伤,是深静脉血栓形成的主要原因,尤其是血液黏滞性较高的患者发生率更高。

四、折刀位

1. 指导方法 适用于骶尾部手术、肛门部手术及肛门直肠检查。患者俯卧于手术台上,髋关节弯曲于床端,两大腿下垂,两膝跪于横板上,降低床头,使臀部垫高,头部位置较低(图 10-7)。用宽胶布贴于肛门两侧,另一端固定在手术床边,将臀部向两侧拉开,充分暴露肛门。

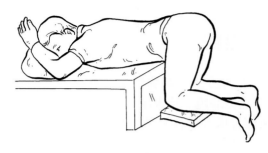

图 10-7 折刀位

2. 护理措施 手术中折刀位护理:

(1)摆放折刀体位时,需合理使用硅胶软垫和减压贴,防止压疮的发生。协助患者俯卧于手术床上,臀部平手术床的中下 1/3 处,胸部放一大软枕,头侧卧于软枕上,双臂自然弯曲置于头两侧,并妥善固定。

(2)使用体位硅胶软垫保护,四肢分别用约束带固定,头部使用硅胶头圈固定,头偏向一侧,眼睛涂抹金霉素眼药膏后用无菌输液贴膜保护,同时注意用减压贴保护受压的耳郭。

(3)患者下肢下垂处应垫高,以利于下肢静脉回流,防止血栓形成。对于低位直肠癌 APR 手术采用俯卧折刀位,使手术医师获得了更佳的视野,避免患者骶尾部长时间受压,而导致皮肤受损或压疮的形成,值得推广。

体位安置在外科手术中十分重要,它是手术室护理工作的重要内容之一。舒适的体位可以减轻患者的痛苦,合格的体位可以使手术野充分暴露,使手术医生顺利进行手术操作,反之可以引起生理或解剖并发症。术前进行心理干预,缓解焦虑、紧张情绪,术中帮助病人安置好手术体位,不要过多暴露非手术部位,尊重病人的隐私,维护病人的尊严,让病人更安全、舒适、放心。体现了专科护理技术的人性化,丰富了人性化护理的内涵。

(韦瑞丽 聂敏)

参 考 文 献

1. 李春雨. 肛肠病学. 北京:高等教育出版社,2013
2. 李春雨,汪建平. 肛肠外科手术学. 北京:人民卫生出版社,2015
3. 孙正怡,冷金花,郎景和. 腹腔镜手术后疼痛. 中国现代手术学杂志,2000,4(4):309-310
4. 陈红霞. 妇科气腹腹腔镜术后膝胸卧位的应用. 医学理论

与实践,2009,22(10):1228-1229

5. 陈妙霞.危重症病人卧位护理研究进展.中国护理管理, 2010,10(3):40-41

6. 黄少琼.体位护理在异位妊娠腹腔镜术后的应用.全科护

理,2009,7(4C):1049-1050

7. 左艳.妇科腹腔镜手术术前术后护理.临床医药实践, 2009,19(12):943-944

第十一章

肛肠外科病人手术的护理配合

第一节　肛门疾病手术的配合

一、混合痔外剥内扎术

1. 体位　折刀位/截石位。
2. 麻醉方式　腰硬联合麻醉。
3. 备物
（1）常用器械:肛痔仪。

仪器名称	数量	仪器名称	数量
小直钳	2	卵圆钳	1
小弯钳	2	长无齿镊	1
中弯钳	2	直剪、组织剪	各1
组织钳	4	小杯	3
铁吸头	1	小碗	2
7#刀柄	1	弯盘	1
长针持钳	1		

（2）布类:肛痔布、手术衣。
（3）一次性物品

物品名称	数量	物品名称	数量
吸引管	1	肛窥	1
电刀	1	痔疮止血材料	1
7#丝线	1	太宁乳膏	1
9×17 针	1	安尔碘Ⅲ型皮肤消毒液	
石蜡油	1	安尔碘皮肤黏膜冲洗消毒液	

4. 操作步骤

手术步骤	手术详细步骤	器械护士配合	巡回护士配合
清点用物		清点器械、敷料、缝针和特殊用物	与器械护士共同清点，并详细登记在《手术器械敷料登记单》上
消毒、铺巾	按常规进行消毒和铺巾	递消毒纱块、铺巾	协助消毒，监督医护人员铺无菌巾
固定连接	固定电刀、虹吸管	递电刀、虹吸管、小直钳	连接导线，报告电外科设备的功率及状态，连接虹吸瓶
扩肛	消毒肛管、直肠，充分扩张肛管	递长平镊、蘸有安尔碘冲洗液纱条，予液状石蜡油润滑的肛管扩张器	
观察痔的全貌	置入半圆肛窥（肛镜缝扎器），探查	递半圆肛窥（肛镜缝扎器）	
提起并切除混合痔	提起内痔和外痔，在外痔外缘做一"V"形切口，切开肛管皮肤，至肛管括约肌间沟平面时，将切口从"V"改为"◇"至齿线上 1～2cm	递皮钳、电刀	
止血	出血点予结扎或电凝止血		
缝扎	缝扎内痔和已游离外痔的基底，在结扎线上 1cm 切除痔组织	递 9×17 针穿 7#丝线、小弯钳、电刀	
剔除残余组织	剔除残余的外痔组织，保留上皮，修剪创缘，使之对合良好，切口开放	递电刀	
清点用物		清点器械、敷料、缝针和特殊用物	与器械护士共同清点，并详细登记在《手术器械敷料登记单》上
处理伤口	放置黏膜保护剂，无菌粘贴敷料覆盖伤口	予太宁乳膏及无菌粘贴敷料	
器械处理	擦去表面血迹	器械交消毒供应中心统一回收清洗、消毒、灭菌	归置仪器设备

二、吻合器痔上黏膜环切术/选择性痔上黏膜切除术

1. 体位　折刀位/截石位。
2. 麻醉方式　腰硬联合麻醉。
3. 备物
（1）常用器械：肛痔仪。

仪器名称	数量	仪器名称	数量
小直钳	2	卵圆钳	1
小弯钳	2	长无齿镊	1
中弯钳	2	直剪、组织剪	各1
组织钳	4	小杯	3
铁吸头	1	小碗	2
7#刀柄	1	弯盘	1
长针持钳	1		

（2）布类：肛痔布、手术衣。

（3）一次性物品

物品名称	数量	物品名称	数量
吸引管	1	2-0、3-0可吸收缝线	各2
电刀	1	PPH或TST吻合器	1
石蜡油	1	痔疮止血材料	1
肛窥	1	太宁乳膏	1
9×24△针	1	安尔碘Ⅲ型皮肤消毒液	
7#丝线	1	安尔碘皮肤黏膜冲洗消毒液	

4. 操作步骤

手术步骤	手术详细步骤	器械护士配合	巡回护士配合
清点用物		清点器械、敷料、缝针和特殊用物	与器械护士共同清点，并详细登记在《手术器械敷料登记单》上
消毒、铺巾	按常规进行消毒和铺巾	递消毒纱块、铺巾	协助消毒，监督医护人员铺无菌巾
固定连接	固定电刀、虹吸管	递电刀、虹吸管、小直钳	连接导线，报告电外科设备的功率及状态，连接虹吸瓶
扩肛	消毒肛管、直肠，充分扩张肛管	递长平镊、蘸有安尔碘冲洗液纱条，予液状石蜡油润滑的肛管扩张器	
观察痔的全貌	置入半圆肛窥（肛镜缝扎器），探查	递半圆肛窥（肛镜缝扎器）	
确认齿状线位置	将脱垂的痔核复位，用3把皮钳在截石位3、7、11点位分别夹持肛缘皮肤并向外牵拉，将涂有石蜡油的光管扩张器放入肛管，取出内栓，松开皮钳，必要时可在肛周前后各缝合1针，固定肛管扩张器	递皮钳、肛窥、必要时9×24△针穿7#丝线	开启吻合器、2-0可吸收缝线
荷包缝合	经半圆肛窥缺口，用2-0可吸收缝线在齿线上4～5cm直肠壶腹部黏膜及黏膜下层行荷包缝合，通过转动半圆肛窥，大约每隔60°缝1针，完成直肠一圈荷包缝合需4～6针（节段性荷包：一般在距齿状线近端3～5cm处推荐使用2-0带针缝线在黏膜及黏膜下层进行荷包缝合。从肛门镜挡板一侧进针，通过2～3针缝合再于挡板另一侧出针，完成荷包缝合。缝合间隙助手用纱布适当压迫缝合点，减少血肿形成）	递针持钳夹2-0可吸收缝线	

续表

手术步骤	手术详细步骤	器械护士配合	巡回护士配合
放入吻合器	取出半圆肛窥、逆时针旋开吻合器至最大位置,将吻合器放入直肠腔内,使圆锥形钉头穿过荷包线圈,收紧荷包缝合线并打结固定在吻合器中心杆上,在引线器的牵引下将线尾分别经吻合器两旁侧孔引出,小弯钳夹线尾留作牵引用	递吻合器、小弯钳	
击发吻合器	顺时针旋转吻合器,吻合器中心杆缓缓回缩,同时向外牵拉荷包缝合线,当感觉到旋转有阻力时,吻合器指示窗的指针显示已进入击发范围,保持直肠黏膜在压迫状态30秒,打开吻合器的保险栓,双手操作击发吻合器,关上保险栓,等待30秒再旋开吻合器,直至圆锥形针头完全松开,退出肛外	递电刀	
检查切除的直肠黏膜	检查吻合器钉槽内切除的直肠黏膜是否为完整的一圈		
检查吻合口	半圆肛窥置入肛管,检查有无出血,如有出血用3-0可吸收缝线缝扎止血	递3-0可吸收缝线	开启3-0可吸收缝线
清点用物		清点器械、敷料、缝针和特殊用物	与器械护士共同清点,并详细登记在《手术器械敷料登记单》上
处理伤口	放置黏膜保护剂,无菌粘贴敷料覆盖伤口	予太宁乳膏及无菌粘贴敷料	
器械处理	擦去表面血迹	器械交消毒供应中心统一回收清洗、消毒、灭菌	归置仪器设备

三、肛门周围脓肿引流术

1. 体位　折刀位/截石位。
2. 麻醉方式　腰硬联合麻醉。
3. 备物
（1）常用器械:肛痔仪+探针。

仪器名称	数量	仪器名称	数量
小直钳	2	卵圆钳	1
小弯钳	2	长无齿镊	1
中弯钳	2	直剪、组织剪	各1
组织钳	4	小杯	3
铁吸头	1	小碗	2
7#刀柄	1	弯盘	1
长针持钳	1		

（2）布类：肛痔布、手术衣。
（3）一次性物品

物品名称	数量	物品名称	数量
吸引管	1	亚甲蓝注射液	1
电刀	1	3%过氧化氢溶液	约50ml
石蜡油	1	甲硝唑	1~2
肛窥	1	2-0、3-0可吸收缝线	各2
9×24△针	1	痔疮止血材料	1
7#丝线	1	太宁乳膏	1
11#刀片	1	凡士林纱	1
头皮针	1	安尔碘Ⅲ型皮肤消毒液	
橡皮筋/血管吊索	2	安尔碘皮肤黏膜冲洗消毒液	
10ml注射器	1		

4. 操作及配合步骤

手术步骤	手术详细步骤	器械护士配合	巡回护士配合
清点用物		清点器械、敷料、缝针和特殊用物	与器械护士共同清点，并详细登记在《手术器械敷料登记单》上
消毒、铺巾	按常规进行消毒和铺巾	递消毒纱块、铺巾	协助消毒，监督医护人员铺无菌巾
固定连接	固定电刀、虹吸管	递电刀、虹吸管、小直钳	连接导线，报告电外科设备的功率及状态，连接虹吸瓶
扩肛	消毒肛管、直肠，充分扩张肛管	递长平镊、蘸有安尔碘冲洗液纱条，予液状石蜡油润滑的肛管扩张器	
确定切口，找到脓腔	以皮肤隆起处或波动最明显处为中心，做与肛门呈放射状切口	递11#刀片/电刀，中弯	
探查脓腔	用中弯插入脓腔，撑开中弯扩大创道排出脓液，再以示指探查脓腔，分开其中的间隔，放置凡士林纱条引流	凡士林纱	
探查内口	若脓腔与肛瘘相通，则在脓腔切开后用探针仔细探查内口，找到内口后，沿内外口切开，放置凡士林纱条引流	探针、亚甲蓝试液、凡士林纱	
清点用物		清点器械、敷料、缝针和特殊用物	与器械护士共同清点，并详细登记在《手术器械敷料登记单》上
处理伤口	放置黏膜保护剂，无菌棉垫覆盖伤口	棉垫、胶布	
器械处理	擦去表面血迹	器械交消毒供应中心统一回收清洗、消毒、灭菌	归置仪器设备

四、肛瘘切开挂线术/切除术

1. 体位　折刀位/截石位。
2. 麻醉方式　腰硬联合麻醉。
3. 备物
（1）常用器械:肛痔仪+探针。

仪器名称	数量	仪器名称	数量
小直钳	2	卵圆钳	1
小弯钳	2	长无齿镊	1
中弯钳	2	直剪、组织剪	各1
组织钳	4	小杯	3
铁吸头	1	小碗	2
7#刀柄	1	弯盘	1
长针持钳	1		

（2）布类:肛痔布、手术衣。
（3）一次性物品

物品名称	数量	物品名称	数量
吸引管	1	3%过氧化氢溶液约	50ml
电刀	1	甲硝唑	1~2瓶
石蜡油	1	头皮针	1
肛窥	1	橡皮筋/血管吊索	2
9×24△针	1	2-0、3-0可吸收缝线	各2
7#丝线	1	痔疮止血材料	1
11#刀片	1	太宁乳膏	1
1#丝线	1	凡士林纱	1
7×20△针	1	安尔碘Ⅲ型皮肤消毒液	
10ml注射器	1	安尔碘皮肤黏膜冲洗消毒液	
亚甲蓝注射液	1		

4. 操作及配合步骤

手术步骤	手术详细步骤	器械护士配合	巡回护士配合
清点用物		清点器械、敷料、缝针和特殊用物	与器械护士共同清点,并详细登记在《手术器械敷料登记单》上
消毒、铺巾	按常规进行消毒和铺巾	递消毒纱块、铺巾	协助消毒,监督医护人员铺无菌巾
固定连接	固定电刀、虹吸管	递电刀、虹吸管、小直钳	连接导线,报告电外科设备的功率及状态,连接虹吸瓶

续表

手术步骤	手术详细步骤	器械护士配合	巡回护士配合
扩肛	消毒肛管、直肠,充分扩张肛管	递长平镊、蘸有安尔碘冲洗液纱条,予液状石蜡油润滑的肛管扩张器	
观察外口、探查内口部位	观察外口为位置和形态,估计瘘道走向及深浅,探肛检查内口部位		
证实内口部位	用亚甲蓝溶液加过氧化氢溶液(1:2)从外口注入,证实内口所在部位。将探针由外口探入,沿管道自内口穿出。也可用手指在肛管内做引导,将探针引出	递亚甲蓝 2ml+3% 过氧化氢溶液 4~6ml 用 10ml 注射器抽吸和剪掉头皮针针头的针管连接,递探针	
切开瘘管	切开:沿探针切开瘘管,如属弯管,可边探查边切开,逐步找到内口后全部切开瘘管。以刮匙搔刮管壁肉芽及清除坏死组织	电刀、刮匙	
	挂线:切开内口至肛外切口之间的上皮及皮下组织,探针从内口引出,探针头上系上橡皮筋,退出后收紧橡皮筋,予以挂线	电刀、皮钳、小弯钳、橡皮筋、7#丝线	
	切除:在外口周围皮肤做一"◇"切口,并沿探针切开皮肤至内口,用皮钳提起菱形皮瓣及瘘外口,与周围组织分离至内口,一并切除整条瘘管	电刀、皮钳、小弯钳	
修剪切口皮肤	修剪切口两侧多余的皮肤,创面呈"V"形以利于引流。必要时放置凡士林纱条引流	凡士林纱条	
	对要行缝合的病例,创面应用过氧化氢溶液及甲硝唑溶液清洗,然后用 3-0 可吸收缝线缝合皮下组织,皮肤用 1#线缝合	3% 过氧化氢溶液、甲硝唑注射液、3-0 可吸收缝线、9×20△针穿 1#线	开启所需物品
清点用物		清点器械、敷料、缝针和特殊用物	与器械护士共同清点,并详细登记在《手术器械敷料登记单》上
处理伤口	放置黏膜保护剂,无菌棉垫覆盖伤口	棉垫、胶布	
器械处理	擦去表面血迹	器械交消毒供应中心统一回收清洗、消毒、灭菌	归置仪器设备

第二节　结直肠疾病手术的配合

一、剖腹探查+肠切除吻合术

1. 体位　平卧位。

2. 麻醉方式　全身麻醉。

3. 备物

（1）常用器械:开腹仪+胃肠加仪+开腹仪器具包+C 型拉钩 1 套(或三叶拉钩)+荷包钳+超声刀。

仪器名称	数量	仪器名称	数量	仪器名称	数量
开腹仪		平镊(中、长)	各1	钢尺	1
巾钳	5	血管镊	2	血管拉钩	2
小直钳	4	甲钩	2	开腹仪器具包	
小弯钳	6	S拉钩(小、中、大)	3	4#、7#刀柄	各1
中弯钳	12	大腹钩	2	弯盘	2
长弯	6	压肠板	1	小杯	6
组织钳	4	胃肠加仪		碗(大中小)	各2
针持(长、短)	各2	软组织钳	2	C型拉钩	1套
直角钳(长、短)	3	大弯钳	1	三叶拉钩	1套
圈钳(有齿、无齿)	各2	支气管钳	2	荷包钳	1
铁吸头	1	肠钳	2	灯柄	2
剪刀(直、薄、厚)	6	有齿直钳	2	短超声刀	1套
短有齿镊子	2	大直钳	2		

（2）布类：剖仪布、手术衣、大孔巾。

（3）一次性物品

物品名称	数量	物品名称	数量
刀片11,22	各1	双有袋40cm×48cm薄膜	1
丝线1,4,7	适量	肠袋	1
成人组合针	1套	伤口贴	2
电刀	1	28号胶管或双腔引流管	1
长电刀头	1	引流袋	2
电刀刷	1	另备:	
吸针板	1	切口保护器	
吸引管	1	荷包线	
15×40血垫	2	吻合器、缝合器或侧侧切割吻合器	
40×40血垫	1	薇乔可吸收线0/1/3-0	
双有袋40cm×48cm薄膜	1	安尔碘Ⅲ型皮肤消毒液	
石蜡油	1	安尔碘皮肤黏膜冲洗消毒液	

4. 操作步骤和配合流程

手术步骤	手术详细步骤	器械护士配合	巡回护士配合
清点用物		清点器械、敷料、缝针和特殊用物	与器械护士共同清点，并详细登记在《手术器械敷料登记单》上
消毒、铺巾	按常规进行消毒和铺巾	递消毒纱块、铺巾	协助消毒，监督医护人员铺无菌巾
术野贴手术薄膜、固定连接	贴手术薄膜、固定超声刀/能量平台、电刀、虹吸管	递中夹纱、手术薄膜、各种连接管道，小直钳固定	连接导线，报告电外科设备的功率及状态，连接虹吸瓶

93

手术步骤	手术详细步骤	器械护士配合	巡回护士配合
切开皮肤及皮下组织	沿腹正中线切开皮肤及皮下组织	递干夹纱,22#手术刀、有齿镊	打开无影灯
切开腹白线及腹膜	切开腹白线及腹膜	递中弯、甲状腺拉钩	
探查腹腔	探查腹腔情况,固定切口保护器,固定自动牵开器,周围予盐水血垫隔离、保护	递生理盐水湿手探查,更换深部手术器械及盐水血垫,递切口保护器、自动牵开器	开启切口保护器
松解扭转或套叠的肠管	如与周围组织有粘连,分离粘连组织	递长平镊、梅氏剪、中弯钳、1#/4#线结扎	
	如有血液循环障碍	递热盐水血垫热敷	
	如有肠管绞窄坏死,应立即行肠切除术		
处理肠系膜及血管	提起预切除肠管,辨认肠系膜血管,沿剪开的系膜用中弯钳分离系膜,分束钳夹,切断肠系膜及血管	递超声刀、中弯钳、梅氏剪、1#、4#丝线、线剪	
钳夹、切除病变肠管	用大直钳或 Kocher 钳钳夹拟切除肠管两端,在距断端 3~5cm 的肠管上各上一肠钳。在病变肠管下垫一盐水血垫,做好隔离保护措施。在肠钳和夹闭钳之间紧贴夹闭钳外缘切断肠管,去除病变肠袢	递大直钳、Kocher 钳、肠钳、盐水血垫、肠钳、22#手术刀、器皿准备盛装标本	准备送检标本
修剪、处理肠断端,准备吻合	去除病变肠管后,用吸引器吸去两断端肠管内容物,用消毒纱球消毒断端肠管。将两断端的肠系膜分离 0.5~1cm,以利吻合。在系膜缘及对系膜缘距断端 0.5cm 处浆肌层各缝合一针做牵引用。将肠钳靠拢,两断端无扭转对齐,准备吻合	递吸引器、软皮钳、硬皮钳钳夹蘸有安尔碘皮肤黏膜冲洗消毒液的纱球、针持钳夹 6×17 ○针 4#线	倒安尔碘皮肤黏膜冲洗消毒液
肠端端吻合	①做好缝合准备后,对齐两牵引线。用 1#线全层缝合肠壁。 ②用 1#线在距原全层缝合缝线边缘 0.2cm 处做一全周的浆肌层间断缝合。 ③用 1#线间断(或连续)缝闭肠系膜裂孔。 ④检查吻合口通畅程度	递血管镊、6×17 ○针 1#丝线	
腹腔冲洗	温生理盐水/蒸馏水冲洗再次检查有无出血	递温生理盐水或无菌蒸馏水冲洗腹腔	提前准备好温生理盐水或蒸馏水
放置引流	放置引流管	递酒精纱球、11#手术刀、引流管、长弯钳、持 9×24 △针穿 7#丝线缝合固定	开启引流管
清点用物		清点器械、敷料、缝针和特殊用物	与器械护士共同清点,并详细记录在《手术器械敷料登记单》上

手术步骤	手术详细步骤	器械护士配合	巡回护士配合
关闭腹腔	缝闭腹膜	1-0 可吸收缝线连续缝合,12×28○针 7#丝线加固间断缝合腹膜	
清点用物		清点器械、敷料、缝针和特殊用物	与器械护士共同清点,并详细记录在《手术器械敷料登记单》上
缝合包扎	至缝合伤口,贴好敷料	递酒精纱球,12×28○针 1#丝线缝合肌肉和皮下组织,递 9×24 △针 1#丝线缝合皮肤,贴好敷料	关闭无影灯
器械处理	擦去表面血迹	器械交消毒供应中心统一回收清洗、消毒、灭菌	归置仪器设备

二、经腹直肠癌根治术

1. 体位　截石位。
2. 麻醉方式　全身麻醉。
3. 备物
（1）常用器械:开腹仪+剖仪+胃肠加仪+开腹仪器具包+三叶拉钩+荷包钳+超声刀。

仪器名称	数量	仪器名称	数量	仪器名称	数量
开腹仪		胃肠加仪		短超声刀	2 套
巾钳	5	软组织钳	2	剖仪	
小直钳	4	大弯钳	1	巾钳	6
小弯钳	6	支气管钳	2	小直钳	4
中弯钳	12	肠钳	2	小弯钳	6
长弯	6	有齿直钳	2	中弯钳	8
组织钳	4	大直钳	2	组织钳	8
针持(长、短)	各2	钢尺	1	短针持	2
直角钳(长、短)	3	血管拉钩	2	圈钳(有齿、无齿)	3
圈钳(有齿、无齿)	各2	开腹仪器具包		铁吸头	1
铁吸头	1	4#、7#刀柄	各1	剪刀(直、薄、厚)	3
剪刀(直、薄、厚)	6	弯盘	2	短有齿镊子	2
短有齿镊子	2	小杯	6	平镊(中、长)	各1
平镊(中、长)	各1	碗(大中小)	各2	甲钩	2
血管镊	2	Parks 术另备		S 拉钩(小、中、大)	3
甲钩	2	圆形肛门拉钩	1	腹钩	2
S 拉钩(小、中、大)	3	三叶拉钩	1 套	压肠板	1
大腹钩	2	荷包钳	1		
压肠板	1	灯柄	2		

（2）布类:剖仪布、肛痔布、手术衣、大孔巾。

（3）一次性物品

物品名称	数量	物品名称	数量
刀片11,22	各1	肛窥	1
丝线1,4,7	适量	造口袋	1
成人组合针	2套	伤口贴	2
电刀	2	28号胶管或双腔引流管	1
长电刀头	1	无菌棉垫	1
电刀刷	2	引流袋	2
吸针板	2	另备:	
吸引管	2	切口保护器	
15×40血垫	3	薇乔可吸收线0/1/2-0/3-0	
40×40血垫	1	吻合器:（根据手术情况选择吻合器的类型及型号）	
双有袋40cm×48cm薄膜	1	弯型或直型管状吻合器（29#/33#）	
石蜡油	1	弧形切割闭合器	
Parks术需备:		安尔碘Ⅲ型皮肤消毒液	
螺纹管	1	安尔碘皮肤黏膜冲洗消毒液	

4. 手术步骤和配合

（1）Dixon术

手术步骤	手术详细步骤	器械护士配合	巡回护士配合
清点用物		清点器械、敷料、缝针和特殊用物	与器械护士共同清点,并详细登记在《手术器械敷料登记单》上
消毒、铺巾	按常规进行消毒和铺巾	递消毒纱块、铺巾	协助消毒,监督医护人员铺无菌巾
术野贴手术薄膜、固定连接	贴手术薄膜、固定超声刀/能量平台、电刀、虹吸管	递中夹纱、手术薄膜、各种连接管道,小直钳固定	连接导线,报告电外科设备的功率及状态,连接虹吸瓶
切开组织进入腹腔	下腹部正中切口	递干纱条,22#手术刀、有齿镊,递中弯、甲状腺拉钩	打开无影灯
探查腹腔	固定切口保护器、自动牵开器,探查肝脏、腹主动脉旁及肠系膜下动脉处淋巴结是否有转移,明确肿瘤位置以及肿瘤有无浸润膀胱、前列腺或子宫及其附件等,根据探查结果决定手术的切除范围,再用盐水血垫将小肠隔开,充分显露手术视野	递生理盐水湿手探查,递切口保护器、三叶拉钩、更换深部手术器械及盐水血垫,40×40×4血垫2层卷成条状	开启切口保护器
游离乙状结肠	提起乙状结肠,显露左侧结肠旁沟。用剪刀剪开左侧壁腹膜至膀胱直肠陷凹(男)或直肠子宫陷凹（女）		
分离腹膜	自右侧从上向下分离腹膜,并与左侧腹膜切开线汇合		

手术步骤	手术详细步骤	器械护士配合	巡回护士配合
清扫淋巴结、切断血管	清扫腹主动脉周围的脂肪结缔组织和淋巴结,在肠系膜下动脉根部结扎切断肠系膜下动脉及其伴行静脉,近端双重结扎或缝扎	递超声刀、电刀、血管镊、长弯、S 拉钩、梅氏剪、4#或 7#线结扎、6×17○针 1#/4#线,线剪	
直肠后壁的游离	提起乙状结肠和系膜,用梅氏剪剪开直肠后与骶骨间的疏松组织		
分离直肠前壁	向前牵拉膀胱或子宫,向上牵拉直肠,剪开 Denonvilliers 筋膜,分离直肠前壁		
游离直肠两侧	推开右侧侧韧带上下疏松组织,将直肠向左牵拉,显露右侧侧韧带,长弯钳钳夹,结扎切断。同法处理左侧侧韧带		
机械冲洗	腹部操作者用支气管钳钳夹肿瘤远端 会阴部操作者自肛门插入肛管用安尔碘皮肤黏膜冲洗消毒液	递支气管钳 准备好会阴部操作用物:肛管、灌洗器、中弯、剪刀、针持钳夹 12×28 △ 针和 7#缝线、器皿盛装的冲洗消毒液	准备会阴部操作用物
切除直肠	距远端切除肠管 2cm 处上支气管钳和弧形切割闭合器,击发切断癌肿远端。用肠钳夹近端约 3~5cm 处,上荷包钳缝合荷包,Kocher 钳钳夹拟切除肠管,在荷包钳和 Kocher 钳之间紧贴 Kocher 钳外缘切断肠管,去除病变肠祥	递支气管钳、弧形切割闭合器、血管镊、Kocher 钳、荷包钳、荷包线、22 # 手术刀 递器皿盛装切除的肠管	准备送检标本
处理肠断端,准备吻合	去除病变肠管后,撤荷包钳,用两把软皮钳牵引断端,用吸引器吸去断端肠管内容物,用消毒纱球消毒断端肠管	递吸引器、软皮钳、血管镊、硬皮钳钳夹蘸有安尔碘皮肤黏膜冲洗消毒液的纱球	倒安尔碘皮肤黏膜冲洗消毒液
结肠与直肠残端吻合	吻合器吻合: ①将管型吻合器的抵钉座置入结肠肠腔,收紧荷包缝合线并打结于中心杆上; ②会阴部操作:经肛插入管型吻合器的穿刺锥经直肠远端闭合线中点刺入准备将中心杆对合; ③对合和靠拢吻合器,检查无肠扭转、吻合口周围组织全部内翻包埋后,击发吻合器完成吻合	递吻合器、血管镊	开启管型吻合器
充气试验	腹部操作者:注入温蒸馏水,至完全覆盖吻合口处为止,无损伤钳钳夹吻合口近端 会阴部操作者:置入肛管于直肠腔内,用灌洗器注入空气,使吻合后的肠段充盈,观察液面无气泡产生,即表示吻合顺利完成	递无损伤钳、温蒸馏水	倒温蒸馏水

手术步骤	手术详细步骤	器械护士配合	巡回护士配合
腹腔冲洗	温生理盐水/蒸馏水冲洗再次检查有无出血	递冲吸器	
放置引流	于吻合口附近低位放置引流管	递分离钳、引流管、持 9×24 △ 针穿 7# 丝线缝合固定	
清点用物		清点器械、敷料、缝针和特殊用物	与器械护士共同清点,并详细记录在《手术器械敷料登记单》上
关闭腹腔	逐层缝闭腹壁各层	1-0 可吸收缝线连续缝合,12×28 ○ 针 7# 丝线加固间断缝合腹膜	
清点用物		清点器械、敷料、缝针和特殊用物	与器械护士共同清点,并详细记录在《手术器械敷料登记单》上
缝合包扎	至缝合伤口,贴好敷料	递酒精纱球,12×28 ○ 针 1# 丝线缝合肌肉和皮下组织,递 9×24 △ 针 1# 丝线缝合皮肤,贴好敷料	撤收仪器设备
器械处理	擦去表面血迹	器械交消毒供应中心统一回收清洗、消毒、灭菌	归置仪器设备

（2）Parks 术

手术步骤	手术详细步骤	器械护士配合	巡回护士配合
清点用物		清点器械、敷料、缝针和特殊用物	与器械护士共同清点,并详细登记在《手术器械敷料登记单》上
消毒、铺巾	按常规进行消毒和铺巾	递消毒纱块、铺巾	协助消毒,监督医护人员铺无菌巾
术野贴手术薄膜、固定连接	贴手术薄膜、固定超声刀/能量平台、电刀、虹吸管	递中夹纱、手术薄膜、各种连接管道,小直钳固定	连接导线,报告电外科设备的功率及状态,连接虹吸瓶
切开组织进入腹腔	下腹部正中切口	递干夹纱,22#手术刀、有齿镊,递中弯、甲状腺拉钩	打开无影灯
探查腹腔	固定切口保护器、自动牵开器,探查肝脏、腹主动脉旁及肠系膜下动脉处淋巴结是否有转移,明确肿瘤位置以及肿瘤有无浸润膀胱、前列腺或子宫及其附件等,根据探查结果决定手术的切除范围,再用盐水血垫将小肠隔开,充分显露手术视野	递生理盐水湿手探查,递切口保护器、三叶拉钩、更换深部手术器械及盐水血垫,40×40×4 血垫 2 层卷成条状	开启切口保护器

手术步骤		手术详细步骤	器械护士配合	巡回护士配合
游离乙状结肠		提起乙状结肠,显露左侧结肠旁沟。用剪刀剪开左侧壁腹膜至膀胱直肠陷凹(男)或直肠子宫陷凹(女),游离的乙状结肠越过耻骨联合下方2cm	递超声刀、电刀、血管镊、长弯、S拉钩、梅氏剪、4#或7#线结扎、6×17○针1#/4#线,线剪	
分离腹膜		自右侧从上向下分离腹膜,并与左侧腹膜切开线汇合		
清扫淋巴结、切断血管		清扫腹主动脉周围的脂肪结缔组织和淋巴结,在肠系膜下动脉根部结扎切断肠系膜下动脉及其伴行静脉,近端双重结扎或缝扎,注意保护左结肠动脉,游离直肠至肛提肌平面		
直肠后壁的游离		提起乙状结肠和系膜,用梅氏剪剪开直肠后与骶骨间的疏松组织		
分离直肠前壁		向前牵拉膀胱或子宫,向上牵拉直肠,剪开Denonvilliers筋膜,分离直肠前壁		
游离直肠两侧		推开右侧侧韧带上下疏松组织,将直肠向左牵拉,显露右侧侧韧带,长弯钳钳夹,结扎切断。同法处理左侧侧韧带		
机械冲洗		腹部操作者用大支气管钳钳夹肿瘤远端 会阴部操作者自肛门插入肛管用安尔碘皮肤黏膜冲洗消毒液	递支气管钳 准备好会阴部操作用物:肛管、灌洗器、中弯、剪刀、皮钳、针和缝线、器皿盛装的冲洗消毒液	准备会阴部操作用物
会阴部操作	扩肛、切断直肠	扩肛4~6指后,置入圆形肛门拉钩,显露齿状线及直肠下段直肠黏膜;在齿状线上缘做环形切口,在黏膜下向上分离到肛提肌上1cm切断直肠,拖出直肠		
	切断乙状结肠	近端上两把Kocher钳,在两钳之间切断,移除已切断的肠管	递Kocher钳、血管镊、22#手术刀 递器皿盛装切除的肠管	准备送检标本
	消毒	经肛管消毒肠腔	递吸引器、软皮钳、血管镊、硬皮钳钳夹蘸有安尔碘皮肤黏膜冲洗消毒液的纱球	倒安尔碘皮肤黏膜冲洗消毒液
	吻合	用2-0/3-0可吸收线将结肠断端与齿状线上切缘全层间断缝合	递2-0/3-0可吸收线	
回肠预防性造口	切开造口位置	在预定造口位(右下腹)做一圆形切口,逐层垂直分离至腹腔	22号手术刀、有齿短镊,甲钩、电刀	
	拉出肠襻	选择距离回盲瓣20~30cm(不超过30cm)回肠,将肠襻拉出至皮外,中间穿插12#胶管以支持拉出的肠襻,切除肠襻顶端的肠壁,消毒肠腔	递鞋带、12#红色胶管、血管镊、软皮钳、消毒纱球	
	完成造口	用3-0胃肠吻合线将回肠分层缝合于腹膜、皮下组织和皮肤	3-0胃肠吻合线、血管钳	

手术步骤	手术详细步骤	器械护士配合	巡回护士配合
腹腔冲洗	温生理盐水/蒸馏水冲洗再次检查有无出血	递吸引器	
放置引流	于吻合口附近低位放置引流管	递分离钳、引流管、持9×24△针穿7#丝线缝合固定	
清点用物		清点器械、敷料、缝针和特殊用物	与器械护士共同清点，并详细记录在《手术器械敷料登记单》上
关闭腹腔	逐层缝闭腹壁各层	1-0可吸收缝线连续缝合,12×28○针7#丝线加固间断缝合腹膜	
清点用物		清点器械、敷料、缝针和特殊用物	与器械护士共同清点，并详细记录在《手术器械敷料登记单》上
缝合包扎	至缝合伤口,贴好敷料粘贴造口袋	递酒精纱球,12×28○针1#丝线缝合肌肉和皮下组织,递9×24△针1#丝线缝合皮肤,贴好敷料	撤收仪器设备
器械处理	擦去表面血迹	器械交消毒供应中心统一回收清洗、消毒、灭菌	归置仪器设备

三、经腹会阴联合直肠癌根治术(Miles)

1. 体位　截石位。
2. 麻醉方式　全身麻醉。
3. 备物

（1）常用器械:开腹仪+剖仪+胃肠加仪+开腹仪器具包+三叶拉钩+荷包钳+超声刀。

仪器名称	数量	仪器名称	数量	仪器名称	数量
开腹仪		压肠板	1	短超声刀	2套
巾钳	5	胃肠加仪		剖仪	
小直钳	4	软组织钳	2	巾钳	6
小弯钳	6	大弯钳	1	小直钳	4
中弯钳	12	支气管钳	2	小弯钳	6
长弯	6	肠钳	2	中弯钳	8
组织钳	4	有齿直钳	2	组织钳	8
针持(长、短)	各2	大直钳	2	短针持	2
直角钳(长、短)	3	钢尺	1	圈钳(有齿、无齿)	3
圈钳(有齿、无齿)	各2	血管拉钩	2	铁吸头	1
铁吸头	1	开腹仪器具包		剪刀(直、薄、厚)	3
剪刀(直、薄、厚)	6	4#、7#刀柄	各1	短有齿镊子	2
短有齿镊子	2	弯盘	2	平镊(中、长)	各1
平镊(中、长)	各1	小杯	6	甲钩	2
血管镊	2	碗(大中小)	各2	S拉钩(小、中、大)	3
甲钩	2	三叶拉钩	1套	腹钩	2
S拉钩(小、中、大)	3	荷包钳	1	压肠板	1
大腹钩	2	灯柄	2		

（2）布类：剖仪布、肛痔布、手术衣、大孔巾。

（3）一次性物品

物品名称	数量	物品名称	数量
刀片 11,22	各 1	石蜡油	1
丝线 1,4,7	适量	造口袋	1
成人组合针	2 套	伤口贴	2
电刀	2	28 号胶管或双腔引流管	1
长电刀头	1	无菌棉垫	1
电刀刷	2	引流袋	2
吸针板	2	另备：	
吸引管	2	切口保护器	
15×40 血垫	3	薇乔可吸收线 0/1/2-0/3-0	
40×40 血垫	1	安尔碘Ⅲ型皮肤消毒液	
双有袋 40cm×48cm 薄膜	1	安尔碘皮肤黏膜冲洗消毒液	

4. 手术步骤和配合

手术步骤		手术详细步骤	器械护士配合	巡回护士配合
清点用物			清点器械、敷料、缝针和特殊用物	与器械护士共同清点，并详细登记在《手术器械敷料登记单》上
消毒、铺巾		按常规进行消毒和铺巾	递消毒纱块、铺巾	协助消毒，监督医护人员铺无菌巾
留置双腔导尿管		留置尿管	递涂抹有润滑油并连接好尿袋的 14F 气囊导尿管、10ml 生理盐水的注射器	监督医生的无菌操作
术野贴手术薄膜、固定连接		贴手术薄膜、固定并检测超声刀/能量平台、电刀、虹吸管	递中夹纱、手术薄膜、各种连接管道，小直钳固定	连接导线，报告电外科设备的功率及状态，连接虹吸瓶
腹部手术	切开组织进入腹腔	下腹部左旁正中切口	递干夹纱，22#手术刀，有齿镊，递中弯钳、甲状腺拉钩	打开无影灯
	探查腹腔	固定切口保护器、自动牵开器，探查肝脏、腹主动脉旁及肠系膜下动脉处淋巴结是否有转移，明确肿瘤位置以及肿瘤有无浸润膀胱、前列腺或子宫及其附件等，根据探查结果决定手术的切除范围，再用盐水血垫将小肠隔开，充分显露手术视野	递生理盐水湿手探查，递切口保护器、三叶拉钩、更换深部手术器械及盐水血垫，40×40×4 血垫 2 层卷成条状	开启切口保护器
	游离乙状结肠	提起乙状结肠，切开其左侧后腹膜，游离显露腹膜后组织。剪开盆底腹膜至膀胱直肠凹陷处。再分离切除左髂动、静脉前的脂肪淋巴组织。同法游离右侧		

续表

手术步骤		手术详细步骤	器械护士配合	巡回护士配合
腹部手术	切断血管	在肠系膜下动脉根部结扎切断肠系膜下动脉及其伴行静脉,近端双重结扎或缝扎	递超声刀、电刀、血管镊、长弯、S 拉钩、梅氏剪、4#或 7#线结扎、6×17○针 1#/4#线、线剪	
	直肠后壁的游离	提起乙状结肠和系膜,用梅氏剪剪开直肠后与骶骨间的疏松组织		
	分离直肠前壁	向前牵拉膀胱或子宫,向上牵拉直肠,剪开 Denonvilliers 筋膜,分离直肠前壁		
	游离直肠两侧	推开右侧侧韧带上下疏松组织,将直肠向左牵拉,显露右侧侧韧带,长弯钳钳夹,结扎切断。同法处理左侧侧韧带		
	切断乙状结肠及其系膜	用大直钳或 Kocher 钳钳夹拟切除肠管两端,在距断端 3～5cm 的肠管各上一肠钳,在肠钳和夹闭钳之间紧贴夹闭钳外缘切断肠管,去除病变肠襻	递大直钳、Kocher 钳、肠钳、盐水血垫、肠钳、22# 手术刀	
	缝合近端,结扎远端	缝合近端肠管,做人工肛门;远端用 7#丝线双重结扎后,外裹手套扎紧,放于盆腔内直肠后方	递长平镊、6×17○针 4#丝线缝合近端肠管、长弯钳钳夹双股 7#丝线无菌手套套住远端肠管	
	人工肛门腹壁造口	在预定造口位(左下腹)做一直径 2.5～3cm 的圆形切口,切除皮肤及皮下组织,逐层垂直切开至腹膜,将近端拉出于左下腹切口平面 2～2.5cm 做人工肛门。造瘘肠管浆肌层分别与腹膜、腹直肌前鞘、皮下缝合固定,肠管断端全层外翻与皮肤缝合	递酒精纱球消毒皮肤,22#手术刀切开、有齿镊、电刀、中弯钳、甲状腺拉钩、6×17○针 1#线、3-0 胃肠吻合线固定人工肛门,待术毕接人工肛袋	
	盆腔冲洗	用温蒸馏水盆腔冲洗(此时会阴部切口已将标本移除,止血完毕)	递温蒸馏水	倒温蒸馏水
会阴手术部分	固定连接	固定并检测超声刀、电刀、虹吸管	递超声刀、电刀、虹吸管、小直钳固定	连接导线,报告电外科设备的功率及状态,连接虹吸瓶
	重新消毒、缝闭肛门	消毒会阴部、肛门,7#丝线荷包缝合关闭肛门,留长线头做牵引用	递安尔碘纱球、8×20○针穿 7#丝线、中弯钳	
	逐层切开、切断肛尾韧带	距肛缘 2～3cm 做椭圆形切口切开皮肤和皮下组织。清除坐骨直肠窝内的大部分脂肪组织,将肛门向前上方牵拉,在尾骨前切断肛尾韧带	递22#手术刀切开皮肤、电刀电凝止血、超声刀切断韧带、中弯钳、皮钳、小 S 拉钩、组织剪、有齿卵圆钳	
	切断肛提肌	用左手示指从切口下方分离肛提肌,直至直肠后间隙,达肛提肌深面,在腹部组术者的协助下,用血管钳或手指与盆腔贯穿会师,然后向左侧分离肛提肌结扎切断。同法切断另一侧肛提肌		

续表

手术步骤		手术详细步骤	器械护士配合	巡回护士配合
会阴手术部分	拉出断端的远端乙状结肠、直肠	探查骶前间隙,估计能通过切除的直肠标本后,伸入卵圆钳,钳住乙状结肠远断端后,将游离切断的远端乙状结肠、直肠从骶前拉出		
	切断耻骨尾骨肌、耻骨直肠肌、直肠尿道肌	切断两侧耻骨尾骨肌和耻骨直肠肌,沿前列腺基底部平面,切断直肠尿道肌,移去直肠		
	冲洗	切除直肠后,用大量温蒸馏水经腹腔冲洗盆腔,使液体从会阴部流出,彻底止血	用器皿盛装标本,递灌洗器抽吸安尔碘皮肤黏膜冲洗消毒液的冲洗消毒及大量温蒸馏水冲洗	提前准备好温生理盐水或蒸馏水
清点用物			清点器械、敷料、缝针和特殊用物	与器械护士共同清点,并详细记录在《手术器械敷料登记单》上
逐层缝合切口		腹腔手术组清理腹腔,缝合盆底腹膜,逐层关闭腹部切口,腹腔一般不放引流	腹部:1-0 可吸收缝线连续缝合,12×28○针7#丝线加固间断缝合腹膜	开启1-0 可吸收缝线、引流管
		会阴部手术组于骶前留置引流管,从会阴部切口引出,分层缝合会阴部切口	会阴部:递酒精纱球、11#手术刀、引流管、长弯钳、持9×24△针穿7#丝线缝合固定引流管,1-0 可吸收缝线逐层缝合	
清点用物			清点器械、敷料、缝针和特殊用物	与器械护士共同清点,并详细记录在《手术器械敷料登记单》上
缝合包扎		至缝合伤口,贴好敷料	递酒精纱球,12×28○针 1#丝线缝合肌肉和皮下组织,递 9×24 △针 1#丝线缝合皮肤,贴好敷料(会阴部予无菌棉垫覆盖包扎)	关闭无影灯
器械处理		擦去表面血迹	器械交消毒供应中心统一回收清洗、消毒、灭菌	归置仪器设备

第三节　腹腔镜下结直肠手术的配合

一、剖腹探查+肠切除吻合术(以右半结肠切除为例)

1. 体位　平卧分腿。
2. 全身麻醉。
3. 备物
(1) 仪器:腹腔镜仪器一套、高频电刀、超声刀/能量平台。
(2) 常用器械:开腹仪+胃肠加仪+开腹仪器具包+腔镜镜头+腔镜肠器械。

器械名称	数量	器械名称	数量	仪器名称	数量
腔镜肠器械		备用：		镜头	
鸭嘴钳	1	血管夹钳（ML/L）		光纤	
无损伤肠钳	2	组织剪		气腹管	
分离钳	1	针持		超声刀（长）	
虹吸头	1	推结器		超声刀线	
血管夹钳（XL）	1	把持器		（能量平台）	
气腹针	1	电钩			
保温瓶	1	荷包钳			

（3）敷料：剖仪布、脚套、中单、手术衣、一次性大孔巾。

（4）一次性物品

物品名称	数量	物品名称
电刀	1	备用
吸引管	1	橡皮筋
中血垫	2 包	3-0 胃肠吻合线
腔镜纱条	1~2 包	2-0（大针小针）、3-0 可吸收缝线
11#、22# 刀片	各 1	荷包缝合线
1#、4#、7# 丝线	各 1	医用粘胶（2m）
6×17 △针	1	切口保护器
12×28 ○针	1	血管夹（ML/L/XL）
9×24 △针	1	引流管：
吸针板	1	黄胶管 24#、28#
石蜡油	1	胸腔引流管（28#）
10ml 注射器	1~2	思华龙引流管
50ml 注射器	1	肛管（22#）
双袋膜	1	吻合器：（根据手术情况选择吻合器的类型及型号）
15×200 保护套	2	吻合环（25#、28#、31#）
5mm 穿刺器（Trocar）	3	直线切割闭合器（75、100）
12mm 穿刺器	2	安尔碘Ⅲ型皮肤消毒液
2-0 鱼钩针	1	安尔碘皮肤黏膜冲洗消毒液
1-0 可吸收缝线	1	左半结肠切除另备：
		（加长）弯型或直型管状吻合器（29#/33#）
		腔镜直线型切割闭合器及钉仓（直、弯、电动）
		60 钉仓（金钉、蓝钉）

4. 操作流程

手术步骤	手术详细步骤	器械护士配合	巡回护士配合
清点用物		清点器械、敷料、缝针和特殊用物	与器械护士共同清点,并详细登记在《手术器械敷料登记单》上
消毒、铺巾	按常规进行消毒和铺巾	递消毒纱块、铺巾	协助消毒,监督医护人员铺无菌巾
留置双腔导尿管	留置尿管	递涂抹有润滑油并连接好尿袋的14F气囊导尿管、10ml生理盐水的注射器	监督医生的无菌操作
固定连接	固定摄像头线、光纤线、气腹管、超声刀/能量平台、电刀、虹吸管	递各种连线、血垫(蘸少许0.5%含碘消毒液备用,擦拭镜头或备热蒸馏水)	连接各种导线,将各种仪器调至备用状态
建立气腹	布巾钳提起腹壁做长约12mm切口,切开皮下组织,置入气腹针,做"滴水试验"确认进入腹腔,连接气腹管,再置入12mm Trocar	递干夹纱,11#手术刀、巾钳、气腹针、装有冲洗盐水的10ml注射器、12mm Trocar	打开无影灯、充气和调节流量,报告气腹压力和工作状态
探查腹腔	探查腹腔情况		关闭无影灯
建立通路	左侧腋前线肋缘下2cm处穿刺,置入12mm Trocar	递11#手术刀、12mm Trocar	
	左腹直肌外缘下2cm处穿刺,置入5mm Trocar	递11#手术刀、5mm Trocar	
	右侧腋前线肋缘下2cm处穿刺,置入5mm Trocar	递11#手术刀、5mm Trocar	
	左腹直肌外缘第二穿刺点下10cm处穿刺,置入5mm Trocar	递11#手术刀、5mm Trocar	
游离结肠	分离盲肠和后腹部系膜	超声刀、无损伤钳、分离钳、剪刀	
	切开升结肠与后腹膜粘连的腹膜,从盲肠向上分离升结肠达肝区,升结肠和后腹壁及右肾分离		
	露出横结肠,显露胃结肠韧带,解剖横结肠到肝曲		
剪断血管	回结肠血管束、结肠右静脉	血管夹钳、超声刀、剪刀	
显露肠袢	切开回肠末端系膜,绑住末端回肠	腔镜纱条、分离钳	
关气腹、扩大切口	妥善固定好腹腔镜头	递22#手术刀、有齿镊、中弯、电刀、干血垫	停气腹,调光源至最小挡,打开无影灯、开切口保护器
病变部整块切除,消化道重建	切断肿瘤所在部位的肠管,将回肠、横结肠行端端/侧侧吻合	①端端吻合:递荷包钳、荷包线、有齿直钳、22#手术刀、器皿盛装标本、软皮钳、0.1%安多福纱球、吻合环 ②侧侧吻合:22#手术刀、器皿盛装标本、软皮钳、0.1%安多福纱球、直线型切割闭合器及钉仓	准备好安多福冲洗液及温生理盐水/温蒸馏水2~3瓶

手术步骤	手术详细步骤	器械护士配合	巡回护士配合
闭合切口保护器、建立气腹、探查止血	探查止血	无损伤钳、超声刀	关无影灯、开气腹,调节光源
腹腔冲洗	温生理盐水/蒸馏水冲洗再次检查有无出血	递冲吸器	
放置引流	放置引流管	递分离钳、引流管、持9×24△针穿7#丝线缝合固定	
清点用物		清点器械、敷料、缝针和特殊用物	与器械护士共同清点,并详细记录在《手术器械敷料登记单》上
关闭腹腔	缝闭腹膜	1-0可吸收缝线连续缝合,12×28○针7#丝线加固间断缝合腹膜	
清点用物		清点器械、敷料、缝针和特殊用物	与器械护士共同清点,并详细记录在《手术器械敷料登记单》上
缝合包扎	至缝合伤口,贴好敷料	递酒精纱球,12×28○针1#丝线缝合肌肉和皮下组织,递9×24△针1#丝线缝合皮肤,贴好敷料	撤收仪器设备
器械处理	擦去表面血迹	器械交消毒供应中心统一回收清洗、消毒、灭菌	归置仪器设备

二、腹腔镜下直肠癌根治术(Dixon)

1. 体位 改良截石位。
2. 麻醉方式 全身麻醉。
3. 备物
(1)仪器:腹腔镜仪器一套、高频电刀、超声刀/能量平台。
(2)常用器械:开腹仪+胃肠加仪+开腹仪器具包+腔镜镜头+腔镜肠器械。

器械名称	数量	器械名称	数量	仪器名称	数量
腔镜肠器械		备用:		镜头	
鸭嘴钳	1	血管夹钳(ML/L)		光纤	
无损伤肠钳	2	组织剪		气腹管	
分离钳	1	针持		超声刀(长)	
虹吸头	1	推结器		超声刀线	
血管夹钳(XL)	1	把持器		(能量平台)	
气腹针	1	电钩			
保温瓶	1	荷包钳			

（3）布类:剖仪布、肛痔布、手术衣、一次性大孔巾。

（4）一次性物品

物品名称	数量	物品名称
电刀	1	备用
吸引管	1	橡皮筋
中血垫	2包	PDS缝线
腔镜纱条	1~2包	3-0胃肠吻合线
11#、22#刀片	各1	2-0（大针小针）、3-0可吸收缝线
1#、4#、7#丝线	各1	荷包缝合线
6×17△针	1	医用粘胶（2ml）
12×28○针	1	切口保护器
8×24△针	1	血管夹（ML/L/XL）
吸针板	1	引流管:
石蜡油	1	黄胶管（24#、28#）
10ml注射器	1~2	胸腔引流管（28#）
50ml注射器	1	思华龙引流管
双袋膜	1	肛管（22#）
15×200保护套	2	吻合器:（根据手术情况选择吻合器的类型及型号）
5mm穿刺器（Trocar）	3	弯型或直型管状吻合器（29#/33#）
12mm穿刺器	2	腔镜直线型切割闭合器及钉仓（直、弯、电动）
2-0鱼钩针	1	60钉仓（金钉、蓝钉）
1-0可吸收缝线	1	安尔碘Ⅲ型皮肤消毒液
尿管	1	安尔碘皮肤黏膜冲洗消毒液
引流袋	1	
灌洗器	1	

4. 操作流程

手术步骤	手术详细步骤	器械护士配合	巡回护士配合
清点用物		清点器械、敷料、缝针和特殊用物	与器械护士共同清点，并详细登记在《手术器械敷料登记单》上
消毒、铺巾	按常规进行消毒和铺巾	递消毒纱块、铺巾	协助消毒，监督医护人员铺无菌巾
固定连接	固定摄像头线、光纤线、气腹管、超声刀/能量平台、电刀、虹吸管	递各种连线、血垫（蘸少许0.5%含碘消毒液备用，擦拭镜头或备热蒸馏水）	连接各种导线，将各种仪器调至备用状态
建立气腹	布巾钳提起腹壁做长约12mm切口，切开皮下组织，置入气腹针，做"滴水试验"确认进入腹腔，连接气腹管，再置入12mm Trocar	递干夹纱，11#手术刀、中弯、气腹针、装有冲洗盐水的10ml注射器、12mm Trocar	打开无影灯、充气和调节流量，报告气腹压力和工作状态
探查腹腔	探查腹腔情况		关闭无影灯

107

手术步骤	手术详细步骤	器械护士配合	巡回护士配合
建立通路	左腹直肌旁脐旁下 2cm 处穿刺,置入 5mm Trocar	递 11#手术刀、5mm Trocar	
	左髂前上棘水平靠中线 2cm 处穿刺,置入 5mm Trocar	递 11#手术刀、5mm Trocar	
	右腹直肌旁脐旁 2cm 处穿刺,置入 5mm Trocar	递 11#手术刀、5mm Trocar	
	右髂前上棘水平靠中线处穿刺,置入 12mm Trocar	递 11#手术刀、12mm Trocar	
拨开小肠和网膜	用无损伤钳拨开肠系膜	递鸭嘴钳、肠钳	
分离结肠、直肠、处理肠系膜血管	牵引乙状结肠,切开乙状结肠韧带、降结肠左侧腹膜、直肠侧方及前方腹膜	超声刀、无损伤钳、分离钳、剪刀	
	分离乙状结肠系膜根部及直肠周围疏松结缔组织间隙,保护双侧输尿管		
	用 PDS 线将系膜下血管连同肝肿瘤近端 8～10cm 肠管一并结扎	递 PDS 线及推结器	
	解剖清扫肠系膜下血管周围脂肪和淋巴结,用结扎夹高危离断肠系膜下血管	Hem-o-lok 钳、超声刀/剪刀、腔镜纱条	
	离断直肠侧韧带、避免损伤盆筋膜壁层,保留自主神经丛		
	沿 Denonvilliers 筋膜向下,清除此间隙重点脂肪及结缔组织,逐步分离完全切除直肠系膜		
切断直肠	距肿瘤下缘 2.5～5cm 切断	腔镜切割闭合器	提前准备好需要用的相关吻合器,确定用前及时开启
关气腹、扩大切口	妥善固定好腹腔镜头、切开皮肤,逐层切开至腹膜,固定切口保护器	递酒精纱球、22#手术刀、有齿镊、甲钩、电刀、干夹纱	停气腹、调光源至最小挡,打开无影灯、开切口保护器
取出肠管	用盐水纱布包裹离断的肠管	递生理盐水血垫、血管镊	准备好安多福冲洗液及温生理盐水/温蒸馏水 2～3 瓶
切除肿瘤	用肠钳夹闭近端约 3～5cm 处,上荷包钳缝合荷包,Kocher 钳钳夹拟切除肠管,在荷包钳和 Kocher 钳之间紧贴 Kocher 钳外缘切断肠管,去除病变肠祥	递肠钳、荷包钳、荷包线、Kocher 钳、22#手术刀、器皿盛装标本	准备送检标本
放置吻合器	消毒近端肠腔,放置吻合器砧头,收紧荷包线,必要时 6×17○针 4#线加固一圈,荷包缝合后还纳腹腔	递软皮钳、碘伏纱球、涂抹石蜡油的吻合器头	开启 29/33 号吻合器
闭合切口保护器、重新建立气腹、探查止血	探查止血	无损伤钳、超声刀	关无影灯、开气腹,调节光源

手术步骤	手术详细步骤	器械护士配合	巡回护士配合
消毒肛门、直肠	重新消毒会阴部,扩肛后放置肛管约8cm后用灌洗器抽吸皮肤黏膜冲洗消毒液反复冲洗	准备安尔碘皮肤黏膜冲洗消毒液、肛管、灌洗器、中弯	固定下部手术操作台,对好无影灯
结肠、直肠吻合	在腹腔镜直视下经肛门放入29/33号吻合器,穿刺锥经直肠远端闭合线中点刺入,用把持器引导吻合器钉砧头套入吻合器砧座内对合,拧紧击发完成吻合	递29/33号吻合器给会阴部的操作医生 递保持器给主刀	
充气试验	腹部操作者:注入温蒸馏水,至完全覆盖吻合口处为止,无损伤钳钳夹吻合口近端 会阴部操作者:置入肛管于直肠腔内,用灌洗器注入空气,使吻合后的肠段充盈,观察液面无气泡产生,即表示吻合顺利完成	递无损伤钳、温蒸馏水	倒温蒸馏水
腹腔冲洗	温生理盐水/蒸馏水冲洗再次检查有无出血	递冲吸器	
放置引流	于吻合口附近低位放置引流管	递分离钳、引流管、持9×24△针穿7#丝线缝合固定	
清点用物		清点器械、敷料、缝针和特殊用物	与器械护士共同清点,并详细记录在《手术器械敷料登记单》上
关闭腹腔	逐层缝闭腹壁各层	1-0可吸收缝线连续缝合,12×28○针7#丝线加固间断缝合腹膜	
清点用物		清点器械、敷料、缝针和特殊用物	与器械护士共同清点,并详细记录在《手术器械敷料登记单》上
缝合包扎	至缝合伤口,贴好敷料	递酒精纱球,12×28○针1#丝线缝合肌肉和皮下组织,递9×24△针1#丝线缝合皮肤,贴好敷料	撤收仪器设备
器械处理	擦去表面血迹	器械交消毒供应中心统一回收清洗、消毒、灭菌	归置仪器设备

备注:腹腔镜下直肠癌根治术中的 LP、Parks 及 Miles 的会阴手术操作配合部分参照第二节直肠癌根治术中会阴手术操作配合。

（李微微　叶新梅　陈月芳）

第十二章

肛肠外科病人的营养支持及护理

第一节 概　　述

一、营养评定

营养评定（nutritional assessment）是通过人体组成测定、人体测量、生化检查、临床检查及多项综合营养评定方法，来判定人体营养状况，确定营养不良的类型及程度，估计营养不良所致后果的危险性，并监测营养支持的疗效（表12-1）。

表 12-1　营养指标的正常值和营养不良时的数值

检查项目	正常值	营养不良		
		轻度	中度	重度
体重（理想正常值的%）	>90	80～90	60～79	<60
体质指数	18.5～23	17～18.4	16～16.9	<16
三头肌皮皱厚度（正常值的%）	>90	80～90	60～80	<60
上臂肌围（正常值的%）	>90	80～90	60～80	<60
肌酐/身高指数（正常值的%）	>90	80～90	60～80	<60
白蛋白（g/L）	>30	30～25	24.9～20	<20
转铁蛋白（g/L）	2.0～4.0	1.5～2.0	1.0～1.5	<1.0
总淋巴细胞计数（×10⁹/L）	>1500	1200～1500	800～1200	<800
免疫皮肤试验	+	+	+	-
氮平衡测试（g/d）	±	-5～-10	-10～-15	<-15

（一）人体测量

1. **体重**　体重过度降低或增加均可视为营养不良，其评判标准为在 6 个月内因非主观原因比平时体重降低或增加 10% 左右，或比过去一个月的体重降低或增加 5%，或体重为理想体重的 ±20%。其中体重增加可能系水潴留所致，而实际瘦组织群量仍减少，其次也可为肥胖所致。肥胖属营养不良的另一类型，在此不作详述。体重计测定前须先调零，测定时必须保持时间、衣着、姿势等方面的一致性。

2. **体重指数（body mass index，BMI）**　体重指数=体重/身高²（kg/m²）。亚洲人正常值为 18.5～23，<18.5 为偏瘦，23.1～25 为超重，>25 为肥胖。

3. **三头肌皮褶厚度（skin-fold thickness，TSF）** TSF 是间接测定机体脂肪贮存的一个指标（图 12-1）。测量方法：病人坐位，臂自然下垂。病人也可平卧，臂在胸前交叉。用一种特制的夹子以一定的夹力（10g/mm²）捏住肩峰与尺骨鹰嘴连线中点处的上臂伸侧皮肤，测定其厚度。

正常值：男性 11.3～13.7mm；女性 14.9～18.1mm。

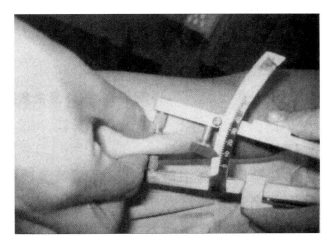

图 12-1 测三头肌皮褶厚度

4. 上臂围与上臂肌围

（1）上臂围（arm circumference，AC）测量方法：病人采取前述测 TSF 的姿势，用卷尺测定上臂中点处的周长（图 12-2）。

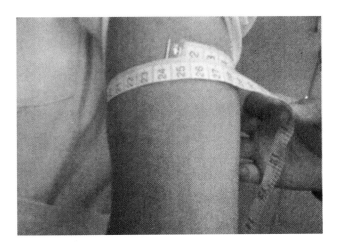

图 12-2 测上臂围图

（2）上臂肌围（arm muscle circumference，AMC）= AC（cm）− 3.14 × TSF（cm）正常值：男性 22.8 ~ 27.8cm；女性 20.9 ~ 25.5cm。

（二）生化及实验室检查

1. 血浆蛋白

（1）血清白蛋白：持续的低白蛋白血症被认为是判定营养不良的可靠指标。

（2）血清前白蛋白：与白蛋白相比，前白蛋白的生物半衰期短，血清含量少，故在判断蛋白质急性改变方面较白蛋白更为敏感。

（3）血清转铁蛋白（transferrin，TFN）：TFN 在肝脏合成，生物半衰期为 8.8 日，且体内含量少，约为 5.29g。高蛋白摄入后，TFN 的血浆浓度上升较

快。TNF 的测定方法除放射免疫扩散法外，还可利用：转铁蛋白 = 总铁结合力×0.8−43 公式计算。

2. 淋巴细胞总数　即周围血液中淋巴细胞总数（白细胞总数×淋巴细胞百分率）。

3. 氮平衡（nitrogen balance，NB）　NB 常用于营养治疗过程中观察病人的营养摄入是否足够和了解分解代谢的演变。氮平衡和热量的摄入密切相关，负氮平衡既可由氮摄入不足引起，也可因热量摄入不足造成。方法：收集病人的 24 小时尿液，测定尿素氮的量，以 g/L 表示之。

24 小时尿内尿素氮（g）= 尿素氮（g）×24 小时尿量（L）。

24 小时总氮丧失量（g）= 24 小时尿内尿素氮（g）+3g（代表从粪、肺、皮肤等损失的非尿内尿素氮）。

24 小时摄入氮量 = 蛋白质摄入量（g）÷6.25。

氮平衡 = 24 小时摄入氮量 − 24 小时总氮丧失量。负数表示负氮平衡。

4. 肌酐身高指数（creatinine-height index，CHI）CHI 是衡量机体蛋白质水平的灵敏指标，其优点在于：①成人体内肌酸和磷酸肌酸的总含量较恒定。②运动和膳食的变化对尿中肌酐含量的影响甚微。③经 K40 计数测定，成人 24 小时尿肌酐排出量与瘦体组织量一致。④在肝病等引起水肿等情况而严重影响体重测定时，CHI 不受此影响，故显得价值更大。

肌酐身高指数 =

$$\frac{24\,小时实际排出的尿肌酐量（mmol/L）}{标准的\,24\,小时尿肌酐排出量（mmol/L）}×100\%$$

CHI 测定方法：连续保留 3 日 24 小时尿液，取肌酐平均值并与相同性别及身高的标准肌酐值比较，所得的百分比即为 CHI。

（三）临床检查

即通过病史采集及体格检查来发现营养素缺乏的体征。

体格检查的重点在于发现：①恶液质；②肌肉萎缩；③毛发脱落；④肝大；⑤水肿或腹水；⑥皮肤改变；⑦维生素缺乏体征；⑧必需脂肪酸缺乏体征；⑨常量和微量元素缺乏体征等。

（四）综合营养评定

1. 预后营养指数（prognostic nutritional index，PNI）

计算公式：PNI（%）= 158 − 16.6×ALB − 0.78× TSF−0.20×TFN−5.80×DHST

ALB：血清白蛋白（单位：g%）；TSF：三头肌皮褶厚度（单位：mm）；TFN：血清转铁蛋白（单位：mg%）；DHST：迟发性超敏皮肤反应试验（硬结直径>5mm 者，DHST＝2；<5mm 者，DHST＝1；无反应者，DHST＝0）。

评定标准：若 PNI<30%，表示发生术后并发症及死亡的可能性均很小；若 30% ≤PNI<40%，表示存在轻度手术危险性；若 40% ≤PNI<50%，表示存在中度手术危险性；若 PNI≥50%，表示发生术后并发症及死亡的可能性均较大。

2. 营养危险指数（nutrition risk index，NRI）

计算公式：NRI＝10.7×ALB+0.0039×TLC+0.11×Zn−0.044×Age

TLC：淋巴细胞计数；Zn：血清锌水平；Age：年龄。

评定标准：若 NRI>60，表示危险性低；若 NRI≤55，表示存在高危险性。

3. 营养评定指数（nutrition assessment index，NAI）

计算公式：NAI＝2.64×AMC+0.60×PA+3.76×RBP+0.017×PPD−53.80

AMC：上臂肌围（单位：cm）；PA：血清前白蛋白（单位：mg%）；PPD：用纯化蛋白质衍生物进行延迟超敏皮肤试验（硬结直径>5mm 者，PPD＝2；<5mm 者，PPD＝1；无反应者，PPD＝0）。

评定标准：若 NAI≥60，表示营养状况良好；若 40 ≤NAI<60，营养状况中等；若 NAI<40，营养不良。

二、营养不良的分类和特征

（一）成人消瘦型营养不良（adult marasmus）

为能量缺乏型。表现为人体测量指标值下降，但血清蛋白水平可基本正常。

（二）低蛋白血症型营养不良（hypoprotein malnutrition）

又称水肿型或恶性营养不良（Kwashiorkor），为蛋白质缺乏型。主要表现为血清蛋白水平降低和组织水肿、细胞免疫功能下降，但人体测量指标值基本正常。

（三）混合型营养不良（mixed malnutrition）

兼有上述两种类型的特征，属蛋白质-能量缺乏型。是一种严重的营养不良，可伴有脏器功能障碍，预后较差。

第二节 肛肠外科病人围术期的营养支持

中国加速康复外科围术期管理专家共识（2016），关于营养不良的筛查和治疗。营养不良是术后并发症的独立预后因素，筛查与治疗营养不良是术前评估的重要内容，在促进快速康复方面具有重要意义。欧洲营养与代谢协会建议采用以下指标判断患者是否存在重度营养风险：①6 个月内体重下降 10% ～15% 或更高；②患者进食量低于推荐摄入量的 60%，持续>10 日；③体重指数<18.5kg/m²；④清蛋白<30g/L（无肝肾功能不全）。术前营养支持的方式优先选择经口营养或肠内营养，根据患者个体情况设定每日营养目标。一项随机对照临床试验的结果显示，对严重营养不良患者（营养不良风险调查评分≥5 分）进行术前营养支持，可将术后并发症发生率降低 50%；对于此类患者推荐术前 7 ～10 日行肠内营养治疗；若仍无法满足基本营养需求（<推荐摄入量的 60%），推荐术前 7 ～10 日联合肠外营养治疗；而在评分 3 ～4 分的患者中，术前营养支持并不降低术后并发症发生率或缩短住院时间。

长时间禁食使患者处于代谢的应激状态，可致胰岛素抵抗，不利于降低术后并发症发生率。建议无胃肠道动力障碍患者术前 6 小时禁食固体饮食，术前 2 小时禁食清流质。若患者无糖尿病史，推荐手术 2 小时前饮用 400ml 含 12.5% 碳水化合物的饮料，可减缓饥饿、口渴、焦虑情绪，降低术后胰岛素抵抗和高血糖的发生率。

营养支持治疗是指在饮食摄入不足或不能摄入的情况下，通过肠内或肠外途径进行补充，为患者提供全面、充足的机体所需各种营养素，以达到预防和纠正患者营养不良，增强患者对手术创伤的耐受力，促进患者早日康复的目的。合理的营养支持应充分了解机体各种状况下的代谢变化，正确进行营养状况评估，选择合理的营养支持途径，提供合适的营养底物，尽可能地避免或减少并发症的发生。

尽快恢复经口进食：术后患者应尽快恢复经口进食，可降低感染风险及术后并发症发生率，缩短住院时间，且不增加吻合口瘘发生率。关于早期进食时间，不同疾病有所差异；直肠或盆腔手术患者，术后 4 小时即可开始进食；结肠及胃切除术后1日开始进食进水,并根据自身耐受情况逐步增加摄入量。

补充口服营养制剂:尽管尚缺乏足够证据,但建议对于术前存在营养不良的患者于早期进食过程中给予口服营养制剂,以达到目标摄入量。对于出院时仍存在营养不良的患者,推荐在院外持续口服营养制剂数周。

管饲营养及肠外营养:管饲营养及肠外营养在外科快速康复计划中不作为常规推荐,但在合并感染、吻合口瘘、胰瘘等情况下应予考虑实施。对于术后1周联合口服补充营养仍无法满足推荐摄入量的60%时,应考虑管饲肠内营养;若管饲营养仍达不到推荐摄入量的60%时,应给予补充性肠外营养或全肠外营养。

第三节　肛肠外科病人的肠外营养支持

随着外科手术治疗的进展,病人的营养需要和补充成为一个突出问题,在许多情况下,病人不能以口服途径满足机体需要,这给手术带来一定的威胁,即使能闯过手术一关,术后病人也难以顺利康复。所以,胃肠外营养不再是单纯提供营养支持,实际上已形成了包括治疗学、病理生理学、代谢调理学在内的医学应用基础学科。肠外营养(parenteral nutrition,PN)是指经静脉给予营养素。完全胃肠外营养(total parenteral nutrition,TPN),即不使用已有的胃肠道(严重病变的或无小肠的),而全部营养要素经由胃肠道以外的途径供给机体,称TPN。

一、肠外营养的适应证

(一)肠外营养疗效显著的强适应证

1. 胃肠道梗阻　贲门癌、幽门梗阻、肠梗阻。
2. 胃肠道吸收功能障碍　①短肠综合征:广泛小肠切除>70%;②小肠疾病:免疫系统疾病、肠缺血、多发肠瘘;③放射性肠炎;④严重腹泻、顽固性呕吐>7日。
3. 重症胰腺炎　先输液抢救休克或MODS,待生命体征平稳后,若肠麻痹未消除、无法完全耐受肠内营养,则属肠外营养适应证。
4. 高分解代谢状态　大面积烧伤、严重复合伤、感染等。
5. 严重营养不良　蛋白质-热量缺乏型营养不良常伴胃肠功能障碍,无法耐受肠内营养。

(二)肠外营养支持有效的适应证

1. 大手术、创伤的围术期　营养支持对营养状态良好者无显著作用,相反可能使感染并发症增加,但对于严重营养不良病人可减少术后并发症。严重营养不良者需在术前进行营养支持7~10日;预计大手术后5~7日胃肠功能不能恢复者,应于术后48小时内开始肠外营养支持,直至病人能有充足的肠内营养或进食量。

2. 肠外瘘　在控制感染、充分和恰当的引流情况下,营养支持已能使过半数的肠外瘘自愈,确定性手术成为最后一种治疗手段。肠外营养支持可减少胃肠液分泌及瘘的流量,有利于控制感染,改善营养状况、提高治愈率、降低手术并发症和死亡率。

3. 炎性肠道疾病　Crohn病、溃疡性结肠炎、肠结核等病人处于病变活动期,或并发腹腔脓肿、肠瘘、肠道梗阻及出血等,肠外营养是重要的治疗手段。可缓解症状、改善营养,使肠道休息,利于肠黏膜修复。

4. 严重营养不良的肿瘤病人　对于体重丢失≥10%(平时体重)的病人,应于术前7~10日进行肠外或肠内营养支持,直至术后改用肠内营养或恢复进食为止。

5. 重要脏器功能不全　①肝功能不全:肝硬化病人因进食量不足致营养负平衡,肝硬化或肝肿瘤围术期、肝性脑病、肝移植后1~2周,不能进食或接受肠内营养者应给予肠外营养支持。②肾功能不全:急性分解代谢性疾病(感染、创伤或多器官功能衰竭)合并急性肾衰竭、慢性肾衰竭透析病人合并营养不良,因不能进食或接受肠内营养而需肠外营养支持。慢性肾衰透析期间可由静脉回输血时输注肠外营养混合液。③心、肺功能不全:常合并蛋白质-能量混合型营养不良。COPD病人理想的葡萄糖与脂肪比例尚未定论,但应提高脂肪比例、控制葡萄糖总量及输注速率、提供蛋白质或氨基酸[至少$1g/(kg \cdot d)$],对于危重肺病病人应用足量谷氨酰胺,有利于保护肺泡内皮及肠道相关淋巴组织、减少肺部并发症。④炎性粘连性肠梗阻:围术期肠外营养支持4~6周,有利于肠道功能恢复、缓解梗阻。

二、肠外营养的制剂

(一) 碳水化合物

葡萄糖是体内某些组织如脑组织、肾上腺髓质等所必需的能量底物，也是各类糖中最符合机体生理需要的碳水化合物，是 TNA 最常选用的基本能量来源之一。它最大的优点是机体各个器官组织均能利用，可提供机体代谢所需的大部分能量，而且价格低廉。目前临床常用的规格是：5% 葡萄糖、10% 葡萄糖、25% 葡萄糖、50% 葡萄糖等，尤其是 10% 葡萄糖以上的碳水化合物其渗透压很高经外周静脉单独输注，极易发生静脉炎。但高渗葡萄糖体积小，它既能满足人体需要，又不会因输注量过多而致循环负荷过重。

(二) 脂肪乳剂

脂肪是人体能量的主要贮存形式。1961 年，瑞典的 Arvid W retlind 制成了以大豆油为原料、卵磷脂为稳定剂的脂肪乳剂，始用于临床。它提供给人体必需脂肪酸如亚油酸、亚麻酸，其对细胞膜的通透性有着重要作用，是前列腺素和胆固醇合成的原料，它能促进毛发生长和伤口愈合，维持血小板功能，防止脂肪肝。脂肪酸也可经过连续的 β 氧化生成酮体，心、肾、肌肉组织都能将它作为能量利用，但大量酮体可消耗体内碱贮备而导致酸中毒。与葡萄糖同时输注，能减少葡萄糖的用量，减少高糖导致的代谢紊乱。较常使用的剂型有 10%、20%、30% 英脱利匹特，其内含 12～18 个碳原子，含有油酸、亚油酸和 α-亚麻酸，约 60% 是必需脂肪酸。具有热量高、提供人体必需的脂肪酸和甘油三酯、可作为脂溶性维生素的溶剂和载体、无利尿作用，不从尿和粪中排出等优点。30% 的英脱利匹特与其他两种相比，磷脂与甘油三酯的比值更低，更接近天然的乳糜微粒的比值，更易被人体吸收和利用，但氧化代谢速度较慢。中链甘油三酯含 8～10 个碳原子，主要成分是辛酸和癸酸。其氧化过程不依赖肉毒碱，氧化利用率较快，不会沉积于器官组织中，较少影响脂蛋白代谢和网状内皮系统的功能。中链脂肪酸不产生脂肪聚集现象，更易被组织摄取，但其不含必需脂肪酸，因此临床上采用中、长链比值为 1:1 的物理混合脂肪乳剂，结合了二者的特点，耐受性好，氧化更快。目前市场上出现了在长链或中链甘油三酯脂肪乳剂中添加维生素 E 的产品，利用了维生素 E 的抗氧化作用，维护生物膜的稳定性，以防受自由基或脂质过氧化产物的损害。短链脂肪酸 83% 由乙酸盐、丙酸盐和丁酸盐组成。短链脂肪酸吸收时刺激水、钠吸收；对大、小肠黏膜有营养作用；在长期使用 TNA 时，短链脂肪酸可预防肠道黏膜萎缩，使空肠、回肠黏膜重量增加，DNA、RNA 和蛋白质含量明显增加。

近两年又出现了各种新型脂肪乳剂，如富含不饱和脂肪酸的 80% 橄榄油脂肪乳剂，含有更多的 α-生育酚，可减少脂肪过氧化，且有益于维护免疫功能；又如鱼油脂肪乳剂，含 ω-3 多不饱和脂肪酸有助于减少心血管疾病的发生率，减少血小板活化，防止肿瘤生长，提高免疫功能，还有助于促进蛋白质的合成、改善氮平衡的作用。而 "全合一" 脂肪乳剂是严格按照国家健康协会推荐的比例配制，将各种来源的甘油三酯，包括大豆油、椰子油、橄榄油、鱼油按 30:30:25:15 的比例混合成的新型脂肪乳剂。

(三) 复方氨基酸

氨基酸制剂是 TNA 中的唯一氮源，以改善氮平衡，满足机体合成蛋白质的需要，促进组织生长和修复，维持循环蛋白量（血清蛋白），制造抗体及酶，在饥饿时也是一种供能物质。于 1939 年就已将酪蛋白、纤维蛋白等蛋白水解物作为氮源输入静脉中；1940 年 Scohl 等首先将结晶氨基酸溶液应用于临床。经过长期不断的研究，目前已有 4 代氨基酸制剂。

第一代氨基酸制剂是以 "Rose 配方" 为基础，含有必需氨基酸和甘氨酸、精氨酸和组氨酸，其中必需氨基酸含量达 43.4%，但易引起过敏反应，水解过程中释放不溶于水的胱氨酸和酪氨酸而形成沉淀，现已被淘汰。

第二代为不平衡氨基酸制剂，由于溶液中的碱性氨基酸采用盐酸盐的形式，氯离子的浓度极易引起酸中毒，现亦被淘汰。

第三代即平衡型氨基酸制剂，含有血液中各种氨基酸，比例适当，在溶液中去掉了氯离子，碱性氨基酸改成醋酸盐的形式，避免了高氯性酸中毒的发生，目前正广泛用于临床中。

第四代是专科用氨基酸制剂，主要包括肝病用氨基酸溶液如 15-氨基酸 800、安肝平等，它主要含支链氨基酸（BCAA）包括亮氨酸、异亮氨酸和缬氨酸，是唯一在肝外代谢的氨基酸，具有节省肌肉蛋白质作用。缬氨酸可生成糖原，亮氨酸可生酮，异亮氨酸两者兼而有之，同时它也是芳香族氨基酸（AAA）进入血脑屏障的拮抗物，对肝性脑病有治疗作用；肾病用氨基酸制剂如肾必安、小儿专用氨基酸制剂如天津的爱咪特等,主要含半必需氨基酸精氨酸、组氨酸,可提高输液中其他氨基酸的利用率和耐受性,是婴儿及尿毒症患者所必需的;创伤用氨基酸制剂如15-氨基酸 HBC 等,内含 BCAA 较高,可达 45%。

除以上制剂外,目前个别氨基酸制成的氨基酸溶液越来越受到重视,其中双肽就受到广泛注意。比如谷氨酰胺是许多重要代谢中的底物和调节物质,但具有不稳定性,所以将谷氨酰胺进行化学修饰形成二肽,不仅可单独使用,亦可与游离氨基酸混合使用,更符合免疫营养的要求。临床实验过程中证明二肽无任何不良作用,Furt 等认为含有谷氨酰胺的二肽将成为 21 世纪中临床危重病人的常规氨基酸制剂。

(四) 电解质

临床上已熟悉的电解质有 10% 氯化钾、3% 氯化钠、25% 硫酸镁、10% 葡萄糖酸钙。机体在补充电解质时,磷的补充也是不可忽视的。磷在蛋白质代谢和能量代谢中是极为重要的,若不重视磷的补充,可能会出现低磷血症,发生低磷性昏迷。在计算磷的输入量时应注意脂肪乳剂中磷的含量。磷的添加剂分为无机磷和有机磷两类,以往使用的无机磷制剂如 Addiphos,目前已被有机磷制剂格利福斯(Glycophos)所取代,因为其在配制中易与 Ca^{2+}、Mg^{2+} 形成沉淀。现使用的格利福斯可防止沉淀的产生,用于配制 TNA 更安全、可靠。如单剂必须稀释后使用,输液时间至少为 8 小时。如忽视磷的补充,往往会产生低磷血症,值得注意的是,低磷血症已持续了好几天,病人往往还没有出现显著的临床症状。低磷症状表现为肌肉酸痛、软弱、神志恍惚、白细胞功能紊乱、血小板减少等。磷主要从肾脏排出,肾功能不全者慎用。

(五) 维生素

维生素维持着人体正常代谢和重要的生理功能。目前临床上使用的维生素均为复方制剂,每支维生素制剂所含的维生素正好是成人每日的需要量,在使用上十分方便。如含 4 种脂溶性维生素 A、D_2、E、K_1 的维他利匹特,因其在机体内有一定量的储备,可视患者的情况而定是否添加,过度添加可因过量蓄积导致中毒;不添加可造成缺乏而出现相应的症状,如:缺乏 HIA 而出现夜盲症;缺乏 XHE 而出现细胞损伤、脑软化;缺乏 XHD 而出现佝偻病、软骨病等。在添加时应注意,脂溶性维生素需先加入脂肪乳剂中进行充分混匀。含有 9 种水溶性维生素 B_1、B_2、B_6、B_{12}、H、C、烟酰胺、泛酸、叶酸的水乐维他,由于在机体中无储备,患者禁食时均需添加,不添加会出现 XHC 缺乏而得维生素 C 缺乏病;VHB,缺乏得脚气病;VHB_{12} 缺乏得恶性贫血等。在配制时先加入葡萄糖液或氨基酸溶液中;水溶性维生素在日光照射下可变性降价,应予避光保存。无论脂溶性维生素或水溶性维生素都不可直接静脉推注。

(六) 微量元素

微量元素是某些酶、维生素和激素的活性因子,主要参与氧的贮存和电子传递、遗传和自由基的调节。长期禁食予以 TNA 的患者应适当添加。临床使用较多的是微量元素复方制剂,如安达美含有铁、锌、锰、铜、氟、碘等 9 种微量元素。不添加可出现锌的缺乏而致腹泻、脱发、急症缺陷等;铜的缺乏到小细胞贫血、白细胞减少;锰的缺乏而致厌食、恶心、呕吐等。安达美可加入葡萄糖液或氨基酸制剂中,但安达美加入葡萄糖液中易使葡萄糖液变成浅黄色,加入氨基酸制剂中易使氨基酸液变为浅蓝色,注意添加安达美时缓慢加入,配制过程中不断给予振摇以保证制剂的稳定性。

(七) 胰岛素

在一般状况下,使用正规胰岛素与糖的比例为 1:(3～4),但还要根据病人创伤、感染的应激程度、胰腺的功能进行综合考虑,并监测血糖、尿糖来调整胰岛素的用量,使尿糖保持在"±"至"+"之间。

三、肠外营养的应用与护理管理

胃肠外营养的管理方式是由病区主治医师、住院医师、护士组成临床应用小组;由实验诊断科、营养科、临床药理组组成监测小组。由这一管理体系进行对病人会诊,制订用药方案,密切监测,承担全部的管理任务。

(一) 全静脉营养混合液 (TNA) 的配制原则

1. 操作者必须受过专项培训,掌握无菌原则。
2. 所有物品表面应清洁无污染,随时接受常规检测。
3. 不能使用有破裂、渗漏或有其他危险/污染的输液瓶。在进入配制室前,输液瓶和安瓿应该是清洁的。有条件者应在层流台(LAF)进行。无条件者也必须选择一洁净的房间,经过空气消毒,用含有 1000mg/L 有效氯消毒液擦拭操作台、液体瓶、拖地面。操作时,避免有人来回出入于操作室。
4. 层流操作台,在层流台中使用高效过滤器 (HEPA),其流速为 0.5m/s,比人行走及开门所致内流还低,因而操作台应远离门窗。

5. 配制室的监控项目有压力、温度、相对湿度、换气次数以及空气微粒数;细菌培养用平板法监测微生物。

6. 撕开的包装必须丢弃,暴露出的橡皮塞应消毒。

(二) TNA 配制方法

1. 配液前准备 配液前将所用物品准备齐全,避免因多次走动而增加污染的机会。检查所有的药液有无变质、浑浊,有无絮状物,瓶子有无裂缝,瓶口有无松动,并经第二人核对后才可加药。三升袋的外包装输液袋、管道有无破损,并检查有效期。三升袋有两种,一种是由聚氯乙烯(PVC)原料制成的,它对脂肪颗粒有破坏作用,氯离子可析出进入 TNA 液产生毒性作用,这些作用随贮存时间延长而增加。实验表明 24 小时内使用完毕是安全无毒的。另一种是醋酸乙烯袋(EVA),无释放增塑剂和氯离子的副作用,在 4℃贮存 1 周无毒性。室温下 24 小时能安全应用于临床。

2. 混合的顺序 ①把磷酸盐、电解质、胰岛素加入葡萄糖液中,一般胰岛素与葡萄糖的比例为1:4,添加时要双人核对。②微量元素安达美加入氨基酸溶液中。③把水乐维他及维他利匹特(成人)加入脂肪乳剂中。然后用三升静脉营养大袋把加入添加剂的液体按葡萄糖、氨基酸、脂肪乳剂的顺序进行混合,并不断摇动,使之均匀混合(图 12-3)。

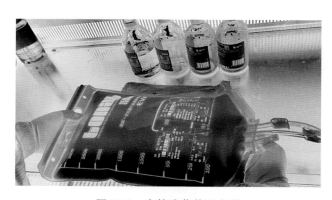

图 12-3 全静脉营养混合液

3. 双腔袋和三腔袋 由于脂肪乳剂的物理性质不稳定,在电解质、不适当的 pH 及高渗环境下,脂滴融合,甚至破乳。碳水化合物与某些氨基酸混合后可以分解(Maillard 反应)。存放时间过久、温度过高、光线照射以及微量元素和维生素等也会降低全营养混合液的稳定性。因此,肠外营养制剂均是现配现用。为简化操作,部分药厂已采用批量化

生产的办法制造出双腔袋或三腔袋,分别盛有含微量元素和维生素的碳水化合物溶液、氨基酸和脂肪乳剂,中间有隔膜,互不接触。使用时只要稍加挤压,即可推开隔膜而混合成"全合一"营养液。配制方便,使用简单,保存时间延长,产品配方能满足多数稳定病人的需要,对于少数危重病人配方则需考虑其个体化问题。

(三) TNA 的优点

1. 减轻护理工作,减少配制时间,简化输注设施。

2. 各种营养成分同时均匀输入,有利于机体更好地利用。避免过度营养,节约营养液,减少了费用。

3. 溶液稳定性好,便于使配制规范化,标准化。

4. 无空气进入袋内,降低气栓发生,减少营养液的污染机会。

5. 在临床应用中,减少了败血症,减少了血栓性静脉炎的发生率。

(四) 配制营养液时注意事项

1. 不可将电解质溶液直接加入脂肪乳剂内,以防脂肪乳剂被破坏。钙剂与磷酸盐应分别加在不同的溶液内稀释,以免发生磷酸氢钙的沉淀。故在加入葡萄糖和氨基酸以后应肉眼检查一下有无沉淀生成,确认无沉淀再加入脂肪乳液体。

2. TNA 中不应加入其他药物,除非已证实不影响其相容稳定性的验证或报道。

3. TNA 边加边摇匀。因为脂肪乳剂是由脂肪小球构成,这些小球易聚集使粒子的体积增大浮到表面发生分层现象,即时振摇是可逆的,但进一步发展则不可逆,输入静脉易发生脂肪栓塞。

4. 加入三升大袋内的溶液最终浓度为 10% ~ 20%,有利于混合液的稳定。

5. TNA 最好现配现用。因为长时间的储存,葡萄糖分子中的羧基和氨基酸分子中的氨基发生了 Mailland 反应颜色变棕黄,并且导致氨基酸利用率下降。氨基酸在强烈的灯照下,其所含蛋基酸、色氨酸、亮氨酸等均有不同程度减少,所以要现配现用。用聚氯乙烯(PVC)袋时一般应在 24 小时内输完,因为 PVC 袋有增塑剂及氯离子的释放,最多不得超过48 小时,且放在 4℃的冰箱内保存。如是醋酸乙烯(EVA)袋可保存 1 周。

6. 配制后的静脉营养液若不及时输注或长时间放置就会出现游离的棕黄色脂性油滴,即为融合反应,其颗粒直径在 0.4 ~ 0.5μm 易发生聚集,大于

5μm 的脂肪颗粒超过总脂肪量的 0.4% 就不可输注,在 5～50μm 就具有致命性。所以静脉营养液必须新鲜配制及时使用,如由于某些特殊原因不能及时的输注时,应储存于 4℃ 的冰箱中,但存放时间决不可超过 24 小时。

7. 阳离子可中和脂肪颗粒上磷脂的负电荷,使脂肪颗粒相互靠近,发生聚集和融合,最终导致水油分层。一般控制一价阳离子浓度小于 150mmol/L,镁离子浓度小于 3.4mmol/L,钙离子浓度小于 1.7mmol/L。高浓度钙时与镁有竞争性拮抗作用,故加药时还应注意葡萄糖酸钙与硫酸镁分开加,稀释后再混合,如必须加在一瓶药液内的,应先加硫酸镁,再加葡萄糖酸钙,以免造成硫酸钙的沉淀析出。

8. 配好的 TNA 营养大袋应标明患者姓名、床号、液体量与总量、胰岛素量、配制时间、配制者及校对者双签名。

(五) 使用营养液时注意事项

1. 在使用 TNA 过程中要严密观察滴速,一般在 60 滴/分左右,过快易引起血糖升高,出现尿糖。过慢,完不成每日的输注量,影响病人的康复。时快时慢,影响能量利用,一般要求在 10～12 小时完成,个别情况如心、肾功能不全者宜慢滴,24 小时持续滴入。在滴入过程中,经常观察衔接处有无松动、脱落、局部有无外渗及肿胀,导管有无扭曲、管腔内有无血凝块、有无堵塞管腔等现象,并经常轻揉大袋,防止脂肪乳剂的油滴漂浮于液体表面,胰岛素附着营养大袋壁以致滴至最后引起低血糖及低血糖反应。脂肪乳剂单独使用时,输注速度应控制在1.5～2ml/min。

2. 小剂量肝素可能有效预防导管堵塞,输液后取 2～3mg/ml 的肝素稀释液封闭导管,可减少血栓的形成。

3. 建立营养液使用巡视卡,做到每小时巡视、记录一次。

4. 密切观察、记录病人出现的症状与体征,有无发冷、发抖、发热、手足冰冷、出冷汗等症状,防止病人出现脂肪乳剂、氨基酸的过敏反应和高血糖、低血糖等的并发症。如在刚输注营养液半小时左右发生发冷、发抖、发热,应怀疑导管感染,必要时予以拔除。如病人感心慌、脉搏加快,营养液滴速是否过快。如病人呼吸急促,应考虑是否与输入高糖、高氮液体有关。

5. 密切观察病人的尿糖、血糖(CBG)变化,最好维持尿糖在±～+为佳,如在"+"以上,应及时通知医师,每增加一个"+",给予皮下注射胰岛素 4U。CBG 应维持在 5～11mmol/L 为宜。

6. 抽血查肾功能、电解质、动脉血气分析,隔日 1 次,平稳后改 1～2 次/周,抽血查肝功每周 1 次,磅体重每周 1 次,如病人的体重下降而白蛋白升高,说明 TPN 有效。

(六) 肠外营养途径的选择

胃肠外营养的途径根据输注营养液量、浓度、渗透压、估计输注期限的长短而定,如输注的量较少、浓度低、渗透压小、输注的时间又小于 5 日者可选择外周较粗的静脉,使用留置套管针,相反则应选择中心静脉输注。目前,采用中心静脉置管(central venous catheters,CVC)风险较大,且只能保留 1～2 周,护士一般采用经周围静脉中心静脉置管(peripherally inserted central catheters,PICC)法为病人实施营养支持。PICC 可适用于长期静脉输液、营养支持、肿瘤化疗及家庭病床的治疗,但实施 PICC 的前提须有较粗的贵要静脉、头静脉或正中静脉,最好选择上臂静脉,如这些静脉外观不清则要求使用红外线仪器或静脉超声仪配合才能穿刺置管。在使用过程中,不管是 CVC 还是 PICC 导管均有发生堵管的可能,但可以在无菌条件下进行原位换管,可延长同一途径的使用,减轻病人的痛苦,减少并发症的发生。

1. 与 PICC 有关的护理

(1) 置管时的护理:①向患者说明穿刺目的,配合要求;②清洁手术野皮肤,必要时备皮;③协助安排合适的体位,注意保暖;④严格执行无菌技术操作规程,预防感染;⑤术中注意观察患者情况,倾听患者主诉,有异常情况立即采取相应急救措施;⑥操作过程中出现需要改变操作方案、麻醉方式等情况时,必须由经治医师将相关情况告知患方,并取得其同意签字后方可按新方案实施。

(2) 穿刺局部维护:①术后有渗血应及时换药,一般 24 小时更换一次敷料,以后可 1～2 次/周;②去除贴膜时应由穿刺口下往上撕,防止撕拉时导管脱出;③更换敷料时注意消毒范围,以穿刺点为中心,直径>20cm,贴膜贴在以导管出皮肤口为中心的消毒范围以内;④使用透明贴膜,便于观察;⑤换药时要消毒缝合翼的内外及清除粘在导管上的胶冻,防止污染及感染;⑥导管与输液管衔接处纱布更换 1 次/日,封管情况下 1 次/周更换。

(3) 导管的维护:①输液时严防溶液滴空,更换导管时应防止空气进入,发生气栓;②为防止血液、血制品、高营养液或两种药物之间在导管内凝聚、黏滞发生导管堵塞等，输注完毕或持续输注 4 小时后，应用 10～20ml 生理盐水脉冲式冲洗导管；③留置导管与输液管接头处应用无菌纱布包裹，穿刺后前 3 日根据渗血情况每日消毒局部皮肤和皮肤近端留置管，更换敷料每日 1 次，如无渗血，以后每周 1～2 次；④当患者出现不明原因发热，应考虑到导管感染的可能，予以拔管处置并做导管培养，拔管时接无菌注射器边抽吸边迅速拔管，以防止导管尖端附着的血栓脱落而形成栓塞，按压穿刺点 5 分钟以上，并消毒局部皮肤，覆盖无菌纱布；⑤固定：现已不主张缝针固定，只用缝合翼作出入口的固定。必须使用贴膜，第一天应使用弹力绷带加压止血及起固定作用。洗澡时可用保鲜膜包裹，两头用胶带封闭；⑥冲管与封管：目的：a. 将残留的刺激性药液冲入血流，避免刺激局部血管；b. 保持静脉通路，防止堵塞；⑦交班：交班必须记录导管的在位情况与刻度，是否通畅，滴速如何，局部状况。

冲管与封管：先用生理盐水 20ml 冲管后再用药，用药后再用生理盐水 20ml 冲管，剩最后 2～3ml 正压推注，边推注边退针方法拔除针头。如使用可来福接头，直接脉冲式推注后正压封管。单纯冲管只用一次生理盐水 20ml。

冲管方法：生理盐水 20ml 脉冲式推注，即推一下停一下，在导管内造成小漩涡，加强冲管效果。在输注高渗或刺激性药物时可 4～6 小时冲一次。注意：不能用 5ml 空针冲管，因为压力太高易引起导管破裂。

（4）观察：①观察局部有无渗血，渗液或分泌物，及时清除必要时做细菌培养；②观察上臂局部有无肿胀、红肿及疼痛，一旦发生，局部应湿热敷、必要时涂喜疗妥药膏、金黄散外敷促进吸收消散；③观察局部贴膜有无卷、脱，有无水滴或潮湿，应及时更换敷料，防止局部感染或导管脱落，中断输液治疗。

（5）做好健康教育：①穿刺 24 小时内穿刺侧手臂减少活动，注意抬高；②伤口停止出血前减少活动，以后正常活动；③避免提重、举高、用力甩膀活动，不要游泳、泡澡；④日常生活、工作不受影响；⑤肢体正常活动，如不动反而会增加静脉炎的发生率；⑥教会病人及家属如何保护 PICC 导管进行洗澡：在敷料上裹上保鲜膜或塑料袋，再用胶布固定封闭。一旦有下列情况应立即报告护士：a. 如果出现伤口出血较多、手臂手指发胀、麻木、皮肤颜色发紫、苍白等异常情况请及时汇报护士；b. 手臂：红、肿、热、痛、活动障碍；c. 敷料：污染、潮湿、松动、脱落；d. 导管：漏气、漏水、脱出、折断；e. 输液时：耳边能听见"嗖嗖"声、注射时疼痛、输液停滴、缓慢。

2. 与中心静脉置管有关的护理　由于置管风险较大，而且此项操作属医疗行为，故在此不作详细介绍，有些置管后护理、导管及穿刺局部的维护、观察及健康宣教与 PICC 类同。

（邱　群）

参 考 文 献

1. 朱建英，韩文军，钱火红. 现代临床外科护理学. 北京：人民军医出版社，2008
2. 黎介寿. 临床肠外及肠内营养支持. 北京：人民军医出版社，1993
3. 吴阶平，裘法祖. 黄家驷外科学. 6 版. 北京：人民卫生出版社，1999
4. 朱建英，现代创伤骨科护理学. 北京：人民军医出版社，2007
5. 钱火红，护士查房——外科护理教学查房. 北京：人民军医出版社，2009
6. 姚梅芳，钱火红，实用外科疾病护理. 北京：金盾出版社，2001
7. 中国加速康复外科专家组. 中国加速康复外科围手术期管理专家共识（2016）. 中华外科杂志，2016，54（6）：413-416
8. Sriram K, Jayanthi V. Lakshmi RG, et al. Prophylactic locking of enteral feeding tubes with pancreatic. Enzymesm, JPEN, 1997, 21:353-356
9. Finucane TE, Bynum JPW. Use of tube feeding to prevent aspiration pnenmnoia. Lancet, 1996, 348:1421-1424
10. Guenter P, Ericson M, Jones S. Enteral nutrition therapy. Nurs Clin North Am, 1997, 32:651-668
11 Stroud M, Duncan H, Nightingale J. Guidelines for enteral feeding in adult hospital patients. Gut, 2003, 52:1-12
12. 周旭，陈强谱. 肠内营养的并发症及防治. 世界华人消化杂志，2000，8（12）：1393-1394
13. 任丽华，姚永康. 全营养混合液的配方、配制与合理应用. 中国药师，2002，5（2）：108
14. 丁洁卫，唐志华. 全胃肠外静脉营养液的配制. 现代中西医结合杂志，2003，12（5）：508
15. 吕桂芬，罗天航，高青. 肠外营养制剂临床应用进展及护理. 肠外与肠内营养，2010，17（1）：60-62

第十三章

加速康复外科在肛肠外科中的应用与护理

第一节 加速康复外科的发展史

一、加速康复外科的起源

加速康复外科（enhanced recovery after surgery，ERAS）又称手术快通道（fast track surgery）或加强康复路径（enhanced recover pathways），是为使病人快速康复，在围术期采用一系列经循证医学证实有效的优化处理措施，整合麻醉、镇痛、微创手术等各多学科，以减轻病人心理、生理的创伤应激反应而减少并发症的发生、降低再入院风险和死亡风险，减少住院时间并降低住院费用。

1997年丹麦外科医生 Kehlet 最初提出该理念，认为围术期死亡率和并发症是多模式原因导致的，依靠单一模式干预是无法改善患者预后的。2001年 Kehlet 和 Wilemore 共同提出加速康复外科的概念，其核心内容是通过一系列医疗行为的改进，在术前、术中和术后应用已经证实的方法，最大限度地减少病人围术期的应激反应，减轻病人的痛苦，促进器官功能的早期康复，使机体尽快恢复至术前状态。

同年欧洲五国率先成立了"促进术后恢复综合方案（enhanced recovery after surgery，ERAS）"合作组；2005年欧洲临床营养和代谢委员会（ESPEN）提出统一的 ERAS 方案并逐步被临床所接受和使用。

二、加速康复外科在我国的研究现状

2015年加速康复外科在我国进入了快速发展阶段，成立了中国第一个加速康复外科协作组，在南京召开了第一届加速康复外科大会，发表了第一部《结直肠手术应用加速康复外科专家共识》，全文共包括术前、术中、术后19项建议，重点是不常规应用鼻胃管减压、不长时间禁食、多模式止痛、术后早期离床活动、围术期营养支持、推荐微创手术和控制性输液等。之后加速康复外科进入了发展的新阶段，并广泛应用到临床。相关领域中国专家也相继发布了共识与指南促进了加速康复外科的发展。在此基础和背景下普通外科、麻醉科、心胸外科、神经外科等领域的专家结合国内的开展情况，共同制订了《中国加速康复外科围术期管理专家共识（2016版）》，旨在规范并促进多学科综合诊治模式下加速康复外科理念在临床实践中的应用。

第二节 加速康复外科的应用

加速康复外科非常重要的前提是具备完善的组织实施，而且必须是多学科合作的过程，不但需要外科医生、麻醉师、康复治疗师和护士的参与，也需要病人及家属的积极配合参与。加速康复外科在临床中应用广泛，主要体现在以下方面：

一、术前准备

科学完善的术前准备能够帮助病人做好充足的心理及生理准备，使病人更好的配合手术，提高治疗效果，主要包括术前评估与宣教、营养筛查、预防性

应用抗生素及抗血栓治疗、血压和血糖控制及相应的管理方案等。

1. 术前评估与宣教 在手术前,评估病人的疾病情况及对手术的耐受情况,是否存在营养不良及营养不良的程度,评估病人的心理状态,辨别病人是否存在紧张、焦虑、恐惧等负性心理反应及严重程度。根据评估结果向病人提供个体化的宣教方案,提供营养支持。向病人宣教围术期相关知识、手术方案及过程、配合要点,并向病人强调其对治疗效果及预后的重要性,缓解病人的焦虑、紧张及恐惧感。鼓励病人早期进食及下床活动,取得病人的理解与配合,促进其术后快速康复。

在加速康复外科中,有些术前准备与传统方法具有区别,主要体现在术前肠道准备方面。研究表明,传统肠道准备对肛肠手术病人并无益处,且可能会增加术后发生肠吻合口瘘等并发症的风险,因此,当病人在术中不需要肠镜检查或并没有严重的便秘时,不提倡使用常规术前肠道准备。加速康复外科建议在病人不伴有胃肠道动力障碍的情况下,术前6小时禁食固体食物,术前2小时禁食清流质食物。为缓解病人饥饿、口渴、焦虑等情绪,除患有糖尿病的病人外,手术2小时前可饮用200~300ml含12.5%碳水化合物的饮料。

2. 预防性应用抗生素

(1) 根据切口性质预防性应用抗生素:已存在感染的患者,术前治疗性的应用抗生素不属于预防性应用抗生素的范围。对于清洁手术通常不需要预防性使用抗生素,但在以下情况时需要预防性应用抗生素:

1) 手术范围大、时间长、污染机会多。

2) 手术涉及重要器官。

3) 异物植入。

4) 存在糖尿病、免疫功能低下、营养不良、高龄等高危因素。

在除外清洁手术,其他手术均需要预防性使用抗生素,以降低术后切口感染的风险。

(2) 对于肛肠科手术病人术前,应用抗生素应注意以下几点:

1) 抗生素的选择同时针对厌氧菌及需氧菌。

2) 在切开皮肤半小时前使用。

3) 根据手术情况选择单一剂量与多剂量预防方案,若手术时间大于3小时或超过所用药物半衰期的2倍,或成人出血量超过1500ml时,应在术中补充一次剂量。

3. 预防性抗血栓治疗 静脉血栓的危险因素主要有恶性肿瘤、复杂性手术、化疗和长时间卧床,对于中、高危病人,加速康复外科推荐术前2~12小时即开始实施预防治疗,直至病人出院或术后14日。预防治疗措施包括药物治疗、器械辅助措施,如弹力袜等。

4. 呼吸系统准备 呼吸系统准备是加速康复外科的重要环节,呼吸系统的管理要贯穿整个围术期,以提高病人的肺功能及耐受性,减少术后肺部并发症的发生。

术前要对病人的呼吸功能进行评估,评估其是否存在呼吸困难及程度、吸烟情况、肺功能检查情况、是否存在气道炎症,必要时可进行心肺运动试验,识别高危患者。指导病人术前至少戒烟2周,教会病人叩背以及有效咳嗽、咳痰的方法,以保证其呼吸道通畅。必要时,术前应用糖皮质激素、支气管扩张剂、抗生素等药物。术后鼓励病人尽早进行深呼吸锻炼,协助其有效咳嗽、咳痰,保持呼吸道通畅。

二、术中管理

1. 优化麻醉管理 麻醉前对手术病人进行评估,对于严重焦虑的患者使用短效抗焦虑与镇痛药物。麻醉方案可采用全身麻醉、硬膜外阻滞及两者联合使用,麻醉药物尽可能使用短效药物,以利于病人的快速苏醒及恢复。确保病人达到适合的麻醉深度,在麻醉过程中,做好病人呼吸及血糖的监测与管理,给予合适的液体治疗方案,做好预防术后恶心呕吐的准备。

2. 手术方式 手术方式尽量选用微创技术,术中手法轻柔精细,注意对组织器官的保护,可以达到减轻术后炎症反应的目的。

3. 术中保温 术中注意监测病人体温,避免体温过低对机体神经内分泌系统及凝血机制产生影响,可采用覆盖加温毯、加温装置等措施维持病人术中体温。

4. 管路管理

(1) 鼻胃管:研究显示,结直肠手术放置鼻胃管会增加病人术后发热、肺不张及肺炎的风险,若要放置鼻胃管以排除气管插管带入胃中的气体,应在病人麻醉清醒前拔除,且术后不推荐常规使用胃肠减压。

(2) 腹腔引流:结肠切除术不推荐使用腹腔引流,因其不会减轻吻合口瘘等术后并发症的发生,且会对病人早期下床活动造成影响。

（3）导尿管:推荐胸段硬膜外止痛时使用导尿管 24 小时后考虑予以拔除,行直肠经腹低位前切除病人,放置导尿管 2 日左右。

三、术后应用

1. 引流管的留置与拔除　选择性应用各类导管,尽量减少使用或尽早拔除,有助于减少感染等并发症,减少对术后活动的影响及患者术后康复的心理障碍。

（1）术后不推荐常规使用鼻胃管,仅在发生胃排空延迟时选择性使用。

（2）应避免使用导尿管或尽早拔除,因其可影响病人的术后活动、增加感染风险,是住院时间延长的独立预后因素。无特殊情况下,术后 1～2 日即可拔除导尿管。对于导尿管预计留置时间>4 日的结直肠及盆腔手术,可选择耻骨上膀胱穿刺引流术,有助于减轻病人的不适感,降低泌尿系统感染的发生率。

（3）传统理念中,术后常规留置引流管可防治积液、出血、吻合口瘘及感染等并发症。近年来研究表明,吻合口周围引流管留置与否对病人术后并发症及结局并无明显影响,且留置引流管可能影响病人术后早期下床活动,增加术后发生并发症的风险并延长住院时间。因此,不推荐常规留置引流管。在手术创面存在感染,吻合口存在血运不佳、张力过大或可能导致愈合不良的其他因素等情况下,建议留置引流管。

2. 切口管理　注意术后切口的清洁及监测,及时发现并处理切口并发症如血肿、伤口裂开及伤口感染等。根据病人的年龄、营养状况、切口部位、局部血供等因素决定缝线拆除时间。

3. 促进肠功能恢复　术后若发生肠麻痹可推迟病人早期经口进食时间,是决定病人术后(尤其是腹部术后患者)住院时间长短的主要因素之一。预防术后肠麻痹的措施包括:多模式镇痛、减少阿片类药物用量、控制液体入量、实施微创手术、使用选择性外周阿片受体拮抗剂、不留置鼻胃管、咀嚼口香糖、早期进食和下床活动等。

4. 早期下床活动　长期卧床不仅增加下肢静脉血栓形成的风险,还会产生其他不良影响,如胰岛素抵抗、肌蛋白丢失、肺功能损害及组织氧合不全等。应积极鼓励病人从术后第 1 日开始下床活动并

完成每日制订的活动目标。且应注意术后充分镇痛是促进病人早期下床活动的重要保障。

5. 营养支持　营养支持治疗可以预防和纠正病人营养不良,增强其对手术创伤的耐受力,促进早日康复。合理的营养支持治疗要求医护人员应充分了解机体各种状况下的代谢变化,正确进行营养状况评估,选择合理的营养支持途径,提供合适的营养底物,尽可能地避免或减少并发症的发生。

（1）尽快恢复经口进食:术后病人应尽快恢复经口进食,以降低感染风险及术后并发症的发生率,缩短住院时间,且不增加吻合口瘘发生率。关于早期进食时间,不同疾病有所差异:直肠或盆腔手术病人,术后 4 小时即可开始进食;结肠及胃切除病人术后 1 日开始进食、进水,并根据其自身耐受情况逐步增加摄入量;胰腺手术则可根据病人耐受情况在术后 3～4 日逐渐恢复经口进食。另外已经恢复经口进食者还可根据病人意愿进食。

（2）补充口服营养制剂:尽管尚缺乏足够证据,但建议对于术前存在营养不良的病人于早期进食过程中给予口服营养制剂,以达到目标摄入量。对于出院时仍存在营养不良的病人,推荐在院外持续口服营养制剂数周。

（3）管饲营养及肠外营养:管饲营养及肠外营养在加速康复外科计划中不作为常规推荐,但在合并感染、吻合口瘘、胰瘘等情况下应予考虑实施。

6. 术后疼痛管理　应及时对病人静息与运动时的疼痛强度进行评估,并给予适当的镇痛措施,评估术后疼痛治疗的效果并积极治疗恶心呕吐、瘙痒、肠麻痹等不良反应,一般结肠择期手术术后 48 小时,推荐低剂量局麻药联合阿片类连续性硬膜外止痛;骨盆手术术后镇痛延长至 96 小时,对乙酰氨基酚被用来作为术后镇痛的一个基线。突破基线后,应给予硬膜外注射。非甾体类抗炎药应在硬膜外穿刺拔除后立即开始使用。

7. 出院标准及随访　在病人康复的基础上,翔实制订病人的出院标准并执行。基本标准为:无需液体治疗;恢复固体饮食;经口服镇痛药物可良好止痛;伤口愈合佳,无感染迹象;器官功能状态良好;可自由活动。针对加速康复外科病人应加强出院后的随访和监测,通过电话或门诊随访指导病人对切口及引流管的护理,对可能的并发症应有所预料和警惕,建立"绿色通道",随时满足病人因并发症而再次入院的需求。

加速康复外科的实施是一项系统工程,是一项

涉及外科医师、麻醉师、护士、理疗师及心理专家共同参与的多学科合作。在遵循循证医学证据及病人客观实际的基础上,加速康复外科为患者提供了优质的医疗卫生服务,促进病人术后康复,减少了并发

症的发生,缩短了住院时间。这不仅有利于病人早日回归社会和家庭,减轻经济负担,提高自我照顾能力,也有利于医院节省医疗资源,提高学科团队合作能力,使医疗资源得到最大化利用。

第三节　加速康复外科的护理干预措施

肛肠疾病种类繁多,主要包括痔疮、肛瘘、肛裂、肛周脓肿、急慢性肠炎、肠息肉,以及肛肠肿瘤如直肠癌、结肠癌等。临床上治疗肛肠疾病通常采用的是手术治疗。而手术作为一种侵入性操作,它是一种外来的应激源,会使病人在心理和生理上产生创伤应激反应从而影响其康复。本节主要介绍肛肠手术围术期护理相关的加速康复干预措施,以期能减少病人术后并发症的发生,缩短住院时间,降低再入院风险和死亡风险。

一、术前准备

1. 术前健康宣教　多数病人尤其是结直肠癌的病人在术前存在不同程度的恐慌与焦虑情绪,担心手术是否安全、成功,害怕术中、术后的疼痛及并发症,个别病人还会产生严重的紧张、恐惧、悲观等负面情绪,造成不良的应激反应,妨碍手术的顺利进行与术后的康复。对此,医护人员应在术前采用个体化健康宣教方式,全面评估病人的心理状况,针对性地做好饮食、药物指导及心理疏导、解释工作,详细向病人讲解手术治疗的必要性和安全性、操作过程、可能出现的不良反应及配合要点,鼓励病人提出疑问,并予以耐心解答,以缓解病人紧张焦虑的情绪,而不是对病人采用千篇一律的指导用语,使其难以接受。

2. 术前营养管理　营养不良是术后并发症的独立预后因素。因此术前需评估病人是否存在重度营养风险,判断指标可参照欧洲营养与代谢协会的建议:

(1) 6个月内体重下降10%~15%。

(2) 患者进食量低于推荐摄入量的60%,持续>10日。

(3) BMI<18.5kg/m²。

(4) 血清Alb<30g/L(无肝肾功能不全)。术前营养支持的方式优先选择经口营养或肠内营养,根据病人的个体情况设定每日营养目标。推荐严重营养不良的病人(营养不良风险调查评分≥5分)在

术前7~10日行肠内营养治疗;若仍无法满足基本营养需求(<推荐摄入量的60%),推荐术前7~10日联合肠外营养治疗;而对于评分3~4分的病人,术前营养支持治疗并不能降低术后并发症发生率或缩短住院时间。

3. 术前饮食管理　术前长时间禁食可引起机体过度消耗,甚至加重术后胰岛素抵抗,不利于术后营养状态的尽快改善,建议无胃肠道动力障碍的病人术前6小时禁食固体食物,术前2小时禁食清流质食物。若病人无糖尿病史,推荐术前2小时饮用200~300ml含12.5%碳水化合物的饮料,以减缓饥饿、口渴、焦虑情绪,降低术后胰岛素抵抗和高血糖的发生率。

4. 术前肠道准备　腹膜折返以上的结肠择期手术病人不需使用口服法进行肠道准备,拟行转流性肠造口的低位直肠癌手术病人可行常规肠道准备。

5. 术前预防性镇痛　根据手术的方法、部位及具体情况选用合适的镇痛药物以提高术后疼痛治疗质量,提高病人的舒适度和满意度,减少术后并发症的发生。

6. 术前预防性抗血栓治疗　恶性肿瘤、复杂性手术、化疗和长时间卧床是静脉血栓栓塞症的危险因素,存在危险因素的病人若无预防性的进行抗血栓治疗,术后深静脉血栓形成的发生率可达30%,致死性肺栓塞发生率近1%。因此建议中、高危病人(Caprini评分>3分)手术前2~12小时开始实施预防性抗血栓治疗。如择期结直肠手术病人术前预防性皮下注射普通肝素或低分子肝素抗凝。

7. 术前预防性使用抗生素　结直肠切除患者术前1小时预防性使用单剂量抗厌氧菌和抗需氧菌的抗生素,可明显减少术后伤口感染的风险。

二、术后护理干预措施

1. 术后各种引流管的处理　除肠梗阻外,术后不常规使用鼻胃管。同时,尽量不留置导尿管。若

有以上引流管,可在病人麻醉完全清醒后 24～72 小时内将胃管和导尿管拔除,尽快恢复流质饮食,以缩短肛门排气时间,同时减少泌尿系统感染发生率。

2. 术后活动　应积极鼓励病人从术后第 1 日开始下床活动并完成每日制订的活动目标,如术后第 1 日下床活动 1～2 小时,至出院时每日下床活动 4～6 小时,以预防病人出现术后肠麻痹、肠粘连、尿潴留及下肢静脉血栓等并发症。

3. 术后营养支持　术后不应以病人肠鸣音恢复作为进食的标志。病人应尽快恢复经口进食,可降低感染风险及术后并发症的发生率,缩短住院时间,且不增加吻合口瘘发生率。直肠手术病人术后 4 小时即可开始进食;结肠手术病人术后 1 日开始进食、进水,并根据自身耐受情况逐步增加摄入量。术前存在营养不良的病人于早期进食过程中可给予口服营养制剂,以达到目标摄入量。对于术后 1 周联合口服补充营养仍无法满足推荐摄入量的 60% 或者术后合并感染、吻合口瘘等情况的病人应考虑管饲肠内营养;若管饲营养仍达不到推荐摄入量的 60% 时,应给予补充性肠外营养或全肠外营养。对于出院时仍存在营养不良的病人,推荐在院外持续口服营养制剂数周。

4. 术后疼痛管理　应及时采用视觉模拟评分法、数字等级评定量表、语言等级评定量表等对病人静息与运动时的疼痛强度进行评估,运用多模式镇痛法即联合应用各种方法或药物,从而达到减少阿片类药物的用量及其不良反应的目的方法,同时评估术后疼痛治疗的效果,评估并积极治疗恶心呕吐、瘙痒、肠麻痹等不良反应。

三、术后随访

加强出院后的随访和监测,通过电话或门诊随访指导病人对切口及引流管或造瘘口的护理,对可能发生的并发症应有所预料和警惕,建立"绿色通道",随时满足病人因并发症而再次入院的需求。

(勾玉莉)

参 考 文 献

1. 李春雨.肛肠外科学("十二五"研究生规划教材).北京:科学出版社,2016:28-30
2. 江志伟,黎介寿.我国加速康复外科的研究现状.中华胃肠外科杂志,2016,19(3):246-249
3. 中国加速康复外科专家组.中国加速康复外科围术期管理专家共识(2016 版).中华消化外科杂志,2016,15(6):527-533
4. 吴茜,陈静娟,沈蓉蓉,等.多学科合作快速康复外科模式中护理的作用.中国护理管理,2014,(2):215-218
5. 中华医学会肠外肠内营养学分会加速康复外科协作组.结直肠手术应用加速康复外科中国专家共识(2015 版).中华胃肠外科杂志,2015,18(8):785-787
6. 孔祥庆,丁克峰.结直肠癌快速康复外科的发展与问题.中国癌症杂志,2015,25(11):895-899
7. 李益萍,徐琴鸿,谢浩芬.快速康复外科多学科合作团队的建设及运行效果.中华现代护理杂志,2015,21(18):2152-2156
8. 刘子嘉,黄宇光.临床麻醉在快速康复外科方面新进展.中国医学科学院学报,2015,12:750-752
9. 黎介寿.营养与加速康复外科.肠外与肠内营养,2007,14(2):65-67
10. 江志伟,黎介寿,汪志明.加速康复外科应用于直肠癌前切除病人价值探讨.中国实用外科杂志,2008,28(1):59-61
11. 唐冰,许燕玲.快速康复外科理念在结直肠癌术后患者管道管理中的应用.中华现代护理杂志,2014,20(3):368-370
12. 毛莺洁,赵杰.快速康复模式下结直肠肿瘤患者围手术期饮食管理进展.护士进修杂志,2016,31(10):889-891

第十四章

肛肠外科常用药物指导

中医学治疗肛肠疾病的方法极其丰富,可分为内治法和外治法等。内治法是从整体观念出发,进行辨证论治,通过内服药物,发挥其治疗作用。外用法则是应用药物或其他疗法,直接作用于病变部位以达到治疗目的。

药物疗法根据疾病所在的部位不同,以及病程进展变化所需,把药物制成不同的剂型施用于患处,使药力直达病所,从而达到治疗目的的一种方法。主要适用于初期内痔、初期肛裂、血栓外痔和一切肛门直肠炎症初期,或兼有其他严重疾病,如肝病、肾病、腹部肿瘤、心脏病、高血压、糖尿病不宜手术者,或病人不愿意手术,或为手术作准备者,或不能切除的晚期或转移性结直肠肿瘤。可解除症状,减轻痛苦,但易复发,不能根治。

第一节 内 服 药

一、清热解毒类

1. 黄连解毒汤《外台秘要》

组成:黄连、黄芩、黄柏、山栀。

功能:清热解毒。

主治:肛周脓肿初期实证。

2. 清热解毒汤(辽宁·王品三)

组成:防风、连翘、桔梗、大力子、知母、柴胡、荆芥、黄芩、甘草各15g,金银花、紫花地丁各20g。

功能:清热解毒。

主治:肛周脓肿初期,并用水调散外敷。

3. 化痔丸

组成:盐霜、柏勒、苋菜、白茅根、九里明。

功能:清热解毒,止血止痛。

主治:用于内痔出血,脱肛消肿止痛,收缩脱肛,外痔发炎。

用法:每次3g(约一瓶盖),每日3次。

禁忌:戒食煎炒,热毒,刺激食品(如公鸡、鲤鱼、辛辣油炸)。

4. 二妙丸

组成:黄柏、苍术。

功能:清热、燥湿。

主治:肛门湿疹、瘙痒、皮炎、痔瘘发炎肿痛。

用法:研细水泛为丸,每服10g,每日2次。

5. 脏连丸

组成:黄连25g,黄芩150g,地黄75g,赤芍50g,当归50g,槐角100g,槐花75g,荆芥穗50g,地榆炭75g,阿胶50g。

功能:清热解毒、养血和血、清肠消肿、涩肠止血。

主治:用于肠热便血,肛门灼热,痔疮肿痛。

用法:口服,水蜜丸一次6~9g,小蜜丸一次9g,大蜜丸一次1丸,每日2次。

6. 致康胶囊

致康胶囊是一种中成药胶囊剂,吸收了古方"七厘散""腐尽生肌散"等经典古方之精华,结合临床实践科学组方而成,具有促进组织修复、改善微循环、止血止痛、抗菌消炎之功效,已载入《中成药临床应用指南》和《中国药典》。

组成:大黄、黄连、三七、白芷、阿胶、龙骨(煅)、白及、醋没药、海螵蛸、茜草、龙血竭、甘草、珍珠、冰片(图14-1)。

功能主治:清热凉血止血、化瘀生机定痛。用于

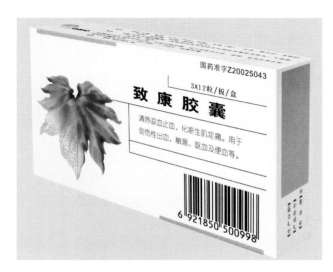

图 14-1　致康胶囊

便血、崩漏及呕血等。如痔疮、直肠炎、肛瘘、肛裂、肛周脓肿、肛周疾病出血及肛肠疾病术后等。

用法用量:口服,一次 2 ~ 4 粒,一日 3 次;或遵医嘱。

禁忌:孕妇禁用。

注意事项:①过敏体质者慎用。②在治疗剂量内未发现有血栓形成倾向,长时间超剂量服用应在医师指导下进行。

7. 迈之灵片

组成:马栗提取物 150mg,按无水七叶皂苷素计算,相当于 30mg 三萜糖苷(图 14-2)。

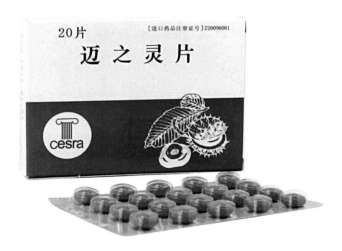

图 14-2　迈之灵

主治:痔静脉曲张引起的内、外痔急性发作症状。

用法:成人每日 2 次,早、晚各 1 次,每次 1 ~ 2片。病情较重或治疗初期,每日 2 次,每次 2 片,或遵医嘱服用。20 日为 1 个疗程。

8. 消脱止-M(草木犀流浸液片)

组成:消脱止每片 400mg,内含草木犀流浸液 25mg,相当于香豆素 0.2 ~ 0.25mg(图 14-3)。

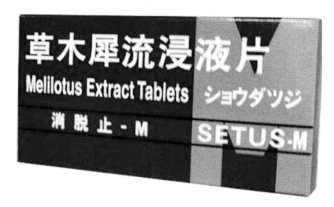

图 14-3　消脱止-M(草木犀流浸液片)

功能:消炎、镇痛、利尿、促进创面修复的作用。

用法:口服,成人每日服 3 次,每次 2 ~ 4 片。用量可根据年龄及症状而增减。

9. 地奥司明片

组成:本品主要成分为地奥司明。

功能主治:治疗与静脉淋巴功能不全相关的各种症状(腿部沉重,疼痛,晨起酸胀不适感);治疗痔急性发作有关的各种症状。

用法用量:常用剂量为 0.5g(1 片),每日 2 次。当用于痔急性发作时,前 4 日每次 1.5g,每日 2 次,以后 3 日,每次 1.0g,每日 2 次。

禁忌:对本品中任何成分过敏者禁用。

10. 痔炎消片

组成:火麻仁、紫珠叶、金银花、地榆、槐花、茅根、白芍、茵陈、枳壳、三七。

功能:清热解毒,润肠通便。

主治:用于止血,止痛,消肿。用于痔疮发炎肿痛。

用法:口服,一次 3 ~ 6 片,每日 3 次。

二、止血类

1. 槐花散

组成:槐花炭、侧柏炭、地榆炭、黄芪、荆芥炭、生地、槐角、甘草。

功能:清热凉血止血。

主治:肠风下血,便血或便中带血。

用法:每日 2 次。

2. 槐角地榆丸

组成:槐角、地榆炭、生地、栀子、枳壳。

功能:清热止血,消肿止痛,通便。

主治:大便下血、大肠积热、痔疮肿痛。

用法:每次 1 丸,每日 2 次。

3. 榆槐脏连丸(江苏·丁泽民)

组成:黄连 37.5g,黄芩 225g,槐角 150g,炒槐米112.5g,地榆炭 112.5g,生地 112.5g,当归 75g,赤芍75g,荆芥 75g,阿胶 75g,猪大肠 80g。

功能:清化湿热,凉血止血。

主治:肠热便血、脏毒下血、水肿、灼热坠胀者。

4. 便血合剂(江苏·丁泽民)

组成:当归炭 6g,细生地 9g,地榆炭 12g,槐花炭12g,炒枳壳 3g,黄芩炭 5g,侧柏炭 12g,鸡冠花 9g,仙鹤草 15g,生甘草 1.5g,荷叶炭 9g。

功能:凉血清肠。

主治:肠风下血。各期痔疮、肛裂、直肠息肉出血,肛裂伴大便干燥者。

5. 痔特佳胶囊

成分:槐角,地榆炭,黄芩,当归,连翘,防风,鞣质,阿胶。

功能:止血凉血,清热消肿、收敛。

主治:用于一二期内痔,血栓性外痔,肛窦炎,直肠炎,对其他痔疮有缓解作用。

用法:口服,一次 2 ~ 4 粒,每日 2 次

6. 注射用尖吻蝮蛇血凝酶(苏灵)

组成:本品主要成分为从尖吻蝮蛇蛇毒中分离提纯的血凝酶。

功能主治:辅助用于外科手术浅表面创面渗血的止血,是否使用需要根据外科医生对伤口出血情况的判断。本品用于内科出血和其他外科手术中脏器出血的安全有效性尚有待验证。

用法用量:本品为单次静脉注射给药。每次 2U(2 瓶),每瓶用 1ml 注射用水溶解,静脉注射。用于手术预防性止血,术前 15 ~ 20 分钟给药。

禁忌:①对本品任何成分过敏者禁用。②虽无本品引起血栓的报道,为安全起见,有血栓病史者禁用。

7. 注射用血凝酶(巴曲亭)

组成:本品含自巴西矛头蝮蛇的蛇毒中分离和纯化血凝酶,不含神经毒素及其他毒素。辅料为:甘露醇、明胶(水解)、氯化钙。

功能主治:可用于需减少流血或止血的各种临床疾病的出血及出血性疾病;也可用来预防出血,手

术前用药,可避免或减少手术部位及手术后出血。

用法用量:临用前,用灭菌注射用水使溶解后,静脉注射、肌内注射或皮下注射,也可局部用药。一般出血:成人 1 ~ 2U(1 ~ 2 支);儿童0.3 ~ 0.5U(1/3 ~ 1/2 支)。

禁忌:有血栓病史者禁用;对本品或同类药品过敏者禁用。

8. 注射用白眉蛇毒血凝酶(邦亭)

组成:主要成分是从长白山白眉蝮蛇冻干蛇毒中提取分离得到的血凝酶。辅料为甘氨酸、明胶、氯化钠。

功能主治:可用于需减少流血或止血的各种临床疾病的出血及出血性疾病;也可用来预防出血,手术前用药,可避免或减少手术部位及手术后出血。

用法用量:静脉注射、肌内注射或皮下注射,也可局部用药。一般出血:成人 1 ~ 2U;儿童0.3 ~0.5U。

禁忌:①有血栓病史者禁用;②对本品或同类药品过敏者禁用。

9. 注射用生长抑素

组成:生长抑素醋酸盐。

功能主治:严重急性食管静脉曲张出血。严重急性胃或十二指肠溃疡出血,或并发急性糜烂性胃炎或出血性胃炎。

用法用量:药物冻干粉须在使用前用生理盐水溶解。本品采用静脉给药,通过慢速冲击注射(3 ~ 5分钟)250μg 或以每小时 250μg 的速度连续滴注(约相当于每千克体重,每小时 3.5μg)给药。

三、补益类

1. 补中益气汤《东垣十书》

组成:党参、生芪各 15g,升麻、柴胡各 5g,白术、当归各 10g,炙甘草 5g。

功能:补中益气。

主治:气虚肛门下坠、脱肛、便血。

2. 补中提肛汤(辽宁·张有生)

组成:补中益气汤外加诃子 15g,五倍子 15g。

功能:补中益气、升提固涩。

主治:小儿脱肛水煎频服,并用一效散外敷。

3. 补脾益肾汤(辽宁·张有生)

组成:生芪、炙甘草、党参、白术、补骨脂、炮姜当归、白芍、升麻、柴胡、枳实、厚朴、木香、乌药、苡仁、玄胡、米壳、苦参、地榆、黄柏、诃子、五倍子、肉豆蔻

等随证加减。

功能:补气养血、健脾利湿、行气止血、涩肠止泻。

主治:溃疡性结肠炎、其他慢性结肠炎。

4. 补中益气丸

组成:黄芪、升麻、白术、柴胡、党参、陈皮、当归、甘草。

功能:补中养血,升提中气。

主治:中气不足、气虚下陷、内痔脱出、脱肛。

用法:研细炼蜜为丸,每日2次,每次1丸。

四、通便类

1. 便乃通茶

组成:黑芝麻、何首乌等。

功能:润燥通便。

主治:适用于老年津亏肠燥所致的便秘。

用法用量:开水泡服,一次1袋,每日1~2次。

禁忌:肠道易激综合征、肠梗阻、肠套叠、严重精神病患者和对本药过敏者禁用。

2. 麻仁滋脾丸(《金匮要略》麻仁丸加味)

组成:熟大黄、火麻仁、郁李仁、厚朴、枳实、桃仁。

功能:润肠通便,健脾消食。

主治:大便不通,胸腹胀满,烦躁不宁,术后便秘。

用法:每日1~2次,每次1丸,重9g。

3. 麻仁软胶囊

组成:火麻仁、苦杏仁、大黄、枳实(炒)、厚朴(姜制)、白芍(炒)等。

功能:润肠通便。

主治:肠燥便秘。

用法:平时1次1~2粒,每日1次,急用时每次2粒(每粒0.6g),每日3次。

4. 舒泰清(复方聚乙二醇电解质散Ⅳ)

组成:A剂:聚乙二醇4000 13.125g;B剂:碳酸氢钠0.1785g,氯化钠0.3507g,氯化钾0.0466g(图14-4)。

功能主治:治疗功能性便秘,术前肠道清洁准备,肠镜及其他检查前的肠道清洁准备。

用法用量:①配制:取本品A、B两剂各一包,同溶于125ml温水中成溶液。②服用方法及用量:功能性便秘治疗:成人每次服用125ml溶液,每日2次;老人开始时每日1次,必要时同成人剂量,或遵医嘱。肠道准备:每次250ml,每隔10~15分钟服用

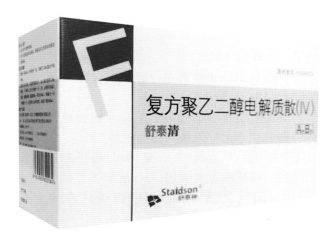

图14-4　舒泰清(复方聚乙二醇电解质散)

一次,直到排出水样清便。一般口服3000ml。

5. 福松(聚乙二醇4000散剂)

组成:本品主要成分为双氯芬酸钾。

功能主治:成人便秘的症状治疗。

用法用量:适用于成年人。每次1袋,每日1~2次,或每日2袋,一次顿服。每袋内容物溶于一杯水中后服用。

服用福松后24~48小时显效。每日剂量可根据患者情况增减。

禁忌:该药在以下情况禁用:炎症性肠病(如溃疡性结肠炎,克隆病),肠梗阻,未诊断明确的腹痛症状。

6. 滋阴润肠口服液

本品由地黄单味药通过现代化手段,以专利工艺加工制成,不含蒽醌类成分,不会引起结肠黑变病。

组成:地黄。

功能主治:养阴清热,润肠通便。适用于所有人群及各种原因引起的便秘,如老年性便秘、糖尿病便秘等。

用法用量:口服,一次10~20ml,一日2次。

禁忌:孕妇禁用。

7. 芪蓉润肠口服液

组成:黄芪(炙)、肉苁蓉、白术、太子参、地黄、玄参、麦冬、当归、黄精(制)、桑葚、黑芝麻、火麻仁、郁李仁、枳壳(麸炒)、蜂蜜。

功能主治:益气养阴,健脾滋肾,润肠通便。用于气阴两虚,脾肾不足,大肠失于濡润而致的虚证便秘。

用法用量:口服。一次20ml(1支),每日3次,或遵医嘱。

禁忌:实热病禁用,感冒发热时停服。孕妇慎用。

8. 乳果糖口服溶液

组成:每100ml杜密克口服溶液含乳果糖67g,半乳糖≤10g,乳糖≤6g。

功能主治:用于治疗高血氨症及由血氨升高引起的疾病;用于治疗慢性功能性便秘。

用法用量:口服,成人一次10ml,每日3次。

禁忌:糖尿病患者慎用,对半乳糖不能耐受者不宜服用。阑尾炎、肠梗阻、不明原因的腹痛者均禁用。

五、止泻类

1. 复方嗜酸乳杆菌片(益君康)

复方嗜酸乳杆菌片通过补充益生菌,调节肠道蠕动,增强免疫,促进消化,是一种以生物学途径调整肠道菌群的生物制剂,也是目前国内市场上唯一可常温保存的四联活菌制剂。具有四菌协同、胃肠同治等优点,经多年临床用药经验,推荐在肠镜检查一周内补充这种多联菌株益生菌,有助于快速恢复肠道菌群平衡。

组成:本品为复方制剂,每片含嗜酸乳杆菌5×10^6个。辅料为:淀粉、蔗糖(图14-5)。

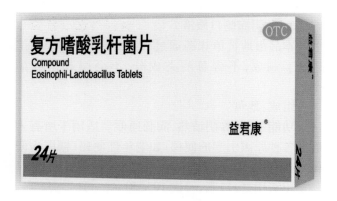

图14-5　复方嗜酸乳杆菌片(益君康)

药理:本品是由中国株嗜酸乳杆菌,日本株嗜酸乳杆菌、粪链球菌和枯草杆菌等四种菌粉组成的复方片剂。为肠道菌群调整药。可分解糖类产生乳酸,提高肠道酸度,从而抑制肠道致病菌繁殖。

功能主治:用于肠道菌群失调引起的肠功能紊乱,急、慢性腹泻、便秘、功能性消化不良、IBS、UC及小儿反复性腹泻、儿童消化不良等。

用法用量:口服。成人一次1~2片,一日3次。儿童用量请咨询医师或药师。

不良反应:尚不明确。

注意事项:①如服用过量或出现严重不良反应,应立即就医。②对本品过敏者禁用,过敏体质者慎用。③本品性状发生改变时禁止使用。④请将本品放在儿童不能接触的地方。

2. 参苓白术散

组成:党参、云苓、白术、山药、扁豆、莲子、炒薏米、砂仁、甘草

功能:健脾益气,渗湿止泻

主治:泄泻,各种肠炎

用法:研细成散每次5~10g,每日2次

3. 固本益肠片

组成:黄芪、党参、白术、延胡索等(图14-6)。

功能:健脾温肾,涩肠止泻。

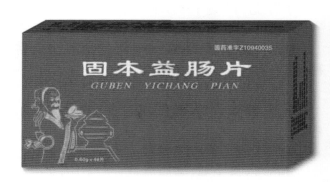

图14-6　固本益肠片

主治:用于脾虚或脾肾阳虚所致慢性泄泻,证见慢性腹痛腹泻、大便清稀或有黏液血便、食少腹胀、腰酸乏力、形寒肢冷、舌淡苔白、脉虚。

用法:口服,一次8片,每日3次。30日为1个疗程,连服2~3个疗程。

4. 补脾益肠丸

组成:黄芪、党参、当归、白芍、木香等。

功能:补中益气,健脾和胃,涩肠止泻。

主治:脾虚泄泻、阳虚便秘、各种慢性结肠炎。

用法:每日三次,每次6g(约一瓶盖),30日为1个疗程。

禁忌:孕妇禁用;泄泻时腹部热胀痛者忌服。

5. 双歧杆菌四联活菌(思连康片)

组成:主要成分为双歧杆菌、乳杆菌、肠球菌、蜡样芽孢杆菌,是一种以生物学途径调整肠道菌群的新型生物制剂。

功能主治:肠道菌群失调、习惯性便秘、溃疡性

结肠炎、抗生素性腹泻、急慢性肠炎、小儿反复性腹泻、儿童消化不良等。

用法用量:成人:口服,每日 3 次,一次 2~3 片,重症可加倍服用或遵医嘱。儿童:遵医嘱服用。

6. 美沙拉嗪肠溶片(惠迪)

组成:本品主要成分为美沙拉嗪,其化学名称 5-氨基水杨酸。

功能主治:溃疡性结肠炎、节段性回肠炎(克罗恩病)。

用法用量:成人:溃疡性结肠炎:(急性发作)每日 4 次,每次 1g,或遵医嘱。(维持治疗)每日 3 次,每次 0.5g,或遵医嘱。节段性回肠炎:每日 4 次,每次 1g,或遵医嘱。

禁忌:对水杨酸类药物及本品的赋形剂过敏者禁用。

7. 胸腺蛋白口服溶液(欣络维)

组成:主要成分为从健康乳猪新鲜胸腺中提取的蛋白质。

药理:通过增强胃黏膜 Na^+-K^+-ATPase 活力和提高胃黏液细胞功能、增加胃黏膜前列腺素合成及降低血浆内皮素水平等机制,达到保护和营养胃黏膜、促进其损伤修复的作用。

功能主治:用于溃疡性结肠炎、胃溃疡、十二指肠溃疡的治疗。

用法用量:口服。一次 30mg(1 瓶),每日 2 次(早晚餐后 2~3 小时服用),30 日为一个疗程。外用:120mg(4 瓶)加 0.9% 氯化钠注射液 50mg,保留灌肠,每日 1~2 次。

8. 康复新液

组成:主要成分为美洲大蠊提取物。

药理:抗炎消肿,促进肉芽组织生长,提高机体免疫功能,能明显减少胃液分泌量。

功能主治:通利血脉,养阴生肌。内服:对消化性溃疡有疗效,能有效预防慢性结肠炎。外用:用于溃疡、瘘管、外伤、烧伤、烫伤、压疮之创面。

用法用量:内服,一次 10ml,每日 3 次,或遵医嘱;外用,用医用纱布浸透药液后敷于患处,感染创面先清创后再用本品冲洗,并用浸透本品的纱布填塞或敷用。

禁忌:孕妇忌服。

第二节 外 用 药

一、洗剂

熏洗药又称坐浴药,是将药物水煎或用开水冲化后,先熏后洗肛门患处。

1. 硝矾洗剂(辽宁·张有生)

组成:朴硝(芒硝)25g,硼砂 15g,明矾 10g。

功能:消肿止痛、收敛止血、去湿止痒、化腐生肌、抑菌杀虫(蛔虫、蛲虫)。

主治:用于各种痔、肛瘘、肛裂及脓肿引起的肿胀、疼痛、便血、脱出等,还可用于肛门湿疹及肛门病术后创面。

用法:每次 50g(1 袋),每日 1~2 次,在便后或晚睡前,用开水 500~1000ml 冲化,先熏后洗,15 分钟即可。

2. 湿疹洗剂(江苏·丁泽民)

组成:车前子 15g,龙胆草 5g,羊蹄 9g,乌蔹莓 9g,黄柏 6g,明矾 6g,野菊花 9g。

功能:清热燥湿、杀虫止痒。

主治:急性干湿疹。

用法:便后或晚睡前煎水洗患处,每日 1 剂,每日 2 次。

3. 三子苦参汤(辽宁·王品三)

组成:蛇床子、地肤子、苍耳子、苦参、黄柏、双花、荆芥、防风、白芷、菊花、菖蒲。

功能:解毒消肿、止痒收敛。

主治:肛周急性皮炎、湿疹、化脓性皮肤病。

4. 复方荆芥熏洗剂

组成:荆芥 120g,防风 120g,透骨草 300g,生川乌 90g,蛤蟆草 300g,生草乌 90g,苦参 120g(图 14-7)。

功能:祛风燥湿,消肿止痛。

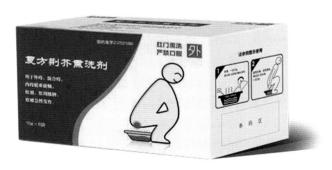

图 14-7 复方荆芥熏洗剂

主治:用于外痔,混合痔,内痔脱垂嵌顿,肛裂,肛周脓肿,肛瘘急性发作。

用法:外用,一次 10g,用 1000～1500ml 沸水冲开,趁热先熏后洗患处,每次 20～30 分钟,每日 2 次。

5. 派特灵

据临床观察和患者的反馈,该制剂祛除尖锐湿疣的效果明显,且复发率低,对于顽固性、复发性、巨大型、疑难部位尖锐湿疣(如肛周、肛管等部位)以及儿童尖锐湿疣尤其适用,是目前针对尖锐湿疣的一种有效新方法。

组成:由金银花、苦参、蛇床子、鸦胆子、白花蛇舌草等 10 余味中药配伍而成(图 14-8)。

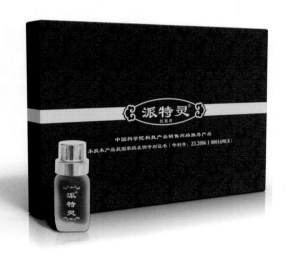

图 14-8 派特灵

药理:该制剂通过细胞毒性作用抑制瘤体细胞的增殖,引起瘤体细胞坏死脱落,并通过个别药物的剥脱作用,增强对瘤体细胞的破坏,在破坏细胞的同时对细胞内生存的 HPV 病原体亦起到杀灭作用。

功能主治:由 HPV 感染引起的尖锐湿疣及高危型 HPV 引起的肛门病变。

用法用量:第一步,用棉签将原液外涂于疣体及周围区域,每日早晚各 1 次,每次可反复涂抹 3 遍使其充分吸收。对疣体较大或面积较大的可用湿敷方法,每次 15 分钟内,连续使用 3 天,停用 4 天为 1 疗程,停用期间涂抹"沙棘油"以促进创面愈合。第二步,待疣体脱落并创面愈合后,再重复 3～4 个疗程,以进一步清除亚临床及病毒。第三步,为防复发阶段,可用 4～6 层纱布浸透派特灵 50 倍稀释液湿敷原皮损部位及相邻部位,每次 10 分钟内,第一个月每日 1 次,第 2、3 个月每 2 天 1 次。

禁忌:孕妇、哺乳期妇女、口腔内的尖锐湿疣以及对本品过敏者禁用。

注意事项:该制剂比较安全,局部不良反应较少且轻,无全身性不良反应,涂抹或湿敷后偶现轻度红肿、糜烂与疼痛,极个别患者有灼热或痒感,但该制剂并无腐蚀性,愈后不产生疤痕;本品应放在儿童不易拿到的地方;特殊部位的尖锐湿疣需在专业人士的协助下使用本品。

6. 痔疾洗液

组成:忍冬藤、苦参、黄柏、五倍子、蛇床子、地瓜藤。

功能:清热解毒,燥湿敛疮,消肿止痛。

主治:用于湿热蕴结所致的肿胀、疼痛、出血。用于治疗各种痔疮、肛裂、肛窦炎、肛门术后便血、坠胀、肿痛、创面坐浴等。

用法:外用。取本品一瓶 125ml,加沸水稀释至约 1000ml,乘热熏肛门,再坐浴 20 分钟。每日早、晚各一次。重症者坐浴后另取本品涂擦患处。

7. 川百止痒洗剂

组成:苦参、西河柳、蛇床子、马齿苋、荆芥、白鲜皮、百部、蜂房、桃枝、柳枝、槐枝、川芎、蒺藜、地肤子、白芷、艾叶。

功能:疏风止痒,燥湿解毒。

主治:适用于风邪外来,湿毒内蕴,腠理失和所致的皮肤、阴部瘙痒症。

用法:外用。可直接涂于患处或经稀释 4 倍后洗浴患处,每日 1～2 次。

8. 金玄痔科熏洗散

组成:玄明粉、马齿苋、金银花、枯矾、荆芥。

功能主治:消肿止痛、祛风燥湿。用于痔疮术后、炎性外痔所致的肛门肿胀和疼痛,中医学辨证为湿热壅滞证。

用法用量:每次一袋,加 1000ml 沸水冲化后,趁热先熏后洗患处,每次 30 分钟,每日 2 次。

禁忌:孕妇忌用。

二、栓剂

1. 普济痔疮栓

组成:熊胆粉,冰片,猪胆粉等(图 14-9)。

功能:清热解毒,凉血止血,用于热证便血。

主治:对各期内痔、便血及混合痔肿胀等有较好的疗效。

用法:直肠给药。一次 1 粒,每日 2 次,或遵

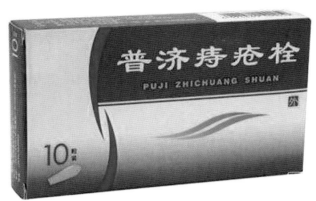

图14-9　普济痔疮栓

医嘱。

不良反应:偶见腹泻,肛门部位瘙痒,对症治疗后症状消失。

禁忌:尚不明确。

2. 美沙拉秦栓(莎尔福栓)

组成:本品主要成分为美沙拉秦(图14-10)。

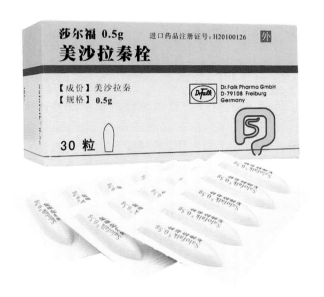

图14-10　美沙拉秦栓(莎尔福)

功能:溃疡性结肠炎,结肠炎,肠炎。

主治:本品适用于治疗溃疡性结肠炎的急性发作。

用法:每日2~3次,便后肛塞0.25~0.5g,或遵医嘱。

3. 美辛唑酮红古豆醇酯栓(志速宁)

组成:本品为复方制剂,每粒含吲哚美辛75mg、呋喃唑酮0.1g、红古豆醇酯5mg、颠茄流浸膏30mg、冰片1mg。

药理:本品具有消炎、抗菌、镇痛、解痉和改善微循环作用。

功能:消炎、止痛、消肿。

主治:适用于内痔、外痔;肛门肿胀、瘘管、肛裂等肛肠疾病及痔瘘手术后止痛。

用法:每日1~2次,每次1粒,临睡前或大便后塞入肛门。使用时戴塑料指套,然后洗手。

禁忌:①青光眼患者禁用。②对本品及组分过敏者禁用。

4. 复方角菜酸酯栓(太宁栓)

组成:复方角菜酸酯栓(太宁栓)每枚含角菜酸酯0.3g,二氧化钛0.2g,氧化锌0.4g。辅料为:滑石粉,固体半合成甘油脂。

功能:对炎症或损伤的黏膜有保护作用。

主治:用于痔疮及其他肛门疾患引起的疼痛、肿胀、出血和瘙痒的对症治疗;亦可用于缓解肛门局部手术后的不适。

用法:塞肛门内,一次1枚,每日1~2次。

5. 化痔栓

组成:黄柏、苦参、洋金花等。

功能:止血、止痛、消炎解毒及收敛。

主治:内外痔疮、血痔、便后出血及新旧痔疮等。

用法:每日1~2次,每次1粒,便后或睡前塞入肛门内约2cm处。

禁忌:忌酒、辛辣、煎炸等刺激性食物。

6. 肛泰栓

组成:地榆(炭)、盐酸小檗碱、人工麝香、冰片等。

药理:本品具有抗炎、止血、抑菌和镇痛作用。经试验证实,本品无明显的毒副反应。

功能:凉血止血,清热解毒,燥湿敛疮,消肿止痛。

主治:用于内痔、外痔、混合痔出现的便血、肿胀、疼痛。

用法:直肠给药。一次1粒,每日1~2次,早、晚或便后使用。使用时先将配备的指套戴在示指上,撕开栓剂包装,取出栓剂,轻轻塞入肛门内约2cm处。

7. 九华痔疮栓

组成:大黄、浙贝母、冰片。

功能:消肿化瘀,生肌止血,清热止痛。

主治:用于痔疮、肛裂、肛瘘。

用法:便后睡前塞入肛门,1粒/次,1次/日。5日/疗程。

禁忌:孕妇禁用。

三、膏剂

1. 湿润烧伤膏

组成:黄连、黄柏、黄芩、地龙、罂粟壳(图 14-11)。

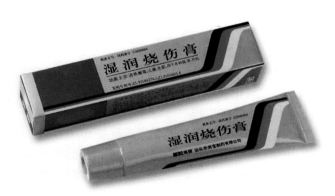

图 14-11　湿润烧伤膏

功能主治:清热、解毒、止痛、生肌。用于各种烧伤创面,达到原位再生愈合之效果。同时对于各类皮肤黏膜破损的创疡类疾病包括压疮、糖尿病足和肛肠疾病,特别是肛肠手术后的创面有很好的止痛、抗感染、减轻损伤和预防瘢痕的作用。

用法:直接外用时可于创面彻底止血或者坐浴清洁后,将湿润烧伤膏以 2～3mm 厚度涂抹需要处,可覆盖也可不覆盖无菌纱布,每日换药 2～3 次,换药前需轻轻拭去创面液化物,再上新的药膏,直至创面愈合。油纱外敷主要用于部分创面在肛门内部的病例,需要以烧伤膏纱条轻轻塞入肛门以保护伤口,术后 24 小时以同样方法换药,以后每日换药 2～3 次。

禁忌:芝麻过敏者慎用。

2. 复方紫草油(《中国痔瘘学》)

组成:紫草 248g,黄连 155g,生地榆、地榆炭、鸡血藤各 248g,甘草 62g,乳香、没药、橡皮粉各 31g,黄芪 100g,菜油 5000ml。

功能:清热消炎。

主治:术后创面换药用。

用法:直接搽抹患处,或将纱布做成适当大小,加复方紫草油浸透,用时剪取适当大小,敷盖患处,或放入创口内引流。

3. 一效膏

组成:为一效散用香油调和而成。

功能:除具有一效散的功能外并具有膏剂功能,有滋润创面、消肿止痛、生肌长肉作用。

主治:用于术后创面、炎性水肿、外痔发炎、内痔嵌顿疼痛等。

用法:现用现调效果较好,作用时间较长。每日外敷 1～2 次。

4. 油调膏

组成:即水调散用香油调和而成膏剂。

功能主治:与水调散的功能、主治却不完全相同。无脓用水调,有脓用油调,有拔脓解毒、消肿止痛作用。用于肛门疔、痈化脓期、破溃期、肛瘘发炎流脓。

用法:每日外敷 1～2 次。

5. 马应龙麝香痔疮膏

组成:麝香、珍珠、琥珀、牛黄。

功能:清热解毒,活血化瘀,祛腐去肌。

主治:各类痔疮、肛裂、肛周湿疹等及术后创面久不愈合者。

用法:洗净患处,外涂或注入肛门内。

6. 太宁乳膏

组成:本品为复方制剂,其组分为每 100g 乳膏中含角菜酸酯 2.5g,二氧化钛 2g,氧化锌 2g 和利多卡因 2g。

药理:本品为肛门直肠黏膜的保护剂及润滑剂钛和锌的氧化物为保护黏膜的成分,对有炎症的或受损的黏膜起保护作用,其润滑作用可使粪便易于排出。

主治:对痔疮及其他肛门疾病引起的疼痛、瘙痒、充血及少量出血进行对症治疗。

用法:每日 1 次或每日数次,经直肠给药,或遵医嘱。

7. 肛泰软膏

组成:地榆(炭)、盐酸小檗碱、五倍子、盐酸罂粟碱、冰片等。

药理:肛泰软膏具有抗炎、止血、抑菌和镇痛作用。经试验证实,肛泰软膏无明显的毒副作用。

功能:凉血止血,清热解毒,燥湿敛疮,消肿止痛。

主治:用于内痔、外痔、混合痔出现的便血、肿胀、疼痛。

用法:外用。每日 1～2 次,早、晚或便后使用。

8. 复方多黏菌素 B 软膏

功能主治:用于预防皮肤割伤、擦伤、烧烫伤、手术伤口等皮肤创面的细菌感染和临时解除疼痛和不适。

用法:外用,局部涂于患处。每日 2~4 次,5 日为 1 个疗程。

禁忌:对本品任一组分过敏者禁用。

9. 加味冲和膏

组成:紫荆皮、独活、赤芍、石菖蒲、细辛、研细用葱汁或陈酒调敷。

功能:疏风活血,消肿止痛。

主治:肿块隐痛不消、热不重者,血栓性外痔,内痔嵌顿水肿。

10. 生肌象皮膏(天津方)

组成:炙象皮面 120g,血余炭面 80g,生炉甘石粉 320g,生石膏面 125g,生龟板 160g,当归 80g,生地 160g,香油 2000ml,黄蜡 150g,白蜡 150g。

功能:活血解毒,生肌长肉,收敛。

主治:肛门术后创面久不收口、创面感染。

用法:涂于患处,每日 1 次。

11. 九华膏

组成:滑石、月石、龙骨、川贝、冰片、朱砂等,研面配成 20% 凡士林软膏。

功能:消肿,止痛,生肌收口。

主治:发炎肿痛之外痔,内痔嵌顿,直肠炎,肛窦炎及内痔术后。

用法:便后熏洗,注入肛内或敷于外痔上。

12. 生肌玉红膏(《外科正宗》)

组成:当归 60g,白芷 15g,白蜡 60g,轻粉 12g,甘草 36g,紫草 6g,血竭 12g,麻油 500ml。

功能:活血祛腐,解毒镇痛,润肤生肌。

主治:脓肿溃后脓水将尽,术后创面肉芽生长缓慢者。

用法:外用贴患处。

四、散剂

1. 一效散(辽宁·王品三)

组成:朱砂 10g,炙甘石 30g,冰片 10g,滑石 700g,共研极细面。

功能:燥湿收敛,止痛止痒。

主治:肛门湿疹、皮炎、黏膜糜烂或溃疡,肛门潮湿、瘙痒、脱肛、水肿等症,术后水肿、术后伤口不愈合。

用法:外用撒布适量。

2. 水调散(辽宁·王品三)

组成:黄柏 100g,煅石膏 80g。

功能:清热解毒、消肿止痛。油调后则为油调膏,有提脓拔毒功能。

主治:术后创缘发炎肿痛,用于肛周脓肿初起。

用法:用凉开水调敷患处。

3. 生肌散

组成:血竭、没药、乳香、象皮、冰片。

功能:化腐生肌,解毒止痛,收敛止血。

主治:术后创面流脓流水,久不收口。

用法:便后熏洗坐浴后,创面撒布或以油纱条蘸药面填入创面。

4. 珍珠散

组成:珍珠、象牙屑、龙骨、三七、冰片等。

功能:拔毒消肿,生肌长肉,生皮收敛。

主治:术后创面、溃烂流水、上皮不长。

用法:便后熏洗坐浴后,以油纱布蘸药粉,外敷创面上。

五、丹剂

1. 红升丹(又名红粉)

组成:水银 30g,火硝 120g,雄黄、朱砂各 15g,白矾 30g,黑矾 18g。

功能:祛腐生新。

主治:术后创面的腐肉,肉芽水肿或生长过盛者,术后瘘管壁坏死组织不脱者。

用法:创面撒布一薄层、或用喷粉器喷射在创面上。喷药过多腐蚀创面引起疼痛。只能用 1~2 次,创面变新肉芽生长者即停药。

2. 渴龙奔江丹

组成:水银、青盐、火硝、硇砂、白矾各 3g,佛金 30 张。

功能:拔脓化腐生肌。

主治:脓肿,瘘管术后创口久不愈合者。

用法:取适量撒于创面,或渗于绵纸上,做成药捻,置于脓腔或瘘管内。

六、钉剂

1. 含砒枯痔钉

组成:白矾、白砒(As_2O_3 3%~6%)共煅粉,加朱砂、乳糯米粉。

制法:制成钉剂,含砒 3%~6%。

2. 二黄枯痔钉

组成:川军、川柏各 30g,白及粉 9g。

3. 无砒枯痔丁

组成:枯矾5g,川柏10g,白及5g,五倍子50g,糯米粉70g,制成条状为钉剂。

4. 异物枯痔钉

组成:粳米、白及、牛筋线、羊肠线,分别制成条状。作用机制是"异物刺激,炎症反应,创道引流"。

第三节　其　他　药

一、注射类

1. 消痔灵注射液(北京·史兆岐,1977)

组成:明矾、鞣酸、三氯叔丁醇、低分子右旋糖酐注射液、枸橼酸钠、亚硫酸氢钠、甘油(图14-12)。

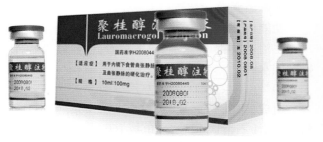

图14-13　聚桂醇注射液

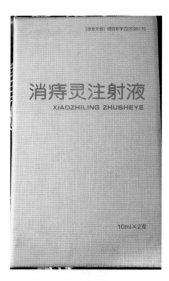

图14-12　消痔灵注射液

功能:硬化萎缩,收敛止血。

主治:用于内痔出血、各期内痔、静脉曲张性混合痔等。

用法用量:肛门镜下内痔局部注射。内痔出血,早期内痔:用本品原液注射到黏膜下层;用量相当于内痔的体积为宜。中、晚期内痔和静脉曲张性混合痔:按四步注射法进行。第一步和第四步用0.5%利多卡因注射液稀释本品原液,使成1:1。第二步和第三步用0.5%利多卡因注射液稀释本品原液,使成2:1。根据痔的大小,每个内痔注入6~13ml,总量20~40ml(2~4支)。

禁忌:内痔嵌顿发炎、皮赘性外痔者忌用。

2. 聚桂醇注射液

组成:本品主要成分为聚桂醇(图14-13)。

功能主治:用于各期内痔及静脉曲张型混合痔治疗中的止血、使痔核萎缩。用于痔结扎术、套扎术

等其他肛肠手术后的辅助治疗。用于内镜下食管曲张静脉出血的急诊止血及曲张静脉的硬化治疗。

用法:四步注射法。取聚桂醇注射液原液,每个痔核可注入2~3ml药液。同一部位可重复注射,每个痔核≤8ml。

禁忌:患者处于休克状态或对本品过敏者禁用。

3. 芍倍注射液(北京·安阿玥,1990)

组成:柠檬酸、没食子酸、芍药苷。

功能:收敛固涩,凉血止血,活血化瘀。

主治:用于各期内痔及静脉曲张型混合痔治疗中的止血、使痔核萎缩。

用量:痔疮内注射用本品(1:1浓度,即本品用0.5%利多卡因注射液稀释1倍)。每位患者一次10~20ml,平均15ml,最大用量不超过40ml。

4. 603消痔液(南京)

组成:枸橼酸5g,普鲁卡因2g,加水至100ml。

用法:痔黏膜下高低位注射法治疗内痔,一次总量不超过20ml,3~7日复查一次,3次为1个疗程(1:1为603:普鲁卡因各一份)。静脉曲张性外痔,采用外肌注射法,一次总量不超过15ml(从痔相应处、肛缘外1.5cm处进针)。

5. 新6号枯痔液(重庆·李雨农,1956)

组成:氯化钙($CaCl_2$)2g,氯化氨(NH_4Cl_2)3g,[或氢氧化钙$Ca(OH)_2$]100g,氯化铵150g,普鲁卡因0.25g,注射用水加至100ml。

功能:腐蚀坏死。

主治:内痔注射。

6. 痔全息枯痔液(山西·杨里颖)

组成:硫氢钠、硫化钠、薄荷水冰片、氟化钠、苯

甲醇、甘油、乙醚、氯仿、乙醇(酒精)、注射用水。

功能:麻醉,消炎,止血,坏死脱落。

主治:内痔、混合痔、肛裂、直肠息肉。

用法:局部注射,宁少勿多。

禁忌:严重心脏病、血液病、脑血管疾病、肛门严重感染及恶性肿瘤、孕妇慎用。

7. 母痔基底硬化剂(山西秸山・任全保)

组成:明矾4g,苦油26ml,黄连素0.05g,普鲁卡因0.26g、苯甲醇2ml、枸橼酸钠1g,注射用水加至100ml,调pH至中性。

功能:收敛,消炎,止血,止痛。

主治:各期内痔。

用法:注入母痔基底部和内痔。以内痔灰暗色为量,基底硬化10ml,内痔硬化1~2ml。

二、清肠类

1. 复方聚乙二醇电解质散Ⅳ(舒泰清)　详见本章第一节。

2. 磷酸钠盐口服溶液(辉灵)

组成:本品为复方制剂,其组分为磷酸二氢钠和磷酸氢二钠。

功能主治:外科手术前肠道清理,肠道内镜检查前的肠道清理,用于治疗便秘。

用法:轻松肠道清洁:1瓶45ml磷酸钠盐口服溶液+750ml水,只需重复2次,即可彻底清洁肠道,服水量小,避免了病人饮用大量液体带来的痛苦。肠道清洁彻底:世界权威医疗机构十多年大量的临床证明,本品口感舒适,有独特的姜柠檬口味,克服了其他清肠液的苦咸涩感。

三、灌肠类

1. 通灌汤(辽宁・张有生)

组成:苦参25g,地榆15g,白及15g,黄柏15g,甘草10g,明矾10g。

功能:清热解毒,收敛止血。

主治:溃疡性结直肠炎,便下脓血,里急后重,腹痛、腹泻。

用法:水煎或加温每便后、睡前用50~100ml保留灌肠,不仅在局部起作用,而且在结、直肠黏膜吸收至全身起作用。

2. 美沙拉秦灌肠液(莎尔福)

组成:本品主要成分为美沙拉秦(图14-14)。

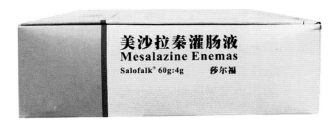

图14-14　美沙拉秦灌肠液(莎尔福)

功能主治:用于溃疡性结肠炎的急性发作和维持治疗,克罗恩病急性发作。

用法:每晚睡前从肛门灌进结肠,每次1支(4g)。

3. 磷酸钠盐灌肠液(辉力)

组成:本品为复方制剂,其组分为磷酸氢二钠和磷酸二氢钠(图14-15)。

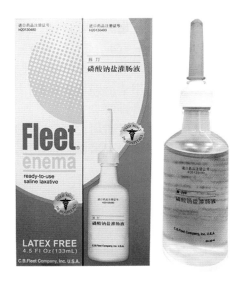

图14-15　磷酸钠盐灌肠液(辉力)

功能主治:直肠检查或手术前灌肠清洁肠道,解除偶然性便秘。

用法:成人及12岁以上儿童每日1瓶(133ml),一次性使用;2岁以下儿童禁用;2~11岁儿童应使用儿童用磷酸钠盐灌肠液(成人剂量减半)。左侧位或膝胸位,取下瓶嘴上的橘色保护帽,将瓶嘴对准肛门,用稳定的压力轻轻地将瓶嘴插入直肠,挤压瓶体直到内装溶液几乎挤完为止,从直肠拔出瓶嘴,保持姿势不变,直至便意非常强烈为止(通常2~5分钟)。

禁忌:本品禁用于先天性巨结肠患者、肠梗阻患者、肛门闭锁患者、充血性心脏病患者,肾功能损伤者,有过电解质紊乱者、结肠造口术者或者正服用可能影响电解质水平的药物(如利尿药)

者慎用本品。

4. 复方黄柏液

组成:连翘,黄柏,金银花,蒲公英,蜈蚣。

功能:清热解毒,消肿祛腐。

主治:用于疮疡溃后,伤口感染,属阳证者。痔瘘术后换药,慢性结肠炎,溃疡性结肠炎。

用法:治疗慢性结肠炎,本品保留灌肠,每晚1次,每次100ml,15日后改为隔日1次。治疗溃疡性结肠炎,原液100ml,保留灌肠。

5. 甘油灌肠剂

组成:本品每100g含甘油(1,2,3-丙三醇)42.7g。

功能主治:润滑性通便药,用于清洁灌肠或便秘。

用法:肛门注入。便秘一次60ml,小儿用量酌减。清洁灌肠一次110ml,重复2～3次。取下本品包装帽盖,让少量药液流出滋润管口,患者侧卧位插入肛门内(小儿插入3～7cm,成人插入6～10cm)。用力挤压容器,将药液缓慢注入直肠内,注完后,将注入管缓缓拔出,然后用清洁棉球按住肛门1～2分钟,通常5～15分钟可以排便。

禁忌:①肠道穿孔患者禁用;②恶心、呕吐、剧烈腹痛等患者禁用;③痔疮伴有出血患者禁用。

四、止痛类

1. 奥布卡因凝胶

组成:其主要成分为盐酸奥布卡因(图14-16)。

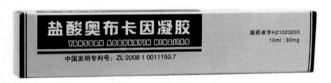

图14-16 盐酸奥布卡因凝胶

功能主治:适用于各科检查、处置、小手术的表面麻醉和术后肛肠换药止痛。

用法:可用于肛肠术后换药,将消毒棉球浸润本品(根据创面大小调整用量)涂布于肛外创面,3分钟后开始正常换药操作;直肠、结肠镜检,将本品5～10ml注入肛内和涂布肛门,3分钟后涂抹少许本品于腔镜表面润滑即行检查,尤其是有痔疮和肛裂等疾病患者,止痛润滑作用明显。

2. 注射用帕瑞昔布钠(特耐)

特耐(注射用帕瑞昔布钠),是全球第一个注射

用选择性环氧化酶-2抑制剂,属于非甾体抗炎(NSAID)药品,为白色或类白色冻干块状物,是一种多模式镇痛。

组成:主要成分为帕瑞昔布钠(图14-17)。

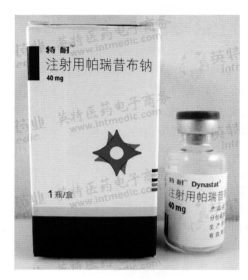

图14-17 注射用帕瑞昔布钠(特耐)

功能主治:适用于所有外科手术术后疼痛的短期治疗,尤其在肛肠外科术后镇痛效果显著。

用法:推荐剂量为40mg,静脉注射(IV)或肌内注射(IM)给药,随后视需要间隔6～12小时给予20mg或40mg,每日总剂量不超过80mg,连续3日后停药。可直接进行快速静脉推注,或通过已有静脉通路给药。肌内注射应选择深部肌肉缓慢推注。

3. 氟比洛芬酯注射液(凯纷)

组成:本品主要成分为氟比洛芬酯,辅料有精制大豆油、精制卵磷脂、浓甘油、磷酸氢二钠、枸橼酸、注射用水。

功能主治:术后及癌症的镇痛。

用法用量:通常成人每次静脉给予氟比洛芬酯50mg,尽可能缓慢给药(1分钟以上),根据需要使用镇痛泵,必要时可重复应用。并根据年龄、症状适当增减用量。一般情况下,本品应在不能口服药物或口服药物效果不理想时应用。

五、抗肿瘤类

1. 卡培他滨片(希罗达)

组成:本品主要成分为卡培他滨(图14-18)。

功能主治:①结肠癌辅助化疗:卡培他滨适用于Dukes C期、原发性肿瘤根治术后并仅接受氟嘧

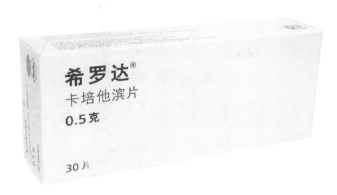

图 14-18　希罗达（卡培他滨片）

啶类药物治疗的结肠癌患者的单药辅助治疗；②结肠直肠癌：当转移性结肠直肠癌患者首选单用氟嘧啶类药物治疗时，卡培他滨可用作一线化疗；③乳腺癌联合化疗：卡培他滨可与多西紫杉醇联合用于治疗含蒽环类药物方案化疗失败的转移性乳腺癌；④乳腺癌单药化疗：卡培他滨亦可单独用于治疗对紫杉醇及含蒽环类药物化疗方案均耐药或对紫杉醇耐药和不能再使用蒽环类药物治疗；⑤胃癌：卡培他滨适用于不能手术的晚期或者转移性胃癌的一线治疗。

用法：卡培他滨的推荐剂量为口服 1250mg/m²，每日 2 次口服（早晚各 1 次；等于每日总剂量 2500mg/m²），治疗 2 周后停药 1 周，3 周为一个疗程。至少持续 8 疗程，覆盖时间要超过 6 个月方为标准治疗。卡培他滨片剂应在餐后 30 分钟内用水吞服。

禁忌：已知对卡培他滨或其任何成分过敏者禁用。

2. 氟尿嘧啶（5-FU）

组成：本品主要成分为氟尿嘧啶，辅料氢氧化钠、依地酸二钠。

功能主治：消化系癌（胃癌、结肠癌、肝癌、胰腺癌、食管癌等）、乳腺癌、卵巢癌、宫颈癌、绒毛膜上皮癌、恶性葡萄胎、膀胱癌、肺癌、皮肤癌、头颈部癌。

用法：①静脉注射：1 次 500 ~ 750mg，隔日 1 次；②静脉滴注：一般为每千克体重 15mg，溶于等渗盐水或 5% 葡萄糖液中，滴注 2 ~ 8 小时，每日 1 次，连续 5 日，以后将剂量减半，隔日 1 次，直至出现毒性反应；③动脉内滴注：根据部位不同每千克体重可用 5 ~ 20mg，溶于 5% 葡萄糖液 500 ~ 1000ml 中静脉滴注 6 ~ 8 小时；④局部应用：5% ~ 10% 软膏外用，每日 1 ~ 2 次。也可作为肿瘤内注射，每次剂量 250 ~ 500mg。

3. 伊立替康（开普拓）

组成：本品主要成分是盐酸伊立替康。

功能主治：用于成人转移性大肠癌的治疗，对于经含 5-FU 化疗失败的患者，本品可作为二线治疗。同时，伊立替康应用于胃癌、食管癌、广泛期小细胞肺癌的多种临床试验正在进行中，就已得出的阶段性观察结果来看，有很好的临床适用前景，值得密切关注。

用法：本品推荐剂量为 350mg/m²，静脉滴注 30 ~ 90 分钟，每 3 周一次（注：剂量似乎偏大，实际操作中以有经验的医师指导为准）。

4. 奥沙利铂（乐沙定）

组成：奥沙利铂属于新的铂类抗癌药，其中铂原子与 1,2 二氨环己烷（DACH）及一个草酸基结合。

功能主治：奥沙利铂的分类为具有细胞毒作用的其他抗癌药物，与 5-氟尿嘧啶和亚叶酸（甲酰四氢叶酸）联合应用，一线应用治疗转移性结直肠癌；辅助治疗原发肿瘤完全切除后的 Ⅲ 期（Dukes C 期）结肠癌。

用法：限成人使用。辅助治疗时，奥沙利铂推荐剂量为 85mg/m²，静脉滴注，每 2 周重复 1 次。共 12 个周期（6 个月）。治疗转移性结直肠癌，奥沙利铂的推荐剂量为 85mg/m²，静脉滴注，每 2 周重复 1 次。

5. 康艾注射液

组成：黄芪、人参、苦参素。

功能主治：益气扶正，增强机体免疫功能。用于原发性肝癌、肺癌、直肠癌、恶性淋巴瘤、妇科恶性肿瘤；各种原因引起的白细胞低下及减少症。慢性乙型肝炎的治疗。

用法用量：缓慢静脉注射或滴注；每日 1 ~ 2 次，每日 40 ~ 60ml，用 5% 葡萄糖或 0.9% 生理盐水 250 ~ 500ml 稀释后使用。30 日为 1 个疗程或遵医嘱。

6. 注射用胸腺法新（日达仙）

组成：本品主要成分为胸腺肽 α_1，是由 28 个氨基酸组成的多肽，其 N 末端丝氨酸被乙酰化。辅料含 50mg 甘露醇及适量磷酸钠。

功能主治：为免疫增强剂。适用于慢性乙型肝炎。作为免疫损害病者的疫苗增强剂-免疫系统功能受到抑制者，包括接受慢性血液透析和老年病患者。

用法:本品不应肌内注射或静脉注射。它应使用随盒的1.0ml注射用水溶解后马上皮下注射。

7. 注射用重组人白介素

注射用重组人白介素是一种药物,可用于癌性胸腹腔积液及黑色素瘤、肾癌等恶性肿瘤的治疗。

功能主治:本品可用于癌性胸腹腔积液及黑色素瘤、肾癌等恶性肿瘤的治疗。

用法:注射前用灭菌注射用水或生理盐水溶解,具体用法因病而异,详见说明书或遵医嘱。

8. 盐酸托烷司琼注射液

组成:本品主要成分为盐酸托烷司琼。

功能主治:预防和治疗癌症化疗引起的恶心和呕吐。

用法用量:在任何化疗周期中,盐酸托烷司琼最多应用6日。儿童:一般不推荐用于儿童,如病情需要必须使用时,可参照下列剂量:2岁以上儿童剂量为0.2mg/kg,最高可达5mg/d。

(李春雨 聂敏)

参 考 文 献

1. 李春雨. 肛肠病学. 北京:高等教育出版社,2013:94-95
2. 张有生,李春雨. 实用肛肠外科学. 北京:人民军医出版社,2009:43-53
3. 李春雨,汪建平. 肛肠外科手术学. 北京:人民卫生出版社,2015:178-179
4. 李春雨. 大肠癌名医解答. 北京:人民军医出版社,2012:107
5. 丁义江. 丁氏肛肠病学. 北京:人民卫生出版社,2006:196-197
6. 张有生. 肛肠科手册(增订本). 沈阳:辽宁科技出版社,2000:136-138

第十五章

肛肠外科门诊护理

第一节　门诊护理工作常规

一、检查室护理

1. 做好开诊前的准备工作,检查所需物品、纸张、器械是否齐全完好,放置在固定位置。

2. 保持诊室环境清洁、舒适、安静,室内空气新鲜,可根据病症性质,室温保持在 18～26℃,适宜检查。

3. 热情接待患者,耐心解答患者提出的问题,满足患者合理需求。

4. 维持候诊秩序,做好肛肠科分诊工作,根据病种、病情安排候诊,护送患者到达候诊区,观察患者肛肠疾病有无出血脱出,出血与大便的关系,发现异常,及时报告医师,配合优先处理。

5. 保持室内一医一患,必要时留一陪人。

6. 协助医师完成各项检查,根据病情测量生命体征,记录在门诊病历本上。

7. 严格执行消毒隔离制度,诊室应配备流动水洗手设施或快速手消毒剂。

二、治疗室护理

1. 保持室内清洁整齐,物品、器械应固定放置,定期进行彻底的清洁整顿及空气消毒。

2. 准备及时完成各项治疗,如灌肠、直肠给药等,应用多种不同方式(如电视、录像、板报、折页、电子屏等)做好就诊患者及家属对肛肠疾病的健康宣教,加强情志护理,使之对疾病、检查、治疗、护理等知识有一定了解,积极配合治疗。

3. 督促保洁员做好垃圾分类处理,防止交叉感染。

4. 做好肛肠科门诊诊室物品的清点、报废、请领、保管工作。

三、门诊手术室的护理

1. 术前 1 日了解门诊手术预约情况、手术名称,并准备手术物品。

2. 按照手术患者预约的顺序安排手术,临时增加手术请医生联系护士长。

3. 规范执行手术安全核查制度,手术患者和就诊卡及手术通知单要一致,实施三方核对并记录。

4. 规范文明用语,保护患者隐私,体现人文关怀。

5. 做好手术患者的监护,密切关注手术进展配合手术。

6. 协助手术医生手术体位摆放,做好手术患者的坠床、烫伤等风险评估,并针对性地采取预防措施。

7. 根据医嘱建立静脉通路、认真执行手术中安全用药制度,出现局麻药中毒反应按照应急流程汇报、抢救。

8. 规范设备使用:术前检查各仪器设备性能处于备用状态;术中遵循操作规程安全使用;术后做好整理并记录。

9. 规范执行清点制度,严防异物遗留在体腔或组织内。

10. 监督手术人员的无菌操作。

11. 严格门禁以及参观制度的管理,注意手术间安静、整洁、有序。

12. 手术标本电脑留取运送确认后患者在门诊清点单上签字,送往门诊病理科窗口。

13. 每日整理手术间,检查手术器械消毒有效期并补充所需手术包、耗材、药品,督促工友更换手术床被服。每月最后一个工作日检查耗材、药品有效期。

14. 术后用物进行分类处置,手术器械做好初步清洁;特殊感染手术,按照感染手术术后处置流程处理。

15. 按照实施手术进行手术收费,术后做好各类登记工作,每月第一个工作日统计手术量并汇总报给科室文员。

四、换药室护理

1. 保持室内清洁整齐,物品、器械应固定放置,定期进行彻底的清洁整顿及空气消毒。

2. 换药室内可进行感染创口的敷料更换、脓肿穿刺抽脓及表浅脓肿的切开引流等。遇有铜绿假单胞菌等特殊感染病人应实行隔离,用过的敷料、器械应另行灭菌或焚烧等处理。

3. 治疗室内可进行无菌创口的拆线、封闭治疗、无菌病变及关节腔的穿刺注射等,应严格遵守无菌操作技术规程。

4. 换药室与治疗室内的敷料及器械不得混用。

5. 按无菌操作原则,分别处理无菌与感染创口。无菌器械及污染器械必须严格分开放置,并明确标记,以免混用。

第二节　门诊手术病人的护理

一、术前护理

1. 肛肠病人术前普遍存在恐惧心理,害怕术中术后疼痛、出血,担心术后大便失禁或排便困难,术前应做好解释,消除病人顾虑。

2. 询问既往史及药物过敏史。

3. 术前一般不禁食,术前一天晚餐及当天早餐应半流质饮食,术前2小时应限制饮水,忌空腹手术以防术中虚脱。

4. 肠道准备　目前肛肠疾病的术式多采用开发性切口,术后第2日起可照常大便,因此术前不需清洁灌肠,但术前常使用两枚开塞露塞肛,以防手术当天排便造成大出血。

5. 皮肤准备　术前1日剃去病人肛周及会阴部的毛发,嘱病人用肥皂清洁肛周及会阴部皮肤,以利于手术时皮肤消毒和切口处理。

6. 术前测血压、做皮试、术前10分钟按医嘱给病人肌内注射苯巴比妥0.1g。

7. 进入手术室前,应让病人排空小便以防术后膀胱过早膨胀而造成尿潴留。

二、术后护理

术后护理直接关系到手术成败,不宜忽视,术后护理包括饮食调节、大便调理、伤口处理及术后并发症处理。

1. 饮食调节　指导病人做好饮食调节,如术后忌食辛、热、燥、辣食物,忌烟酒、宜食清淡之品。术后当日,小便未通畅前应限制饮水,小便通畅后可给流质饮食,如蛋清、藕粉糊。术后第2~4日,宜半流质饮食,可适当食些水果,如香蕉、梨,多吃蔬菜汤;术后第7日改为普食,宜多食些含纤维素多的食物,以防大便秘结,术后第10日起,可恢复正常饮食,并适当补充营养,以利于伤口愈合。

2. 术后大便调理　手术当天应禁止排便,以防大出血,术后第2日尽量不排便,若病人需排便,便后应仔细观察伤口出血情况。术后第3日起可正常排便,且尽量保持大便通畅,若大便秘结,应适当使用润肠通便药,如润肠丸、通泰胶囊等。

三、健康指导

随着社会的发展,人们生活水平的不断提高,人们对健康的需求也日益增加。现已不仅仅满足于有病治病,更需要得到疾病的预防、护理、康复促进、保健指导等方面的服务,护理的对象也从患病的人扩展到健康的人,从个体扩展到群体,护理的任务从疾病的护理扩展到从健康到疾病的全过程的护理,因此,开展健康教育成为护理工作的重点。

1. 居室保持安静、清洁、空气新鲜，保持情绪稳定，心情舒畅、愉快，避免急躁，忧虑心情，注意休息，养成定时排便习惯，保持大便通畅。

2. 饮食宜清淡、富于营养，易消化之品，多食蔬菜、水果、蜂蜜等，忌烟、酒、葱、蒜、辣等刺激之品。

3. 注意生活起居，勿做重体力劳动，避免久坐、久蹲、久站等不良刺激。

4. 平时注意肛门部卫生，大便后用温开水坐浴，常洗澡，勤换内裤、内衣，避免肛门部感染及肠道病发生。

5. 平时保持大便通畅，大便秘结时勿用力努挣，给予润肠通便剂，如麻仁丸或开塞露等以通便，大便后清洗肛门，宜用干净柔软的纸巾擦拭肛门。

第三节　特殊传染病病人的护理

一、艾滋病病人合并肛周脓肿的护理

肛周脓肿是一种常见的肛门直肠疾病，是直肠肛管周围软组织内或其周围间隙发生的急性化脓性感染，并形成脓肿。脓肿是肛管直肠周围炎症的急性期表现，局部表现以红、肿、热、痛为主要症状。艾滋病是由人类免疫缺陷病毒（HIV）感染所致的慢性传染病，合并肛周脓肿的患者病程较长，且治疗过程中，既要治疗肛周脓肿引发的感染，又要防止被外界感染。

【护理】

（一）护理评估

1. 患者的饮食、排便习惯及诱发因素。

2. 肛周症状及伴随证。

3. 直肠检查结果、感染情况。

4. 心理-社会状况。

（二）护理措施

1. 心理护理　自卑心理是患者最大的心理障碍，认为自身对朋友及家人造成了威胁，影响家人的生活，害怕家人的冷落、漠视。表现为孤单、寂寞、少言寡语，服用抗病毒药物有一定副作用，患者难以忍受，易怒，情绪波动大，护理时尊重患者，保护患者隐私，固定1名年资较高、经验丰富的护士与患者进行沟通，沟通过程中对患者的需求了然于心，作出情感回应，使患者感受到被理解、被接受和被尊重。

2. 疼痛的护理　患者术前肛周脓肿表现为持续性的胀痛，患者平卧时以患者自己感到舒适为宜，术后采取去枕平卧6小时，术后第1日鼓励患者下床活动，休息时以俯卧位或侧卧位为好，保持舒适的体位。

3. 伤口的护理　每日患者大便后伤口换药，初期脓液较多时，用过氧化氢溶液或苯扎氯铵溶液进行清洗消毒，包括切口、内口，术后3～4日脓液减少

时，用温水进行清洗，始终保持患者切口引流通畅，遵医嘱合理使用抗生素，教会患者便后清洁肛周。

4. 饮食护理　麻醉后6小时患者予以半流质饮食，术后第1日予以普通饮食，嘱患者忌烟酒，勿食用辛辣刺激性食物，多食营养丰富、清淡、少渣、易消化的饮食，多食蔬菜、瓜果，提高机体免疫力，预防便秘。

5. 消毒隔离　加强无菌观念，严格执行消毒隔离制度，病室内有单独的卫生间及洗手装置，摆放免洗手消毒凝胶。体温计、听诊器、血压计专人专用，患者所有的垃圾废物存放在双层黄色传染性袋中，单独回收焚烧。采血时将采血管做好特殊标记，放入坚固防漏的塑料箱内密封送检。患者做辅助检查、治疗时，护士先电话通知辅助科室，做好消毒隔离。对出院患者使用的仪器及设备用含有效氯1000mg/L消毒溶液进行消毒。

6. 加强职业防护　加强对不同年资的护士有针对性地进行职业安全培训，增强防护意识，减少职业暴露。严格执行标准预防操作原则，遵守规范操作流程。严格执行手卫生制度，做好职业防护。

7. 健康宣教　告诫患者保持良好的生活方式，多饮水，每日1000～1500ml。教会患者做提肛运动，保持大便通畅，便时不要过度用力、久蹲，避免复发的高危因素，如肛交。保持生活规律，加强锻炼，增强体质，不宜久站、久坐、久蹲，应注意休息，经常变换体位。告知患者及其家属怎样预防或减少患者机会性感染的方法，如出现机会性感染的临床症状及生命体征等，或有特殊情况应及时就诊。鼓励患者对家属和朋友说出自己的病症，有助于患者得到家属朋友的关心和支持。

二、梅毒病人合并肛周脓肿的护理

肛周脓肿是一种常见的肛门直肠疾病，是直肠

肛管周围软组织内或其周围间隙发生的急性化脓性感染,并形成脓肿。脓肿是肛管直肠周围炎症的急性期表现,局部表现以红、肿、热、痛为主要症状。梅毒是由苍白(梅毒)螺旋体引起的慢性、系统性性传播疾病。主要通过性途径传播,梅毒一般分三期:一期梅毒、二期梅毒和三期梅毒。一期梅毒属于早期梅毒,对人身体危害较小,且容易治愈;二期梅毒较一期梅毒病情加重,治愈难度也加大;三期梅毒属于晚期梅毒,是最不容易治疗的阶段,病情最重,甚至能够危及生命。一期梅毒是由梅毒螺旋体感染引起的一种慢性全身性性传播疾病。主要通过性交传染。本病表现极为复杂,几乎可侵犯全身各器官,造成多器官的损害。合并肛周脓肿的患者病程较长,且治疗过程中,既要治疗肛周脓肿引发的感染,又要防止被外界感染。

【护理】

(一)护理评估

1. 患者的既往饮食习惯。

2. 主要肛周症状及伴随证。

3. 直肠检查结果、感染情况。

4. 心理-社会状况。

(二)护理措施

参考前文艾滋病病人合并肛周脓肿的护理措施。

第四节　治未病的护理

中医学历来十分重视预防,早在春秋时期《内经》中就提出了(治未病)的预防思想,强调"防患于未然"。《素问·四气调神大论》云:"不治已病治未病,不治已乱治未乱,此之谓也。夫病已成而后药之,乱已成而后治之,譬犹渴而穿井,斗而铸锥,不亦晚乎?"未病先防是指在未病之前,采取各种措施,以防止疾病的发生。既病防变是指在疾病发生之后,应力求做到早期诊断,早期治疗,以防止疾病的发展和转变。

中医护理在中医学整体观、辨证观的理论指导下,强调三分治、七分养,坚持防重于治的原则,治未病具有临床预防学意义和临床康复学意义。在临床护理中,强调人是一个以脏腑、经络、气血为内在联系的整体,强调人体与自然、社会、环境的关系,进行辨证施护。中医护理有其独特的优势,在治未病中则更具优势。"上工治未病"的理念在中医护理工作中日益受到重视,这种理念在中医理论奠基之作的《黄帝内经》中最早形成,对中医及中医理论指导下的中医护理影响深远。治未病包括未病先防和既病防变两方面内容,"防"即预防,一是防止疾病的发生;二是当疾病已发生,如何控制处理不使之严重,而护理工作恰好把这些工作细化并发扬光大。

1. 运用整体观念施护达到未病先防　未病先防是指在疾病未发生之前,做好各种预防工作,防止疾病的发生。中医学认为人体是一个以脏腑为中心、经络为联系的有机整体,结构上不可分割,功能上互相协调,相互为用,在病理上相互影响。人与自然、社会环境处于一个统一体中,人的生理随天时、地势的不同而变化,人的疾病与气候、地理环境和社会环境的改变有密切联系。中医护理正是根据这一观点,从患者的生理、心理、所处的自然、社会环境出发,综合评估患者潜在的健康问题,通过调养身心、情志、锻炼机体来达到未病先防的目的。肛肠疾病是一种常见病、多发病,但只要针对病因,预防得当,可以大大降低其发病率。

2. 辨证施护,既病防变　所谓"辨证施护",就是运用中医四诊收集的资料,加以分析、综合、概括、判断,对疾病进行证候定性,然后根据证候定性的结果制订相应的护理措施。当疾病已经发生,护理人员应密切观察病情变化,及时发现、处理各种证候,根据具体情况采取异病同护或同病异护的措施,防止疾病的发展和传变。护理工作主要可通过对病人辨证施护以防疾病发展,重点在于病后提供个性化的康复处方预防并发症,在护理工作中加强肛肠术后并发症护理及防治,从而体现了护理工作在"恢复健康,减轻痛苦"中的作用。

医护一体就是古代护理的特点之一,它包括改善患者的休养环境和心态、加强营养调理、注重动、静结合的体质锻炼,这些都是中医辨证施护的精华。这些都充分体现出我国古代医家护理锻炼与预防疾病发生,发展和传变所作出的实践,在今后的社会发展过程中,中医护理应发挥其特色优势,结合现代科技才能在治未病中发挥更大优势。

(唐红　聂敏)

参 考 文 献

1. 盛楚华.门诊肛肠手术患者的临床护理.汕头大学医学院学报,1998,11(3):64-65

2. 余桂玲.对痔疮患者实施健康教育的护理程序.基层医学论坛,2010,14(9):248-249

3. 刘颖.2例艾滋病合并肛周脓肿患者的护理.天津护理,2016;24(2):140-141

4. 张晓黎,郭迎树.中医护理在治未病中的优势与实践.中国医药导报,2009,6(8):72-75

5. 刘彩云,朱红."治未病"理论在混合痔护理中的应用.河北中医,2010,(32):6

第十六章

肛肠外科病房护理

护理工作是整个医疗工作的重要组成部分,它在患者的治疗和康复过程中有着不可替代的作用,肛肠疾病的护理有其自身的特点。做好护理工作将会为患者的治疗和恢复提供良好的帮助。有鉴于此,根据肛肠疾病专科特点,对患者进行细致、周到、完善的专科护理,可以最大限度减少手术并发症,减轻患者的痛苦,进而促进患者早日康复。护理是一项精细的工作,为了做好肛肠科病房护理工作,现将护理方面的有关内容论述如下。

第一节 一 般 护 理

1. 患者入院时护士应热情主动迎接,向患者介绍病区环境、住院规章制度、探视陪伴制度,做好入院介绍和安全管理宣教工作。测量体温、脉搏、呼吸、血压、体重、身高。建立住院病历及一览卡,介绍主管医师和责任护士,护送患者至指定床位,通知管床医师,做好接诊准备。

2. 嘱患者注意休息,病室内经常保持整洁、安静,舒适,禁止吸烟,保持空气流通,根据病情调节适宜的温湿度。

3. 新入院患者每日测量体温、脉搏、呼吸 4 次,连续 3 日,体温在 37.5℃ 以上每日测量体温、脉搏、呼吸 4 次,体温在 39℃ 以上,每 4 小时测量 1 次,待体温恢复正常 3 日后,改为每日测 1 次。每日询问大小便 1 次,书写护理病历,掌握病情,了解诊断和治疗,严密观察患者症状及体征变化。

4. 根据病情,按医嘱进行分级护理,指导饮食,注意饮食宜忌。

5. 督促患者住院期间留取三大常规(血、尿、便)标本送检,并测定出凝血时间,肝肾功能免疫全套,做好心电图、肝胆彩超、胸片等相关检查。

6. 依据分级护理要求巡视病房,及时了解患者的生活起居、饮食、睡眠和情志等情况,做好相应护理。

7. 密切观察患者的神志、面色、体温、脉搏、呼吸、舌象、皮肤、出汗、二便等变化,若发现病情突变,可先行应急处理,并立即报告医师。

8. 观察患者排便规律及其性状,有无腹泻、便秘、便血、便时有无疼痛、有无脱出物等,并做好记录。

9. 按医嘱及时准确给药,并观察记录用药效果和反应。

10. 急、危、重症及大手术的患者要制订相应护理计划,随时观察患者异常情况及时汇报处理并观察疗效,并做好护理实施和记录。

11. 严格执行消毒隔离制度,严格执行手卫生防止交叉感染,做好病床单位的终末消毒。

12. 需手术患者,要做好术前准备和术后护理的指导。

13. 根据患者住院的不同时间段,如入、出院前后,手术前后,特殊用药和特殊检查前后,进行实时健康教育和出院指导。

一、入院护理

1. 入院接待　办公室护士接到入院通知,安排床位,通知责任护士准备接诊:备好暂空床、病员服,根据病情需要,酌情准备相应的用物,患者进入病区后,责任护士主动热情自我介绍,量身高,称体重,带患者于病床前,协助取舒适卧位休息,通知管床医生采集病史,下达医嘱,责任护士介绍病房环境设施、入院须知、肛肠科健康教育临床路径。

2. 入院评估　一般情况,生活自理能力评估,生理状况,社会状况等。

3. 建立患者信息标识　腕带、床头牌、等级护理卡、饮食卡、药物过敏卡、防跌倒坠床标识等。

4. 执行医嘱　①准确执行医嘱,做好检查用药指导;②通知营养科订餐;③饮食护理。

5. 做好交接班工作　严格书面、口头、床边交接班。

二、晨间护理

1. 轻症患者晨间护理　一般于晨交接班前进行,能下床活动患者,可自己去洗漱间洗漱。

2. 重症患者晨间护理　如昏迷、高热,手术后患者,一般应于医生查房前将患者洗护完毕。具体方法:先将用物如护理车、清洁衣服、被单等携至床旁,关好门窗,拉上床帘,询问患者是否大、小便,放平床头床位,松开盖被,协助患者漱口刷牙。如大小便失禁,伤口分泌物过多,身上有血渍的患者,用温热水进行床上擦浴,擦过之后,用手掌按摩骨突部,使患者舒适,并促进血液循环,如发现患者皮肤局部发红,发紫等早期压迫症状,应加用50%乙醇按摩,及时更换湿的被单,注意床单平整无褶,保持整洁、干燥,同时将患者安置舒适体位,注意开窗通风,以保持病房空气新鲜。

三、晚间护理

晚间护理在饭后进行,重症患者及术后患者可协助其洗脸、梳头、漱口、擦背、洗脚、整理床铺、拉好床帘、关好门窗等,使患者感觉清洁、舒适,易于入睡,避免患者由于疾病的痛苦彻夜难眠,身体疲惫,不利于创面的愈合健康的恢复。

第二节　心 理 护 理

现代医学模式为生物-心理-社会医学模式。心理因素在疾病的发生、发展、治疗和预后方面有极大的影响力。肛肠疾病的特殊性质使大多数病人有害羞、自卑、紧张、恐惧、焦虑、猜疑忧郁和依赖等心理,这些心理因素会对疾病的治疗及康复产生不利的影响,因此,做好病人的心理护理至关重要。

一、改善患者情绪的主要因素

当患者开始接触医护人员,医护人员的言行举止就会对患者产生影响。文明的举止、温馨的话语、良好的仪容、优质的服务、专业的医术等,才能取得患者信任和合作,反之则会产生不利的影响,甚至出现难以预料的情况。因此医护人员必须以和蔼可亲的态度,运用巧妙的语言,让患者感到亲切和信赖,医护人员的语言、表情、态度、行为等,是影响和改善患者情绪的重要因素。患者入院以后,应帮助其熟悉病区环境、医护人员,了解医院的规章制度消除对医院的陌生感,尽快适应住院生活。护理人员与患者心理沟通是非常重要的,护理人员的行为、语言表情可改变患者的心理状态或行为,以减轻患者的痛苦,帮助其建立有利于治疗的最佳心理状态十分必要的,与患者达到诚实亲切的交流和沟通,使患者以良好的心理心态配合治疗,促进康复。

二、对害羞焦虑心理表现的护理

肛肠疾病的特殊性使很多病人有害羞心理,尤其是女性患者,对各种检查,如肛门镜、指诊等存在恐惧心理,在检查前须向患者及家属说明检查的目的和必要性,介绍检查方法的安全性,并采取必要的私密性保护措施,以减轻或解除患者焦虑及羞涩心理,取得患者的主动合作,护士在检查前应准备好检查用品,调整好患者的体位,协助医生进行检查工作。

患者最常见最关心的问题是疼痛、肛门功能恢复及术后复发。肛肠疾病的疼痛,如肛裂、肛周脓肿、肛瘘等术后疼痛是病人对手术产生恐惧心理的主要因素。肛肠疾病手术大多数切口为开放性,肛门局部存在有丰富的神经组织,各种因素刺激、括约肌痉挛等导致术后不同程度疼痛的存在,疼痛使患者出现焦虑、紧张、烦躁等,而心理失调无疑会加重疼痛,疼痛的程度与疼痛刺激的部位、强度、频率成正比关系,也与患者意志、情绪、性格、信仰等诸多心理因素有关。应帮助病人正确认识及对待疼痛;术后为病人提供良好的环境,及时有效地处理疼痛,患者保持良好而稳定的心理状态,可增加对疼痛的耐受力。部分患者对手术后会影响到肛门的收缩功能有些顾虑,应向患者详细的说明手术种类、范围、损伤程度及术后恢复情况,对疾病复发情况,向患者说明手术的效果、复发原因及预防措施,通过细致的工作,使患者消除顾虑,愉悦地接受手术。

三、对紧张、恐惧心理表现的护理

患者对身体疾病往往有许多疑虑,当患者希望了解病情时,应根据病人不同的心理特点,在允许的情况下对病情、治疗方法及预后作出详细、准确的解答,增加患者战胜疾病的信心,使患者有一定的思想准备,对疾病有全面的认识,积极配合治疗。心理学研究证明,术前的心理状况与患者耐受手术的能力有直接关系。临床常可见到患者过度焦虑和紧张会导致术前、术中和术后的虚脱,由于患者对手术估计不足,缺乏必要的心理准备,不仅不能很好地适应手术,而且在术后容易产生新的心理问题,给治疗和康复带来困难。

四、对消极型患者的心理表现护理

由于痔是妇孺皆知的常见病、多发病,因此,民间"痔疮"一词,几乎成为肛肠疾病的代名词,认为"十人九痔",是一种小毛病,无关紧要,不会危及生命,一拖再拖,按痔疮进行治疗,却忽视了致命的直肠癌,最终失去最佳手术时机,发病时不注意护理,手术后不注意休息,长时间坐、站、走动,在生活上不节制,照常吸烟、喝酒、吃辛辣刺激性食品,病情反复,治愈缓慢,护理人员对这种患者要耐心做工作,让患者认识到护理的重要性。特别是手术后护理是非常必要的,还要督促好患者按护理要求去做,因此,患了肛肠疾病一定要早诊断,早治疗,切莫因"痔疮"而掩盖了直肠癌这一真正危害人体健康的大敌。

第三节 饮 食 护 理

肛肠手术患者应高度重视饮食,饮食护理对医疗效果有着直接影响。中医在防治疾病中非常重视饮食调养,远在周代就设有"食医"的专职,到了元代又编写了介绍食疗和营养的专著《饮膳正要》,同时设置了饮膳太医之职,《素问》指出:"五谷为养,五果为助,五禽为益,五菜为充,气味合而服之,以补精益气。"可见古人早已认识到饮食调护在治疗中的重要地位,由此可见,合理的饮食调护是极其重要的。

一、饮食种类

饮食一般分为流食、半流质、软食、普食四种。

1. 流食 适用于病情严重的高热、急性传染病,消化道疾病或手术后患者。此种膳食为液体和糊状无渣饮食,便于消化、吞咽、宜少量多餐,每2小时一餐,每日六餐。膳食品种可选牛奶、豆浆、冲碎蛋花、杏仁茶、米汤、肉汤、果汁等。

2. 半流食 适用于高热、体弱及消化道疾病,如腹泻、消化不良等患者,半流食品种可选用稀粥、面片、挂面、藕粉、豆腐脑、蛋花汤、蒸蛋等。主副食中可加嫩菜叶、菜泥、肉末、肉泥等,每日五餐,维持人体正常营养需要量。忌食油腻食品及含粗纤维食物、辛辣及刺激性较强的调味食品。

3. 软食 用于低热、消化不良、老年人、消化咀嚼不良的幼童或疾病恢复期的患者,此种膳食需采用易消化、易咀嚼、细软、无刺激性、含纤维素少的食品,每日三餐为宜,可选用软米饭、面条、面片、发糕、包子、馄饨、蛋类(非油炸)及豆制品等,忌辛辣食品和生冷食品。由于软食在烹调上要求的是烂、软,可能丢失一定的营养成分,故需补充果汁、菜汁等。

4. 普食 适用于膳食不必受限制,消化功能正常,疾病处于恢复期的患者。可进一般饮食,每日三餐。多食新鲜果蔬,除特殊禁忌外,要少食辛辣硬固食物,少用油腻食物。

二、饮食护理要点

1. 患者饮食是由医师根据病情决定的,一定要按照医嘱的饮食种类严格执行,不能随意变动,经常巡视检查,发现不符合者及时纠正,以免因饮食不当影响病情,对于少数民族患者,应当注意民族习惯,适当照顾。

2. 饭前半小时应停止不必要的护理,对于卧床患者根据需要给予便器,协助患者洗手,扶助老弱患者坐起,床上置小桌,方便就餐。撤走一切污物,整理病室,使病室清洁整齐,空气清新,温度适宜,气氛和谐,餐前不要对患者讨论病情和不愉快的事情,以免影响食欲。最好在进餐时播放轻松愉快音乐,使患者心情舒畅,增进食欲,帮助消化。

3. 患者使用餐具应清洁整齐,食物应注意色、香、味,并注意观察患者进食情况,鼓励患者按规定吃饱吃好,对重患者要帮助进餐,必要时喂食,餐后可以饮少量温开水,并注意口腔清洁卫生。

4. 患者家属或亲友送来食物,医护人员应注意检查,对于不宜进的食物应劝其退回,并耐心讲明利害关系,已取得他们的配合。

5. 饮食要注意卫生,要有节制,要定时定量,病愈初期不要暴饮暴食,以免因饮食不慎引起疾病复发。

6. 规劝患者自觉戒掉不良的嗜好,搞好饮食调养,以维护身体健康。

7. 做好有关饮食调理的卫生知识宣传,使患者养成良好的饮食习惯,有利于身体健康。

总之,肛肠患者饮食宜清淡易消化,富于营养之品,忌食辛辣酒类油腻灸煿及易产生肠胀气或能引起过敏的食物,肛肠病如痔、瘘、肛裂、脱肛患者适当多吃些蔬菜、水果等多渣饮食,以利于大便通畅。而结肠炎,肿瘤患者则宜食少渣饮食以减轻局部刺激。

第四节　围术期护理

一、术前护理

(一)　肛门疾病的术前护理

1. 心理护理　了解患者的心理变化,解除顾虑,取得合作。肛肠疾病部位特殊患者多有害羞心理,尤其是女性患者,男医生给女性患者做肛门检查时要有一名女性护士陪同,解除顾虑,避免害羞心理。

2. 常规检查　协助医生做好肝、肾、肺、心脏等重要脏器功能检查,如血、尿、粪三大常规检查,血生化,免疫全套,心电图及相关特检。是否存在近期感染性疾病。

3. 饮食护理　根据患者的手术种类、方式给予饮食指导,鼓励摄入营养丰富,易消化的,无刺激性的食物。一般全麻术前12小时禁食禁水,硬膜外麻醉及骶管麻醉术前6~8小时禁食禁水。

4. 休息护理　适当活动,保证充足睡眠,减少体力消耗。

5. 肠道准备　清洁灌肠或口服肠道清洁剂,充分清洁肠道。

6. 皮肤准备　术前1日沐浴洗头,修剪指甲及更衣,做好手术区皮肤准备。

7. 病情观察　观条生命体征及病情变化,详细询问患者有无不宜手术的情况。

8. 健康指导　告知术前准备的重要性,以取得患者的配合,介绍手术方式及术中配合的注意事项。

9. 手术日晨的护理　①测量体温、脉搏、呼吸、血压,详细询问患者有无不宜手术的情况。嘱患者取下活动义齿、戒指、项链、发卡和其他贵重物品。②询问患者肠道准备是否完全,并指导患者排尽大小便后清洗肛周,并更换宽松衣裤。③遵医嘱肌内注射麻醉前用药及术前置管等。④患者送至手术室前检查腕带,核对床号、姓名、住院病历号、各种检查单、术中用药随同患者带入手术室进行交接。

(二)　结直肠疾病的术前护理

1. 术前宣教　结肠造口手术虽是挽救直肠癌患者生命的措施之一,但许多人在术前仍难以接受,因其对患者肉体和精神都是一种严重打击。因此,术前对患者的解释和宣教是非常必要的。

2. 心理护理　心理护理在术前护理中具有重要意义。通过心理护理,可以解除患者的恐惧紧张等不良心理,使患者手术时处于最佳心理状态,为保证手术顺利创造条件。

3. 饮食准备　术前3日进食少渣饮食,术前1日改为流质饮食,一般在手术前12小时开始禁食,术前4~6小时禁水,以防因麻醉或手术中呕吐而引起窒息或吸入性肺炎。

4. 皮肤准备　皮肤的清洁是预防切口感染的重要环节,手术前1日应剃除手术区切口周围15~20cm范围毛发,腹部手术区用70%乙醇擦洗。范围是从剑突到大腿上1/3前内侧及外阴部,两侧到腋后线,如需切除肛门还应包括会阴及肛门部。督促能活动的患者自行坐浴,洗头发,修剪指(趾)甲,更换清洁衣物。

5. 肠道准备及抗生素准备。

6. 执行麻醉科医师医嘱,准备给予术前药物。术晨测量体温、脉搏、呼吸、血压,注意有无感冒或其他变化,询问女患者是否月经来潮。

7. 根据病情需要安置胃管和导尿管,手术前取下患者的眼镜、义齿和贵重钱物,面交护士长保管。

8. 术前应采血,行血型检定和交叉配血试验,根据不同手术需要,备好足够量的全血,同时做好补液的一切准备。

9. 备好术中所用抗癌药物(如氟尿嘧啶)和特殊器械(吻合器、闭合器等)。

10. 做好结肠造口的设计与定位,便于术中操作。

二、术中护理

1. 事先应了解患者病情,熟悉本手术的解剖知识和手术步骤,充分估计术中可能发生的意外,认真负责,仔细检查,补充各种抢救用品及药物,杜绝差错事故。

2. 按时接患者入手术室,按手术通知单核对患者姓名、性别、床号、年龄、住院号、手术部位及所施麻醉等,特别注意查对手术部位(左侧、右侧),以免发生错误。按病情将患者安置于手术台,摆好体位,防止发生压伤。使用各种电器设备时,防止电烙器接触金属,避免烧伤。

3. 适当调节室温,保持 22～25℃,注意室内整洁安静,热情接待手术患者,让患者感到满意、放心、有安全感、消除紧张情绪。注意观察患者的情绪变化,随时给予安慰、鼓励、并指导患者配合手术。

4. 了解患者思想情况,做好解释工作,避免一切不良刺激,检查患者的发卡、义齿及贵重物品是否取下,并将患者头发包好,检查手术野皮肤是否符合要求。

5. 神志不清患者和小儿患者,应适当束缚在手术床上或由专人看护,防止发生坠床事故。

6. 协助麻醉师摆好患者所需麻醉体位,根据手术需要安置手术体位,使手术野暴露清楚,固定要牢固,并注意患者舒适,防止压伤。

7. 器械护士要熟悉手术步骤,与术者密切配合,按手术步骤准确地传递器械,尽可能以手语表示,缩短手术时间,以减少患者痛苦。

8. 术中留取的标本,立即用甲醛液固定,不可遗落,需送检查由医师填写申请单送检,术中取样培养应及时交巡回护士送检。

9. 注意患者呼吸、血压变化,随时调整输血、输液速度,保持输液管的通畅,协助取血,必须做到三查十对。

10. 巡回护士不能随便离开手术台旁,认真观察术中反应,准确执行术中口头医嘱,随时供应术中应用药品和器械。手术中口头医嘱用药应详细记录。

11. 手术结束前,器械护士与手术医师、洗手护士仔细清点器械、纱布,纱布垫、缝针等,务必核对无误,并记录到巡回记录单上。

12. 手术完毕,协助包扎伤口,送回病房,向护送人员点交患者携带物品。

三、术后护理

(一)肛门疾病术后护理

1. **床边交接** 向麻醉师或巡回护士了解手术经过,观察患者意识恢复和麻醉苏醒情况,做好床边交接班。搬动患者时动作轻柔,注意保暖。检查静脉输液是否通畅,根据患者麻醉方式及手术部位取适当体位。正确连接各种引流装置,并妥善固定引流袋。

2. **饮食护理** 根据麻醉及手术方式给予术后相关饮食指导,肛肠患者的饮食宜清淡、易消化、富有营养,忌食辛辣、油腻及易产生肠胀气或能引起过敏的食物。应多吃蔬菜、水果等多渣饮食保持大便通畅。而结肠炎、结肠肿瘤患者则宜食少渣饮食,以减轻局部刺激。饮食注意卫生,要定时定量不要暴饮暴食,便秘或腹泻都会影响伤口愈合。

3. **病情观察** ①生命体征:根据病情及医嘱定时测量体温、脉搏、呼吸、血压,密切观察患者的神态、面色、体温、脉搏、呼吸、舌象、皮肤、出汗、二便等变化,注意观察有无低血糖、体位性低血压的发生,如有异常及时报告医生处理。②切口观察:观察伤口有无渗血、渗液保持切口敷料清洁干燥。并给予相应的处理和护理。③排尿护理:术后应注意患者的排尿情况,术后 6～8 小时未排尿者应检查膀胱是否充盈,如出现排尿困难应给予帮助,可给予热敷,诱导排尿无效后要汇报医生处理,给予导尿或留置导尿。④引流护理:保持各种引流管通畅,防止堵塞或扭曲,观察引流液的量及症状并记录,每日更换引流装置。

4. **药物护理** 根据医嘱合理使用抗菌药,止血药,镇痛剂等药物,并密切观察用药后反应,及时给予处理。

5. **心理护理** 加强与患者沟通,了解患者的心理反应,鼓励患者表达自己的感受,给予安慰和解释,消除不良心理。

6. 早期活动　术后指导患者早期下床活动,以促进肠蠕动,利于排便,活动程度根据病情循序渐进。

(二) 肛肠疾病专科护理

1. 排便护理　手术后应在 24 小时内控制排便,避免对切口带来不利影响:水肿、出血、疼痛,术后首次排便护士应予指导,排便困难可根据病情给予缓泻剂,简易通便或灌肠处理。

2. 坐浴护理　坐浴前用清水清洗肛门及患处,按 1:2 浓度配制坐浴液(400ml 药液+800ml 温水),加食盐 30g,水温 40℃(不烫手为宜),将肛门患处浸入药液中坐浴 15 ~ 20 分钟。

3. 体位与休息　肛门直肠手术后的体位,一般不予限制。手术后的患者可根据病情卧床休息,以减少肛门刺激、疼痛、出血和避免直立性虚脱。创面愈合以前,禁止过度疲劳,在痔核脱落期更应避免剧烈活动,防止出血。

4. 换药护理　肛门、肛管手术因其受污染机会较多,伤口处理甚为重要,按伤口的不同阶段、不同情况,分别给予不同处理。每日评估处理伤口,使伤口由内向外正常生长。

(1) 炎症反应肿痛阶段:以清洁引流通畅、抗感染为主要目的。在未排粪便时可不取出伤口内的凡士林纱条,只需更换外部敷料。排粪便或尿液污染伤口时,及时取出伤口内凡士林纱条,坐浴后用生理盐水棉球清洗伤口后再敷入抗炎纱条或拔毒生肌散。

(2) 组织修复阶段:促进伤口生长,可用凡士林纱条、依沙吖啶引流纱条、紫草油纱条或拔毒生肌散换药。

(3) 肉芽组织水肿或过度生长:可用高渗盐水纱条压迫。

(4) 伤口正常愈合时:每日排便后换药,可用依沙吖啶、凡士林纱条或喷洒珍珠散,康复新液,生长因子等。

5. 物理治疗的护理

(1) 微波治疗:以辐射形式通过组织,引起组织中的极性分子旋转振动而产生热效应,加速局部组织新陈代谢产物和毒素的排出,促进炎症吸收。

(2) 微波治疗功率范围 40 ~ 50W,探头距肛门距离 5 ~ 7cm,时间 15 分钟。

(3) 直肠肛门臭氧治疗:通过肛肠冲洗-臭氧雾

熏蒸-红光理疗-自动烘干步骤治疗肛肠疾病的最新绿色疗法。可以加强细胞的新生、促进伤口和溃疡的愈合。增加白细胞的吞噬作用,增强机体免疫功能,冲洗温度 37 ~ 40℃,红光波长为 630nm,时间 75 秒。

6. 肛门功能训练　提肛运动可以改善肛门局部血液循环,并锻炼肛门括约肌收缩功能。方法为:每日清晨起床前,每晚入睡前和每次大便后,做提肛锻炼,可以平卧也可以站立、坐或蹲,配合呼吸,吸气时收紧肛门 3 ~ 5 秒,呼气时放松肛门 10 秒,间隔少许,再重复做一次,一般 5 次为 1 组,每次锻炼 3 ~ 5 组。

(三) 结直肠疾病的术后护理

1. 患者回房安置　在患者由手术室返还病房前,护理人员应根据患者病情及手术后和麻醉要求,准备好所需设备,用物及急救药品等。

2. 病情观察　当患者回到病房后,密切观察患者的体温、脉搏、呼吸、血压,血氧饱和度如有异常及时报告医生并配合处理。

3. 引流管护理　检查引流管连接是否通畅,按医嘱连接持续吸引或引流,观察引流液的性质,颜色和数量并做好记录。

4. 输液及输血管理　检查和调整输液及输血的速度,注意防止输液针头及引流管脱落,检查切口敷料有无渗出局部有无肿胀。

5. 术后饮食　肠道手术和非肠道手术的饮食决定于手术级别,麻醉的种类和患者对手术和麻醉的反应,一般术后禁食,术后排气后可进流食,1 周后可改为半流食,少量多餐,每日可进 3 ~ 4 餐,2 周后没有特殊不适可进普通饮食。

6. 术后活动　术后早期下床活动可以促使肠蠕动早日恢复,减少腹胀,防止并发症发生有重要作用,如肺不张坠积性肺炎、肠粘连。患者清醒后就可以活动四肢,术后 12 小时可被动活动躯体,术后 1 ~ 2 日即可自主活动。

7. 导尿管的护理　应注意观察尿量和其性状,定时开放尽管排尿,训练患者定时排尿,尿管应尽早拔出,每日要进行尿道口护理,留置导尿管期间应防止泌尿系感染,肛管直肠癌手术患者导尿管的拔出应在 1 周之后。

8. 会阴切口的护理　术后会阴切口放置负压引流管应保持通畅,并注意引流物的性状和颜色、数量,保持敷料清洁干燥,如有污染和渗血,应及时更换敷料,引流管一般术后 1 周拔除,引流管拔出后可行药物坐浴。

9. 人工肛门的护理　肛管直肠癌术后,不保留肛门的患者,要做腹部造瘘,造瘘口暂时封闭,在术后 2～3 日开放,注意保护造瘘口周围皮肤,可涂抹氧化锌软膏,有稀便排出应及时清理,保护造瘘口周围皮肤干燥,更换敷料并避免稀便对伤口的污染,可将造瘘口与切口用敷料分隔开,注意保护造瘘口,并在瘘口上覆盖凡士林纱条,密切注意造瘘口的血运情况,有无肠回缩或肠造瘘口狭窄,如有异常应及时处理,在患者出院前应教会患者将造

瘘袋直接佩戴在人工肛门上收集粪便并随时清洗更换,指导患者每日晨、晚用腹部加压的方式帮助排便,以尽可能形成规律性排便,减少无规律排便带来的麻烦。此外,还可以采用结肠造口灌洗法来控制大便,清洁肠道。

10. 预防护理并发症　术后患者惧怕伤口疼痛而不敢咳嗽,容易发生坠积性肺炎,护士要给患者做好解释工作,避免并发症的发生,应鼓励患者深呼吸和咳嗽,咳嗽时护士双手帮助患者向中心推压切口,减少伤口疼痛。

第五节　出院健康指导

肛肠手术患者治愈出院后,患者可因各种诱发因素而再次入院,为减少复发,出院指导具有重要意义。

（一）肛门疾病出院健康指导

1. 防止肛门淤血

（1）久坐、久站、久蹲、久行职业的人,应经常变换体位,并经常加强体育锻炼,多做提肛运动,以改变局部血液循环,负重远行时可多做深呼吸和提肛运动,加强肛门括约肌的收缩功能,促进静脉回流,防止肛门淤血,避免久坐潮湿之地。

（2）多做提肛运动,每日 1～3 次,每次 3～5 分钟。提肛运动可以改善肛门局部血液循环,也可以锻炼肛门括约肌的收缩功能。

2. 饮食调节　不过饮、过食或偏食,要多食蔬菜、水果,多饮开水,多吃粗、杂粮食品,少食油煎、油炸及刺激性食物,如白酒、辣椒等以避免辛辣食物对肛门直肠部的刺激。

3. 养成良好的卫生习惯　经常洗澡和坐浴,勤换内裤,要穿透气性较好的内裤,便后和睡前要用温水清洗肛门,保持肛门清洁、干燥。

4. 保持大便通畅

（1）养成每日定时排便的习惯:排便时间最好选择在晨起或早饭后,因起立反射和早饭后产生的胃、结肠反射,可使结肠蠕动加快,直肠内压增高而产生排便反射。但同时避免蹲厕过久,应缩短排便时间。

（2）不要久忍、强忍大便:减少粪便在直肠内被过多的吸收水分和停留时间过长,也避免干硬粪块对肛门组织的压迫、冲击和损伤。

（3）积极防治便秘:应针对病因进行治疗,不应滥用泻药,过多使用泻药和灌肠会造成药物性便

秘。经常便秘者应在医生指导下服用一些润肠药,如麻仁丸等。

（4）避免腹压增高:凡能引起腹内压力增高的疾病,应及时治疗,如痢疾、腹泻、久咳、前列腺增生、子宫肌瘤、腹部肿瘤等。

（5）及时治疗疾病:如发现肛门疼痛、瘙痒、出血、分泌物增多、皮肤肿胀、肛内有物脱出、便变形次数增多,或使中带暗红色血液、黏液、脓血等,应及时去医院诊治,不可随意自我用药。

（6）防止损伤:便后应避免用硬纸壳,报纸等过硬或不卫生的物品擦拭肛门,防止损伤而引发感染、出血。

5. 加强肛门功能锻炼　肛门功能训练能促进局部血液循环,并锻炼肛门括约肌功能,减少痔静脉淤血扩张,防止内痔和直肠脱垂。方法:每日清晨起床前,每晚入睡前和每次大便后,做提肛锻炼,可以平卧也可以站立、坐或蹲,配合呼吸,吸气时收住肛门 3～5 秒,呼气时放松肛门 10 秒,间隔少许,再重复做一次,一般 5 次为 1 组,每次锻炼 3～5 组。

（二）结直肠疾病出院健康指导

1. 正确对待疾病,保持乐观情绪　过分焦虑、忧郁、愤怒等不良情绪会造成免疫功能减退,不利于疾病的恢复。

2. 合理调整饮食结构　饮食要多样化,要多吃低脂肪、高纤维素饮食;精米、精面和粗粮、杂粮搭配起来吃;多吃植物蛋白,少吃动物蛋白,少吃反式脂肪和饱和脂肪,少食用刺激性食物,保持大便通畅,防止大便秘结。

3. 加强营养　适当增加蛋白质的摄入,但要避免长期高热量、高脂肪饮食,戒烟酒。

4. 生活规律,劳逸结合　恢复期患者可以参加

散步、体操、气功、太极拳等轻微体育活动,力所能及地做一些家务,体力恢复后可以旅游、登山郊游、游泳、跳舞等,但一定要量力而行,不要过量。

5. 养成良好的生活习惯　保证一定的作息时间和生活规律,不要久卧床,戒除不良嗜好,戒掉烟酒。

6. 不滥用止痛药　如盐酸哌替啶、吗啡等药物,以防抑制呼吸。

7. 定期复查　一般大肠癌头 2 年的复发率最高,因此患者需要每 3～6 个月就复查一次,防止肿瘤术后的复发或转移。

8. 做好结肠造口患者术后康复指导　正确选择造口袋及更换造口袋。人工肛门应定期用示指深入造口进行扩张,以防狭窄而导致排便不畅。

（翁霞惠　聂敏）

参 考 文 献

1. 李春雨.肛肠病学("十二五"本科规划教材).北京:高等教育出版社,2013:66
2. 李春雨,汪建平.肛肠外科手术学.北京:人民卫生出版社,2015:185-190
3. 张有生,李春雨.实用肛肠外科学.北京:人民军医出版社,2009:388-389
4. 肖振球,吴和木,田建利.肛肠疾病的诊疗及微创技术.上海:第二军医大学出版社,2012:109-112

下 篇

各 论

第十七章

良性疾病病人的护理

第一节　痔

典型病例

患者,男性,45 岁,机关干部。于 5 年前无明显诱因出现便血,色鲜红,量少。1 年前,出现便时肛门肿物脱出,便后半小时内可自行回纳,伴便时出血,色鲜红,自用"痔疮栓"后,症状可缓解。1 周前因饮酒后患者再次出现便血,呈喷射状射血,色鲜红,量多,便后肛门肿物脱出,需用手回纳。

专科检查:膝胸位肛门外形不整,3、7、11 点肛缘皮肤突起,质软,色如肤。指诊:距肛内 7cm 内未触及硬性肿物,指套退出无血迹。肛门镜检查:镜下见 3、7、11 齿状线上黏膜隆起,色暗红,表面糜烂。

初步诊断:混合痔。

痔(hemorrhoid)是肛垫的病理性肥大、移位及肛周皮下血管丛血流淤滞形成的团块。是一种常见病、多发病,其发病率占肛门直肠疾病的首位,约为80.6%。随着年龄的增长,发病率逐渐增高。任何年龄皆可发病,但以 20 ~ 40 岁为最多(图 17-1)。主要表现为便血、肿物脱出及肛缘皮肤突起三大症状。

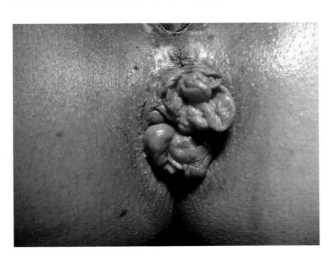

图 17-1　混合痔

【病因与发病机制】

痔的确切病因尚不完全明了,可能与以下学说有关。

1. 肛垫下移学说　1975 年 Thomson 提出肛垫病理性肥大和下移是内痔的原因,亦是目前临床上最为接受的痔的原因学说。肛垫具有协助肛管闭合、节制排便。若肛垫发生松弛,导致肛垫病理性肥大、移位,从而形成痔。

2. 静脉曲张学说　早在 18 世纪 Huter 在解剖时发现痔内静脉中呈连续扩张为依据,认为痔静脉扩张是内痔发生的原因。但现代解剖已证实痔静脉丛的扩张属生理性扩张,内痔的好发部位与动脉的分支类型无直接联系。

3. 血管增生学说　认为痔的发生是由于黏膜下层类似勃起的组织化生而成。

4. 慢性感染学说　直肠肛管区的感染易引起静脉炎,使周围的静脉壁和周围组织纤维化、失去弹性、扩张而形成痔。

此外,长期饮酒、嗜食刺激性食物、肛周感染、长期便秘、慢性腹泻、妊娠分娩及低膳食纤维饮食等因素都可诱发痔的发生。

【临床表现】

临床上,痔分为内痔、外痔、混合痔及环形痔 4 种(图 17-2)。

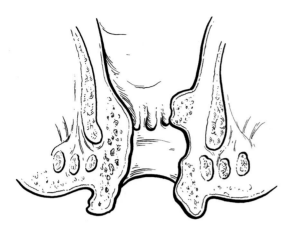

图 17-2 痔的分类

1. 内痔 临床上最多见,占 64.1%。主要临床表现是无痛性便血和肿物脱出。常见于右前、右后和左侧。根据内痔的脱出程度,将内痔分为 4 期:Ⅰ期:便时带血、滴血或喷射状出血,色鲜红,便后自行停止,无肛内肿物脱出。Ⅱ期:常有便血,色鲜红,排便时伴有肿物脱出肛外,便后可自行还纳。Ⅲ期:偶有便血,便后或久站、久行、咳嗽、劳动用力、负重远行增加腹压时肛内肿物脱出,不能自行还纳,需休息或手法还纳。Ⅳ期:痔体增大,肛内肿物脱出肛门外,不能还纳,或还纳后又脱出。

(1)便血:其便血特点是无痛性、间歇性便后出鲜血,是内痔及混合痔的早期的常见症状。便血较轻时表现为大便表面附血或手纸上带血,继而滴血,严重时则可出现喷射状出血。长期出血可导致病人发生缺铁性贫血。

(2)肿物脱出:常是晚期症状。轻者可自行回纳,重者需手法复位,严重时,因不能还纳,常可发生嵌顿、绞窄。

(3)肛门疼痛:单纯性内痔无疼痛,当合并有外痔血栓形成内痔、感染或嵌顿时,可出现肛门剧烈疼痛。

(4)肛门瘙痒:痔块外脱时常有黏液或分泌物流出,可刺激肛周皮肤引起肛门瘙痒。

2. 外痔 平时无感觉,仅见肛缘皮肤突起或肛门异物感。当排便用力过猛时,肛周皮下静脉破裂形成血栓或感染,出现剧烈疼痛。

3. 混合痔 兼有内痔和外痔的症状同时存在。

【辅助检查】

1. 直肠指诊 内痔早期无阳性体征,晚期可触到柔软的痔块。其意义在于除外肛管直肠肿瘤性疾病。

2. 肛门镜检查 是确诊内痔的首选检查方法。不仅可见到痔的情况,还可观察到直肠黏膜有无充血、水肿、溃疡、肿块等,以及排除其他直肠疾病。

3. 直肠镜检查 图文并茂,定位准确,防止医疗纠纷,可准确诊断痔、直肠肿瘤等肛肠疾病。

4. 肠镜检查 对于年龄超过 45 岁便血者,应建议行电子结肠镜检查,除外结直肠肿瘤及炎症性肠病等。

【治疗要点】

痔的治疗遵循三个原则:①无症状的痔无需治疗,仅在合并出血、痔块脱出、血栓形成和嵌顿时才需治疗;②有症状的痔重在减轻或消除其主要症状,无需根治;③首选保守治疗,失败或不宜保守治疗时才考虑手术治疗。

(一)非手术治疗

1. 一般治疗 适用于痔初期及无症状静止期的痔。主要包括:①调整饮食:多饮水,多吃蔬菜、水果,如韭菜、菠菜、地瓜、香蕉、苹果等,忌食辣椒、芥末等辛辣刺激性食物。多进食膳食纤维性食物,改变不良的排便习惯。②热水坐浴:改善局部血液循环,有利于消炎及减轻瘙痒症状。便后热水坐浴擦干、便纸宜柔软清洁、肛门要保温、坐垫要柔软。③保持大便通畅:通过食物来调整排便,养成定时排便,每 1 ~ 2 日排出一次软便,防止便秘或腹泻。④调整生活方式,改变不良的排便习惯,保持排便通畅,禁烟酒。

2. 药物治疗 是内痔首选的治疗方法,能润滑肛管,促进炎症吸收,减轻疼痛,解除或减轻症状。局部用痔疾洗液或硝矾洗剂(张有生方)熏洗坐浴,可改善局部血液循环,有消肿、止痛作用;肛内注入痔疮栓剂(膏)或奥布卡因凝胶,有止血、止痛和收敛作用。

3. 注射疗法 较常用。适用于Ⅰ期、Ⅱ期内痔。年老体弱、严重高血压、有心、肝、肾等内痔患者均可适用。常用的硬化剂有聚桂醇注射液、芍倍注射液、消痔灵注射液等。

4. 扩肛疗法 适用于内痔、嵌顿或绞窄性内痔剧痛者。

5. 胶圈套扎疗法 适用于单发或多发Ⅰ～Ⅲ期内痔的治疗。

6. 物理治疗　包括 HCPT 微创技术、激光治疗及铜离子电化学疗法等。

（二）手术治疗

当非手术治疗效果不满意,痔出血、脱出严重时,则有必要采用手术治疗。常用的方法主要有:

1. 内痔结扎术　常用于 Ⅱ～Ⅲ 期内痔。

2. 血栓外痔剥离术　适用于血栓较大且与周围粘连者或多个血栓者。

3. 外剥内扎术　目前临床上最常用的术式,是在 Milligan-Morgan 外切内扎术和中医内痔结扎术基础上发展演变而成,简称外剥内扎术。适用于混合痔和环状痔。

4. 分段结扎术　适于环形内痔、环形外痔、环形混合痔。

5. 吻合器痔上黏膜环切术（procedure for prolapse and hemorrhoids,PPH）　该方法微创、无痛,是目前国内外首选的治疗方法(图 17-3)。主要适用于 Ⅱ～Ⅳ 期环形内痔、多发混合痔、以内痔为主的

环状混合痔,也适用于直肠前突和直肠内脱垂。由于此手术保留了肛垫,不损伤肛门括约肌,故与传统手术相比具有术后疼痛轻、住院时间短、恢复快、无肛门狭窄及大便失禁、肛门外形美观等优点,临床效果显著。

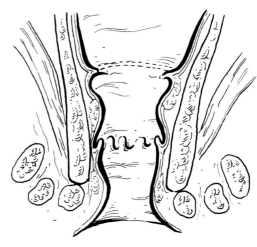

图 17-3　术后吻合口

知识链接

PPH 手术原理

利用特制的圆形痔吻合器,经肛门在齿状线上方 2～3cm 处,环形切除宽约 2cm 的直肠下端黏膜及黏膜下层组织,并在切除的同时对远近端黏膜进行吻合,而不切除内痔,使脱垂的肛垫向上悬吊和固定,恢复原位,消除痔核脱垂的症状,起到"悬吊"的作用,同时切断直肠上动静脉的终末支,减少痔核供血量,使痔核逐渐萎缩,解除痔核出血,起到"断流"的作用。

6. 选择性痔上黏膜切除术(tissue selection therapy,TST)　是一种利用开环式微创痔吻合器进行治疗的手术方式。适用于 Ⅱ～Ⅳ 期内痔、混合痔、环状痔、严重脱垂痔、直肠前突、直肠黏膜脱垂等。可准确定位目标组织,做到针对性切除,并保护非痔脱垂区黏膜组织,TST 术式更加符合肛管形态和生理,有效预防术后大出血、肛门狭窄等并发症,值得临床推广应用。

【护理评估】

（一）术前评估

1. 健康史和相关因素

（1）了解患者有无长期饮酒的习惯,有无喜食刺激性食物或低纤维素饮食的习惯。

（2）有无长期便秘、腹泻史,长期站立、坐位或腹压增高等因素。或有痔疮药物治疗、手术史;有无糖尿病、血液疾病史。

（3）了解患者有无肛隐窝炎、肛周感染、营养不良等情况促进痔的形成。

（4）家族中有无家族性息肉,家族中有无大肠癌或其他肿瘤患者。

（5）既往是否有溃疡性结肠炎、克罗恩病、腺瘤病史、手术治疗史及用药情况。

2. 身体状况

（1）注意观察病人的生命体征、神志、尿量、皮肤弹性等。

（2）排便时有无疼痛及排便困难,大便是否带鲜血或便后滴血、喷血,有无黏液,有无脓血、便血量、发作次数等。

（3）注意病人的营养状况,有无消瘦、头晕、眼花、乏力等贫血的体征。

（4）肛门有无肿块脱出,能否自行回纳或用手推回,有无肿块嵌顿史。

（5）直肠指诊肛门有无疼痛、指套退出有无血迹、直肠内有无肿块等。

3. 心理-社会状况

（1）疾病认知：了解患者及家属对疾病相关知识的认知程度，评估患者及家属对所患疾病及站立方法的认识，对手术的接受程度，对痔传统手术或微创手术知识及手术前配合知识的了解和掌握程度。

（2）心理承受程度：患者和家属对接受手术及手术可能导致的并发症带来的自我形象紊乱和生理功能改变的恐惧、焦虑程度和心理承受能力。

（3）经济情况：家庭对患者手术及并发症进一步治疗的经济承受能力。

（二）术后评估

1. 手术情况　了解麻醉方式、手术方式，手术过程是否顺利，术中有无出血、出血部位、出血量，有无输血及输血量。

2. 病情评估　观察患者神志和生命体征变化，生命体征是否平稳，切口敷料是否渗血，出血量多少，引流是否通畅，引流液的颜色、性质和引流量，切口愈合情况，大便是否通畅，有无便秘或腹泻等情况。

3. 切口情况　切口渗出、愈合情况，有无肛缘水肿、切口感染，引流是否通畅，有无假性愈合情况。定期进行血常规、血生化等监测，及时发现出血、切口感染、吻合口出血、吻合口瘘等并发症的发生。

4. 评估手术患者的肛门直肠功能　有无肛门狭窄、肛门失禁，包括排便次数、控便能力等。

5. 心理-社会状况　患者对手术后康复知识的了解程度。评估患者有无焦虑、失眠，家庭支持系统等。

【护理诊断】

1. 恐惧　与出血量大或反复出血有关。

2. 便秘　与不良饮食、排便习惯及惧怕排便有关。

3. 有受伤的危险　出血与血小板减少、凝血因子缺乏、血管壁异常有关。

4. 潜在并发症：尿潴留、肛门狭窄、排便失禁等。

【护理措施】

（一）非手术治疗护理/术前护理

1. 调整饮食　嘱病人多饮水，多进食新鲜蔬菜、水果，多食粗粮，少食辛辣刺激性食物，忌烟酒。

养成良好生活习惯。适当增加运动量，促进肠蠕动，切忌久站、久坐、久蹲。

2. 热水坐浴　便后及时清洗，保持局部清洁舒适。必要时用 1∶5000 高锰酸钾溶液或复方荆芥熏洗剂熏洗坐浴，控制温度在 43~46℃，每日 2 次，每次 20~30 分钟，可有效改善局部血液循环，减轻出血、疼痛症状。

3. 痔块还纳　痔块脱出时应及时还纳，嵌顿性痔应尽早行手法复位，防止水肿、坏死；不能复位并有水肿及感染者用复方荆芥熏洗剂坐浴，局部涂痔疮膏，用手法再将其还纳，嘱其卧床休息。注意动作轻柔，避免损伤。

4. 纠正贫血　缓解病人的紧张情绪，指导病人进少渣食物，术前排空大便，必要时灌肠，做好会阴部备皮及药敏试验，贫血病人应及时纠正。贫血体弱者，协助完成术前检查，防止排便或坐浴时晕倒受伤。

5. 肠道准备　术前 1 日予全流质饮食，手术当日禁食，术前晚口服舒泰清 4 盒，饮水 2500ml 或术晨 2 小数甘油灌肠剂 110ml 灌肠，以清洁肠道。

（二）术后护理

1. 饮食护理　术后当日应禁食或给无渣流食，次日半流食，以后逐渐恢复普食。术后 6 小时内尽量卧床休息，减少活动。6 小时后可适当下床活动，入厕排尿、散步等，逐渐延长活动时间，并指导病人进行轻体力活动。

2. 疼痛护理　因肛周末梢神经丰富，痛觉十分敏感，或因括约肌痉挛、排便时粪便对创面的刺激、敷料堵塞过多导致大多数肛肠术后病人创面剧烈疼痛。疼痛轻微者可不予处理，但疼痛剧烈者应给予处理。指导患者采取各种有效止痛措施，如分散注意力、听音乐等，必要时遵医嘱予止痛药物治疗。

3. 局部坐浴　术后每次排便或换药前均用 1∶5000 高锰酸钾溶液或痔疾洗液熏洗坐浴，控制温度在 43~46℃，每日 2 次，每次 20~30 分钟，坐浴后用凡士林油纱覆盖，再用纱垫盖好并固定。

4. 保持大便通畅　术后早期病人有肛门下坠感或便意，告知其是敷料压迫刺激所致；术后 3 日内尽量避免解大便，促进切口愈合，可于术后 48 小时内口服阿片酊以减少肠蠕动，控制排便。术后第 2 日应多吃新鲜蔬菜和水果，保持大便通畅。如有便秘，可口服液体石蜡或麻仁软胶囊等润肠通便药物，宜用缓泻剂,忌用峻下剂或灌肠。避免久站、久坐、久蹲。

5. 避免剧烈活动　术后 7～15 日应避免剧烈活动,防止大便干燥,以防痔核或吻合钉脱落而造成继发性大出血。

6. 并发症的观察与护理

(1) 尿潴留:因手术、麻醉刺激、疼痛等原因造成术后尿潴留。若术后 8 小时仍未排尿且感下腹胀痛、隆起时,可行诱导、热敷或针刺帮助排尿。对膀胱平滑肌收缩无力者,肌内注射新斯的明 1mg(1 支),增强膀胱平滑肌收缩,可以排尿。必要时导尿。

(2) 创面出血:术后 7～15 日为痔核脱落期,因结扎痔核脱落、吻合钉脱落、切口感染、用力排便等导致创面出血。如病人出现恶心、呕吐、头昏、眼花、心慌、出冷汗、面色苍白等并伴肛门坠胀感和急迫排便感进行性加重,敷料渗血较多,应及时通知医师行相应消除处理。

(3) 切口感染:直肠肛管部位由于易受粪便、尿液等的污染,术后易发生切口感染。应注意术前改善全身营养状况;术后 2 日内控制好排便;保持肛门周围皮肤清洁,便后用 1∶5000 高锰酸钾液坐浴;切口定时换药,充分引流。

(4) 肛门狭窄:术后观察病人有无排便困难及大便变细,以排除肛门狭窄。术后 15 日左右应行直肠指诊如有肛门狭窄,定期扩肛。

【护理评价】

1. 患者便血、脱出明显减轻或消失。

2. 患者及家属知晓所患疾病名称、手术术式、优缺点及相关知识,能复述并遵从护士指导。

3. 患者是否能正确面对手术,积极参与手术的自我护理并了解手术并发症的预防和处理,如大出血、切口感染、肛门狭窄等。未发生并发症或并发症被及时发现和处理。

4. 患者排便正常、顺畅,无腹泻、便秘或排便困难。肛周皮肤完整清洁无损。

【健康教育】

1. 指导患者合理搭配饮食,多饮水,多食蔬菜,水果以及富含纤维素的食物,少食辛辣等刺激性食物,忌烟酒。

2. 指导患者养成良好的排便习惯,保持排便通畅,避免久蹲、久坐。

3. 便秘时,应增加粗纤维食物,必要时口服适量蜂蜜或润肠通便药物。

4. 出院后近期可坚持熏洗坐浴,保持会阴部卫生清洁,并有利于创面愈合。

5. 术后适当活动,切勿剧烈活动。若出现创面出血,随时与医师联系,及早处理。

6. 术后早期做提肛运动,每日 2 次,每次 30 分钟,促进局部血液循环。一旦出现排便困难或便条变细情况时,应及时就诊,定期进行肛门扩张。

(聂　敏)

第二节　肛　裂

典型病例

患者女,64 岁,公务员。因"排便费力 6 年,便时肛门疼痛间断发作 3 个月"就诊。病人 6 年前无明显诱因出现排便费力,每日 1 次,排便时间长,未经治疗。3 个月前因大便干结出现便血,便条染血,色鲜红,伴有刀割样疼痛,便后出血及疼痛停止,反复发作,为此而惧怕排便,大便越干便时出血及疼痛越重。既往健康。

专科查体:(胸膝位)肛门外形不整,肛缘前位、后位皮肤隆起,皮色正常。后位肛管可见一长约 1cm 纵行裂口,创缘不整齐,色灰白。直肠指诊:入指 7cm 后位肛管触痛明显,后位齿状线处可触及黄豆大小三角形肿物,质地略硬。因疼痛拒绝肛门镜检查。

初步诊断:肛裂。

肛裂(anal fissure)是指齿状线以下肛管皮肤全层破裂形成的慢性溃疡(图 17-4)。主要表现为便后肛门疼痛、便血、便秘三大症状。其发病率仅次于痔位居第二位,可发生于任何年龄,但多见于青壮年。具有"四最"特点:病变最小、痛苦最大、诊断最易、治法最多。

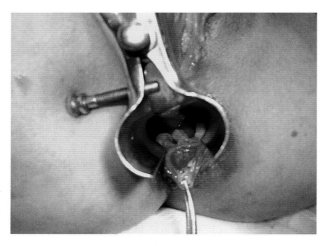

图 17-4　肛裂

【病因与发病机制】

1. 解剖因素　肛门外括约肌浅部在肛门后方形成肛尾韧带，较硬，伸缩性差，并且皮肤较固定，肛直角在此部位呈 90°，且肛门后方承受压力较大，故后正中处易受损伤。

2. 外伤因素　大便干硬，排便时用力过猛，可损伤肛管皮肤，反复损伤使裂伤深及全层皮肤，形成溃疡。肛门镜等内镜检查或直肠指检方法不当，也容易造成肛管后正中的皮肤损伤，形成肛裂。

3. 感染因素　齿状线附近的慢性炎症，如发生在肛管后正中处的肛窦炎，可向下蔓延而致肛管皮下脓肿，脓肿破溃后形成溃疡，加之肛门后正中的血供较其他部位差，肛管直肠的慢性炎症易引起内括约肌痉挛又加重了缺血，致使溃疡不易愈合。

肛裂与肛管纵轴平行，其溃疡多<1cm。一般地，将肛管裂口、前哨痔和肛乳头肥大称为肛裂"三联征"（图 17-5）。按病程分为：急性（早期）肛裂：可见裂口边缘整齐，底浅，呈红色并有弹性，无瘢痕形成；慢性（陈旧性）肛裂：因反复发作，底深，边缘不整齐、增厚纤维化，肉芽灰白，伴有肛乳头肥大、前哨痔及皮下瘘形成。

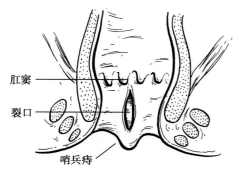

图 17-5　肛裂三联症

【临床表现】

肛裂病人的典型临床表现是疼痛、便秘和便血。

1. 疼痛　肛裂可因排便引起肛门周期性疼痛，这是肛裂的主要症状。排便时，粪块刺激溃疡面的神经末梢，立刻感到肛门灼痛或剧痛，便后数分钟疼痛缓解，此期称疼痛间歇期。

2. 便血　排便时常在粪便表面或便纸上有少量新鲜血迹或滴鲜血。出血的多少与裂口的大小，深浅有关，但很少发生大出血。

3. 便秘　因肛门疼痛不愿排便，久而久之引起便秘，粪便变得更为干硬，排便时会使肛裂进一步加重，形成恶性循环。这种恐惧排便现象可导致大便嵌塞。

【辅助检查】

1. 用手牵开肛周皮肤视诊，可看见裂口或溃疡，此时，应避免强行直肠指诊或肛门镜检查。

2. 若发现侧位的慢性溃疡，应想到有否结核、癌、克罗恩病及溃疡性结肠炎等罕见病变，必要时行活组织病理检查。

【治疗要点】

（一）非手术治疗

1. 调整饮食　对于急性新鲜肛裂，通过调整饮食、软化大便，可以缓解肛裂症状，促使裂口愈合。增加多纤维食物如蔬菜、水果等，增加每日饮水量，纠正便秘。

2. 局部坐浴　用温热盐水或中药坐浴，温度43～46℃，每日 2～3 次，每次 20～30 分钟。温水坐浴可松弛肛门括约肌，改善局部血液循环，促进炎症吸收，减轻疼痛，并清洁局部，以利创口愈合。

3. 口服药物　口服缓泻剂如福松或石蜡油，使大便松软、润滑，以利排便。

4. 外用药物　通过局部用药物如太宁栓可缓解内括约肌痉挛以达到手术效果。新近用于临床的奥布卡因凝胶可有效缓解肛管括约肌痉挛性疼痛，改善局部血液循环，促进肛裂愈合，疼痛剧烈者可以选用。必要时局部应用长效麻药封闭治疗，可有效缓解疼痛，部分病例可以使溃疡愈合。

5. 扩肛疗法　适用于急性或慢性肛裂不伴有肛乳头肥大及前哨痔者。优点是操作简便，不需要特殊器械，疗效迅速。

（二）手术治疗

对经久不愈，非手术治疗无效的慢性肛裂可采用以下手术方法治疗。目前国内常用的术式有：①肛裂切除术；②肛裂切除术加括约肌切断术；

③V-Y肛门成形术;④肛裂切除纵切横缝术等。实践证明,肛裂切除术加括约肌切断术的效果较好,可作为首选术式。

【护理评估】

（一）术前评估

1. 健康史及相关因素 了解患者疼痛部位多与病灶位置及疾病性质有关。注意询问病人疼痛的部位、持续的时间、急缓、性质及病程长短,有无明确的原因或诱因;了解患者有无长期便秘史,便秘发生的时间、病程长短、有无便意感,起病原因或诱因;排便的次数和量;有无便血、肛门疼痛、腹痛、腹胀、嗳气、食欲减退、肛门坠胀、排便不尽、反复排便等伴随症状,甚至用手挖便的情况;有无用药史,效果如何。有无焦虑、烦躁、失眠、抑郁,乃至性格改变等精神症状。评估患者有无肛窦炎、直肠炎等诱发肛管溃疡的因素。

2. 身体评估

（1）便秘的原因很多,有功能性便秘和器质性便秘两种,应加以区分。

（2）有无便后肛周出现烧灼样或刀割样剧烈疼痛,缓解后又再次出现剧痛,持续30分钟至数小时不等。

（3）因惧怕肛周疼痛而不敢排便。便后滴新鲜血,或便中带新鲜血。

（4）肛裂便秘,多伴便后手纸染血、肛门剧痛,呈周期性。

（5）了解肛门局部检查结果,有无发现裂口、肛乳头肥大、哨兵痔、肛窦炎、皮下瘘、肛门梳硬结。

3. 心理-社会状况 评估患者及家属对肛裂相关知识的了解程度及心理承受能力,以及对治疗、护理等的配合程度。

（二）术后评估

1. 手术情况 了解患者术中采取的麻醉方式、手术方式,手术过程是否顺利,术中有无出血及其量。

2. 康复状况 观察患者生命体征是否平稳,手术切口愈合情况,有无发生出血、肛门狭窄、排便失禁等并发症。

3. 心理-社会状况 评估患者有无焦虑、失眠,家庭支持系统等。了解患者及其家属对术后康复知识的掌握程度;是否担心并发症及预后等。

【护理诊断】

1. 排便障碍 与病人惧怕疼痛不愿排便有关。

2. 急性疼痛 与粪便刺激及肛管括约肌痉挛、

手术创伤有关。

3. 潜在并发症:增加了结直肠肿瘤发生的风险。

【护理措施】

（一）非手术治疗护理/术前护理

1. 心理支持 向患者详细讲解有关肛裂知识,鼓励患者克服因害怕疼痛而不敢排便的情绪,配合治疗。

2. 调理饮食 增加膳食中新鲜蔬菜、水果及粗纤维食物的摄入,少食或忌食辛辣和刺激性食物,多饮水,以促进胃肠蠕动,防止便秘。

3. 热水坐浴 每次排便后应热水坐浴,清洁溃疡面或创面,减少污染,促进创面愈合,水温43~46℃,每日2~3次,每次20~30分钟。

4. 肠道准备 术前3日少渣饮食,术前1日流质饮食,术前日晚灌肠,尽量避免术后3日内排便,有利于切口愈合。

5. 疼痛护理 遵医嘱适当应用止痛剂,如肌内注射吗啡、消炎栓纳肛等。

（二）术后护理

1. 术后观察 有无渗血、出血、血肿、感染和尿潴留并发症发生,如有急事报告医师,并协助处理。

2. 保持大便通畅 鼓励病人多饮水,多进食新鲜蔬菜、水果、粗纤维食物,指导病人养成每日定时排便的习惯,进行适当的户外锻炼,防止便秘。便秘者可服用缓泻剂或液体石蜡等,也可选用蜂蜜、番泻叶等泡茶饮用,以润滑、松软大便利于排便。

3. 局部坐浴 术后每次排便或换药前均用1:5000高锰酸钾溶液或痔疾洗液熏洗坐浴,控制温度在43~46℃,每日2次,每次20~30分钟,坐浴后用凡士林油纱覆盖,再用纱垫盖好并固定。

4. 术后常见并发症的预防和护理

（1）切口出血:多发生于术后7~12日,常见原因多为术后大便干结、用力排便、换药粗暴等导致创面裂开、出血。预防措施包括:保持大便通畅,防止便秘;避免腹内压增高的因素如剧烈咳嗽、用力排便等;切忌换药动作粗暴,轻轻擦拭。密切观察创面的变化,一旦出现创面大量渗血,紧急压迫止血,并报告医师处理。

（2）肛门狭窄:大便变细或肛门狭窄者,遵医嘱可于术后10~15日行扩肛治疗。

（3）排便失禁:多由于术中不慎损伤肛门括约肌所致。询问患者排便前有无便意,每日的排便次数、量及性状。若为肛门括约肌松弛,可于术后

3 日开始指导患者进行提肛运动,每日 2 次,每次 30 分钟;若发现病人会阴部皮肤常有黏液及粪便污染,或无法随意控制排便时,立即报告医师,及时处理。

【护理评价】

1. 患者术后焦虑情绪得到缓解,心态平和,积极配合治疗。

2. 术后患者疼痛、便血得到缓解,自诉伤口疼痛可耐受,疼痛评分 2~3 分。

3. 未发生肛门狭窄、肛门失禁等并发症,或得到及时发现和处理。

【健康指导】

1. 指导患者养成定时排便的习惯,避免排便时间延长。保持排便通畅,鼓励患者有便意时,尽量排便,纠正便秘。

2. 多饮水,多吃蔬菜、水果以及富含纤维素的食物,禁止饮酒及食辛辣等刺激性食物。

3. 出现便秘时,应增加粗纤维食物,必要时口服适量蜂蜜或润肠通便药物。

4. 出院时如创面尚未完全愈合者,便后温水坐浴,保持创面清洁,促进创面早期愈合。

5. 大便变细或肛门狭窄者,遵医嘱可于术后 10~15 日行扩肛治疗。

6. 肛门括约肌松弛者,手术 3 日后做肛门收缩舒张运动,大便失禁者需二次手术。

（聂 敏）

第三节 肛 周 脓 肿

典型病例

患者男,50 岁。平素健康。因"肛周肿痛 5 天"就诊。患者 5 天前因饮酒后自觉肛周肿痛伴发热,呈持续性疼痛,伴阵发性加剧,端坐受限。连续口服琥乙红霉素片,每次 0.5g,每日 3 次,保守治疗无效。

专科检查:胸膝位,肛门外观不整,右位肛周见一红肿范围约 7cm×5cm 大小肿块,突出皮肤表面。直肠指诊:触痛(+),波动感(+),皮温明显升高,直肠内未触及异常。肛门镜检查:右位肛隐窝红肿、明显凹陷。化验 WBC 12×10^9/L。肛周超声提示:相当于截石位 9 点方向肛管旁皮下软组织内可见范围约 6cm×5cm 不均质低回声包块,形态不规整,边界欠清。提示:肛周炎性包块。

初步诊断:肛周脓肿。

治疗原则:尽早手术治疗。

肛周脓肿(perianal abscess)是肛门直肠周围脓肿的简称,是由于细菌感染所致的软组织急性化脓性疾病(图 17-6)。属肛肠外科最常见的急症。任何年龄均可发病,多见于 20~40 岁的青壮年,男性多于女性。临床上多数起病急骤,疼痛剧烈,伴有恶寒发热,脓肿破溃或切开引流后易形成肛瘘。

【病因与发病机制】

绝大多数是由肛腺感染所致,常见的致病菌有大肠埃希菌、金黄色葡萄球菌等,其次是肛周皮肤感染、损伤、异物、药物注射和手术后并发感染引起,极少部分可继发于糖尿病、白血病、Crohn 病、溃疡性结肠炎等。

肛瘘性脓肿可分四个阶段:①肛窦炎阶段。②肛管直肠周围间隙脓肿阶段。③脓肿破溃阶段。④肛瘘形成阶段。

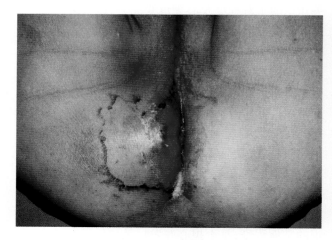
图 17-6 肛周脓肿

按脓肿部位以肛提肌为界分为低位脓肿和高位脓肿两类(图 17-7)。

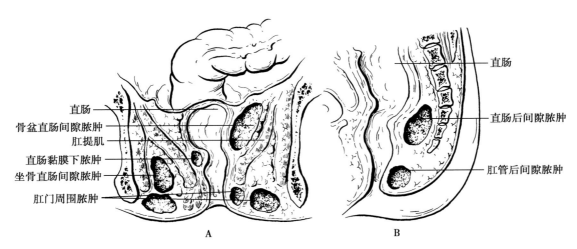

图 17-7　肛周脓肿的常见部位

（1）低位脓肿：①肛周皮下脓肿。②坐骨直肠间隙脓肿。③肛管后间隙脓肿。④低位肌间脓肿。⑤低位蹄铁形脓肿。

（2）高位脓肿：①骨盆直肠间隙脓肿。②直肠黏膜下脓肿。③直肠后间隙脓肿。④高位肌间脓肿。⑤高位蹄铁形脓肿。

【临床表现】

主要症状为肛门周围持续性疼痛,活动时加重。因脓肿的部位不同,临床表现也不尽一致。

1. 肛门周围皮下脓肿　最常见,约占80%。部位局限、浅在,局部疼痛明显,而全身症状不明显。病变部明显肿胀,有压痛,可触及明显波动感。

2. 坐骨肛管间隙脓肿　较常见。此处间隙较大,形成的脓肿范围亦较大,容量为 60～90ml。疼痛较剧烈,常可有直肠刺激症状,并伴有明显的全身症状,如发热、头痛、乏力、寒战等。早期体征不明显,随着炎症的加重,脓肿增大时局部大片红肿,明显触痛,排便时剧烈疼痛,有时影响排尿。穿刺时抽出脓液,处理不及时可导致肛瘘。

3. 骨盆直肠间隙脓肿　少见。早期就有全身中毒症状,如高热、寒战、疲倦不适等,严重时出现脓毒血症表现。常伴有排便不畅、排尿困难,但局部表现不明显。位置较深,临床上常常易被误诊。

4. 直肠后间隙脓肿　以全身症状为主,有寒战、发热、疲倦不适等中毒表现,直肠内有明显重坠感,骶尾部有酸痛。直肠内指诊时直肠后壁饱满,有触痛和波动感。

【辅助检查】

1. 直肠指诊　肛周可触及一肿块,压痛(＋),波动感(＋),皮温升高。

2. 局部穿刺抽脓　诊断性穿刺抽得脓液即可诊断。可同时将抽出的脓液做细菌培养及药敏试验。

3. 血常规检查　白细胞计数及中性粒细胞比例增高。

4. 其他　少数深部脓肿需要依靠直肠腔内超声可明确诊断,必要时需做盆腔 CT 和 MRI 检查可协助诊断。

【护理评估】

（一）术前评估

1. 健康史和相关因素　了解病人的一般情况,发病前有无饮食不当、大量饮酒、过度劳累等诱因;了解患者是否存在易引发肛腺感染的因素,如有无长期便秘、腹泻史,或有无外伤、肛裂、痔疮药物治疗史;有无糖尿病、恶性肿瘤史。

2. 身体状况

（1）评估患者肛周局部有无红肿、硬结、肿块,皮肤破溃后有无脓液排出的情况。

（2）有无恶寒、高热、乏力、纳差、恶心等全身症状,有无出现排尿困难或里急后重。

（3）有无持续高热、恶心、头痛等,会阴和直肠坠胀感,排便不尽感,有无二便困难。

（4）是否伴有精神紧张、情绪焦虑等精神症状,除外肛门直肠神经症。

（5）评估患者生命体征变化,有无面色苍白、出冷汗、脉搏细速、血压不稳等休克的早期征象;有无体温升高、脉搏增快等全身中毒症状。

（6）直肠指诊肛周肿胀部位有无压痛、波动感、皮温高,指套退出有无血迹、直肠内有无肿块等。

（7）了解辅助检查情况:红细胞计数、白细胞

163

计数、血红蛋白和血细胞比容等数值的变化;其他辅助检查,如腹腔穿刺/腹腔灌洗、X线、B超、CT、MRI等影像学检查的结果。

(8)了解患者既往有无结核病、糖尿病、高血压等病史;有无酗酒、吸烟和吸毒史;有无腹部手术史及药物过敏史等。

3. 心理-社会状况 了解患者及家属对肛周脓肿相关知识的认知程度及心理承受能力。了解有无过度焦虑、恐惧等影响康复的心理反应;了解能否接受制订的治疗护理方案,对治疗是否充满信心等,以及对治疗和护理的期望程度。

(二)术后评估

1. 手术情况 了解患者术中采取的麻醉方法、手术方式、病变部位及深浅程度,手术过程是否顺利,术中有无脓汁及其数量多少。

2. 康复状况 观察患者生命体征是否平稳,手术切口愈合情况,有无发生出血、切口感染、假性愈合等并发症,注意保持伤口引流通畅,防止假性闭合。注意观察挂线橡皮筋松紧度,术后15日定期紧线,使其脱落。评估患者有无发生再次发作、肛瘘、肛门失禁等并发症。

3. 心理-社会状况 评估患者有无焦虑、失眠,家庭支持系统等。了解患者及其家属对术后康复知识的掌握程度;是否担心并发症及预后等。

【治疗要点】

早期炎症浸润尚未形脓肿时,可口服或注射广谱抗生素,防止炎症扩散,但有的抗生素不仅不能控制炎症反而会使脓肿向深部蔓延并易导致感染加重。无论何种类型和何种部位的肛周脓肿,一旦确诊,尽早手术。脓肿若治疗不及时或方法不恰当,易自行破溃或切开引流后形成肛瘘。

常用手术方式:

(1)切开引流术:适应于坐骨直肠间隙脓肿、骨盆直肠间隙脓肿、蹄铁形脓肿及高位脓肿、无切开

挂线条件者,也是各种术式的基础。

(2)切开挂线术:适应于坐骨直肠间隙脓肿、骨盆直肠间隙脓肿、直肠后间隙脓肿、前位脓肿、高位蹄铁形脓肿及婴幼儿脓肿。于脓肿波动明显处先做切开引流,然后,一手示指伸入肛内做引导,另一手持探针从切口插入脓腔,沿脓腔最高处探查内口。将橡皮筋引入内口,再从切口牵出肛外。切开自切口至内口之间的皮肤。内外两端合拢,轻轻拉紧并以丝线结扎(图17-8)。

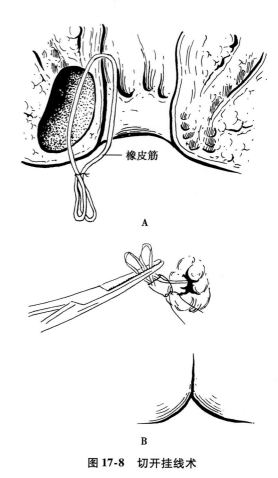

图17-8 切开挂线术

(3)内口切开术:适应于低位肛瘘性脓肿。

知识链接

切开挂线原理

实际上是一种以线代刀,边切割边修复。慢性"切开"和牢固的持久的对口引流术,不怕感染,也不会使炎症扩散。具有切割、引流、标记及异物刺激四种作用。

【护理诊断】

1. 急性疼痛 与肛周炎症及手术有关。

2. 便秘 与疼痛恐惧排便有关。

3. 体温升高 与直肠肛管周围感染和全身感染有关。

4. 皮肤完整性受损 与肛周脓肿破出皮肤、皮

肤瘙痒、手术治疗等有关。

5. 潜在并发症:肛瘘和肛门狭窄。

【护理措施】

（一）非手术治疗护理/术前护理

1. 保持大便通畅　告知患者多饮水,多进食含膳食纤维丰富的蔬菜、水果和蜂蜜等,忌食辛辣刺激食物,避免饮酒。也可遵医嘱给予麻仁丸或液体石蜡口服。

2. 应用抗生素　根据医嘱全身应用抗生素,有条件时穿刺抽取脓液,并根据药敏试验结果合理选择抗生素,控制感染。

3. 热水坐浴　局部用 1:5000 高锰酸钾溶液 3000ml 或痔疾洗液熏洗坐浴,控制温度在 43 ~ 46℃,每日 2 次,每次 20 分钟,可有效改善局部血液循环,减轻出血、疼痛症状。养成定时排便习惯,便后清洗或坐浴。

4. 急性炎症期应卧床休息,协助患者采取舒适体位,避免局部受压加重疼痛。

5. 高热患者给予物理降温或遵医嘱药物降温,嘱病人增加饮水。

（二）术后护理

1. 饮食护理　术后 6 小时进流质,术后第一日给半流质,以清淡、易消化食物为主,保持排便通畅。

2. 有脓液形成时,及时切开引流　切开引流早期分泌物较多,应定时观察敷料有无渗出,一旦渗出应及时更换敷料,可每日更换 2 次,防止切口感染。

3. 脓肿切开引流术的护理　对脓肿切开引流者,应密切观察引流液的颜色、量、性状,并记录。定时冲洗脓腔,保持引流通畅。

4. 脓肿切开挂线术的护理　①皮肤护理:保持肛门皮肤清洁,嘱病人局部皮肤瘙痒时不可搔抓,避免皮肤损伤感染;②挂线橡皮筋护理:嘱病人术后 7 ~15 日至门诊收紧橡皮筋,直到橡皮筋脱落。脱落后局部创面可外敷中药生肌散,以促进创面愈合。

5. 热水坐浴　便后局部创面用 1:5000 高锰酸钾溶液 3000ml 或痔疾洗液熏洗坐浴,每日 2 次。既可缓解局部疼痛、清洁肛门周围皮肤,又有利于局部炎症的消散、吸收,促进创面愈合。

6. 后期创面表浅可定时坐浴使其自然愈合。排便后应先坐浴再换药。创面愈合应由内向外,避免皮肤假性愈合形成肛瘘。

7. 指导患者注意个人卫生,勤洗、勤换内裤。

【护理评价】

1. 患者肛周疼痛有无明显减轻或缓解,生命体征是否平稳。

2. 发热症状有无消退,体温是否维持在正常范围。

3. 患者有无发生切口感染、后遗肛瘘、假性愈合等术后并发症,若发生,是否得到及时发现和处理。

4. 患者术后无并发症或并发症得到及时发现和处理,如切口感染等。

【健康教育】

1. 多饮水,多吃蔬菜、水果以及富含纤维素的食物,禁止饮酒及食辛辣等刺激性食物。

2. 嘱患者改变以往不良的饮食习惯,养成良好的饮食、排便及卫生习惯。教会患者坐浴的方法,并嘱其坚持坐浴。

3. 养成定时排便的习惯,避免排便时间延长,避免便秘和腹泻。适当活动,避免久坐、久卧。

4. 提肛运动　肛门括约肌松弛者,术后 15 日起可指导病人进行提肛运动,促进局部血液循环,加速愈合。软化瘢痕,预防肛门狭窄。

（聂　敏）

参 考 文 献

1. 李春雨. 肛肠病学. 北京:高等教育出版社,2013:93-94

2. 李春雨,汪建平. 肛肠外科手术学. 北京:人民卫生出版社,2015:149-150

3. 汪建平. 中华结直肠肛门外科学. 北京:人民卫生出版社,2014:742-743

4. 李春雨,汪建平. 肛肠外科手术技巧. 北京:人民卫生出版社,2013:195-198

5. 张有生,李春雨. 实用肛肠外科学. 北京:人民军医出版社,2009:132-1136

6. 喻德洪. 现代肛肠外科学. 北京:人民军医出版社,1997:195

7. 李春雨,张有生. 实用肛门手术学. 沈阳:辽宁科技出版社,2005:112-125

8. 黄乃健. 中国肛肠病学. 济南:山东科学技术出版社,1996:680-681

9. 张有生. 肛肠科手册(增订本). 沈阳:辽宁科技出版社,2000:136-138

10. Thomson WHF. The nature of hemorrhoids. Br J Surg, 1975,62:542-552

11. Tang CL, Chew SP, Seow-Choen F. Prospective randomized trial of drainage alone vs. drainage and fistulotomy for acute perianal abscesses with proven internal opening. Dis Colon Rectum,1996,39(12):1415-1417

12. 姚礼庆,唐竞,孙益红,等. 经吻合器治疗重度痔的临床应用价值(附 36 例报告). 中国实用外科杂志,2001,21(5):288-289

13. 李春雨,聂敏.外剥内扎加括约肌切断术治疗环形混合痔76例临床研究.中国医师进修杂志,2006,29(5):39-41

14. 李春雨,聂敏,林树森,等.吻合器痔上黏膜环切钉合术加中药芍倍注射治疗重度痔30例.中华胃肠外科杂志,2009,12(1):98

15. 聂敏.吻合器痔上黏膜环切术患者的术后护理.中医杂志,2003,44(21):230-231

16. 聂敏,李春雨,林红霞.环形混合痔76例围手术期的护理.中国误诊学杂志,2009,9(14):3408-3409

17. 李春雨,于好,聂敏.吻合器痔固定术并发症的原因与处理.中国医科大学学报,2009,38(5):387-388

18. 李春雨,聂敏,王军,等.吻合器痔固定术与外剥内扎术治疗重度痔的临床研究.中国医师进修杂志,2007,30(3):44-46

19. 李春雨,韦东,林树森.外剥内扎加括约肌切断术治疗环形混合痔术后肛门功能评定.中国医师杂志,2009,11(11):1237-1238

20. 李春雨,聂敏,王军,等.吻合器痔上黏膜环切术与外剥内扎术治疗Ⅲ～Ⅳ度痔的比较.中国医科大学学报,2007,36(4):486

21. 李春雨,聂敏,王军,等.吻合器痔固定术后重度直肠狭窄一例报告.中国医师杂志,2007,8:1005

22. 李春雨,顾宇,林树森,等.痔手术切断肛门括约肌对肛肠动力学影响的临床研究.中国医师进修杂志,2009,32(26):23-25

23. 李春雨,王军,梁健,等.切开挂线术与切开引流术治疗肛周脓肿的疗效评价.中国现代医学杂志,2007,17(1):203-208

24. 李春雨,聂敏,梁健.切开挂线术治疗肛周脓肿的疗效观察.中华全科医师杂志,2006,5(11):675-677

25. 聂敏,李春雨.护理干预对肛周脓肿合并糖尿病手术前后治疗效果的影响.结直肠肛门外科,2015,21(1):65-66

26. 张有生.一期切开挂线法治疗肛周脓肿的初步报告.中级医刊,1979,1:26

第四节 肛 瘘

 典型病例

患者男,45岁,工人。因"右侧肛旁反复流脓水、瘙痒不适3年"主诉入院。

3年前因饮酒后右侧肛门部出现一肿块,约鸡蛋大小,色暗红,肤温高,疼痛明显,呈持续性加重,端坐受限,无畏寒发热,于当地某肛肠医院行肛周脓肿排脓术,术后切口一直未愈,溢脓水至今。

专科检查:(胸膝位)肛门右位可见一长4cm手术瘢痕,右位距肛缘3cm处可见一约黄豆粒大小外口,且有少许黄色脓液流出。指诊可触及自外口向肛内走行硬性索状,肛内后位齿线附近可触及一硬结,触痛明显。肛门镜检:未见明显异常。

肛周CT提示:肛管右侧见不规则片状软组织密度影,边缘模糊,向后延伸,累及皮肤,局部皮肤增厚,不除外肛瘘形成。

初步诊断:肛瘘。

肛瘘是指肛门直肠因肛门周围间隙感染、损伤、异物等病理因素形成的与肛门周围皮肤相通,形成异常通道的一种疾病(图17-9)。是常见的直肠肛管疾病之一,发病年龄以20～40岁青壮年为主,男性多于女性。

【病因与发病机制】

大多数肛瘘由直肠肛周脓肿发展而来。由内口、瘘管和外口三部分组成。内口即原发感染灶,外口为脓肿破溃处或手术切开引流部位,内外口之间由脓腔周围增生的纤维组织包绕的管道即瘘管,近管腔处有炎性肉芽组织。其内口多在肛窦内及其附近,外口位于肛门周围的皮肤上,内、外口既可为单

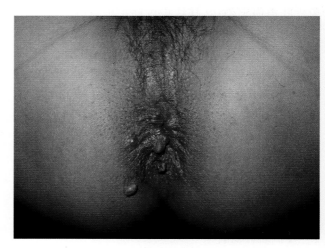

图17-9 肛瘘

个,也可以为多个。由于致病菌不断由内口进入,而瘘管迂曲,少数存在分支,常引流不畅,且外口皮肤生长速度较快,常发生假性愈合并形成脓肿。

脓肿可从原外口溃破,也可从他处穿出形成新的外口,反复发作,发展为有多个瘘管和外口的复杂性肛瘘。

知识链接

肛瘘国际 Parks 分类法

1976 年 Parks 根据瘘管与括约肌的关系,将肛瘘分为 4 类:

1. 括约肌间肛瘘　多为低位肛瘘,最常见,约占 70%,为肛管周围脓肿的后果。瘘管只穿过内括约肌,外口只有一个,距肛缘较近,3~5cm。少数瘘管向上,在直肠环肌和纵肌之间形成盲端或穿入直肠形成高位括约肌间瘘。

2. 经括约肌肛瘘　可以为低位或高位,约占 25%,为坐骨肛门窝脓肿的后果。瘘管穿过内括约肌、外括约肌浅部和深部之间,外口常有数个,并有支管互相沟通。外口距肛腺约 5cm。手术瘘管向上穿过肛提肌到直肠旁结缔组织内,形成骨盆直肠瘘。

3. 括约肌上肛瘘　为高位肛瘘,少见,占 5%。瘘管向上穿过肛提肌,然后向下至坐骨肛门窝穿透皮肤。

4. 括约肌外肛瘘　最少见,占 1%,为骨盆直肠脓肿合并坐骨肛门窝脓肿的后果。瘘管穿过肛提肌直接与直肠相通。

【临床表现】

肛门周围流脓水、潮湿、瘙痒,甚至出现湿疹。外口处有脓性、血性、黏液性分泌物流出,有时有粪便及气体排出。外口因假性愈合或暂时封闭时,脓液积存,形成脓肿,可出现肛周肿痛、发热、寒战、乏力等症状。脓肿破溃或切开引流后,脓液排出,症状缓解,上述症状反复发作是肛瘘的特点。

【辅助检查】

1. 直肠指诊　在内口处有轻压痛,瘘管位置表浅时可触及硬结内口及条索样肛瘘。

2. 探针检查　探针检查是最常用、最简便、最有效的方法。自外口处插入,沿瘘管轻轻探向肠腔,可找到内口的位置。

3. 染色检查　自外口注入 1% 亚甲蓝溶液,检查确定内口位置。

4. 实验室检查　发生肛周脓肿时,血常规中可出现白细胞计数及中性粒细胞比例增高。

5. X 线造影　碘油造影或 70% 泛影葡胺造影,适用于高位复杂性肛瘘的检查。检查自外口注入造影剂,可判定瘘管的分布、多少、位置、走行和内口的位置。

6. MRI 检查　可清晰显示瘘管位置及括约肌间的关系,明确肛瘘分型。

另外,特别注意复杂性肛瘘青年患者是否合并炎症性肠病可能,必要时行肠镜检查。

【治疗要点】

肛瘘一般不能自愈,必须手术治疗。手术成败的关键在于:①准确寻找和处理内口;②切除或清除全部瘘管和无效腔;③合理处理肛门括约肌;④创口引流通畅。

1. 堵塞法　适用于单纯性肛瘘。瘘管用 1% 甲硝唑、生理盐水冲洗后,自外口注入生物蛋白胶。治愈率较低。

2. 手术治疗

(1) 肛瘘切开术:主要应用于单纯性括约肌间型肛瘘和低位经括约肌间型肛瘘。用探针自外口进入瘘管,沿瘘管到达位于齿状线附近的内口。将探针上方的组织切开,将肉芽组织用刮匙刮除,若存在高位盲道或继发分支,则需彻底清除。

(2) 肛瘘切除术:在瘘管切开的基础上,将瘘管壁全部切除,直至健康组织,并使创面呈内小外大,以利引流。

(3) 肛瘘切开挂线术:适用于距肛缘 3~5cm,有内外口的单纯性肛瘘、高位单纯性肛瘘,或坐位复杂性肛瘘切开、切除的辅助治疗。利用橡皮筋或有腐蚀作用药线的机械性压迫作用,使结扎处组织发生血运障碍而坏死,以缓慢切开肛瘘。

(4) 经肛直肠黏膜瓣内口修补术:是治疗复杂性肛瘘的一种保护括约肌的技术,切除内口及其周围约 1cm 的全厚直肠组织,然后游离其上方的直肠瓣,并下移修复内口处缺损。通过清除感染灶,游离内口上方直肠黏膜肌瓣或内口下方肛管皮瓣覆盖缝合于内口上,阻碍直肠内容物使之不能进入瘘管管道。

【护理评估】

（一）术前护理评估

1. 了解有无肛管直肠周围脓肿自行溃破或切开引流的病史。

2. 病情评估

（1）肛门皮肤有无红、肿。

（2）肛周外口有无反复流脓及造成皮肤瘙痒感。

（3）了解直肠指检、内镜及钡灌肠造影等检查结果。

3. 对肛瘘的认知程度及心理承受能力。

4. 自理能力。

（二）术后护理评估

1. 肛门皮肤有无红、肿、疼痛,肛周外口有无反复流脓及造成皮肤瘙痒感。

2. 了解辅助检查结果及手术方式。

3. 患者的饮食及排便情况。

4. 评估患者对术后饮食、活动、疾病预防的认知程度。

【护理诊断】

1. 急性疼痛 与肛周炎症及手术有关。

2. 完整性受损 与肛周脓肿破溃、皮肤瘙痒、手术治疗等有关。

3. 潜在并发症:肛门狭窄、肛门松弛。

【护理措施】

（一）术前护理措施

1. 观察患者有无肛门周围皮肤红、肿、疼痛,流脓或排便困难。症状明显时,嘱其卧床休息,肛门局部给予热水坐浴,以减轻疼痛,利于大便的排出。

2. 鼓励患者进高蛋白、高热量、高维生素、易消化的少渣饮食,多食新鲜蔬菜、水果及脂肪类食物,保持大便通畅。

3. 急性炎症期,遵医嘱给予抗生素,每次排便后用清水冲洗干净,再用1∶5000高锰酸钾溶液温水坐浴,每次20分钟,3次/日。

4. 术前1日半流质饮食,术前晚进食流质,视所采取的麻醉方式决定术前是否禁食禁饮。术前晚按医嘱给予口服泻药,但应具体应用时视患者有无长期便秘史进行调整。若排便不充分时,可考虑配

合灌肠法,洗至粪便清水样,肉眼无粪渣为止。

5. 准备手术区域皮肤,保持肛门皮肤清洁,予修剪指甲。

（二）术后护理措施

1. 腰麻、硬膜外麻醉,术后需去枕平卧6小时,避免脑脊液从蛛网膜下腔针眼处漏出,致脑脊液压力降低引起头痛。监测脉搏、呼吸、血压6~8小时,至生命体征平稳。

2. 加强伤口换药,避免假性闭合。伤口距离肛门近,有肠黏液或粪便污染时,需拆除敷料,温水冲洗、1∶5000的高锰酸钾溶液或中药熏洗坐浴,洗净沾在伤口上的粪渣和脓血水;伤口换药要彻底、敷料填塞要达深部,保证有效引流,避免无效腔。如行挂线术的患者创面换药至挂线脱落后1周。

3. 做好排便管理 术前给予口服泻药或清洁灌肠,术后给予轻泻软便药乳果糖或麻仁丸及纤维增加剂,使粪便松软,易于排出。排便后及时坐浴和换药,以保持伤口和肛门周围皮肤清洁。

4. 肛门括约肌松弛者,术后3日可指导患者进行提肛运动。

【护理评价】

1. 能配合坐浴、换药,肛周皮肤清洁,术后伤口未发生二次感染。

2. 能配合术后的饮食、活动、及提肛训练技巧。

3. 掌握复诊指征。

【健康教育】

1. 饮食指导 术后1~2日少渣半流饮食,之后正常饮食,忌辛辣刺激性食物如辣椒及烈性酒等,多食粗纤维富营养的食物,如新鲜蔬菜、水果等,切忌因惧怕疼痛而少吃饭或不吃饭。鼓励患者多饮水,防止便秘。

2. 肛门伤口的清洁 每日排便后用1∶5000高锰酸钾溶液或痔疮洗液坐浴,坐浴时应将局部创面全部浸入药液中,药液温度适中。平时排便后,可用温水清洗肛门周围,由周边向中间洗净分泌物。

3. 术后活动指导 手术创面较大,而伤口尚未完全愈合期间,应尽量少走路,避免伤口边缘因用力摩擦而形成水肿,延长创面愈合时间。创面愈合后3个月左右不要长时间骑自行车,以防愈合的创面因摩擦过多而引起出血。

4. 如发现排便困难或大便失禁,应及时就诊。

（叶新梅）

第五节　肛门直肠狭窄

典型病例

患者男,49 岁。因"排便费力 3 个月"入院。

患者于 3 个月前因"混合痔"在当地医院行"外剥内扎术",手术顺利。术后患者肛门下坠感,排便费力,便条约小指粗细,量少、干硬,2 日排便 1 次,需用手协助排便,伴有便时肛门疼痛。每日只能进食牛奶维持,严重影响正常生活与工作。既往健康。

专科查体:胸膝位:视诊:肛门外形整,3、7、11 点各见一放射状手术瘢痕,长约 1cm。指诊:入指 7cm 肛门口瘢痕致小指尚可通过,未触及肿物。

入院诊断:肛门直肠狭窄。

肛管直肠狭窄是指由于先天缺陷或后天炎症反复刺激、肛门直肠损伤、肿瘤等因素,正常的肠道黏膜被瘢痕组织取代或者肠管被瘢痕组织包绕,直肠、肛管、肛门进而出现管径缩小变窄,患者出现排便困难或排便时间延长,常伴有便时肛门疼痛、便形细窄等症状。

【病因与发病机制】

1. 直肠肛门损伤　直肠肛门在受到外伤、烧伤、烫伤、药物腐蚀、分娩时会阴的裂伤、直肠及肛门部手术后出现瘢痕生长,形成的直肠与肛门狭窄。

2. 慢性炎症或溃疡粘连　如克罗恩病,结肠与肛门瘢痕会形成挛缩,进而造成结肠、肛门狭窄。

3. 直肠肛门肿瘤等因素　因直肠恶性肿瘤、肛门部肿瘤、性病、淋巴肉芽肿、平滑肌瘤、畸胎瘤等,也可引起肛门和肛管狭窄。

【临床表现】

1. 排便困难或排便时间延长　排便困难是肛门狭窄最常见的临床表现之一。肛门直肠腔瘢痕导致肛门直肠腔径变小,瘢痕缺乏弹性使较硬或较粗的粪便较难通过,排便的时间延长。

2. 粪便形状改变　由于肛门狭窄、排便困难,服用泻药后,粪便可成扁形或细条状,且自觉排便不净。即使排便次数增加,也多为少量稀便排出。

3. 疼痛　由于粪便通过困难,排粪便时经常导致肛管裂伤,造成持续性钝痛。也可在排粪便后出现持续性剧痛,甚至长达数小时。

4. 出血　肛门弹性差,粪便通过肛门时,使肛管皮肤破裂而导致出血。

5. 肛门瘙痒　肛门狭窄常合并肛门炎症,肛门狭窄也会导致直肠肛管黏膜或肛门皮肤的裂伤,使分泌物明显增加,导致肛门瘙痒和皮炎。

6. 肛门失禁　括约肌损伤导致的纤维化瘢痕形成会使肛门失去良好弹性,一方面表现为肛门狭窄,另一方面表现为肛门收缩功能差,出现肛门失禁,难于控制气体、液体甚至固体的排出。

7. 全身表现　肛门狭窄,会造成不同程度的肠道机械性梗阻,故部分患者出现腹痛、腹胀的症状;而且,部分患者由于出现肛门狭窄、排便困难、排便疼痛等问题,会伴有不同程度的精神症状,如焦虑、紧张。

【辅助检查】

1. 直肠指检　可判断肛门狭窄及较低位的直肠狭窄或肛管直肠狭窄。狭窄处不能通过指尖,并可扪及程度不同的坚硬瘢痕组织。

2. 气钡双重造影和排粪造影　可明确狭窄位置及诊断直肠狭窄。

【治疗要点】

1. 非手术治疗　通过高纤维膳食、灌肠等疗法缓解患者的排便困难及便时疼痛的症状;渐进式扩肛法,如手指扩张法或扩张器扩张法,使狭窄处扩张来缓解症状;内镜下置入球囊扩张器的方法进行扩肛,可获得较好的疗效。

2. 直肠狭窄治疗　对于较低位的直肠狭窄,可应用超声刀、激光、尿道切开器在狭窄环后方切开狭窄,完成纵切横缝的手术;或者经肛门直肠狭窄环切除术也可达到比较好的疗效。

3. 肛门狭窄的手术治疗　瘢痕松解同时行内括约肌切开手术。中至重度的肛门狭窄,可考虑应用皮瓣转移的肛门成形术。

【护理评估】

1. 既往是否有肠道炎症、结直肠肛门部手术、痔注射治疗及臀部外伤或使用腐蚀性药物史。

2. 排便困难的严重程度,是否可以通过高纤维膳食、灌肠等疗法缓解患者的排便困难及便时疼痛的情况。

3. 了解辅助检查结果及主要治疗方式。

4. 心理状态和认知程度,是否存在紧张、焦虑的心理状态,对术后的扩肛是否配合,对术后的康复是否有信心,对出院后的继续扩肛是否清楚。

【护理诊断】

1. 急性疼痛 与肛门狭窄、排便困难有关。

2. 完整性受损 与肛周炎症、皮肤瘙痒等有关。

3. 潜在并发症:与出血、肛门狭窄有关。

4. 焦虑 与担心治疗效果有关。

【护理措施】

(一) 术前护理措施

1. 观察患者排便情况,有无腹胀、腹痛、排便出血。

2. 有无肛门周围皮肤红、肿、疼痛、流脓、瘙痒,症状明显时,嘱其卧床休息,肛门局部给予热水坐浴,以减轻疼痛。

3. 鼓励患者进食高纤维的蔬菜、水果,如番薯叶、芹菜、韭菜、竹笋、茼蒿及苹果、香蕉,主食以燕麦、麦皮、番薯等为主,以软化大便,缓解患者的排便困难。

4. 术前 1 日半流质饮食,术前晚进食流质,配合灌肠,以减少术后早期粪便排出。术前视手术和麻醉方式给予禁食禁饮。

5. 准备手术区域皮肤,保持肛门皮肤清洁。

(二) 术后护理措施

1. 腰麻、硬膜外麻醉,术后需去枕平卧 6 小时,避免脑脊液从蛛网膜下腔针眼处漏出,致脑脊液压力降低引起头痛。监测脉搏、呼吸、血压 6 ~ 8 小时,至生命体征平稳。

2. 做好排便管理。术后给予轻泻软便药乳果糖或麻仁丸及纤维增加剂,使粪便松软,易于排出。排便后及时坐浴和换药,以保持肛门周围皮肤清洁。

3. 术后 7 ~ 10 日,指导患者扩肛。术后扩肛治疗必须长期坚持,半年以上的扩肛会减少肛门部手术再次导致肛门狭窄的可能性,可以巩固手术的治疗效果。

【护理评价】

1. 能配合术前的饮食、灌肠,保证粪便的排出。

2. 能配合坐浴、换药,肛周皮肤清洁。

3. 能配合术后的饮食、活动、及扩肛训练技巧。

4. 掌握复诊指征。

【健康教育】

1. 饮食指导 术后 1 ~ 2 日少渣半流饮食,之后正常饮食,忌辛辣刺激性食物如辣椒及烈性酒等,进食高纤维的蔬菜、水果,如番薯叶、芹菜、韭菜、竹笋、茼蒿及苹果、香蕉,主食以燕麦、麦皮、番薯等,以软化大便,利于粪便排出。

2. 肛门伤口的清洁 每日排便后用 1:5000 高锰酸钾溶液或温水坐浴,坐浴时应将局部创面全部浸入药液中,药液温度适中。

3. 术后扩肛指导 渐进式扩肛法,用手指扩张或扩张器扩张,通过逐步增加手指数目或扩张器的大小使狭窄处扩张以达到缓解症状的目的。

4. 如发现排便困难或大便变细、变硬,应及时就诊。

(叶新梅)

第六节 直 肠 脱 垂

 典型病例

患者女,60 岁,农民。因"肛内肿物脱出 10 余年,加重 1 年,不能还纳 4 日。"入院。

患者 10 余年前无明显诱因出现肛内肿物脱出,脱出物约黄豆粒大小,常在用力大便时出现,便后可自行还纳,大便表面无黏液及脓性分泌物,无里急后重感,无肛周瘙痒感,症状持续存在,未见明显加重,未系统治疗,1 年前上述症状突然加重,表现为脱出物增大,呈同心圆状,2 ~ 3cm,偶可见少量鲜血,色鲜红,未系统治疗,症状自行好转。4 日前因大便干燥上述症状再次加重,表现为脱出物增大明显,呈圆柱状,直径约 10cm,长约 15cm,局部黏膜呈暗红色,脱出物不能自行还纳,伴有疼痛、水肿,为求进一步诊治,急诊"直肠脱垂",收入院治疗。患者自发病以来,神清语明,饮食可,睡眠一般,小便正常,大便 2 ~ 3 日 1 次,质硬成形,排便控制能力好,近期体重无明显变化。

专科查体:胸膝位:视诊:肛门外形不整,肛内可见肿物脱出肛外,呈圆柱状,直径约 10cm,长约 15cm,黏膜表面水肿,色暗紫,无糜烂、溃疡。指诊检查,脱出物触痛明显,无波动感。肛门括约肌收缩无力。

入院诊断:直肠脱垂(嵌顿)。

治疗方案:手术治疗。

直肠脱垂可分为直肠外脱垂和直肠内脱垂。脱垂的直肠如果超出了肛缘即直肠外脱垂(图 17-10)。直肠内脱垂指直肠黏膜层或全层套入远端直肠腔或肛管内而未脱出肛门的一种疾病。直肠内脱垂又称不完全直肠脱垂、隐性直肠脱垂。由于直肠黏膜松弛脱垂,特别是全层脱垂,可导致直肠容量适应性下降、排便困难、大便失禁和直肠孤立性溃疡等。直肠内脱垂是出口梗阻型便秘的最常见临床类型,31%~40%的排便异常患者排便造影检查可发现直肠内脱垂。

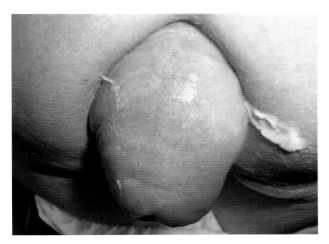

图 17-10　直肠脱垂

【病因与发病机制】

解剖因素,腹压增高,其他内痔或直肠息肉经常脱出,向下牵拉直肠黏膜,造成直肠黏膜脱垂。影像学及临床观察结果等均表明直肠内脱垂和直肠外脱垂的变化相似,手术所见盆腔组织器官变化基本相似;因此,多数学者认为两者是同一疾病的不同阶段,直肠外脱垂是直肠内脱垂进一步发展的结果。

直肠内脱垂的病因和可能机制:

中医学认为直肠脱垂多因小儿元气不实、老人脏气衰退、妇女生育过多、肾虚失摄、中气下陷等导致大肠虚脱所致。从解剖角度看,小儿骶尾弯曲度较正常浅,直肠呈垂直状,当腹内压增高时直肠失去骶骨的支持,易于脱垂。某些成年人直肠前陷窝处腹膜较正常低,当腹内压增高时,肠襻直接压在直肠前壁将其向下推,易导致直肠脱垂。老年人肌肉松弛,女性生育过多和分娩时会阴撕裂、幼儿发育不全均可致肛提肌及盆底筋膜发育不全、萎缩,不能支持直肠于正常位置。目前研究认为引起直肠脱垂的可能机制有如下:滑动性疝学说、肠套叠学说、盆底松弛学说、妊娠和分娩的因素、慢性便秘的作用。

【临床表现】

排便梗阻感、肛门坠胀、排便次数增多、排便不尽感,排便时直肠由肛门脱出,严重时不仅排便时脱出,在腹压增高时均可脱出,大便失禁、肛门瘙痒、黏液血便、腹痛、腹泻及相应的排尿障碍症状等。

【辅助检查】

1. 肛门直肠指检　指检时可触及直肠壶腹部黏膜折叠堆积,柔软光滑、上下移动,内脱垂的部分与肠壁之间可有环状沟。典型病例在直肠指检时让患者做排便动作,可触及套叠环。

2. 肛门镜检查　了解直肠黏膜是否存在炎症或孤立性溃疡以及痔疮。

3. 结肠镜及钡餐　排除大肠肿瘤、炎症等其他器质性疾病。

4. 排粪造影　是诊断直肠内脱垂的主要手段,可以明确内脱垂的类型是直肠黏膜脱垂还是全层脱垂;明确内脱垂的部位:是高位、中位、低位;并可显示黏膜脱垂的深度。排粪造影的典型表现是直肠壁向远侧肠腔脱垂,肠腔变窄,近侧直肠进入远端的直肠和肛管,而鞘部呈杯口状。并常伴有盆底下降、直肠前突和耻骨直肠肌痉挛等。典型的影像学改变:直肠前壁脱垂、直肠全环内脱垂、肛管内直肠脱垂。

5. 盆腔多重造影　能准确全面了解是否伴有复杂性盆底功能障碍以及伴随盆底疝的直肠内脱垂。

6. 肌电图检查　肌电图是通过记录神经肌肉的生物电活动,从电生理角度来判断神经肌肉的功能变化,对判断括约肌、肛提肌的神经电活动情况有重要参考价值。

7. 直肠肛门测压　了解肛管的功能状态。

【治疗要点】

（一）非手术治疗

1. 建立良好的排便习惯　让患者了解直肠脱垂发生、发展的原因,认识到过度用力排便会加重直肠脱垂和盆底肌肉神经的损伤。在排便困难时,应避免过度用力,避免排便时间过久。

2. 提肛锻炼　直肠内脱垂多伴有盆底肌肉松弛,盆底下降,甚至阴部神经的牵拉损伤。坚持定期进行膝胸位下进行提肛锻炼,可增强盆底肌肉及肛门括约肌的力量。

3. 饮食调节　多食富含纤维素的水果、蔬菜,多饮水,每日 2000ml 以上;必要时可口服润滑油或缓泻剂,使粪便软化易于排出。

4. 中医中药治疗。

（二）手术治疗

1. 直肠黏膜下注射术　治疗部分脱垂的患者，按前后左右四点注射至直肠黏膜下，每点注药 1～2ml。注射到直肠周围可治疗完全性脱垂，造成无菌炎症，使直肠固定。

2. 脱垂黏膜切除术　对部分性黏膜脱垂患者，将脱出黏膜作切除缝合。

3. 肛门环缩术　在肛门前后各切一小口，用血管钳在皮下绕肛门潜行分离，使两切口相通，置入金属线（或涤纶带）结成环状，使肛门容一指通过，以制止直肠脱垂。

4. 直肠悬吊固定术　对重度的直肠完全性脱垂患者，经腹手术，游离直肠，用两条阔筋膜将直肠悬吊固定在骶骨岬筋膜上，抬高盆底，切除过长的乙状结肠。

5. 脱垂肠管切除术　经会阴部切除直肠乙状结肠或经腹部游离直肠后，提高直肠，将直肠侧壁与骶骨骨膜固定，同时切除冗长的乙状结肠。

【护理评估】

（一）术前护理评估

1. 询问患者是否有慢性咳嗽、便秘、排便困难等腹压增高情况，既往是否有内痔或直肠息肉病史。

2. 了解排便情况，有无排便不尽感，排便时是否有肿物脱出，便后能否回纳。

3. 了解辅助检查结果及主要治疗方式。

4. 评估患者对疾病的病因、治疗和预防的认识水平，是否因疾病引起焦虑、不安等情绪。

（二）术后护理评估

1. 了解术中情况，包括手术、麻醉方式、术中用药、输血、出血等情况。

2. 了解患者的生命体征，伤口的渗血、出血情况，及早发现出血；了解术后排尿情况，及时处理尿潴留。

3. 了解血生化、血常规的检验结果。了解患者的饮食及排尿、排便情况。

4. 评估患者对术后饮食、活动、疾病预防的认知程度。

5. 对术后的肛门收缩训练是否配合，对术后的康复是否有信心，对出院后的继续肛门收缩训练是否清楚。

【护理诊断】

1. 急性疼痛　与直肠脱垂、排便梗阻有关。

2. 完整性受损　与肛周炎症、皮肤瘙痒等有关。

3. 潜在并发症：与出血、直肠脱垂有关。

4. 焦虑　与担心治疗效果有关。

【护理措施】

（一）术前护理措施

1. 观察患者排便情况，有无排便排便困难、排便不尽感，排便时是否有肿物脱出、便后能否回纳。

2. 是否有出血、肛门周围肿胀、疼痛、黏液、瘙痒，症状明显时，嘱其卧床休息，肛门局部给予热水坐浴，以减轻疼痛。

3. 鼓励患者进食高纤维的蔬菜、水果，如番薯叶、芹菜、韭菜、茼蒿及苹果、香蕉，主食以燕麦、麦皮、番薯等，以软化大便，缓解患者的排便困难。

4. 术前 1 日半流质饮食，术前晚进食流质，配合灌肠，以减少术后早期粪便排出。术前视手术和麻醉方式给予禁食禁饮。

5. 准备手术区域皮肤，保持肛门皮肤清洁。

（二）术后护理措施

1. 腰麻、硬膜外麻醉，术后需去枕平卧 6 小时，避免脑脊液从蛛网膜下腔针眼处漏出，致脑脊液压力降低引起头痛。监测脉搏、呼吸、血压 6～8 小时至生命体征平稳。

2. 做好排便管理：术后给予轻泻软便药乳果糖或麻仁丸及纤维增加剂，使粪便松软，易于排出。排便后及时坐浴和换药，以保持肛门周围皮肤清洁。

3. 术后 3～5 日，指导患者肛门收缩训练。

【护理评价】

1. 能配合术前的饮食，灌肠，保证粪便的排出。

2. 能配合坐浴、换药，肛周皮肤清洁。

3. 能配合术后的饮食、盆底肌锻炼及肛门收缩训练技巧。

4. 掌握复诊指征。

【健康教育】

1. 饮食指导　术后 1～2 日少渣半流质饮食，之后正常饮食，忌辛辣刺激性食物如辣椒及烈性酒等，进食高纤维的蔬菜、水果，如番薯叶、芹菜、韭菜、茼蒿及苹果、香蕉，主食以燕麦、麦皮、番薯等为主，以软化大便，利于粪便排出。

2. 肛门伤口的清洁　每日排便后用 1：5000 高锰酸钾溶液或温水坐浴，坐浴时应将局部创面全部浸入药液中，药液温度适中。

3. 改变如厕的不良习惯　如长时间蹲厕或阅读，减少排便努挣和腹压。

4. 肛门收缩训练　具体做法：戴手套，示指涂石蜡油，轻轻插入患者肛内，嘱患者收缩会阴、肛门肌肉,感觉肛门收缩强劲有力为正确有效的收缩,嘱患者每次持续 30 秒以上。患者掌握正确方法后,嘱每日上午、中午、下午、睡前各锻炼 1 次,每次连续缩肛 100 下,每下 30 秒以上,术后早期锻炼次数依据患者耐受情况而定,要坚持,不可间断,至术后 3 个月。

5. 如发现排便困难、排便有肿物脱出,应及时就诊。

(叶新梅)

参 考 文 献

1. 汪建平.中华结直肠肛门外科学.北京:人民卫生出版社,2014:723-739,776-794,907-912
2. 李乐之,路潜.外科护理学.5 版.北京:人民卫生出版社,2012:450-461
3. 李春雨.肛肠外科学.北京:科学出版社,2016:54-56
4. 李春雨,汪建平.肛肠外科手术学.北京:人民卫生出版社,2015:668
5. 任东林.肛瘘治疗的手术方式选择与评价.中华胃肠外科杂志,2007,10(6):510-511
6. 瞿加桃,贾彬.0.9% 生理盐水坐浴和 TD 红外线理疗促进中药肛肠手术后伤口愈合的疗效观察.环球中医药,2015,8(S1):126
7. 李华山,李宇飞,刘素琴.医源性肛门直肠狭窄的原因与预防策略探讨.结直肠肛门外科,2015,21(2):73-75
8. 尹丽霞.直肠脱垂患者硬化剂注射治疗的观察及护理体会.实用临床护理学杂志,2016,12(1):83-87
9. 孙克,杜庆聪,胡俊光,等.联合术式治疗 III 度直肠脱垂 14 例.中国现代普通外科进展,2016,19(4):320

第十八章

肿瘤性疾病病人的护理

第一节 结直肠息肉

典型病例

患者女,63岁。因"排便不成形1年余"就诊。

患者1年前无明确诱因出现排便不成形,伴有少许白色黏液,2~3次/日,无便血,无便时肛内肿物脱出,无腹痛腹胀。经结肠镜检查提示:降结肠黏膜见一息肉,大小约1.5cm×1.0cm,粗蒂,并见小片状糜烂。病理提示:结肠黏膜管状腺瘤性息肉伴低级别上皮内瘤变。

入院诊断:结肠息肉。

凡从黏膜表面突出到肠腔的息肉状病变,在未确定病理性质前均称为息肉。分为腺瘤性息肉和非腺瘤性息肉两类,腺瘤性息肉上皮增生活跃,多伴有上皮内瘤变,可以恶变成腺癌;非腺瘤性息肉一般不恶变,但如伴有上皮内瘤变则也可恶变。结直肠息肉是一种癌前病变,近年来随着生活条件和饮食结构的改变,结直肠息肉发展为癌性病变的发病率也呈增高趋势。其发生率随年龄增加而上升,男性多见。临床上以结肠和直肠息肉为最多,小肠息肉较少,可分为单个或多个。小息肉一般无症状,大的息肉可有出血、黏液便及直肠刺激症状。息肉可采用经肠镜下切除、经腹或经肛门切除等多种方法进行治疗。

知识链接

息肉分类

病理学将结直肠息肉分为肿瘤性息肉和非肿瘤性息肉。肿瘤性息肉包括:管状腺瘤(管状结构大于80%),此型最多,约占80%;绒毛状腺瘤(绒毛状结构大于80%);管状绒毛状腺瘤(或称混合性腺瘤,管状和绒毛状结构均小于80%);锯齿状腺瘤。非肿瘤性息肉包括:增生性息肉、错构瘤性息肉(幼年性息肉)、炎症性息肉(血吸虫性息肉、炎症性假息肉等)、淋巴聚集等。

【病因与发病机制】

1. 感染 炎性息肉与肠道慢性炎症有关,腺瘤性息肉的发生可能与病毒感染有关。

2. 年龄 结直肠息肉的发病率随年龄增大而增高。

3. 胚胎异常 幼年性息肉病多为错构瘤,可能与胚胎发育异常有关。

4. 生活习惯 低食物纤维饮食与结直肠息肉有关,吸烟与腺瘤性息肉有密切关系。

5. 遗传 某些息肉病的发生与遗传有关,如家族性腺瘤性息肉病(FAP)。

【临床表现】

根据息肉生长的部位、大小、数量多少,临床表现不同。

1. 多数结直肠息肉患者无明显症状,部分患者可有间断性便血或大便表面带血,多为鲜红色;继发炎症感染可伴多量黏液或黏液血便;可有里急后重;便秘或便次增多。长蒂息肉较大时可引致肠套叠;息肉巨大或多发者可发生肠梗阻;长蒂且位置近肛门者息肉可脱出肛门。

2. 少数患者可有腹部闷胀不适、隐痛或腹痛症状。

3. 伴发出血者可出现贫血,出血量较大时可出现休克状态。

【辅助检查】

1. 直肠指诊可触及低位息肉。

2. 肛镜、直肠镜或纤维结肠镜可直视到息肉。

3. 钡灌肠可显示充盈缺损。

4. 病理检查明确息肉性质,排除癌变。

【治疗要点】

结直肠息肉是临床常见的、多发的一种疾病,因为其极易引起癌变,在临床诊疗过程中,一旦确诊就应及时切除。结直肠息肉完整的治疗方案应该包括:正确选择首次治疗方法,确定是否需要追加肠切除,及术后随访等三部分连续的过程。

1. 微创治疗(内镜摘除)　随着现代医疗技术的不断发展和进步,结肠镜检查和治疗结直肠息肉已经成为一种常见的诊疗手段,由于其方便、安全、有效,被越来越多的医护工作者和患者所接受。但内镜下治疗结直肠息肉依然存在着术后病情复发及穿孔、出血等手术并发症。符合内镜下治疗指征的息肉可行内镜下切除,并将切除标本送病理检查。直径<2cm 的结直肠息肉,外观无恶性表现者,一律予以切除;<0.3cm 息肉,以电凝器凝除;对于>0.3cm 且<2cm 的结直肠息肉,或息肉体积较大,但蒂部<2cm 者可行圈套器高频电凝电切除术。

2. 手术治疗　息肉有恶变倾向或不符合内镜下治疗指征,或内镜切除后病理发现有残留病变或癌变,则需手术治疗。距肛门缘 8cm 以下且直径≥2cm 的单发直肠息肉可以经肛门摘除;距肛缘 8cm 以上盆腹膜反折以下的直径≥2cm 单发直肠息肉者可以经切断肛门括约肌入路或经骶尾入路直肠切开行息肉局部切除术;息肉直径≥2cm 的长蒂、亚蒂或广基息肉,经结肠镜切除风险大,需行经腹息肉切除,术前钛夹定位或术中结肠镜定位。

3. 药物治疗　如有出血,给予止血,并根据出血量多少进行相应处置。

【护理诊断】

1. 焦虑与恐惧　与担忧预后有关。

2. 急性疼痛　与血栓形成、术后创伤等有关。

3. 便秘　与不良饮食、排便习惯等有关。

4. 潜在并发症:贫血、创面出血、感染等。

【护理措施】

1. 电子结肠镜检查及经电子结肠镜息肉电切前 1 日进半流质、少渣饮食,检查及治疗前 4 ～ 5 小时口服复方聚乙二醇电解质散行肠道准备,术前禁食。如患者检查前所排稀便为稀薄水样,说明肠道准备合格;如所排稀便为粪水,或混有大量粪渣,说明肠道准备差,可追加清洁灌肠或重新预约检查,待肠道准备合格后再行检查或治疗。

2. 肠镜下摘除息肉后应卧床休息,以减少出血并发症,息肉<1cm 的患者手术后卧床休息 6 小时,1 周内避免紧张、情绪激动和过度活动,息肉>1cm 的患者应卧床休息 4 日,2 周内避免过度体力活动和情绪激动。注意观察有无活动性出血、呕血、便血,有无腹胀、腹痛及腹膜刺激症状,有无血压、心率等生命体征的改变。

3. 结直肠息肉内镜下摘除术后即可进流质或半流质饮食,1 周内忌食粗糙食物。禁烟酒及干硬刺激性食物,防止肠胀气和疼痛的发生,如遇便秘可遵医嘱服用缓泻剂,也可采用拇指按中脘、天枢、足三里、丰隆各 1 分钟,每日 3 ～ 4 次。避免便秘摩擦使结痂过早脱落引起出血。

4. 术后有少数患者发生腹部胀痛、肠胀气,多因手术中注入气体过多所致,可采用针灸补虚泻实的方法,针刺足三里、中脘,留针 15 分钟,可缓解腹部胀痛,迅速减轻肠胀气。

【护理评价】

通过治疗与护理,患者是否情绪稳定,能配合各项诊疗和护理;疼痛得到缓解;术后并发症得到预防,或被及时发现和处理。

【健康教育】

1. 饮食指导　多食新鲜蔬菜、水果等含膳食纤维高的食物,少吃油炸、烟熏和腌制的食物。

2. 生活指导　保持健康的生活方式;增加体育锻炼,增强免疫力,戒烟酒。

3. 随访　单个腺瘤性息肉切除,术后第 1 年随访复查,如检查阴性者则每 3 年随访复查一次。多个腺瘤切除或腺瘤大于 20mm 伴不典型增生,则术后 6 个月随访复查一次,阴性则以后每年随访复查一次,连续两次阴性者则改为 3 年随访复查一次,随访复查时间不少于 15 年。

第二节 家族性腺瘤性息肉病

家族性腺瘤性息肉病(familial adenomatous polyposis,FAP)是一种常染色体显性遗传性疾病,是公认的癌前病变,以结直肠内生长大量腺瘤性息肉为主要特征,是腺瘤性息肉并基因突变所致,具有家族遗传性,父母均可遗传,子代两性发病率基本相等,约为 50%;约 20% 的患者无家族史。FAP 的发病率为 1/22 000 ~ 1/7000。有研究表明,患者发病的年龄在 16 ~ 65 岁,平均 27.8 岁,发生癌变患者的最小年龄 11 岁,平均 35.9 岁。癌变可为多灶性、同时性,且转移早、预后差,因此对 FAP 患者的早期诊治尤为重要。

通常有家族史,但约 30% 的患者无家族史,为首发突变者。FAP 的诊断标准是结肠腺瘤性息肉超过 100 个,对于腺瘤少于 100 个的患者,可结合家族史和视网膜色素上皮增生等结肠外病变进行诊断。直肠指检、眼底检查、钡灌肠放射检查、内镜检查和基因检测是目前诊断的主要方法。

【病因与发病机制】

目前研究表明,FAP 发病的基因基础主要为 APC 和 MYH2 种基因变异所致,有 5% ~ 30% 的 FAP 患者会出现无 APC 基因变异,通过基因检测发现其为 MYH 双等位基因变异引起。

【临床表现】

可分为临床前期、腺瘤期和癌肿期,早期症状为排便习惯改变、出血、便秘、腹泻及黏液便,少数患者可有肠梗阻、穿孔,晚期可出现严重贫血、恶病质等。部分患者可伴有胃十二指肠息肉、十二指肠及壶腹周围癌;70% 以上患者有肠道外表现如 Gardner 综合征(皮肤囊性病变、骨瘤、纤维组织肿瘤、甲状腺乳头状癌、先天性视网膜色素上皮肥大、牙齿畸形)、Turcot 综合征(伴发中枢神经系统恶性肿瘤)。

【辅助检查】

1. 内镜检查 由于 FPA 患者早期临床表现无特异性,因此对高危人群的筛查结肠镜检查非常重要。虽然肠镜对检测腺瘤是否癌变并不可靠,但其作为一种直观的检查手段,且可以作为监测和随访的重要方式。

2. 基因检测 随着基因检测的出现,致病基因的检出成为可能,可预防及更早地发现 FAP 的发生,同样也可检查整个癌变的过程。

【治疗要点】

FAP 患者未经治疗几乎都会发生癌变,因此,一旦发病首选的治疗措施为预防性手术治疗,同时也可应用电灼、非甾体药物、中医药等治疗。

1. 手术治疗方式的选择应根据息肉的分布部位、是否癌变、是否具备密切随访条件、术者的技术水平、患者及其家属的诉求等情况进行合理的选择。而术前仔细检查直肠,特别是直肠远端肛管处有无息肉至关重要,因其影响术式的选择。

(1) 全结直肠切除回肠造口术:手术简单,无发生直肠残端腺瘤恶变的危险。但腹壁小肠造口给患者带来工作和生活上诸多不便,只适合直肠下段已有浸润性癌或已行全结肠切除回肠直肠吻合术后直肠残端癌变者。

(2) 全结肠切除回肠直肠吻合术(IRA):手术相对简单,保留了直肠,并发症少,比较容易被患者接受。但残留的直肠内腺瘤有发生恶变的危险,需要终身在医生的监测下及时多次电凝切除腺瘤。估计 IRA 后直肠癌的发生率在 50 岁时为 10%,60 岁时为 29%。此术式适用于直肠内息肉少,患者又能高度合作坚持直肠镜随访者。近来有人随访 15 年直肠癌发生率仅 2%,认为仍值得应用。腹腔镜手术更可减少创伤。但直肠内呈地毯样满布小息肉时,做不到分次电凝切除,禁忌采用此术式。

(3) 全结肠切除、直肠黏膜剥除、回肠贮袋肛门吻合术(IPAA):此术式从根本上消除了肠癌发生的危险,保留了肛门括约肌功能。因为此手术用于溃疡性结肠炎已积累了丰富的经验,是目前公认的最佳术式。但手术比较复杂,并发症较多。要求术者应有相当的经验。并发症为肠梗阻、盆腔感染、储袋吻合口漏等。

2. 非甾类药物 循证医学调查表明,连续规律服用非甾体抗炎药,可显著降低结直肠腺瘤和腺癌的发病率。目前用于治疗 FAP 的药物主要是舒林酸(sulindac)和塞来昔布(celecoxib)。

【护理诊断】

1. 焦虑与恐惧 与疾病知识缺乏、担忧预后、家庭和社会的地位及经济状况改变有关。

2. 急性疼痛　与手术创伤等有关。

3. 自我形象紊乱　与肠造口后体型改变或结肠切除后腹泻等有关。

4. 潜在并发症：吻合口瘘、肠梗阻、盆腔感染等。

【护理措施】

（一）术前护理

1. 心理护理　认真做好评估，有针对性地做好安慰解释工作，讲解 FAP 的特点、即将要实施的手术方式及其必要性。

2. 常规准备　除进行腹部手术的常规检查外，还需完善纤维结肠镜等特殊检查，术前 1 日根据手术方式备皮。

3. 肠道准备　术前 1 日起进流质饮食；口服复方聚乙二醇电解质散行全肠道灌洗。

4. 造口定位。

（二）术后护理

1. 术后常规护理　保持呼吸道通畅；密切观察生命体征、伤口敷料及引流管情况。

2. 饮食护理　术后早期禁食、胃肠减压；肛门排气后，逐步从全流质、半流质、再到少渣普食。

3. 术后并发症护理

（1）腹泻的护理：全结直肠切除术后因肠道功能的改变、肛门括约肌和盆腔自主神经功能受到不同程度的损伤，回肠储袋虽可暂时储存大便，但术后控便功能仍受到一定的影响，术后大便次数增多。避免体液和电解质失衡；饮食循序渐进，忌食辛辣刺激、易产气等刺激肠蠕动增加的食物；腹泻严重者，大便培养无细菌性肠炎后，可适当口服思密达、黄连素等药物减慢肠蠕动、改善菌群失调、调整肠道功能；保护肛周皮肤，指导患者大便后立即用软毛巾或纸巾以温水蘸洗肛周并擦干，在红肿局部皮肤喷造口粉、皮肤保护膜等保护肛周皮肤，使肛周皮肤保持清洁干燥。

（2）吻合口瘘：术后注意观察患者有无发热、腹痛以及引流物中有无粪汁；术后 7～10 日禁止灌肠，避免取端坐位及长时间下蹲。

（3）储袋炎：为术后最常见的远期并发症，发生率较高。主要表现为储袋功能不良、排便次数增多、便质稀烂、腹部绞痛、里急后重和大便失禁等，个别患者有发热和肠出血等。出院前指导患者识别术后异常情况，早期发现病情，及时就医。

4. 造口护理　参见肠造口护理。

5. 心理护理　鼓励患者说出内心的真实感受；动员家庭支持系统，关爱患者，减少术后腹泻、造口等带来的不良刺激。

【护理评价】

通过治疗与护理，患者是否：情绪稳定，能配合各项诊疗和护理；术后依从性好，掌握腹泻的管理，能自我护理造口，术后并发症得到预防，或被及时发现和处理。

【健康教育】

随访：本病患者的子代患病可能性为 50%，故应积极随访并发现临床前患者。患者和其亲属应接受遗传学检查。对检出的突变携带者应从 12～13 岁开始每年行全结肠或乙状结肠镜检直至 35 岁。此外，还包括每 1～3 年行一次胃镜检查、眼科检查、牙齿和下颌骨检查，女性患者还需特别重视甲状腺检查。

第三节　结　肠　癌

　典型病例

患者女，51 岁。因"腹痛、腹泻 3 个月"入院。

患者 3 个月前无明显诱因出现腹部疼痛，以脐周明显，呈间断性隐痛，腹泻，每日 4～5 次，无恶心呕吐，无畏寒发热，当地医院诊断为"结肠炎"（患者自述），予以对症治疗后，效果不明显，后就医。肠镜提示：降结肠脾曲，见一隆起性病变，表面附有大量污秽分泌物，质脆，触之易出血，肠腔狭窄，肠镜不能通过。病理提示：结肠腺癌。门诊以"结肠肿瘤"收治入院。患者小便可，大便稀，1 个月体重减轻 3kg。

体格检查：T 36.5℃，P 82 次/分，BP 104/64mmHg，R 18 次/分。腹部平软，全腹未及压痛反跳痛，肠鸣音正常。

入院诊断：结肠癌。

结肠癌是发生于结肠部位的常见消化道恶性肿瘤,近年来发病率呈逐年上升趋势。据世界肿瘤流行学调查统计,结肠癌在美国、加拿大、丹麦等发达地区发病率高,且城市居民的发病率高于农村。据我国2001年统计,其发病率在我国位于恶性肿瘤第3位,位于恶性肿瘤死因的第5位,发病率随年龄的增加而逐步上升,我国以41~65岁人群发病率高,且有结肠癌多于直肠癌的趋势,男女之比为(2~3):1。结肠癌好发于乙状结肠,依次为盲肠、升结肠、横结肠和降结肠,肝曲及脾曲较少见。癌肿多为单个,少数病例可同时或先后有一个以上的癌肿。扩散和转移的方式为直接浸润、淋巴转移(常见)、血行转移、种植转移。

 知识链接

病理与分型

根据大体分型分为:①肿块型:好发于盲肠、升结肠等右半结肠,癌体较大,外形似菜花样,向肠腔突出,表面容易溃烂、出血、坏死。②浸润型:好发于乙状结肠和降结肠等左半结肠,癌体不大,但质地硬,常围绕肠壁浸润而导致肠腔呈环型狭窄,容易引起肠梗阻。③溃疡型:溃疡型大肠癌好发于左半结肠,癌体较小,早期形成凹陷性溃疡,容易引起出血、穿透肠壁侵入邻近器官和组织。

根据组织学分类分为:①腺癌:占结肠癌的大多数。②黏液癌:预后较腺癌差。③未分化癌:易侵入小血管和淋巴管,预后最差。

临床病理分期倾向于国际抗癌联盟(UICC)提出的TNM分期法,T代表原发肿瘤,Tx为无法评估原发肿瘤。T_0:没有原发肿瘤的证据;Tis:原位癌:上皮内癌或黏膜内癌未穿透黏膜肌层而达黏膜下层;T_1:肿瘤侵及黏膜下层;T_2:肿瘤侵及肠壁固有肌层;T_3:肿瘤侵透固有肌层并侵达浆膜下,或原发病灶位于无浆膜层的结肠时、肿瘤已侵达结肠旁组织;T_4:肿瘤已穿透腹膜或直接侵入其他脏器。N代表区域淋巴结,Nx为无法评估区域淋巴结。N_0:区域淋巴结无转移;N_1:1~3个区域淋巴结转移;N_2:≥4个区域淋巴结转移。M代表远处转移,Mx为无法估计远处转移。M_0:无远处转移;ML:有远处转移。

【病因与发病机制】

结肠癌的病因虽未明确,但其相关的高危因素逐渐被认识。根据流行病学调查结果和临床观察分析,可能与以下因素有关:①在许多临床病例中发现结肠息肉可以恶变,其中乳头状腺瘤最易恶变,可达40%;在家族性息肉病的病人中,癌变的发生率则更高,且具有遗传性,这说明结肠癌与结肠息肉关系密切。②部分慢性溃疡性结肠炎可以并发结肠癌,发生率可能比正常人群高出5~10倍。发生结肠癌的原因可能与结肠黏膜慢性炎症刺激有关,一般认为在炎症增生的过程中,经过炎性息肉阶段发生癌变。③在中国,血吸虫病并发结肠癌的病例并不少见,但对其因果关系仍有争论。④结肠癌的发生与居民的饮食习惯有关,高脂肪、高蛋白、低纤高脂的精致饮食者发病率较高,过多的腌制食品可增加肠道中致癌物质,而维生素、微量元素及矿物质的缺乏可能增加发病几率。

【临床表现】

1. 排便习惯和粪便性状改变 结肠癌早期多无症状或症状轻微,易被忽视。排便习惯和粪便性状改变,常为进展期的首发症状。表现为大便次数增多,粪便不成形或稀便。癌肿增大引起肠腔狭窄造成部分肠梗阻时,可出现腹泻与便秘交替现象。癌肿表面破溃、感染等,会出现脓血、黏液便。

2. 腹痛 也是常见的早期症状,疼痛部位不明确,为持续隐痛或仅为腹部不适或腹胀感。出现肠梗阻时,痛感剧烈,甚至出现阵发性绞痛。

3. 腹部肿块 以右半结肠癌多见,多为肿瘤本身,也可为粪块。若癌肿穿透肠壁并发感染,可表现为固定压痛的肿块。

4. 肠梗阻 多为晚期症状,一般呈低位、慢性、不完全性梗阻。有肠梗阻表现。

5. 全身症状 因长期慢性失血、癌肿溃烂、感染、毒素吸收等,病人有贫血、消瘦、乏力、低热等全身性表现。晚期出现肝大、黄疸、水肿、锁骨上淋巴结肿大及恶病质等。

6. 左半结肠癌与右半结肠癌的临床表现

(1) 右半结肠癌:以中毒症状和腹部包块为

主。右半结肠肠腔较宽大,粪便在此较稀,结肠血运及淋巴丰富,吸收能力强,癌肿多为软癌,易溃烂、坏死致出血感染及中毒。但在病情加重时也可出现肠梗阻表现。

（2）左半结肠癌:以肠梗阻和便秘便血为主。左半结肠肠腔相对狭小,粪便至此已黏稠成形,且该部位多为浸润型癌,肠腔常为环状狭窄,故临床上较早出现肠梗阻症状,有的甚至可出现急性梗阻。中毒症状表现轻,出现晚。

【辅助检查】

1. 实验室检查

（1）大便隐血试验:可作为高危人群的初筛方法及普查手段,持续阳性者应进一步检查。

（2）肿瘤标志物:癌胚抗原(CEA)测定对大肠癌的诊断和术后监测有一定价值。主要用于监测大肠癌的复发,但对术前不伴有CEA升高的大肠癌病人术后监测复发无重要意义。

2. 影像学检查

（1）X线钡剂灌肠或气钡双重对比造影检查:是诊断结肠癌的重要检查方法,可观察到结肠壁僵硬、皱襞消失、存在充盈缺损及小龛影。采用钡剂和空气灌肠双重对比的检查方法有利于显示结肠内较小的病变,清晰度明显优于单纯X线钡剂灌肠检查。

（2）B超和CT检查:有助于了解癌肿浸润深度及淋巴转移情况,还可提示有无腹腔种植、是否侵犯邻近组织器官或肝、肺转移灶等。

（3）PET-CT检查:即正电子发射体层显像与X线计算机断层成像相结合。在对病灶进行定性的同时还能准确定位,大大提高了诊断的准确性及临床实用价值。

3. 内镜检查 可通过乙状结肠镜或纤维结肠镜检查,观察病灶的部位、大小、形态、肠腔狭窄程度等,并可在直视下获取活组织行病理检查,是诊断大肠癌最有效、可靠的方法。

【治疗要点】

1. 手术治疗 手术切除是结肠癌的主要治疗方法,配合化疗、免疫治疗等可在一定程度上提高疗效。目前,机器人辅助的腹腔镜结直肠癌根治手术的报道在世界范围内日益增多,克服了传统腹腔镜手术的很多局限,使得更为精细的操作成为可能。经自然腔道内镜及单孔腹腔镜结直肠手术凭借其更为微创的优势日益成为微创外科关注的焦点之一。结直肠手术应用加速康复外科中国专家共识(2015版)已经公布并在临床实施。

（1）根治性手术

1）右半结肠切除术:适用于盲肠、升结肠及结肠肝曲部的癌肿。切除范围:回肠末端15～20cm、盲肠、升结肠及横结肠的右半,连同所属系膜及淋巴结。肝曲的癌肿尚需切除横结肠大部及胃网膜右动脉组的淋巴结。切除后做回、结肠端端吻合或端侧吻合(缝闭结肠断端)(图18-1)。

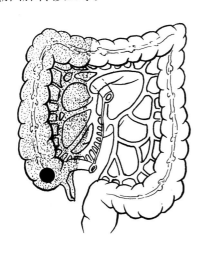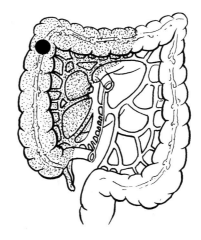

图18-1 右半结肠切除范围

2）左半结肠切除术:适用于降结肠、结肠脾曲部癌肿。切除范围:横结肠左半、降结肠、部分或全部乙状结肠,连同所属系膜及淋巴结。切除后做结肠与结肠或结肠与直肠端端吻合(图18-2)。

3）横结肠切除术:适用于横结肠癌肿。切除范围:横结肠及其肝曲、脾曲。切除后做升、降结肠端端吻合。若吻合张力过大,可加做右半结肠切除,做回、结肠吻合(图18-3)。

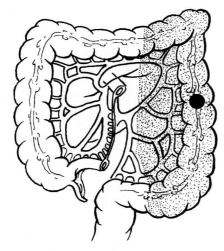

图 18-2　左半结肠切除范围

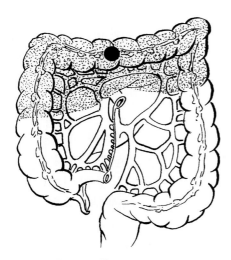

图 18-3　横结肠切除范围

4）乙状结肠癌肿的根治切除：根据癌肿的具体部位，除切除乙状结肠外，或做降结肠切除或部分直肠切除。做结肠直肠吻合（图 18-4）。

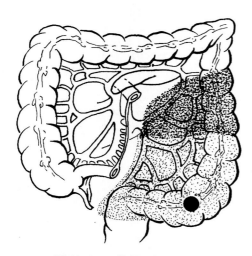

图 18-4　乙状结肠切除范围

（2）姑息性手术：肿瘤局部浸润广泛，或与周围组织、脏器固定不能切除时，若肠管已梗阻或不久可能梗阻，可用肿瘤远侧与近侧的短路手术，也可做结肠造口术。如果有远处脏器转移而局部肿瘤尚允许切除时，可用局部姑息切除，以解除梗阻、慢性失血、感染中毒等症状。

（3）结肠癌并发急性肠梗阻的处理：肿瘤局部浸润广泛，或与周围组织、脏器固定不能切除时，若肠管已梗阻或不久可能梗阻，可行肿瘤远侧与近侧的短路手术，也可做结肠造口术。如果有远处脏器转移而局部肿瘤尚允许切除时，可用局部姑息切除，以解除梗阻、慢性失血、感染中毒等症状。

2. 化疗　进展期结肠肿瘤局部病灶较大，或需要行联合脏器切除术的患者，目前主张可行术前新辅助化疗，中晚期结肠癌需辅以术后化疗。化疗方案主要以氟尿嘧啶为基础的联合用药。各种不同的综合治疗有其不同的特点。肠癌常用化疗方案：①Xelox：奥沙利铂（第 1 日）+希罗达（第 1～14 日），每 3 周重复 1 次；②Folfox6：奥沙利铂（第 1 日）+5-氟尿嘧啶（第 1 日大剂量）+5-氟尿嘧啶泵维持（44 小时）；每 2 周 1 次；③Folfiri：伊利替康（第 1 日）+5-氟尿嘧啶（第 1 日大剂量）+5-氟尿嘧啶泵维持（44 小时）；每 2 周 1 次。

3. 靶向治疗　是近年来研究的热点，许多研究表明，结肠癌的发生发展是与多种基因表达异常相关的过程。目前已经有多种分子靶向药物应用于临床。资料显示，应用爱必妥等靶向治疗可增加晚期结肠癌患者的生命期。

4. 中医免疫治疗　可选择具有抗肿瘤、增强免疫力、减轻化疗副作用的药物，减缓晚期癌症患者的疼痛，增加食欲，改善患者的生活质量。

【护理评估】

（一）术前评估

（1）健康史：包括：①一般资料：年龄、性别、体重指数、生命体征及饮酒吸烟史、过敏史；②家族史：有无家族性息肉、家族中有无大肠癌或其他肿瘤患者；③既往史：是否有溃疡性结肠炎、克罗恩病、腺瘤病史、手术治疗史及用药情况。

（2）心理-社会和家庭支持：包括：①疾病认知：患者和家属对疾病的认知程度，对手术的接受程度，对结肠造口知识及手术前配合知识的了解和掌握程度；②心理承受程度：患者和家属对接受手术及手术可能导致的并发症、结肠造口带来的自我形象紊乱和生理功能改变的恐惧、焦虑程度和心理承受能力；

③经济情况:家庭对患者手术及进一步治疗的经济承受能力。

（3）系统评估:包括:①营养状况:体重、进食、贫血、低蛋白血症甚至恶病质的表现等;②专科疾病症状及体征:有无便秘、腹泻、便秘与腹泻交替、血便、里急后重等排便形态改变;腹部有无肿块、肿块大小、活动度和压痛程度;腹痛的部位、性质、持续时间和疼痛评分,有无腹膜刺激征,有无寒战、高热;③上消化道症状:恶心、呕吐、食欲不振、消瘦、乏力等。④排泄系统:有无呕血和黑便。

（二）术后评估

（1）手术情况:手术、麻醉方式,术中出血、输血量,术中用药及术后镇痛方式及泵管固定、通畅以及穿刺点局部情况。

（2）神志和生命体征变化:生命体征、血氧饱和度、尿量、疼痛、呼吸道通常情况等。

（3）切口及导管:切口渗出、愈合情况,各引流管是否妥善固定,引流是否通畅,引流液的量、颜色和性质。中心静脉导管置入长度、敷料、穿刺点局部情况。

（4）活动及营养:术后监测患者血糖、血浆白蛋白的变化,TPN 使用及患者的进食情况。评估早期活动能力和活动量,活动安全风险。

（5）用药情况:药物的作用及副作用。

（6）专科症状及体征:①腹痛性质、部位、持续时间和疼痛评分;②有无恶心、呕吐等不适;③有无寒战、高热等表现;④腹部体征,有无压痛、肌紧张、反跳痛等腹膜刺激征;⑤肛门或造口排气及排便恢复情况。

（7）心理-社会状况:评估患者有无焦虑、失眠,家庭支持系统等。

【护理诊断】

1. 焦虑/恐惧　与对癌症治疗缺乏信心,影响家庭、工作和生活等有关。

2. 营养失调-低于机体需要量　与肿瘤消耗、便血、手术创伤和化疗等有关。

3. 潜在并发症:切口感染、出血、术后肠粘连、吻合口瘘等。

【护理措施】

1. 术前护理

（1）心理护理:患者可表现为对癌症的否认,对预后的恐惧。做好患者及家属的解释工作,解除其顾虑,使其配合治疗。

（2）营养支持:对病程长、体质差、贫血或营养不良的患者,指导进食易消化、营养丰富的食品,必要时给予输血、白蛋白等支持治疗,以纠正贫血,改善全身营养状况。如伴有腹痛、肠梗阻等情况,根据医嘱予以禁食,静脉补充营养。

（3）各脏器功能改善:做好呼吸道管理,戒烟,指导深呼吸、有效咳嗽和呼吸功能锻炼;合并心血管、肝、肺、糖尿病等全身疾病,在术前应做全面检查和处理,确保手术安全。

（4）术前准备:①外科手术前常规准备;②肠道清洁,一般于术前 1 日行肠道准备,目前临床多主张采用全肠道灌洗法,若病人年老体弱无法耐受或存在心、肾功能不全或灌洗不充分时,可考虑配合灌肠法,应洗至粪便清水样,肉眼无粪渣为止。常规肠道准备:术前 1 日午餐后禁食固体食物;14:00 起服离子泻药清洁肠道,2～3 小时服完(离子泻药服完后可适当饮水,无禁忌者可饮糖水)直至大便呈清水状;晚 24:00 后禁水直至手术。(有肠梗阻者不服用离子泻药,根据医嘱行肠道准备)。快速康复理念:除行常规肠道准备外,晚 20:00 口服肠内营养液 500ml,术日清晨口服 5% GS 500ml,后禁食禁水至手术;③根据医嘱术前放置胃管和留置导尿管。

2. 术后护理

（1）执行外科一般护理常规。

（2）体位:手术日按全麻术后常规护理,麻醉清醒、血压平稳后,取半卧位(床头抬高30°)以利于引流,鼓励患者1～2 小时改变体位,活动四肢,预防下肢深静脉血栓的形成。

（3）活动:术后第 1 日起指导患者活动,见表18-1。

表18-1　术后活动计划表

内容	术后第 1 日	术后第 2 日	术后第 3 日及以后
坐起	3 次,每次 10～20 分钟	≥3 次,每次 10～20 分钟	≥5 次,每次 10～20 分钟
下床行走	3 次,每次≥5 分钟	≥3 次,每次≥10 分钟	≥5 次,每次≥15 分钟

（4）饮食:①术后常规禁食,手术日起嚼口香糖(每日 3 次,每次 1 粒)以促进消化液分泌,加快肠蠕动恢复,直至恢复半流质饮食;禁食期间予 TPN 营养支持(遵循 TPN 使用规范);②肠蠕动恢复正常

后遵医嘱流质饮食,第一日进流质时应少量多餐(每次进食 50~100ml,每日可进食 5~7 次),进食后如无恶心呕吐及腹胀不适,按医嘱逐渐予半流质或软食。

(5) 呼吸道管理:术后第 1 日起每日深呼吸及有效咳嗽大于 5 次,咳嗽时注意保护切口;每日 CPT 大于 2 次,排痰困难者遵医嘱雾化吸入。

(6) 各种管道的护理:①胃肠减压管:不常规留置,若有胃管妥善固定,引流通畅,及早拔除。②腹腔/盆腔引流管保持通畅,观察引流物量和性状,引出血性或粪性液体等异常情况及时报告医生。③腹腔/盆腔双套引流管在手术当日予内套管接墙式负压引流,外套管管端予无菌敷料包裹,调节吸引负压<50mmHg,术后第 1 日改接引流袋(内套管与外套管均接引流袋)。④导尿管术后第 1~2 日,医生、护士评估后即可拔除导尿管,以防止导尿管相关性尿路感染的发生。

(7) 肠造口护理:参见第 32 章介绍。

(8) 并发症的观察与处理

1) 出血:观察生命体征、切口敷料、胃管及腹腔/盆腔引流液的量及性状、尿量等,给予抗酸治疗预防应激性溃疡等,发现异常及时报告医生。

2) 肠梗阻:观察肠鸣音、肛门排气排便的恢复情况,若患者出现腹胀腹痛、无肛门排气排便,提示可能存在术后肠粘连肠梗阻,及时给予胃肠减压等处理,必要时置入肠梗阻导管或积极手术处理。

3) 吻合口漏:观察腹腔或盆腔引流液的形状,是否为脓性、粪性,有无腹膜刺激征,有无发热、WBC 升高等情况。

4) 切口愈合不良:切口感染常发生在术后 3~5 日,表现为切口局部红肿热痛、切口愈合不良、有渗液、体温升高、白细胞升高,遵医嘱使用抗生素,加强切口换药,有效引流,使用抗菌敷料等局部处理。切口裂开一般发生在术后 7~14 日,拆除缝线后 1~2 日发生,可因剧烈咳嗽、用力排便、严重腹胀引起,若全层裂开、肠管脱出应用无菌盐水纱布覆盖,腹带加压包扎,急诊手术。

【护理评价】

通过治疗与护理,病人情绪稳定,积极获取疾病知识,治疗护理依从性好;未出现营养失调;肠道功能恢复,未发生术后并发症或并发症被及时发现和处理。

【健康教育】

1. 向患者及家属介绍结肠癌的诱因及预防知识,患者知晓结肠癌的症状和体征,治疗方法,并能积极配合。

2. 患者能正确运用术后相关知识和技能。

3. 与患者讨论并做好出院后计划;清淡饮食,荤素搭配;逐渐增加活动量及恢复日常作息。按时服用出院带药,如需术后辅助化疗,及时返院。造口的自我护理及复诊。出现以下情况时能及时就诊:①切口红肿,有渗液;②肛门排气排便停止,腹痛剧烈;③造口并发症的预防和处理(如造口黏膜炎、周围皮炎、造口狭窄坏死、肠脱出、疝形成或造口回缩等)。复诊:术后 2 年内每 3 个月 1 次,2~5 年每半年 1 次,5 年以上每年 1 次进行肿瘤复诊。

第四节 直 肠 癌

 典型病例

患者女,62 岁,退休。因"间断性便血 10 年,加重 8 个月"入院。

患者自述 10 年前大便带血,色鲜红,量少,无脱出,自认为"痔疮",未引起重视,症状时隐时现,自用痔疮膏(栓)后好转。8 个月前病人无明显诱因再次出现便血,次数更加频繁,为暗红色血便,伴排便习惯改变、肛门下坠感、里急后重、排便不尽感、大便变细,偶有黏液脓血便,排便费力需要口服果导片才能顺利排便,每日排便 2 次,为进一步治疗门诊以"直肠癌"收入院。发病以来体重减轻 5kg。

既往史:11 年前阑尾切除术,30 年前行节育手术。

专科检查:胸膝位,肛门外形规整。入肛约 5cm 于直肠后壁可触及直肠肿物下极,环全周,质硬,活动度差,有触痛,患者疼痛难忍,未继续进指,退指指套有陈旧性血迹。

辅助检查:CEA(癌胚抗原)270.4ng/ml;肠镜:直肠占位性病变(直肠癌?);病理:直肠腺癌。

入院诊断:直肠癌。

直肠癌是指从齿状线至直肠乙状结肠交界处之间的癌，是消化道常见的恶性肿瘤之一。根据 WHO 2014 年"世界癌症报告"，结直肠发病率居所有癌症的第 3 位，死亡率居所有癌症第 4 位。直肠癌是西方国家最常见的恶性肿瘤之一，约占成年人癌症的 5%，排名第 5 位。我国结直肠癌发病率与死亡率也是趋升不降，根据 2012 年《中国肿瘤登记年报》，结直肠癌发病率居所有癌症的第 3 位，死亡率居第 5 位。直肠所占比例较结肠高，低位直肠癌所占比例高，早期直肠癌所占比例低。

1. 病理与分型

（1）大体分型：直肠癌一直以来分为早期癌和进展期癌两类。早期癌是指局限于黏膜及黏膜下层，无论有无淋巴结转移。癌组织一旦累及固有肌层，即成为进展期癌。早期直肠癌主要分为隆起息肉型和表浅型两个主要类型。进展期癌根据肉眼特点主要分为以下三型：①隆起型：肿瘤主体向肠腔内突出，呈结节状、菜花状或息肉状隆起，如肿瘤表面形成浅表溃疡，形如盘状，则称为盘状型；②溃疡型：最为常见，肿瘤中央形成较深的溃疡，溃疡底部可深达或超过肌层；③浸润型：肿瘤沿肠壁各层呈浸润生长，局部肠壁增厚，表面黏膜皱襞增粗、不规则或消失变平，如肿瘤累及肠管周围，可因肿瘤引起肠壁环形增厚及伴随的纤维组织增生使肠管狭窄，发生肠梗阻症状。

（2）组织学类型

1）腺癌：可进一步分为管状腺癌、乳头状腺癌、黏液腺癌、印戒细胞癌及未分化癌等，其中最常见的组织学类型为管状腺癌。

2）腺鳞癌：肿瘤由腺癌细胞和鳞癌细胞构成，其分化多为重度至低度。腺鳞癌和鳞癌主要见于直肠下段和肛管，较少见。一个肿瘤中可以出现 2 种或 2 种以上的组织类型，且分化程度并非完全一致，这是大肠癌的组织学特征。临床病理分期：目前常用的是国际抗癌联盟（UICC）和美国癌症联合会（AJCC）于 2010 年修订的 TNM 分期（第 7 版）。T 表示原发肿瘤，N 表示淋巴结，M 表示远处转移。TNM 分期系统、合理、准确地描述和记录了癌症的解剖范围，见表 18-2。

2. 扩散和转移方式

（1）直接浸润：癌细胞可向 3 个方向浸润扩散：环状浸润、肠壁深层及沿纵轴浸润。直接浸润可穿透浆膜层侵蚀邻近器官，如膀胱、子宫、肝、肾等。下段直肠癌由于缺乏浆膜层的屏障作用，易向四周浸润，侵犯输尿管、前列腺等。

表 18-2　TNM 分期（2010 年第 7 版）

原发肿瘤（T）	Tx	原发肿瘤无法评价
	T_0	无原发肿瘤的证据
	Tis	原位癌：局限于上皮内或侵犯黏膜固有层
	T_1	肿瘤侵犯黏膜下层
	T_2	肿瘤侵犯固有肌层
	T_3	肿瘤穿透固有肌层至浆膜下层，或浸润无腹膜覆盖的结直肠旁组织
	T_{4a}	肿瘤穿透腹膜脏器
	T_{4b}	肿瘤直接侵犯或粘连于其他器官或结构
区域淋巴结（N）	Nx	区域淋巴结无法评价
	N_0	无区域淋巴结转移
	N_1	有 1~3 枚区域淋巴结转移
	N_{1a}	有 1 枚区域淋巴结转移
	N_{1b}	有 2~3 枚区域淋巴结转移
	N_{1c}	浆膜下、肠系膜、无腹膜覆盖结肠/直肠周围组织内有肿瘤种植，无区域淋巴结转移
	N_2	≥4 枚区域淋巴结转移
	N_{2a}	4~6 枚区域淋巴结转移
	N_{2b}	7 枚及更多区域淋巴结转移
原处转移（M）	M_0	无远处转移
	M_L	有远处转移
	M_{La}	远处转移局限于单个器官或部位
	M_{Lb}	远处转移分布于 1 个以上器官/部位或腹膜转移

（2）淋巴转移：是结直肠癌最常见的转移途径。直肠癌的淋巴转移分 3 个方向：向上沿直肠上动脉、腹主动脉周围的淋巴结转移；向侧方经直肠下动脉旁淋巴结引流到盆腔侧壁的髂内淋巴结；向下沿肛管动脉、阴部内动脉旁淋巴结到达髂内淋巴结。研究表明直肠癌主要以向上、侧方转移为主。齿状线以下的淋巴引流可向周围沿闭孔动脉旁引流到髂内淋巴结；向下经外阴及大腿内侧皮下注入腹股沟浅淋巴结。

（3）血行转移：癌肿向深层浸润后，常侵入肠系膜血管。常见为癌肿沿门静脉系统转移至肝，甚至进入体循环向远处转移至肺，甚至可转移至脑或骨骼。

（4）种植转移：结肠癌穿透肠壁后，脱落的癌细胞可种植于腹膜或其他器官表面。最常见为大网膜结节和肿瘤周围壁腹膜的散在沙粒状结节，亦可融合成团。在卵巢种植生长的继发性肿瘤，称Krukenberg肿瘤。发生广泛腹膜种植转移时，患者可出现血性腹水，并可在腹水中找到癌细胞。直肠癌患者发生种植转移的机会较少。

【病因与发病机制】

直肠癌的发病是一个多因素多步骤的过程，是机体内因与环境、饮食、生活习惯等外部因素交互作用的过程。社会发展状况、生活方式及膳食结构与直肠癌密切相关。

1. 饮食因素 ①高脂肪、高蛋白质、低膳食纤维会导致结直肠癌发病率上升。饮食因素对结直肠癌的影响主要体现在对肠道酸碱度的影响。饱和脂肪酸为结直肠癌的发病的危险因素，它在促进结肠细胞增生的同时也促进癌细胞增生，而饮食纤维能抵抗体内消化酶的降解，使粪量增多而稀释结肠内致癌物质。高蛋白饮食只有在伴随高脂肪高胆固醇的摄入才会对肠道上皮造成伤害，而植物蛋白和结直肠癌的关系不显著，故蛋白饮食与结直肠癌的关系尚需进一步论证。②维生素C、维生素 B_2、维生素E 和胡萝卜素与降低直肠癌发病相对危险度有关。③油煎炸食物（尤其是肉类）、红烧鱼亦为高危因素。④腌制食物在腌制过程中产生致癌物质，而高盐摄入可能是一种伴随状态。

2. 遗传因素 20%～30%的结直肠癌患者中，遗传因素可能起着重要的作用，遗传因素对一级亲属患结直肠癌的影响达到16.78%。其中，家族性腺瘤性息肉病（FAP）和遗传性非息肉病性结直肠癌（HNPCC）是显性遗传性结直肠癌。以上两种结直肠癌都存在基因种系的突变。

3. 疾病因素 主要与溃疡性结肠炎、克罗恩病、直肠息肉等有关。有研究表明，患有大肠腺瘤的患者患结直肠癌的风险及慢性溃疡性结肠炎患者在病后伴发结直肠癌的绝对危险度都相对较高，而息肉的早期发现和摘除则可明显降低结直肠癌的发病率和死亡率。至于血吸虫病和胆囊切除术与大肠癌的关系目前尚有争议，需进一步探讨研究。

【临床表现】

早期仅有少量便血或排便习惯改变，易被忽视，当病情发展或伴感染时，才出现显著症状。直肠癌的症状以便血和排便习惯改变（次数增多、里急后重、肛门坠落等）多见。当肿瘤浸润肠壁引起直肠狭窄，可出现大便变形、变细，如病情进一步发展，可出现肠梗阻。

1. 直肠刺激症状 癌肿刺激直肠产生频繁便意，引起排便习惯改变，便前常有肛门下坠、里急后重或排便不尽感；晚期可出现下腹痛。

2. 黏液血便 为直肠癌患者最常见的临床症状，80%～90%的患者可发现便血，癌肿破溃后，可出现血性和（或）黏液性大便，多附于粪便表面；严重感染时可出现脓血便。

3. 肠腔狭窄症状 癌肿增大和（或）累及肠腔缩窄，初始大便变形、变细，之后可有腹痛、腹胀、排便困难等慢性肠梗阻症状。

4. 转移症状 当癌肿穿透肠壁，侵犯前列腺、膀胱时可发生尿路刺激征、血尿、排便困难等；浸润骶浅神经则发生骶尾部、会阴部持续性剧痛、坠胀感。女性直肠癌可侵及阴道后壁，引起白带增多；若穿透阴道后壁，则可导致直肠阴道瘘，可见粪质及血性分泌物从阴道排出。发生远处脏器转移时，可出现相应脏器的病理生理改变及临床症状。

5. 体格检查 在我国多数直肠癌患者可通过直肠指诊在直肠管壁扪及肿块，多质硬，不可推动；全身检查可以发现贫血以及转移征象，如肝肿块、腹股沟淋巴结肿大等。

【辅助检查】

1. 直肠指诊 是诊断直肠癌的最主要和直接的方法之一。通过直肠指诊可初步了解癌肿与肛缘的距离、大小、硬度、形态及其与周围组织的关系，还须注意指套有无染血和大便性状，盆底有无结节。女性直肠癌患者应行阴道检查及双合诊检查。检查时，指导患者取右侧卧位，可以扪及更高部位的肿瘤。

2. 影像学检查

（1）B超和CT检查：有助于了解直肠癌的浸润深度及淋巴转移情况，还可提示有无腹腔种植转移、是否侵犯邻近组织器官或肝、肺转移灶等。1cm以上的肝转移灶可经B超检查发现。直肠腔内超声能清楚显示肠壁5层结构及周围组织器官，对直肠癌浸润肠壁的深度、范围、扩散方向及周围脏器受累程度等具有特殊价值，广泛用于直肠癌术前分期。

（2）MRI 检查：对肿瘤外侵程度的判断是比较准确的,对直肠癌的 T 分期及术后盆腔、会阴部复发的诊断较 CT 优越。

（3）PET-CT 检查：即正电子发射体层显像与 X 线计算机断层成像相结合。主要用于转移灶的发现,有助于淋巴结的分期和 M 分期的判断,在对病灶进行定性的同时还能准确定位,大大提高了诊断的准确性及临床使用价值。

3. 内镜检查　直肠镜、纤维或电子结肠镜目前是诊断直肠癌最有效、最安全、最可靠的检查方法。它不但可以进行细胞涂片和活组织检查取得病理诊断,且能对病灶的定位、形态、肠腔狭窄程度、浸润范围等作出诊断,还可发现大肠原发肿瘤。有泌尿系统症状的男性病人,则应行膀胱镜检查,以了解肿瘤浸润程度。

（1）检查前准备：①检查前一日进食少渣或无渣半流质饮食,如稀粥、面条等;②检查前晚和检查日上午分别口服复方聚乙二醇电解质散行肠道清洁,直至无粪质排出,上午检查者当天早餐禁食,下午检查者中餐禁食;③妇女月经期间、妊娠期间不宜检查,严重心脏疾病或呼吸功能衰竭者不宜检查,怀疑腹膜炎或穿孔者不宜检查,多次手术后腹腔内广泛粘连及严重腹水者不宜检查。

（2）检查后注意事项：①检查后禁食 1~2 小时,如患者接受麻醉药、镇静剂注射,应待药力消退后方可进食,24 小时内禁止驾车或剧烈活动;②做活组织病理检查和息肉摘除治疗者,可能术后有少量大便带血现象,一般无需特殊处理。

（3）结肠镜并发症观察和处理：并发症少见,主要原因是操作不当,其他因素包括结肠扭曲、肠粘连等。①肠壁穿孔:主要原因有肠道准备不充分、注气过多至肠腔内压力过高、活检时活检钳钳取组织过深或肠壁较薄、息肉切除方法不当、结肠病理状态等。一旦确诊穿孔应立即手术,手术方法包括肠修补、肠切除、肠吻合或造瘘术。②出血:原因包括插镜时手法粗暴、活检时损伤血管、大肠有病变组织、电凝过度使创面过大等。少量出血一般无需处理,可观察数分钟,待血管收缩、血栓形成后可以自止;若出血不止,可选用电凝、激光、局部喷洒止血药等止血;迟发型出血可用去甲肾上腺素加冷开水做保留灌肠;出血多者应绝对卧床,密切观察生命体征和血红蛋白等变化,补充血容量,应用止血药,必要时输血;出血量大、伴休克、经内科保守治疗无效则需剖腹手术止血。

4. 实验室检查

（1）粪便隐血试验：常用于大肠癌的筛查,快速、简便、经济,有免疫法和化学法两种,免疫法的敏感性和特异性均高于化学法。为避免假阳性,受测者须素食 3 日,并禁服铁剂。

（2）肿瘤标志物：糖抗原 199（CA199）和癌胚抗原（CEA）不是直肠癌的特异性抗原,不能作为早期诊断,但对估计预后、检测疗效和术后复发方面有一定价值。如治疗前 CA199 和 CEA 水平较高,治疗后下降,说明治疗有效,反之无效。手术后患者的 CA199 或 CEA 水平升高,预示有复发或转移的可能,应进一步检查。

【治疗要点】

直肠癌的主要治疗方法有手术、放疗、化疗,以外科手术最为有效,也是最主要的根治手段,而手术配合化疗、放疗等综合治疗可在一定程度上提高疗效。

1. 外科治疗原则

（1）明确诊断：直肠癌治疗中采用的各种根治性手术对机体破坏很大,例如 Miles 手术使患者做永久性造口,所以术前必须明确诊断,包括病理诊断、临床诊断和分期。

（2）明确外科治疗的作用,制订综合治疗的方案：首次治疗是否正确直接影响治疗效果和预后。制订治疗方案最重要的依据是肿瘤的病理类型、分化程度、临床分期和患者的体质情况,也要考虑患者的依从性和实施的可能性。一般原则是:早期癌根治性手术,术后不必强调放化疗;进展期癌施行根治术或扩大根治术,术后根据具体情况辅以放疗、化疗或放化疗;局部晚期肿瘤,估计难以彻底切除,可以考虑新辅助治疗,术前给予放化疗,待肿瘤缩小后再行手术,术后再做辅助治疗;已有广泛转移或局部扩散的根据情况施以姑息性手术或减状手术,术后再予以放化疗或其他治疗。

（3）全面考虑,选择合理术式：如是否保留肛门、患者年龄、全身情况、伴随疾病等需全面考虑,有效沟通。中下段直肠癌需要在根治的基础上兼顾保肛,提高生活质量;Ⅲ期和高危Ⅱ期的腹膜反折以下直肠癌应争取做侧方淋巴结清扫;直肠癌扩大根治术后性功能和排尿障碍发生率明显增多,所以国内外学者提倡施行扩大根治术时要注意保留盆腔自主神经;中下段直肠癌手术应遵循全直肠系膜切除的原则,以减少局部复发率,提高生存率。

2. 直肠癌的手术治疗

（1）直肠癌局部切除术：适用于瘤体直径≤2cm、分化程度高、局限于黏膜或黏膜下层的早期直肠癌。手术方式包括经肛门途径、经骶后径路及经前路括约肌途径局部切除术。

（2）直肠癌根治术：切除范围包括癌肿及其两端足够肠段、受累器官的全部或部分、周围可能被浸润的组织及全直肠系膜。直肠癌根据其部位、大小、活动度、细胞分化程度等，手术方式各异。腔镜直肠癌腹根治术可减少创伤，减轻患者痛苦，减少术后并发症，加快愈合，且经远期随访研究认为其具备与传统手术相同的局部复发率及 5 年生存率，已逐步在临床推广。

1）直肠癌腹会阴联合切除术（abdominal perineal resection，APR）：即 Miles 手术，原则上适用于腹膜反折以下的直肠癌。切除范围包括乙状结肠远端及其系膜、全部直肠、肠系膜下动脉及其区域淋巴结、全直肠系膜、肛提肌、坐骨直肠窝内脂肪、肛管与肛门周围约 5cm 直径的皮肤、皮下组织及全部肛管括约肌，于左下腹行永久性结肠造口（图 18-5）。

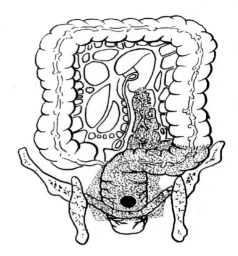

图 18-6　Dixon 手术

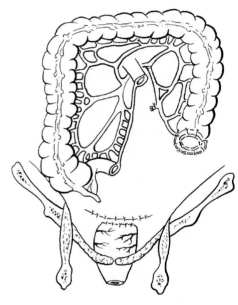

图 18-7　Hartmann 手术

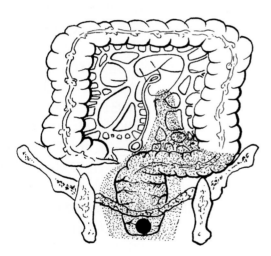

图 18-5　Miles 手术

2）直肠低位前切除术（low anterior resection，LAR）：或称经腹直肠癌切除术，即 Dixon 手术，原则上适用于腹膜反折以上的直肠癌。但大样本的临床病理学研究提示，只有不到 3% 的直肠癌向远端浸润超过 2cm，因而是否选择 Dixon 手术需依具体情况而定。一般要求癌肿距肛缘 5cm 以上，远端切缘距癌肿下缘 2cm 以上（图 18-6）。

3）经腹直肠癌切除、近端造口、远端封闭术（Hartmann 手术）：适用于全身情况差，无法耐受 Miles 手术或急性肠梗阻不宜行 Dixon 手术的患者（图 18-7）。

4）其他：直肠癌侵犯子宫时，一并切除侵犯的子宫，称为后盆腔脏器清扫；若直肠癌浸润膀胱，可行直肠和膀胱（男性）或直肠、子宫和膀胱切除，称为全盆腔清扫。

（3）姑息性手术：适用于局部癌肿尚能切除，但已发生远处转移的晚期癌肿患者。若体内存在孤立转移灶，可一期切除原发灶及转移灶；若转移灶为多发，仅切除癌肿所在的局部肠段，辅以局部或全身化、放疗。无法切除的晚期结肠癌，可行梗阻近、远端肠管短路手术，或将梗阻近端的结肠拉出行造口术，以解除梗阻。晚期直肠癌患者若并发肠梗阻，则行乙状结肠双腔造口。

3. 直肠癌的放化疗

（1）术前新辅助治疗：术后局部复发、远处转移是直肠癌治疗失败的主要原因，这方面可以通过规范化治疗来避免或减少局部复发，最重要的是通过新辅助治疗来降低分期，提高环周切缘阴性率，降低局部复发。直肠癌的新辅助治疗，从单纯放射治疗，发展到现今的标准——同步放化疗，再到进一步的探索去放疗模式的单纯化疗，近些年分别取得了不少进展。目前的标准是：完成术前放化疗，6～12周以后再进行手术切除。

1）术前放疗：术前辅助放疗可缩小癌肿体积、降低癌细胞活力，使原本无法手术切除的癌肿得到手术治疗的机会，提高手术切除率，降低局部复发率。

2）术前化疗：术前辅助化疗有助于缩小原发灶，使肿瘤降期，降低术后转移发生率，并有利于术后化疗方案的制订及评价预后，但不适用于Ⅰ期大肠癌；常用的给药途径有区域动脉灌注、门静脉给药、静脉给药、术后腹腔置管灌注、肠腔内化疗给药等；化疗方案包括：①XELOX：奥沙利铂150mg D1+希罗达 3 片，bid 口服 D1～14；②FOLFOX4：奥沙利铂 D1+CF+5-FU 0.5g 静脉滴注 D1～2+5-FU 1.0g 微泵 D1～2；③FOLFOX6：奥沙利铂 D1+CF+5-FU 0.5g 静脉滴注 D1+5-FU 3.5g 微泵 D1；④FOLFIRI：托普替康 D1+CF+5-FU 0.5g 静脉滴注 D1～2+5-FU 1.0g 微泵 D1～2。

（2）术后辅助治疗

1）术后放疗多用于晚期癌肿、手术无法根治或局部复发者。

2）术后化疗大多是术后全身化疗，不少临床试验显示术后辅助化疗对中晚期直肠癌有改善预后的作用。Ⅰ期直肠癌术后不加辅助化疗，但要定期随访观察；Ⅱ期术后可选用 5-FU/CF 方案化疗 6 个疗程，或口服 UFT/Xeloda8 个疗程；Ⅲ期术后应给予辅助治疗，可选用 5-FU/CF 方案化疗 6 个疗程，如复发危险性更高或怀疑切除范围不够或可能远处转移（如 CEA 明显增高）则选用 5-FU/CF/奥沙利铂方案或 XELOX 方案。

4. 分子靶向治疗　近年来由于分子生物学的迅速发展，使人们对癌症的发生、侵袭、扩散、转移的分子机制有了进一步认识，发现了一些与此相关过程中起关键作用的蛋白质分子。针对这些分子作为靶点，利用先进的实验工程技术，已经研制出一些特异性很高的分子靶点药物，其中某些分子靶点新药

已正式对结直肠癌有效。临床上常用的有：利妥昔单抗、贝伐单抗、伐拉尼布。

5. 其他治疗

（1）中医治疗：应用补益脾肾、调理脏腑、清肠解毒的中药制剂，配合放、化疗或手术后治疗，可减轻毒副作用。

（2）局部治疗：对于不能手术切除且发生肠管缩窄的大肠癌患者，可局部放置金属支架扩张肠腔；对于直肠癌患者亦可用电灼、液氮冷冻和激光烧灼等治疗，以改善症状。

（3）其他：目前尚处于初步开发、研究阶段的还有基因治疗、生物免疫治疗、干细胞研究等。

【护理评估】

（一）术前评估

1. 健康史

（1）一般资料：了解患者年龄、性别、饮食习惯，有无烟酒、饮茶嗜好。如需行肠造口则需要了解患者的职业、视力情况、造口位置腹部情况、皮肤情况及双手的灵活性。

（2）家族史：了解家族成员中有无家族腺瘤性息肉病、遗传性非息肉病性结肠癌、大肠癌或其他肿瘤患者。

（3）既往史：患者是否有过腺瘤病、溃疡性结肠炎等疾病史或手术史，是否合并高血压、糖尿病等。

2. 身体状况

（1）症状：评估患者排便习惯有无改变，是否出现腹泻、便秘、腹痛、腹胀、肛门停止排气、排便等肠梗阻症状，有无大便表面带血、黏液和脓液的情况。评估营养和进食状况，有无肝大、腹水、黄疸、消瘦、贫血等。

（2）体征：腹部触诊和直肠指诊有无扪及肿块以及肿块大小、部位、硬度、活动度、有无局部压痛等。腹部触诊从患者左下腹开始，逆时针方向，由下向上，先左后右，同时观察患者反应与表情。

（3）辅助检查：影像学检查、粪便隐血试验、内镜检查和癌胚抗原测定等检查结果，有无重要脏器功能检查结果的异常、营养指标及肿瘤转移情况等。

3. 心理-社会状况　评估患者和家属对所患疾病的认知程度，有无情绪障碍等影响康复的心理反应。了解患者和家属能否接受制订的治疗护理方案，及对肠造口知识及手术前配合知识掌握程度。了解家庭对患者手术进一步治疗的经济承受能力和

支持程度。

（二）术后评估

1. 手术情况 了解手术方式、麻醉方式,手术过程是否顺利,术中有无输血及输血量。

2. 病情评估 观察患者生命体征是否平稳,引流是否通畅,引流液的颜色、性质和引流量,切口愈合情况,肠造口的血供及通便情况,营养状况是否得以维持或改善,活动能力和胃肠道功能恢复等情况。注意腹部体征和患者的主诉,定期进行血常规、血生化等监测,及时发现出血、切口感染、吻合口瘘、肠梗阻及造口相关并发症的发生。评估保肛手术患者的肛门功能,包括排便次数、控便能力等。

3. 心理-社会状况了解 行永久性肠造口手术患者术后心理适应程度,能否与周围人群正常交往;术后患者生活自理能力及生存质量。

【护理诊断】

1. 焦虑 与对癌症的治疗缺乏信心和对肠造口影响日常生活和工作有关。

2. 营养失调-低于机体需要量 与肿瘤消耗、放化疗、慢性便血、手术创伤等有关。

3. 自我形象紊乱 与肠造口后体型改变及排便方式改变有关。

4. 潜在并发症:出血、感染、肠粘连肠梗阻、尿潴留、便失禁、造口相关并发症等。

【护理措施】

（一）术前护理

1. 心理护理 护理人员应关心体贴患者,解除患者的焦虑,鼓励患者及家属说出对疾病的感受,指导患者及家属通过各种途径了解疾病的发生、发展及治疗护理方面的新进展,树立与疾病斗争的勇气及信心。对于肠造口者,可通过图片、模型、实物向患者及家属介绍结肠造口的部位、功能及护理等。可请有同样经历且恢复良好、心理健康的患者现身说法,使其了解只要护理得当,肠造口对其日常生活、工作并不会造成太大影响,从而增加患者对手术治疗的信心,提高适应力,主动配合治疗。同时合理运用社会支持争取家人与亲友的积极配合,从多方面给患者关怀与支持。

2. 营养支持 对于无梗阻症状的患者,术前给予高蛋白、高热量、高维生素、易消化少渣饮食,如鱼肉、瘦肉、乳制品等,禁食者静脉补充营养液。术前因腹泻、恶心、呕吐或肿瘤压迫肠道引起水、电解质及酸碱平衡失调和营养不良时,应及时纠正。必要

时,少量多次输血、输清蛋白等,以纠正贫血和低蛋白血症。

3. 基础疾病的纠正 伴随高血压、糖尿病的患者术前监测血糖、血压,根据医嘱合理用药,控制血压、血糖在安全范围,降低手术风险。术前进行 DVT 危险因素评估,高风险的患者及时给予预防性干预措施。

4. 肠道准备 见本章第三节。

5. 造口定位 对于拟行肠造口的患者应进行术前肠造口的定位,以降低术后造口并发症的发生率,减少对患者生活习惯的影响,便于患者的自我护理。术前 1 日由医生/造口治疗师根据患者可能的造口类型进行造口定位。定位要求:①患者在任何体位都能看到造口;②坐下后造口不会陷入皮肤皱褶中影响造口器具的使用;③定位处皮肤应平整,有足够的面积使用造口用品,无瘢痕及皮肤疾患,避开切口部位和骨突出;④不影响术后工作和穿戴等。预选位置用记号笔做标记,用透明薄膜覆盖,嘱患者改变体位时观察预选位置是否满足上述要求,以便及时调整。

6. 其他术前准备 术晨排空膀胱,麻醉后手术前留置导尿,防止术中损伤膀胱。对于肿瘤累及阴道后壁的患者,在术前 1 日下午及术晨各进行一次阴道冲洗。

（二）术后护理

1. 病情观察 术后生命体征检测,术后 24 小时内每小时测血压、脉搏、呼吸,病情平稳后延长间隔时间。

2. 体位及活动 病情平稳者可改半卧位,利于腹腔引流。术后当天,病情允许,鼓励患者床上翻身,进行床上蹬腿抬臀锻炼,活动四肢;术后第 1 日床上活动为主,指导患者有效咳嗽、咳痰,咳嗽前叩背,咳嗽时按压腹部,防止腹腔压力突然增加,牵拉伤口增加患者疼痛感;术后第 2 日病情许可,协助患者下床活动,累计大于 2 小时,以后逐日增加活动量,以促进肠蠕动恢复,减轻腹胀,避免肠粘连。活动时防止跌倒及导管脱出,保护伤口,避免牵拉带来的疼痛。

3. 营养支持 传统方法为术后早期禁食、胃肠减压,经静脉补充水、电解质及营养物质。伴随着快速康复外科理念的推广,多中心随机对照研究表明,直肠癌术后患者早期进食是安全的。

（1）肠内营养:有确切证据证明营养不良可导致患者住院时间、术后感染率、死亡率增加,生活质

量降低。有研究发现肠道黏膜的营养物质 30% 来自于肠系膜的动脉血液供应,70% 来自于肠腔内的营养物质,因此术后早期(约 6 小时)开始应用肠内全营养制剂可促进肠功能的恢复,维持并修复肠黏膜屏障,改善患者营养状况,减少术后并发症。有造口的患者(结肠造口和保护性回肠造口),术后当天麻醉清醒后即可拔除胃管,6~12 小时后可分次饮开水不超过 500ml,术后第一天可少量多餐进食流质饮食或肠内营养制剂;有肠吻合口且没有造口的患者,术后第二天拔除胃管,进食流质饮食,如无腹痛腹胀,3~4 日逐步加量,并过渡到半流质、普食。

(2)肠外营养:手术后早期因患者进食少,需要 TPN 或 PN 支持。期间应做好相关的营养指标监测、血糖监测和深静脉导管的护理,严格无菌操作,预防并发症。

4. 引流管护理

(1)留置导尿管护理:直肠癌根治术易损伤骶神经丛或造成膀胱后倾,早期容易出现排尿障碍,故术后一段时间要留置导尿,一般为 1~7 日。留置期间注意保持导尿管通畅,保持尿道口和会阴部的清洁,降低导管相关尿路感染的发生率。观察尿液性质、量,若出现脓尿、血尿等情况及时处理。拔管前先试行夹管,每 2 小时或有尿意时开放,以训练膀胱收缩功能锻炼。拔管后多饮水,观察排尿情况,必要时测残余尿量,以判断患者排尿功能的恢复情况。

(2)盆腔引流管:保持引流管通畅,避免受压、扭曲、堵塞,观察并记录引流液的色、质、量。如短时间内引流出鲜红色血液较多,则提示盆腔内出血,需立即报告医生及时处理。如引流管引出气体或引流出伴有臭味粪性液体,则提示吻合口漏的发生。指导或培训患者家属不定时由上至下揉捏引流管,防止引流管堵塞。保持引流管口周围皮肤清洁、干燥,定时更换敷料。

5. 肠造口护理 直肠癌术式中,APR 术和 Hartmann 术的造口类型为乙状结肠末端的单腔造口,LAR 术患者为降低吻合口漏的发生及降低吻合口漏发生后的危险性,根据病情会行保护性回肠袢式造口,一般为临时性造口,术后 6~8 周回纳。肠造口护理见本书 32 章介绍。

6. 并发症护理 直肠癌的手术方式众多,各自有其特殊的并发症,限于篇幅,此处只阐述直肠癌术后专科重要并发症。

(1)吻合口漏:近些年来,直肠癌保肛手术后吻合口漏的发生率已经明显下降,但吻合口漏仍是直肠癌手术后最重要的并发症。开始时可表现为持续性盆腔疼痛和发热,如处理不当,可在吻合口漏附近形成盆腔脓肿,进而发展成腹膜炎,气体、液体甚至脓液经伤口、引流管口流出,此时已形成窦道。吻合口漏可通过腹部平片发现肠外气体而确诊。吻合口漏的临床表现决定其治疗和护理的方法,如果患者一般情况好,炎症局限,可以进行有效的盆腔冲洗,继续观察;盆腔脓肿必须进行引流,可由手指经肛路径、B 超/CT 引导下经皮置管或开腹探查;患者存在脓毒血症、脓腔较大、冲洗困难时需要开腹造瘘;引起弥漫性腹膜炎的征象时,属于外科急诊,需要立即手术。保守治疗时需要合理使用有效抗生素,早期给予全胃肠外营养。护理上需严密观察病情变化,包括血象、体温、腹部症状和体征等,积极配合医生治疗,做好病人的解释安慰工作。

(2)吻合口狭窄:发生在直肠低位前切除术后的患者,吻合口位置越低,发生率越高。除了改进外科手术技术来减低吻合口狭窄外,术后指导尽早进食,争取早日排便,术后可以适当进行肛门指诊,了解吻合口情况,如果发现吻合口狭窄甚至闭锁,多数患者可以通过手指或者器械扩肛治愈,扩肛失败可以进行狭窄肠段切除的手术。指导患者多进食新鲜蔬菜和水果,达到食物扩肛的作用,指导定期复查,及时发现吻合口狭窄,及时处理。

(3)会阴部伤口出血:发生于 APR 术后,可能是术中止血不彻底,也可能继发于感染。开放的会阴部伤口小出血较为常见,安慰患者保持镇定,及时更换敷料,严密观察出血量,维持静脉输液;缝合的会阴部伤口需仔细观察引流出的出血量,判断是否为盆腔内的积血,出血量多的在医生到来之前立即用无菌纱布压迫止血,进一步可手术电凝或结扎止血;继发性出血多发生在术后 7~10 日,多继发于局部感染,止血后需要控制局部感染,充分引流,间断冲洗,全身应用抗生素。

(4)低位前切除综合征(LARS):发生于 APR 术后,表现为术后患者出现不同程度的排便次数增加、便急、排便不规律、排便困难以及轻度失禁等。吻合口位置越低,发生率越高,程度也越重。手术对肛门括约肌、盆底自主神经的损伤和切除、新建直肠顺应性下降等是 LARS 产生的主要原因。LARS 及其引发的肛周皮肤糜烂、溃疡等影响患者的生活质量。临床上 LAR 术后患者肛门功能的评估容易被忽视,需要医护人员去进行及时的评估和有效的干预。生物反馈治疗、提肛运动锻炼、排便训练、中医

药干预等可以改善症状,缩短康复时间

（5）造口及造口周围并发症的护理:见本书相关章节。

（三）用药观察和护理

1. 5-FU 常见不良反应有恶心、呕吐、腹泻、便秘、骨髓抑制。指导病人少量多餐进食,避免辛辣、刺激性食物,进食后椅子上休息半小时以上,可适当服用一些止吐药物;腹泻者宜进食低纤维、高热量食物,补充含钾食物,每日饮水 2000～3000ml,腹泻严重者每次便后温水清洗肛周,使用皮肤保护剂。用药期间定期监测血象和肝肾功能。一般情况下不随意停药或更改剂量,除非病情恶化或产生不可耐受的毒副反应。口服剂卡培他滨（希罗达）引起的足综合征是一种手足毒性,表现为手掌-足底感觉迟钝或（和）肢端红斑,特征性表现为麻木、麻刺感,皮肤红斑、脱屑、皲裂、硬结样水疱或严重疼痛。日常生活中指导患者防止手足部位的摩擦,避免接触高温物品,使用减震鞋垫,在医生指导下口服维生素 B_6 和西乐葆,使用护肤霜保持手足湿润,做好防晒,出现水疱时注意保护,防止感染,使用一些中药浸泡有效预防手足综合征。

2. 奥沙利铂 是第 3 代铂类抗癌药物,在中期、晚期大肠癌的治疗中,表现出优越的治疗效果和良好的安全性。常见的胃肠道反应恶心和呕吐通常为轻到中度,用标准的止吐药可有效控制,但该药的外周神经毒性发生率却高达 90%,是其剂量限制性毒性。急性感觉神经病变主要表现为:肢端及口周感觉异常或迟钝,多为轻度,在静脉注射给药数小时内发生,维持时间短,几小时或几天内自发缓解,一般持续不超过 7 日,多因接触冷刺激引起。累积性外周神经毒性主要表现为:肢体感觉异常、麻木,两周期之间持续存在,而且随着累积剂量的增加,外周神经毒性也增强。一般防治措施包括:加强医患沟通,预先告诉患者治疗期间应避免进冷食、呼吸冷空气、接触冷物体等,防止诱发或加重神经毒性症状;其次,静脉滴注时间适当延长,以避免血浆峰值。还原型谷胱甘肽、钙镁合剂、钠离子通道阻滞剂、阿米斯丁（硫辛酸）、中药等可预防或减轻神经毒性。

（四）放疗护理

1. 放射性肠炎 肠道受电离辐射而引起的非特异性炎症,因盆腔或腹部放疗而引起的肠道炎症,早期表现为急性胃肠道功能紊乱症状,随着病情进展,可并发出血、狭窄、梗阻、穿孔及瘘管等,损伤严重者可危及生命。指导患者放疗期间饮食宜清淡、少渣、少纤维素、避免产气食物;可用地塞米松+必奇+贯新克做保留灌肠;微波照射联合保留灌肠治疗放射性肠炎可起到良好疗效;加强症状观察,预防穿孔、出血。

2. 放射性膀胱炎 电离辐射引起膀胱黏膜浅表性炎症,因局部血管内皮细胞增生、管腔狭窄或闭塞致供血不足而发生膀胱黏膜的糜烂出血。表现为突发性、无痛性持续或反复肉眼血尿,伴发尿频、尿急,部分患者因伴感染而尿痛。有时尿中大小不等的血凝块阻塞尿道致排尿困难,甚至急性尿潴留。一般使用止血药、凝血酶,并抗炎、补液等保守治疗。一般尿路刺激征,可用金钱草颗粒冲服治疗,静脉应用左克等抗菌药物及激素治疗即可有效。难治性膀胱出血常规治疗效果不佳时,采用经皮股动脉穿刺,双侧髂内动脉栓塞介入微创技术、经尿道膀胱出血点电凝等方法进行止血,并指导患者多饮水,每日 2000～3000ml。

3. 肛周皮肤护理 可每日早晚进行温盐水或 1:5000 高锰酸钾溶液坐浴,水温 38～41℃,每次 10～20 分钟,其目的是改善局部循环,促进组织水肿或炎症吸收,解除痉挛,并对局部起清洁作用。指导患者保持肛周皮肤清洁干爽,可涂抹少许皮炎平,用柔软纸擦拭肛门,必要时温水清洗。如因放射性肠炎引起腹泻导致肛周皮肤破损时,可以使用造口粉、皮肤保护膜等,促进愈合。

4. 照野皮肤保护:保持局部皮肤清洁干燥,保持划痕线清晰,内裤及用物宜选用柔软、吸水性好的材料。出现外阴炎症病人进行温水坐浴时水温不宜过高,一般为 37～38℃,皮炎干痂要自然脱落,避免用手抓或自行剪切,防感染。

【护理评价】

通过治疗与护理,评估患者是否情绪稳定,接受术后的放化疗;是否能正确面对造口,积极参与造口的自我护理并了解造口并发症的预防和处理;睡眠、饮食、活动能力逐步恢复正常;未发生并发症或并发症被及时发现和处理。

【健康教育】

1. 保持良好的情绪、乐观的态度、健康的心态可以增强机体的抗病能力,有利于身体健康的恢复。

2. 饮食方面 宜少量多餐,循序渐进。吃清淡易消化食物,多吃新鲜蔬菜、水果,多喝水。少吃腌制、油炸、烤炙及刺激性的食物。戒烟戒酒,忌暴饮暴食。由半流质（稀饭、馄饨、面条、面包等）慢慢过渡到软饭和干饭。

3. 活动与锻炼：劳逸结合，避免劳累。适当参加户外活动，如慢跑、太极拳、快走等有氧运动。也可适当干一些家务活，避免提重物或用力咳嗽等致腹压过大引起造口脱垂、造口旁疝及切口疝等。

4. 复查　术后 2 年内每 3 个月复查一次，2～5 年内每 6 个月复查一次，5 年后每年一次，术后每年肠镜检查一次。注意观察有无腹痛、腹胀、排便困难及便血等情况，必要时及时就诊。

（谢玲女）

参 考 文 献

1. 李艳萍，李骥，盖小荣，等. 结直肠息肉发病危险因素分析. 首都医科大学学报，2013，34（5）：684-688

2. Aretz S，Vasen HF，Olschwang S. Clinical utility gene card for：Familial adenomatous polyposis（FAP）and attenuated FAP（AFAP）. Eur J Hum Genet，2011，19（7）：1018-4813

3. Koskenvuo L，Renkonen-SinisaloL，Järvinen HJ，et al. Risk of cancer and secondary proctectomy after colectomy and ileorectal anastomosis in familial adenomatous polyposis. Int J Colorectal Dis，2014，29（2）：225-230

4. Nieminen TT，Pavicic W，Porkka N，et al. Pseudoexons provide a mechanism for allele-specific expression of APC in familial adenomatous polyposis. Oncotarget，2016，7（43）：70685-70698

5. 刘玉村，朱正纲. 外科学 普通外科分册. 北京：人民卫生出版社，2015：201-227

6. 蔡三军. 循证结直肠肛管肿瘤学. 上海：上海科学技术出版社，2016：241-283

7. Yang J，Liu QW，Li LW，et al. Familial adenomatous polyposis in China. Oncol Lett，2016，12（6）：4877-4882

8. 张有生，李春雨. 实用肛肠外科学. 北京：人民军医出版社，2009：369-375

第五节　肛　管　癌

肛管癌属临床少见肿瘤，发病率占所有消化道恶性肿瘤的 1%～2%，近 20 年来在全球范围内均呈增高趋势。肛管癌是指起源于肛管或主要位于肛管的肿瘤。与低位直肠癌交错时按发生部位分，肿瘤中心位于齿状线上 2cm 以上，定义为直肠癌，2cm 以内为肛管癌。肛管癌虽隶属于结直肠，但在发病特点和诊疗等方面又有所不同。

【病因与发病机制】

（一）病因

肛管癌的病因曾被认为与痔、肛裂、肛瘘、炎性肠病等慢性刺激因素有关。近年来的研究结果否定了这一观点，并确认肛管癌的发病与下列因素有关。

1. 吸烟　吸烟是增加肛管癌患病风险的独立危险因素。烟草烟雾成分造成吸烟者肛门上皮细胞的基因毒性损害。吸烟与不吸烟者，肛管癌的相对危险度（odds ratio，OR），女性为 3.0（95% CI：1.9～5.0），男性为 5.0（95% CI：1.6～16.1）；吸烟者与不吸烟者患肛管癌的标化 OR 值，男性为 3.9（95% CI：1.9～8.0），女性为 3.8（95% CI：2.3～6.2），并且与年龄无相关；瑞典、丹麦的病例对照研究结果证实，肛管癌发病风险与吸烟呈线性相关。戒烟后，肛管癌的患病风险减低，从而提供吸烟与肛管癌之间因果关系的证据。

2. HPV 感染　已经确认，绝大多肛管鳞癌的发病与人乳头瘤病毒（HPV）感染有关，感染致癌性 HPV（HPV 16 型和 HPV 18 型）是肛管癌最重要的致病因素。丹麦、瑞典大规模人群病例对照研究（肛管癌患者 386 例）中，女性占 90%，64% 的男性患者发现致病性 HPV；在女性宫颈癌或癌前病变患者中，肛管癌的发病风险增加。英国（262 例肛管癌患者）的资料显示，感染致病性 HPV 占 87.9%；一项包含全球肛管癌发病资料的系统性综述，HPV 16 感染者的肛管癌患病率为 65.6%，HPV 18 感染者的肛管癌患病率为 5.1%。组织学移行区在肛管癌的发病中起到重要的作用，移行区化生组织对 HPV 易感，尤其是 HPV 16。

3. HIV 感染免疫抑制状态　被认为是肛管癌发病的重要因素，人类免疫缺陷病毒（HIV）感染为肛管癌患病的独立危险因素，而且在 HIV 感染的男性同性恋中，肛管癌已到达流行发病的程度，虽然有效的 HIV 药物治疗可降低 AIDS 相关疾病的风险，但是，在肛管癌的病例中，并未有这种趋势出现。HIV 阳性患者更多伴发 HPV 感染；HPV 感染患者中，HIV 的感染率更高；HIV 阳性患者中更易被发现 AIN（肛管上皮内瘤变），而且此类患者中的 AIN 向肛管癌的演进更快。George 于 2002 年曾报道了 37 例肛管癌及肛门周围癌，其中 27 例为 HIV 阳性。

4. 不当性行为　不当的性行为增加 HPV 和 HIV 感染的风险，继而增加肛管癌的患病风险。在美国，男性同性恋者肛管鳞癌的发病率是普通男性的 11 ~ 34 倍,同性恋男性具有高的肛管癌患病风险（OR＝17.3;95%CI:8.2 ~ 36.1）,接受肛交方式者与肛管癌的发病呈强烈相关（OR＝6.8;95%CI:1.4 ~ 33.8）;有 15 个性伙伴的男性,患病风险明显增加（其中男异性恋者 OR＝3.9,男同性恋者 OR＝6.6）,在女性也具有相同的趋势;这些结果提示,男同性恋已经成为肛管癌高危险人群。

5. 性别 研究发现,女性较男性更易患病（达到 5:1）,这与女性 HPV 高感染率有关。

6. 种族 西班牙裔男性肛管癌的发病率较非西班牙裔低,这种差别在西班牙男性与女性比较重并未发现;西班牙女性肛管癌发病率较男性高。

7. 克罗恩病 慢性炎性肠病患者中,肛管癌患病率总体增高;肛周慢性炎性刺激导致更高的发病率。

（二）发病机制

1. 杂合性丢失 HIV 阴性患者中,P53、DCC、APC 基因通过杂合性丢失（loss heterozygosity, LOH）引发突变事件、功能失活,被确认为肛管癌的发病相关机制。LOH 最常发生于 11q23、17p、18q 和 5q7,与结直肠癌的发病机制相似。在肛管癌的发病过程中,染色体不稳定是明确的基因改变事件。Gavez 等提出微卫星不稳定（而不是染色体不稳定）是 HIV 阳性肛管癌患者快速演变为浸润癌的内在机制。

2. 肛管上皮内瘤变 肛管上皮内瘤变（nalin-traepithelial neoplasia, AIN）为浸润性肛管癌的癌前病变,在过去,病理学家常使用 AIN、鳞状细胞原位癌（squamous cell carcinoma in situ, CIS）、肛管异型增生（anal dysplasia）和鳞状上皮内病变（squamousintraepitheliallesion, SIL）等术语命名这一癌前病变,在本章统一使用 AIN 进行讲述。AIN 按照上皮不典型增生的程度分为低、中和高,按照异常结构在上皮内扩展的范围分为Ⅰ、Ⅱ和Ⅲ级,Ⅱ、Ⅲ级别通常合称为高级别肛管上皮内病变（high-grade squamous intraepithelial lesions, HSIL）,最常见于 HIV 感染、免疫抑制状态（器官移植术后）。

【临床表现】

肛门区肿物是典型的临床表现,伴或不伴肛门皮肤瘙痒、疼痛或出血等症状。50% 的患者出现大便失禁和腹泻。45% 的患者表现有出血症状,肛缘以上部位的肿瘤出血易与痔疮混淆。30% 的患者有疼痛和异物感,以肛门区疼痛及直肠肛管异物感多见。50% 的男同性恋患者和 20% 的女同性恋患者有疣状物。肛周脓肿和肛瘘起源于克罗恩病伴腺癌

的患者,伴有肛门直肠瘘后脓肿时,患者的诊断更加困难。肛管鳞癌出现转移时会表现为孤立的腹股沟肿物,可被误诊为炎性结节或疝等病变。15% ~ 20% 的肛管癌可累及低位直肠癌和邻近组织器官,包括直肠阴道隔、膀胱、前列腺受侵,前列腺尿道伴化脓和瘘管形成,女阴部被破坏等。肛管腺癌是一种罕见的恶性肿瘤,占该部位肿瘤的 5% ~ 19%,其自然病程比肛管鳞癌进展得更快。平均发病年龄 59 ~ 71 岁,男女比例 1:1。许多肛管腺癌患者诊断时已进展至局部晚期或出现转移,使得根治性切除的机会大大降低。肿瘤位置多在肠壁外,源于肛门腺、导管或肛瘘的腺癌,因此更可能进展至晚期。肛管腺癌的病因尚不清楚,目前认为局部的慢性炎症、肛瘘、Crohn 病、获得性免疫缺陷综合征以及人乳头状病毒感染等因素与肛管腺癌的发生有关。

【辅助检查】

由于肛管鳞癌缺乏一致性、特征性的临床症状及体征,而且病灶浸润性事件易发生于病变的早期阶段,所以临床医生对于具有临床表现的或易罹患人群应考虑到肛管鳞癌的诊断,并放宽影像学检查的条件,必要时应对可疑病变进行活组织病理学检查。影像学检查诊断手段包括:

1. 肛管内超声 是肛管鳞癌重要的检查、诊断及评估手段;可准确评估病变的浸润范围、与肛门括约肌的关系、评价病灶的发射/化疗反应情况;Ott 等报告肛管内超声诊断肛管癌的敏感率达到 100%,浸润深度评估的准确率为 67%,但对淋巴结转移情况不能评价。

2. CT 肛管鳞癌在增强 CT 影像上的直接征象是低密度/坏死肿物,有时表现为与肌肉组织等密度的肿块影。间接征象是肛门括约肌或肛提肌对称性隆起性病变;两侧肛门括约肌/肛提肌不对称性增厚或直肠周围坐骨直肠窝内不对称性、肿块影或条缩影。

3. MRI 肛管鳞癌诊断的重要手段。T_2 加权影像上。肛门原发和复发癌表现为强于骨骼肌的高信号影。转移淋巴结的信号强度与原发灶相似。

4. PET-CT FDG-PET-CT 在肛管癌治疗前分期和治疗后再分期,对于直径<2.0cm 的肛管鳞癌定位更敏感。用于残留癌或治疗后坏死纤维化病变的鉴别或诊断,指导进一步治疗的策略。

【治疗要点】

（一）手术治疗

单纯手术治疗肛管癌,5 年局部复发率为

27%～47%，生存率为50%～70%。但是，由于腹壁造瘘对于生活质量的影响，目前手术已经不再是肛管癌首选的治疗手段。初诊的肛门区上皮内瘤样病变可考虑直接接受手术切除，早期浸润性癌也可考虑局部切除。局部切除手术创伤小，并发症发生率低，仅适用于病灶较小、高分化、未侵犯括约肌、齿状线以下的病例。如果局部切除术后切缘阳性或者不足，应建议术后行放疗或者同步放化疗。

（二）同步放化疗与单纯放疗

20世纪70年代，放疗逐渐成为治疗肛管癌的主要手段后，学者们进一步探索了同步放化疗的疗效和安全性。英国癌症研究协作组（United Kingdom Coordinating Committee for Cancer Research，UKCCCR）和欧洲癌症研究与治疗组织（European Organization for Research and Treatment of Cancer，EORTC）的研究对同步放化疗和单纯放疗进行了比较，两个研究设计方案类似，结果均证实同步放化疗改善了患者局部区域控制率和无结肠造瘘生存率，但是总生存在早期结果中未体现显著差异。单纯放疗组和同步放化疗组3年局部区域复发率分别为61%和39%（$P < 0.001$），总生存率分别为58%和65%（$P = 0.25$），治疗相关死亡率分别为0.7%和2%。急性毒性、晚期毒性反应，2组无显著差异。远期效果无论在局部区域控制率、无结肠造瘘生存率、无病生存率或者总生存率，同步放化疗组患者均显著优于单纯放疗组。

（三）同步化疗方案

丝裂霉素（MMC）在肛管癌的治疗中有明确的作用，可以提高完全缓解率、提高保肛率和无病生存率；无论患者是否有淋巴结转移，5-FU+MMC均可提高疗效；当患者在同步放化疗结束后仍有肿瘤残存时，可以尝试挽救性同步放化疗或密切随诊，如果随诊肿瘤进展再行手术挽救。

【护理评估】

（一）健康史

1. 一般资料　了解患者年龄、性别、饮食习惯，有无烟酒、饮茶嗜好。如需行肠造口则要了解病人的职业、沟通能力、视力情况及手的灵活性。

2. 家族史　了解家族成员中有无家族腺瘤性息肉病，遗传性非息肉病性结肠癌、大肠癌或其他肿瘤病人。

3. 既往史　病人是否有过多性生活史，是否为同性恋者，女性患者有无HPV感染史。

（二）心理-社会状况评估

患者和家属对所患疾病的认知程度，有无过度焦虑、恐惧等影响康复的心理反应；了解患者及其家属能否接受制订的治疗护理方案，对治疗及未来的生活是否充满信心，能否积极寻求社会及他人的帮助；了解家庭对患者手术及进一步治疗的经济承受能力和支持程度。

【护理诊断】

1. 焦虑　与癌症有关，对疾病不认识，恐惧或绝望，个人生活习惯及环境的改变，忧郁、无助感的增加。

2. 营养失调-低于机体需要量　与癌症消耗、放疗反应有关，依据：消瘦、贫血等。

3. 潜在并发症：感染、肛周皮肤溃疡及糜烂放疗治疗会导致患者照射野的皮肤充血、瘙痒，大便控制能力差，肛周皮肤容易出现溃疡及红肿。

【护理措施】

1. 心理干预　介绍治愈患者谈经验，组织患友会，让患者看到希望，鼓励患者说出心里话，让家属多陪同。关心体贴患者，指导患者及其家属通过各种途径了解疾病的发生、发展及治疗护理方面的新进展，树立与疾病斗争的勇气及信心。

2. 观察患者有无肛门皮肤瘙痒、疼痛或出血等症状。嘱其卧床休息，肛门局部给予热水坐浴，以减轻疼痛。急性炎症期，遵医嘱给予抗生素，每次排便后用清水冲洗干净，再用1∶5000高锰酸钾溶液温水坐浴，每次20分钟，2次/日。

3. 鼓励患者进高蛋白、高热量、高维生素，易消化的少渣饮食，多食新鲜蔬菜、水果及脂肪类食物，保持大便通畅。

4. 注意伤口有无红肿、疼痛、发热，及时向医生报告异常情况。注意患者引流液的颜色、量和性状，若伤口引流管持续引出鲜红色液体≥100ml/h或24小时≥300ml，出现心慌、气短、烦躁等症状甚至有生命体征改变时，提示有活动性出血，应及时通知医生处理。

5. 观察造口的肠黏膜颜色及造口周围皮肤情况。注意肠造口黏膜的血运、颜色、气味、体温的变化等，有异常及时报告医生。并请造口专科护士会诊，指导护理。肠造口患者进食后，应指导其进食产气少、易消化、少渣的食物，忌生冷、刺激性食物，以免腹泻和梗阻。

6. 教会患者及其家属掌握造口袋更换、造口并发症的预防和处理，造口袋的保管及日常生活注意事项。

【护理评价】

通过治疗与护理,病人是否:①情绪稳定,食欲、睡眠未受影响;②营养状况得以维持或改善;③对今后的生活充满信心,能有效自我调节不良情绪反应;④通过有效途径获取疾病相关知识,积极主动配合治疗护理工作;⑤未发生术后并发症或并发症得到及时发现和处理。

【健康教育】

1. 饮食调整 根据病人情况调节饮食,多吃新鲜蔬菜、水果、补血食物,多饮水,避免高脂肪及辛辣、刺激性食物。肠造口患者应均衡饮食,纤维较多的食物宜切碎、煮烂,忌生冷、刺激性食物,以免腹泻和梗阻。

2. 皮肤护理 在家可以用温水坐浴,经济条件好的可以用激光坐浴机,红外线照灯保持肛周皮肤干燥,肛周糜烂者可使用造口粉。

3. 活动 参加适量体育锻炼,生活规律,保持心情舒畅。避免自我封闭,应尽可能地融入正常生活、工作和社交活动中。

4. 造口护理 教会患者及其家属掌握造口袋更换、造口并发症的预防和处理,造口袋的保管及日常生活注意事项。

5. 复查 定期复查,一般半个月行化疗、放疗、病人放、化疗后定期检查血常规、肝功能、肾功能等,出现白细胞和血小板计数明显减少时,遵医嘱暂停化疗、放疗。

第六节 肛管恶性黑色素瘤

 典型病例

患者女,62岁。因"间断便血1个月,加重2日"入院。

患者1个月前无明显诱因出现便血,为鲜红色,量约5ml,有少量黏液,肛门下坠感,自用痔疮药物症状略有缓解。近2日上诉症状再次出现,便血较前增多,色鲜红,伴有少量黏液,门诊以"直肠肿物、便血待查"为诊断收入院。既往健康。

专科查体:胸膝位,肛门外形规整,皮色正常。指诊:入肛约4cm于左侧可触及约2cm×2cm肿物,质软,退指指套无染血。肛门镜检查:进镜7cm,退镜观察,距肛缘4cm可见约2cm×2cm大小肿物,黑褐色,无蒂,未见活动性出血。

辅助检查:肠镜:直肠占位性病变(直肠癌?)。病理:乳头状,组织内含黑色素颗粒。

入院诊断:恶性黑色素瘤。

肛管恶性黑色素瘤是一种具有侵袭性的恶性肿瘤,其诊治难度大且预后较差。肛管恶性黑色素瘤(ARMM)相当少见,占全部肛管癌的1%~3%;占恶性黑色素瘤不足4%。大多数起源于肛管的移行部。发病有显著的性别差异,女性较男性多见(男:女=1:1.7);发病年龄多在40~80岁,平均发病年龄为60岁;最近的流行病学资料显示,肛管恶性黑色素瘤达发病年龄呈双峰分布,青年患者(25~44岁)中ARMM发病率在上升。

【病因与发病机制】

1. 阳光照射 日光曝晒对黑色素瘤的发生和演进有促进作用,但黑色素瘤也发生于任何人种和未接受过大量阳光曝晒的人群。

2. 良性黑痣史 在ARMM患者中65%~84%有良性黑痣史,认为良性黑痣受到反复的刺激或损伤后可诱发恶性改变。

3. HIV感染 同性恋、双性恋男性人群及其他感染HIV的人群中,恶性黑色素瘤患病率明显增加。

恶性黑色素瘤的高位因素包括:明确的家族史、黑色素瘤病史、多发非典型痣或发育不良和先天基因突变。

【临床表现】

通常情况下,肛管恶性黑色素瘤缺乏特异性的临床表现,常见的临床表现为:

1. 便血 为主要症状。大多数病灶位于肛门或肛缘处,病变几乎不发生于直肠上段或更高的部位;35%的病变源于远端直肠,因此肿块易被粪便摩擦出血。

2. 脱垂 排便时常伴有肿物脱出,早期病灶较小,可回纳,易误诊为血栓性外痔或嵌顿痔;伴有肛管直肠刺激症状。

3. 肛管肿物　突出于肛门外的肿物,可自行回纳;大小平均为 3~4cm。肿瘤较大时呈菜花样,表面常有糜烂、溃疡形成;肿瘤表面颜色呈多样性(黑、紫、褐色或红色),肿瘤周围黏膜可见斑片状色素。

4. 腹股沟肿物及转移性病灶　该肿瘤的特征为恶性程度高,肿瘤进展快,20%的患者在手术切除时发现腹股沟淋巴结转移,65%的患者存在肠系膜淋巴结转移。确诊时,同时血行转移率为 20%~40%,血行转移的常见部位肺脏、肝脏和骨组织。

【辅助检查】

1. 直肠指诊　肿瘤病灶的生长部位距离肛缘在 7cm 以内,因此指诊对于本病十分重要。直肠指诊检查时如提示肛门直肠肿块,应该注意与血栓性外痔、腺瘤样息肉、直肠低分化腺癌或未分化癌等疾病相鉴别,如有黑色表现,应该警惕该病的可能。

2. 实验室检查　LDH 越高提示预后越差,LDH<0.8 倍正常值的患者总生存明显延长;黑色素瘤尚无特异性的血清肿瘤标志物,不推荐肿瘤标志物检查。

3. 影像学检查　肛管恶性黑色素瘤的影像学诊断包括:

(1) 肛管内超声:有助于手术方式的选择。

(2) CT/MRI:盆腔的 CT/MRI 检查有助于判断病变淋巴结转移、局部侵犯程度以及远隔器官转移(肝、肺脏及脑组织)的情况。

【治疗要点】

肛管恶性黑色素瘤的治疗原则与鳞癌和一穴肛缘癌有所不同,目前仍以外科手术为主要治疗手段,辅助治疗中化疗效果不理想,放疗效果差,生物免疫治疗逐步兴起。

(一) 外科治疗

腹会阴联合切除术(APR)和局部扩大切除术(WLE)是最常采用的两种外科治疗手段。APR 在既往相当长的时间里成为临床上的标准治疗模式,但是近年来的研究表明,大多数患者在确诊是已经发生转移性病变。因此无论最初采用何种外科治疗方式,病变术后的复发通常为全身性的,APR 和 WLE 在患者术后的生存期无明显差别,而且局部复发通常与存在转移性淋巴结有关系。在技术可行的条件下,对于无转移证据的 ARMM 患者,WLE 应是治疗的首选方式。

(二) 辅助性治疗

辅助性治疗主要包括化疗、放疗和生物免疫治疗等,但是目前尚无标准的辅助性治疗策略,而且作用和疗效不肯定。本病对放疗耐受,但是一种有效的姑息性的局部治疗手段,用于治疗局部不可切除的复发、肿瘤出血、减轻疼痛、缓解梗阻症状以及脑、脊髓、骨转移灶是有一定的作用,但与生存期无相关性。

【护理评估】

(一) 健康史

1. 一般资料　了解病人年龄、性别、饮食习惯,有无烟酒、饮茶嗜好。如需行肠造口则要了解病人的职业、沟通能力、视力情况及手的灵活性。

2. 家族史　了解家族成员中有无家族腺瘤性息肉病,遗传性非息肉病性结肠癌、大肠癌或其他肿瘤病人。

3. 既往史　病人是否有便秘史,是否有同性关系或双性关系,有无黑痣好发史。

(二) 心理-社会状况

评估患者和家属对所患疾病的认知程度,有无过度焦虑、恐惧等影响康复的心理反应;了解患者及其家属能否接受制订的治疗护理方案,对治疗及未来的生是否充满信心,能否积极寻求社会及他人的帮助;了解家庭对患者手术及进一步治疗的经济承受能力和支持程度。

【护理诊断】

1. 焦虑　与癌症有关,对疾病不认识,恐惧或绝望,个人生活习惯及环境的改变,忧郁、无助感的增加。

2. 营养失调-低于机体需要量　与癌症消耗、放疗反应有关,依据:消瘦、贫血等。

3. 预感性悲哀　与永久性人工肛门有关。

4. 潜在并发症:感染肛周皮肤溃疡及糜烂放疗治疗会导致患者照射野的皮肤充血、瘙痒,大便控制能力差,肛周皮肤容易出现溃疡及红肿。

【护理措施】

1. 心理干预　介绍治愈患者谈经验,组织患友会,让患者看到希望,鼓励患者说出心里话,让家属多陪同。关心体贴患者,指导患者及其家属通过各种途径了解疾病的发生、发展及治疗护理方面的新进展,树立与疾病斗争的勇气及信心。

2. 加强营养　补充高蛋白、高热量、高维生素、易于消化的营养丰富的少渣饮食,如鱼、瘦肉、乳制品等。

3. 做好术前的胃肠道准备及肠造口定位,安排造口志愿者探访。

4. 根据麻醉方式选择合适的体位,血压稳定可调整为半坐卧位并指导和鼓励患者进行适当的活动。注意 Miles(腹会阴联合直肠癌根治术)手术患者术后斜坡卧位 3～5 日。

5. 按医嘱禁食,胃肠减压。根据患者情况协助漱口、刷牙及特殊患者的口腔护理。

6. 注意伤口有无红肿、疼痛、发热,及时向医生报告异常情况。注意患者引流液的颜色、量和性状,若患者盆腔引流管持续引出鲜红色液体≥100ml/h 或 24 小时≥300ml,出现心慌、气短、烦躁等症状甚至有生命体征改变时,提示有活动性出血,应及时通知医生处理。

7. 对 Miles 手术患者应注意骶尾部引流和会阴伤口纱布填塞、伤口周围组织的情况,出现异常应及时报告医生。

8. 观察造口的肠黏膜颜色及造口周围皮肤情况。肠造口缺血坏死和感染表现肠造口黏膜的血运、颜色、气味、体温的变化等,有异常及时报告医生。并请造口专科护士会诊,指导护理。

9. 注意患者的排便、排尿情况,及时处理尿潴留。记录 24 小时出入量,保持水、电解质和酸碱平衡。注意患者恶心、呕吐、腹胀、腹痛、排便异常等情况出现,应及时报告医生。

10. 胃肠道功能恢复、有排气,才可以开始进食,从流质、半流质、普食逐渐过渡。应指导肠造口患者均衡饮食,纤维较多的食物宜切碎、煮烂,忌生冷、刺激性食物,以免腹泻和梗阻。多进食新鲜的蔬菜、水果等富含碳水化合物和含纤维较丰富的食物。多饮水,保持大便通畅。

11. Miles 术后拔除骶前引流管后,会阴部伤口未愈合前,指导患者每日 2 次用 1∶5000 的高锰酸钾溶液坐浴,坐浴后用油纱覆盖创面。

【护理评价】

通过治疗与护理,患者是否:①情绪稳定,食欲、睡眠未受影响;②营养状况得以维持或改善;③对今后的生活充满信心,能有效自我调节不良情绪反应;④通过有效途径获取疾病相关知识,积极主动配合治疗护理工作;⑤未发生术后并发症或并发症得到及时发现和处理。

【健康指导】

1. 保持心情舒畅,注意劳逸结合。参加适量体育锻炼,生活规律。

2. 根据患者情况调节饮食,保肛手术者应多吃新鲜蔬菜、水果,多饮水,避免高脂肪及辛辣、刺激性食物;行肠造口者应指导患者均衡饮食,纤维较多的食物宜切碎、煮烂,忌生冷、刺激性食物,以免腹泻和梗阻。

3. Miles 术后坚持每日坐浴,直至伤口愈合。术后早期(3 个月内)不要过早下蹲位,以免会阴部切口裂开。

4. 患者出现排便困难或大便变细时,应及时就诊。出现大便失禁时,指导其做肛门收缩练习。

5. 教会患者及其家属掌握造口袋更换、造口并发症的预防和处理,造口袋的保管及日常生活注意事项。鼓励参加造口的相关活动:集中的造口讲座、造口联谊会等。

6. 出院后每 3～6 个月定期门诊复查。按医嘱接受化疗、放疗时,注意检查血常规、肝功能、肾功能等,出现白细胞和血小板计数明显减少时,遵医嘱暂停化疗、放疗。

第七节 直肠类癌

类癌是神经内分泌肿瘤(NET$_s$)的一种,是一组起源于肽能神经元和神经内分泌细胞的异质性肿瘤,可发生于全身许多器官和组织,消化道 NET$_s$ 最常见,占所有 NET$_s$ 的 55%～70%。直肠类癌起源于后肠,与起源于中肠的右半结肠、空回肠和阑尾类癌不同,它不含嗜银和(或)亲银细胞,故极少发生类癌综合征。

【病因与发病机制】

胃肠道类癌病变起源于消化道黏膜腺体基底部的肠嗜铬细胞,此种细胞除能分泌 5-羟色胺(5-HT)、胰舒血管素和组胺等有强烈生物活性物质外,还能分泌其他 50 余种活性物质,主要包括缓激肽、儿茶酚胺、胃泌素、胃动素、胰岛素、胰升血糖素、生长激素等。食物中的色氨酸在色氨酸 5-羟化酶作用下生成 5-羟色氨酸,多巴-脱羧酶作用于后者形成 5-HT,进一步在单胺氧化酶作用下 5-HT 转化为 5-羟吲哚乙醛,后者由羟脱氢酶催化转化为 5-羟吲哚乙酸(5-HIAA)。在类癌综合征的病人,食物中 60% 的色氨酸可被瘤细胞摄取,合成 5-HT 增加。肝、肺、脑中的单胺氧化酶可将大部分血液中的 5-HT 经降解成 5-HIAA 而从尿中排出。胃肠道类癌主要含有肠嗜铬细胞(亲银细胞)和肠嗜铬细胞(嗜银细胞),前者分泌 5-HT,后者分泌其他胺类和肽类物质。前肠类癌含有亲银细胞(6%)和嗜银细胞(35%),因此,血清 5-HT 及尿 5-HIAA 不高,类癌综合征少见,主要表现为其他肽类引起的症状。中肠类癌亲银细胞(65%)和嗜银细胞(20%),主要分泌 5-HT,因此血清中 5-HT 水平升高,尿内 5-HIAA 排出增加,可导致典型的类癌综合征。后肠类癌不含有亲银细胞和嗜银细胞,不分泌 5-HT,尿内 5-HIAA 排出正常,类癌综合征少见。

神经内分泌肿瘤的好发部位与种族相关,在亚裔患者中,41% 的神经内分泌肿瘤发生在直肠,而白种人患者仅 12% 发生在直肠。阑尾、结肠和直肠神经内分泌肿瘤患者的中位年龄分别为 47 岁、65 岁和 56 岁。阑尾、结肠和直肠神经内分泌肿瘤患者的男女比例分别为 1∶1.14、1.35∶1 和 1.14∶1。

【临床表现】

直肠类癌具有生长缓慢、病程长的特点。早期多无临床症状,常在健康普查或体检中发现。随着肿瘤增大并有破溃时,可出现便血、排便习惯改变等类似直肠癌的症状。其他患者一般表现为非特异性,如腹痛、腹部不适、消化道出血、腹部肿块及其所引起的并发症,如胃肠道梗阻、急性阑尾炎等。

【辅助检查】

1. 血液、尿液检查

(1) 24 小时尿 5-HIAA 定量:5-HIAA 升高提示有胃肠道类癌的可能。

(2) 血清 5-HT:类癌综合征患者 5-HT 成倍升高,对于 5-HT 正常的可疑类癌患者可行 5-肽胃泌素诱发实验,如果患者出现腹泻、血清 5-HT 升高,则可确诊类癌。

2. 电子结肠镜检查加活检　结肠镜可见黏膜下隆起或呈息肉样突出的黄色结节,表面黏膜可破溃,形成脐状凹陷或溃疡。活检能确定其性质。可发现结肠神经内分泌肿瘤病变,经活检可作出诊断。由于神经内分泌肿瘤位于黏膜下,活检取材较深,应取多处、多块组织,以免出现假阴性。

3. 腔内超声检查　腔内超声探头或带超声探头的内镜检查,可见肿瘤呈均匀低回声影,位于黏膜下,边界清楚,此项检查能较准确判定肿瘤的实际大小、浸润深度、周围淋巴结有无转移等。

4. B 超、CT、MRI 检查　腹部 B 超可发现胃肠道外扩散和肝转移病灶,并可在 B 超指引下穿刺活

检行病理检查。腹部 CT、MRI 可以估计神经内分泌肿瘤在肠壁、肠系膜扩散范围和淋巴结、肝转移情况。B 超和 CT 对原发灶的检出率为 10% ~ 40%,MRI 为 20%。很多神经内分泌肿瘤太小无法检测到,故超声波检查法、腹部 CT,甚至 MRI 通常也难以有帮助。

5. 闪烁扫描检查　生长抑素受体扫描(SRS)对神经内分泌肿瘤的诊断较有价值,因为生长抑素类似物奥曲肽结合于生长抑素受体,而 90% 的神经内分泌肿瘤表达该受体。已经确定了 5 种人生长抑素受体压型,奥曲肽对这 5 种受体都能结合而且亲和性高。SRS 对测定原发肿瘤和肝脏转移的敏感性达 80% ~ 100%,这种方法可以发现可能被 CT 或 MRI 遗漏的可切除肿瘤,还可鉴别能否手术。

6. PET 检查　使用 ^{18}F-FDG 作为示踪剂的常规 PET 对 NET$_S$ 的检出率不理想,使用 NET$_S$ 摄取较高的 ^{11}C-5-HT 作为示踪剂,可极大提高检出率。

【治疗要点】

(一) 手术治疗

1. 原发灶的处理肿瘤直径<1.0cm,局限于黏膜下层,未浸润肌层者,选择经肛门或骶尾切口局部切除,切缘距肿瘤 0.5cm 以上即可。部分患者可采用肠镜下电灼术;肿瘤直径在 1 ~ 2cm,浸润浅肌层而无淋巴结转移,应行局部扩大切除术。术中应对局部切除肿瘤的完整性和边缘做详细检查,术中冷冻阳性者应补充扩大切除或根治术;肿瘤直径>2cm,浸润深肌层以外,有淋巴结转移,局部切除术后复发者及多发性直肠类癌,应选择根治性手术,如经腹会阴联合切除术、直肠前切除术。

2. 肝转移灶的处理对发生肝转移的患者,如病灶局限,仍应尽可能切除。在无远处转移时,对原发灶的处理原则为根治性切除,即切除原发灶和区域转移的淋巴结,大肠 NET$_S$ 的区域淋巴结转移与肿瘤直径相关。直径超过 2cm 时区域淋巴结转移率较高,故直径大于 2cm 时,不论有无局部淋巴结转移证据或 T 分期如何,均不建议行原发灶局部切除术。

(二) 生长抑素类似物治疗

生长抑素可抑制神经内分泌肿瘤的激素分泌,生长抑素受体(SSTR)在绝大多数的神经内分泌肿瘤细胞均有表达。生长抑素类似物(SSA)可与 SSTR 特异性结合(与 SSTR-2 结合最牢固,与 SSTR-1、4 结合较差),控制由于原发肿瘤或转移灶过量的自分泌激素或神经分泌引起的临床症状,如脸红、水样腹泻综合征及低血糖等。目前,最有效的药物是

缓释型兰瑞肽和长效奥曲肽,75%的病例可有效缓解肿瘤相关的临床症状和降低血清肿瘤标志物如嗜铬粒蛋白A等,但肿瘤的缓解率较低,目前认为SSA对于稳定神经内分泌肿瘤的进展有一定效果。

(三) 放射性核素靶向治疗

放射治疗对大肠神经内分泌肿瘤的意义不大,仅适用于脑转移或控制骨转移引起的疼痛。因大肠神经内分泌肿瘤组织中生长抑素受体(SSTR)高表达,近年来应用核素标记的SST类药物作为转移性的神经内分泌肿瘤靶向治疗取得了一定的进展。

(四) 化学治疗

NET_S对化疗药物不敏感。根据其形态及生物学特性与肺小细胞癌相似这一特征,应用依托泊苷与顺铂(EP方案)联合治疗大肠神经内分泌癌可获得最高的反应率。此方案对神经内分泌癌(G_3)的治疗有一定效果,而NET_S(G_1、G_2)对其无反应。

(五) 靶向治疗

大肠神经内分泌肿瘤的靶向治疗尚缺乏可靠的循证医学证据。

【护理评估】

(一) 健康史

1. 一般资料 了解病人年龄、性别、饮食习惯,有无烟酒、饮茶嗜好。如需行肠造口则要了解病人的职业、沟通能力、视力情况及手的灵活性。

2. 家族史 了解家族成员中有无家族腺瘤性息肉病,遗传性非息肉病性结肠癌、大肠癌或其他肿瘤病人。

3. 既往史 了解患者是否有腹痛、腹部不适、便血病史,近期有无排便习惯改变或肠道梗阻、急性阑尾炎等情况。

(二) 心理-社会状况

评估患者和家属对所患疾病的认知程度,有无过度焦虑、恐惧等影响康复的心理反应;了解患者及其家属能否接受制订的治疗护理方案,对治疗及未来的生是否充满信心,能否积极寻求社会及他人的帮助;了解家庭对病人手术及进一步治疗的经济承受能力和支持程度。

【护理诊断】

1. 焦虑:对疾病不认识、担心预后,恐惧或绝望,个人生活习惯及环境的改变,忧郁、无助感的增加。

2. 自我形象紊乱 与行肠造口后排便方式改变有关。

3. 潜在并发症:切口感染、吻合口瘘、性功能丧失、排便困难、造口并发症及肠粘连等。

【护理措施】

1. 心理干预 讲解疾病的治疗方法,首选内镜下切除,视情况扩大切除手术。介绍治愈患者谈经验,让家属多陪同。关心体贴患者,指导患者及其家属可以通过各种途径了解疾病的发生、发展及治疗护理方面的新进展,树立与疾病斗争的勇气及信心。

2. 根据肿瘤大小选择治疗方案,根据治疗方式给予护理。

(1) 内镜下切除的患者,无腹胀、腹痛可给予流质饮食,2~3日内少渣饮食,1周内避免粗糙食物及重体力活动和长途远行。注意粪便色泽,警惕活动性出血。

(2) 需扩大根治术(腹会阴联合切除术、直肠前切除术)者,按要求给予肠造口定位,根据麻醉和手术方式观察病情,选择合适的体位。其他措施参考直肠癌术后护理。

【护理评价】

通过治疗与护理,患者是否:①情绪稳定,食欲、睡眠未受影响;②对今后的生活充满信心,能有效自我调节不良情绪反应;③通过有效途径获取疾病相关知识,积极主动配合治疗护理工作;④未发生术后并发症或并发症得到及时发现和处理。

【健康教育】

1. 饮食调整 根据患者情况调节饮食,多吃新鲜蔬菜、水果,多饮水,避免高脂肪及辛辣、刺激性食物;控制过多粗纤维食物及过稀、可致胀气的食物。保持大便通畅。

2. 活动 参加适量体育锻炼,生活规律,保持心情舒畅。避免自我封闭,应尽可能地融入正常生活、工作和社交活动中。

3. 复查 内镜下切除患者,开始3~6个月复查肠镜,1年后则半年至1年复查一次肠镜。扩大根治患者则按直肠癌术后的相关要求复查。行化学治疗、放射治疗病人,定期检查血常规,出现白细胞和血小板计数明显减少时,遵医嘱暂停化疗、放疗。

第八节 结直肠间质瘤

间质瘤是一种常见的间叶组织源性肿瘤,其起源于胃肠道壁,是一种具有多向分化性潜能的原始间质干细胞及潜在恶性生物行为的肿瘤,可以发生于消化道的任何部位,其中以发生于胃部较为常见,胃部发生率占60%～70%;其次是小肠,占20%～25%,而直肠间质瘤的发生较为罕见,发生率占所有直肠恶性肿瘤的0.6%。间质瘤不是一种交界性肿瘤,可以表现为完全良性,也可以表现为极度恶性,远处转移主要表现为血行转移,极少淋巴转移。

【病因】

直肠间质瘤的病因尚不十分明确,但与基因突变导致的络氨酸激酶失控激活关系密切,1998年Hirota等报道两大发现,胃肠间质瘤(GIST)几乎都表达kit,而且都存在C-kit突变。后来又发现约85%的GIST存在kit原癌基因的突变,而且5%～7%有血小板生长因子受体&(FDGFRA)突变,还有10%为野生型。因而C-kit原癌基因和FDGFRA基因突变是GIST发生的关键因素。C-kit原癌基因突变导致kit络氨酸激酶活性持续活化,致使突变的细胞增殖失控,免疫组织化学kit蛋白(CD117)过度表达。

【临床表现】

1. 症状　结直肠间质瘤的症状与肿瘤的部位、大小和生长方式有关。最常见的症状是腹部隐痛不适。浸润到结直肠腔内可表现为溃疡或血便,其他少见症状有消化不良、食欲不振、体重下降、恶心、肠梗阻等。部分患者可无任何症状。

2. 体征　结直肠间质瘤的主要体征为腹部包块、肠梗阻、便血、肠穿孔、肛门坠胀等非特异性表现,也可毫无任何体征而在体检偶尔发现。低位结直肠间质瘤通过肛门指诊检查可触及。

【辅助检查】

结直肠间质瘤的确诊主要依赖病理形态学、免疫组化染色的联合。凡结直肠肿瘤具有形似平滑肌或神经的梭形肿瘤细胞和上皮样肿瘤细胞、CD117阳性者(或CD117阴性而CD34阳性者),且伴平滑肌和神经双向分化或无分化者即可诊断结直肠间质瘤。

【治疗要点】

1. 手术治疗　对于较小的直肠间质瘤,可在保证R_0切除的前提下行局部切除。对于中低位直肠间质瘤,如果局部切除或直肠前切除不能完成,则行腹会阴联合切除术。腹会阴联合切除术:①药物治疗后肿瘤未见缩小,即肿瘤对药物无效或耐药;②肿瘤巨大,位于肛门5cm以下,且与直肠壁无法分离;③复发的病例,在经过一、二线药物治疗后,未见明显改善,影响排便功能时。

2. 结直肠的间质瘤的治疗　方法选择较其他部位间质瘤不同,其原因是解剖及生理方面的问题。直肠间质瘤一般位于黏膜下,可往肠内及肠外生长,肿瘤巨大时可占据盆腔,不利于手术操作。操作过程中由于肿瘤质地易碎的特性,操作不慎可引起肿瘤破碎播散。且术中剥离面广、影响神经,导致术后排便及排尿困难。

3. 靶向药物治疗　随着靶向药如甲磺酸伊马替尼的引入及应用,根据NCCN指南及ESMO指南,认为直接考虑到影响功能的问题,就需先行药物治疗,再考虑保留功能的手术,这个原则成为治疗的准则。

【护理评估】

1. 健康史

(1) 一般资料:了解病人年龄、性别、饮食习惯,有无烟酒、饮茶嗜好。如需行肠造口则要了解病人的职业、沟通能力、视力情况及手的灵活性。

(2) 家族史:了解家族成员中有无家族腺瘤性息肉病、遗传性非息肉病性结肠癌、大肠癌或其他肿瘤病人。

2. 身体状况

(1) 症状:评估病人排便习惯有无改变,是否出现腹泻、便秘、腹痛、腹胀、肛门停止排气、排便等肠梗阻症状,病人全身营养状况,有无腹水、黄疸、消瘦、贫血等。

(2) 体征:腹部触诊和直肠指诊有无叩及肿块,以及肿块大小、部位、硬度、活动度、有无局部压痛等。

3. 心理-社会状况　评估患者和家属对所患疾病的认知程度,有无过度焦虑、恐惧等影响康复的心理反应;了解患者及其家属能否接受制订的治疗护理方案:靶向治疗、术后永久性造口、对治疗及未来的生活是否充满信心,能否积极寻求社会及他人的帮助;了解家庭对患者手术及进一步治疗的经济承受能力和支持程度。

【护理诊断】

1. 焦虑　与疾病有关,对疾病不认识,恐惧或绝望,个人生活习惯及环境的改变,忧郁、无助感的增加,担心肠造口影响生活、工作有关。

2. 自我形象紊乱　与行肠造口后排便方式改变有关。

3. 潜在并发症:切口感染、吻合口瘘、性功能丧失、排便困难、造口并发症及肠粘连等。

【护理措施】

1. 心理干预 介绍治愈患者谈经验,组织患友会,让患者看到希望,鼓励患者说出心里话,让家属多陪同。关心体贴患者,指导患者及其家属通过各种途径了解疾病的发生、发展及治疗护理方面的新进展,树立与疾病斗争的勇气及信心。需行肠造口者,术前通过图片、模型等宣教方式向患者解释造口的目的、部位、功能、术后可能出现的情况以及相应的处理方法;请造口志愿者现身说法,与其交流,介绍自身造口护理经验,使其了解只要护理得当,肠造口并不会对其日常生活、工作造成太大影响,以消除其恐慌情绪,增强治疗疾病的信心,提高适应能力。同时争取家人与亲友的积极配合,从多方面给患者以关怀和心理支持。

2. 肠造口腹部定位要求 ①根据手术方式及患者情况选择造口位置;②肠造口位于腹直肌内,患者自己能看清,有足够位置粘贴造口袋;③造口所在位置应避开瘢痕、皮肤凹陷、皱褶、皮肤慢性病变处、系腰带处及骨突处。确定方法:造口治疗师选定造口位置后做好标记,并用笔做好记号,并嘱病人改变体位时观察预选位置是否满足上述要求,以便及时调整。

3. 根据麻醉方式选择合适的体位,血压稳定可调整为半坐卧位并指导和鼓励患者进行适当的活动。注意 Miles(腹会阴联合直肠癌根治术)手术患者术后斜坡卧位 3~5 日。

4. 注意伤口有无红肿、疼痛、发热,及时向医生报告异常情况。注意患者引流液的颜色、量和性状,若患者盆腔引流管持续引出鲜红色液体≥100ml/h 或 24 小时≥300ml,出现心慌、气短、烦躁等症状甚至有生命体征改变时,提示有活动性出血,应及时通知医生处理。

5. 对 Miles 手术患者应注意骶尾部引流和会阴伤口纱布填塞、伤口周围组织的情况,出现异常应及时报告医生。

6. 观察造口的肠黏膜颜色及造口周围皮肤情况,肠造口缺血坏死和感染表现,肠造口黏膜的血运、颜色、气味、体温的变化等,有异常及时报告医生。并请造口专科护士会诊,指导护理。

7. 注意患者的排便、排尿情况,及时处理尿潴留。记录 24 小时出入量,保持水、电解质和酸碱平衡。注意患者恶心、呕吐、腹胀、腹痛、排便异常等情况出现,应及时报告医生。

8. 胃肠道功能恢复、有排气,才可以开始进食,从流质、半流质、普食逐渐过渡。应指导肠造口患者均衡饮食,纤维较多的食物宜切碎、煮烂,忌生冷、刺激性食物,以免腹泻和梗阻。多进食新鲜的蔬菜、水果等富含碳水化合物和含纤维较丰富的食物。多饮水,保持大便通畅。

9. Miles 术后拔除骶前引流管后,会阴部伤口未愈合前,指导患者每日 2 次用 1:5000 的高锰酸钾溶液坐浴,坐浴后用油纱覆盖创面。

【护理评价】

通过治疗与护理,患者是否:①情绪稳定,食欲、睡眠未受影响;②营养状况得以维持或改善;③对今后的生活充满信心,能有效自我调节不良情绪反应;④通过有效途径获取疾病相关知识,积极主动配合治疗护理工作;⑤未发生术后并发症或并发症得到及时发现和处理。

【健康教育】

1. 保持心情舒畅,鼓励参加造口人互助组织。注意劳逸结合,参加适量体育锻炼,生活规律。

2. 根据患者情况调节饮食,肠造口患者应均衡饮食,纤维较多的食物宜切碎、煮烂,忌生冷、刺激性食物,以免腹泻和梗阻。多进食新鲜的蔬菜、水果等富含碳水化合物和含纤维较丰富的食物,保持大便通畅。

3. Miles 术后坚持每日坐浴,直至伤口愈合。术后早期(3 个月内)不要过早下蹲位,以免会阴部切口裂开。

4. 患者出现排便困难或大便变细时,应及时就诊。出现大便失禁时,指导其做肛门收缩练习。

5. 教会患者及其家属掌握造口袋更换、造口并发症的预防和处理,造口袋的保管及日常生活注意事项。鼓励参加造口的相关活动:集中的造口讲座、造口联谊会等。

6. 出院后每 3~6 个月定期门诊复查。按医嘱靶向治疗,注意检查血常规、肝功能、肾功能等,出现白细胞和血小板计数明显减少时,遵医嘱暂停治疗。

第九节　肛周 Paget 病

Paget 病是发生于乳房及乳房外富有大汗腺区域的一种特殊的癌性疾病,而发生于肛门周围的肛周 Paget 病（perianal Paget disease，PPD）较为少见。本病是一种低恶性肿瘤，常常被误诊。临床上见到肛周皮肤湿疹样改变久治不愈者应该进行活检以明确是否是 PPD。由于其侵袭性高，故在临床上经过6～8 周治疗不愈的肛周湿疹样改变的患者，应该引起重视，排除本病，及时治疗。

【病因与发病机制】

关于 Paget 病的组织来源及发病机制，迄今未有明确定论。有作者认为 Paget 细胞为角质细胞的变形；而另有作者依据本病发生于汗腺较发达区域，且 Paget 细胞和汗腺细胞在组织化和超微结构上有类似现象，认为其组织来源于汗腺细胞。也有人认为 Paget 病是一种特殊类型的皮肤原位癌，进而侵及下方的乳腺和汗腺导管。还有人认为是某种癌基因突变所致的多中心上皮组织致癌效应，其作用于表皮可致 Paget 病，作用于其他部位导致汗腺癌和内脏器官癌。孙磊认为 Paget 病的 Paget 细胞来源于表皮内多潜能细胞，本病实际上是一种特殊类型的表皮原位癌，其发展时向下蔓延并侵及汗腺导管。另一个组织病理学上的问题是：乳腺 Paget 病与乳腺外 Paget 病的组织来源是否相同？有人对乳腺 Paget 病与乳腺外 Paget 病的患者 2 组进行了 P53、c-erbB-2、ER 及 PR 测试，结果 2 组有显著性差异，说明乳腺 Paget 病与乳腺外 Paget 病是来源于不同基因突变事件，来源于不同的突变细胞。

【临床表现】

本病起病慢，病史长，病变初起常为肛周丘疹或鳞屑状红斑，逐渐扩张为浸润斑，类似湿疹，表面常有渗液。肛周顽固性瘙痒常为初起症状，可有疼痛，也可能没有自觉症状，仅表现为湿疹样外观。该病临床表现和其他疾病很相似，通常在病理检查时才发现，常被误诊为克罗恩病、高级别上皮内瘤变、尖锐湿疣、化脓性汗腺炎等，所以有必要对患者再次行肛门检查以早期发现恶性病灶，即使是浅表性病变。典型的 PPD 的损害特征是边界清楚的湿疹样斑伴有顽固性瘙痒。

【辅助检查】

1. 血、尿、粪常规、血生化检查、胸片。

2. 取病变组织活检，以明确诊断。

【治疗要点】

手术是本病唯一有效的治疗方法。表浅型病灶可行局部扩大切除联合或不联合皮瓣修复；若病灶浸润范围较大，需要行 APR，并辅助放化疗。由于本病的不确定性以及多中心性，术中应该对切缘进行冰冻活检，如果切缘有癌细胞，应该继续切除有病变

组织，如果侵及到附属器官，应切除组织到深筋膜。如果所切除的皮肤过大不能缝合，可以行植皮术。

【护理评估】

1. 了解肛周发病的情况，是否有克罗恩病、高级别上皮内瘤变、尖锐湿疣病史。

2. 病情评估

（1）肛门周围皮肤有无丘疹或鳞屑状红斑。

（2）肛周有无渗出、边界清楚的湿疹样斑伴有顽固性瘙痒。

（3）了解辅助检查的相关结果。

3. 对术后饮食、活动、疾病认知程度。

4. 自理能力。

【护理诊断】

1. 焦虑　与疾病有关，对疾病不认识，恐惧或绝望，个人生活习惯及环境的改变，忧郁、无助感的增加。

2. 完整性受损　与肛周湿疹样斑块、皮肤瘙痒、手术治疗等有关。

3. 潜在并发症：肛门狭窄、肛门松弛。

【护理措施】

1. 心理干预　介绍治愈患者谈经验，组织患友会，让患者看到希望，鼓励患者说出心里话，让家属多陪同。关心体贴病人，指导病人及其家属通过各种途径了解疾病的发生、发展及治疗护理方面的新进展，树立与疾病斗争的勇气及信心。

2. 术前肛周及肠道准备　术前 3 日用 1:5000 的高锰酸钾坐浴，每日早晚 2 次；术前 1 日臀部及会阴用肥皂水擦拭后备皮，上至耻骨联合上 10cm，下至大腿内侧上 10cm，沐浴更衣保持肛门清洁。术前 2 日开始少渣饮食，术前晚口服泻药：恒康正清或和爽。

3. 术后护理

（1）按全麻术后护理常规施行护理：术后吸氧、测血氧饱和度、保持呼吸道通畅；密切观察生命体征，尤其是血压的变化，因血压偏低时周围血管收缩，影响皮瓣血供。调节室内温度为 25℃ 左右，注意保暖。

（2）体位护理：采取侧卧位、屈膝以充分暴露肛周，避免肛周皮瓣受压、移位，影响血运；卧床休息 1 周，抬高下肢 30°，以利于淋巴、血液回流，防止静脉血栓形成。

（3）皮瓣血运观察：皮瓣的成活是手术成功的关键。术后密切观察皮瓣血运变化。正常皮瓣呈鲜红或粉红色皮温比健侧皮肤高 1～2℃，毛细血管充盈反应时间正常为 1～25 秒，术后前 3 日每 2～4 小

时观察一次,术后 4~7 日每 6 小时观察一次。若皮瓣边缘或远端出现散在红斑或紫白花斑,提示可能发生微血管障碍;皮瓣苍白提示动脉血供不足;皮瓣发紫提示静脉回流差,发生以上情况均应及时通知医生,并协助医生采取相应措施。

(4) 肛管护理:嘱患者术后 1 周禁食,为避免肠道分泌物及宿便从肛门排出污染创面,术后使用肛管,将肛管用缝线固定于正常皮肤,每日更换肛管引流袋避免肛管错动、移位而牵扯缝线引起疼痛。术后 7 日开始进食时拔出肛管。伤口护理皮瓣下放置引流管,外接 20ml 负压注射器,伤口局部加压包扎密切观察引流情况,勤挤压引流管,促进伤口渗液尽快排出,并及时倾倒注射器内的积液、积血,准确记录,24 小时引流液小于 5ml 后拔出引流管。拔出引流管后伤口加压包扎,防止形成无效腔同时保持伤口敷料干燥,微波治疗 2 次/日,以消炎、止痛、促进局部创面血运和促进上皮细胞生长。

(5) 饮食与康复指导:术后前 7 日禁食,第 8 日开始进食流质,第 10 日饮食过渡到少渣、半流质食物,12 日过渡到普食。前 7 日保证充足静脉营养,1 周后予以高蛋白、高热量、高纤维素饮食。

【护理评价】

通过治疗与护理,病人是否:①情绪稳定,食欲、睡眠未受影响;②对今后的生活充满信心,能有效自我调节不良情绪反应;③通过有效途径获取疾病相关知识,积极主动配合治疗护理工作;④未发生术后并发症或并发症得到及时发现和处理。

【健康教育】

1. 饮食调整 根据患者情况调节饮食,多吃新鲜蔬菜、水果,多饮水,避免高脂肪及辛辣、刺激性食物;控制过多粗纤维食物及过稀、可致胀气的食物。

2. 活动 术后半年内避免剧烈运动,加强局部保护,避免受压,防止受伤,如发现皮瓣红肿异常及时到医院就诊。参加适量体育锻炼,生活规律,保持心情舒畅。避免自我封闭,应尽可能地融入正常生活、工作和社交活动中。

3. 复查 因本病复发率较高,应定期复查。需每隔 3~6 个月进行随诊,共 2 年;以后每 6~12 个月随诊 1 次,共持续 5 年,随诊内容包括有无肛门狭窄、肛周皮肤情况,必要时组织活检。

(陈晓琼　叶新梅)

参 考 文 献

1. 李乐之. 外科护理学. 北京:人民卫生出版社,2012:470-477

2. 汪建平. 中华结直肠肛门外科学. 北京:人民卫生出版社,2014:639-658,663-668,682-687

3. 王天宝,尉秀清,崔言刚,等. 实用胃肠恶性肿瘤诊疗学. 广州:广东科学技术出版社,2012:279-316

4. 陈万青,张思维,郑荣寿,等. 中国 2009 年恶性肿瘤发病和死亡分析. 中国肿瘤,2013,22:2-12

5. Siegel R, Naishadham D, Jemal A. Cancer statistics, 2013. CA Cancer J Clin,2013,63:11-30

6. Amirian ES, Fickey PA Jr, Scheurer ME, et al. Anal cancer incidence and survival: comparing the greater San-Francisco bay area to other SEER cancer registries. PLoS One,2013,8: e58919

7. Dalmases M, Lucena CM, Cano-Jiménez E, et al. Endobronchial metastases of anal canal carcinoma. Arch Bronconeumol, 2012,48:258-260

8. 李宁,金晶. 肛管癌治疗进展. 中华结直肠疾病电子杂志,2016,5(1):27-32

9. 孙卓雅,汪晓东,李立. 肠肛管恶性黑色素瘤的诊治现状. 癌症进展,2015,3(12):125-127

10. 王道勤. 直肠类癌 11 例诊断与治疗. 蚌埠医学院学报 2012,12(37):1489-1491

11. 王仲照,周志祥. 直肠类癌的诊断与治疗. 实用肿瘤杂志,2009,24(2):104-106

12. 姚云峰,顾晋. 直肠间质瘤的诊断和治疗. 中华消化外科杂志,2013,12(4):262-264

13. 赵志威,朱琳,姜涛,等. 直肠间质瘤临床病理学及外科治疗的研究进展. 现代生物医学进展,2016,16(5):982-985

14. 蔡元坤,程明荣,喻德洪. 31 例肛周 Paget 病的临床特点. 结直肠肛门外科,2008,14(3):166-169

第十九章

功能性疾病病人的护理

第一节　出口梗阻型便秘

典型病例

> 患者女,52岁,个体。因"排便困难3年,加重3日"入院。
>
> 患者诉3年前无诱因出现腹胀,无恶心呕吐,间断出现排便困难,表现为间隔时间长,3天一便,排便时间长,便不成形,排便不尽感。无血便,无黏液脓便,无腹部疼痛,于当地医院进行痔疮治疗后(具体术式不详)。既往健康。
>
> 专科查体:(胸膝位)视诊肛门外形不整,肛缘前位皮肤隆起,皮色正常。直肠指诊:进指7cm,肛门括约功能良好,直肠内未触及硬性肿物,退指指套无染血。肛门镜:进镜7cm,退镜观察,镜下见齿线上右前、右后、左位可见黏膜隆起,色暗红,表面糜烂,未见活动性出血点。
>
> 辅助检查:肠镜检查未见明显异常。排粪造影检查:直肠前突二度,盆底痉挛。
>
> 初步诊断:出口梗阻型便秘,直肠前突,混合痔。

出口梗阻型便秘又称直肠型便秘或盆底肌功能不良,是指排便出口组织、器官发生形态结构改变,导致大便不能顺利通过肛门排出,约占慢性便秘的60%,本病以青壮年女性为多见、直肠无力型见于老年人。在传统分类所指的出口梗阻型便秘中,有相当比例的患者存在或合并存在肛门直肠形态结构异常,特别是在与手术有关的研究报道中。

【病因与发病机制】

在导致出口梗阻型便秘的常见病因中,临床将其分型为:

1. 盆底松弛综合征　包括直肠内脱垂、直肠前突、直肠内套叠、直肠瓣肥大。

2. 盆底失弛缓综合征　包括耻骨直肠肌综合征、盆底痉挛综合征(包括耻骨直肠肌痉挛、肛门痉挛)、会阴下降综合征、内括约肌失弛缓症则与罗马Ⅲ标准中的功能性排便障碍中的不协调排便属于同义词。不协调性排便是指在试图排便时耻骨直肠肌、肛门括约肌未能松弛,或松弛不足,或反而收缩;既往也有将不协调收缩翻译为矛盾收缩。

3. 肠外梗阻型　如子宫后倾、盆底肿瘤、炎症等。部分出口梗阻患者同时存在形态结构改变和排便功能障碍,临床上难以区分二者在慢传输型便秘的症状产生中孰因孰果,或各自所占百分比,这也是在现阶段一些学者仍主张沿着出口梗阻型便秘来表述这类慢性便秘的理由。出口梗阻型便秘包括了比功能性排便障碍更广泛的疾病谱。

【临床表现】

1. 排便困难、费时费力。

2. 排便肛门有不尽感及肛门坠胀。

3. 排便时肛门有持续压力下降感。

4. 会阴部有下坠感。

5. 排便大多数需灌肠。

6. 需在肛门周围加压才能排便,或者需用手指插入阴道或直肠才能排便。

7. 将卫生纸卷插入直肠诱导排便。

8. 肛门处有疝或陷窝的感觉。

9. 肛门直肠指检时肠内可存在泥样粪便,用力排便时,肛门外括约肌呈矛盾性收缩。

10. 结肠慢传输试验中,72 小时多数标志物滞留在直肠内不能排除。

11. 肛门直肠测压时显示:①肛管直肠静息压升高;②用力排便时肛门外括约肌矛盾性收缩或直肠壁的感觉阈异常。

【辅助检查】

便秘患者除了血、尿、便三大常规,以及血生化、腹部彩超、胸片、心电图等检查外,为了明确诊断,还需要完善以下专科检查:

1. 直肠指诊 通过检查患者模拟排便的动作,对其肛门内外括约肌、耻骨直肠肌的张力情况以及功能是否协调有一个基本评估。

2. 肛门镜或直肠镜检查 通过肛门镜或直肠镜经肛门缓缓进入检查肛管直肠局部之病变,有无痔疮、肛乳头纤维、溃疡、炎症、直肠瓣变异等,必要时可取组织病理检查。

3. 电子结肠镜 通过安装于肠镜前端的电子摄像探头观察大肠黏膜颜色有无变化,肠腔有无狭窄、有无溃疡、炎症、息肉、肿瘤等,此检查需要完全清洁灌肠,否则不能检查彻底。

4. 钡灌肠 通过肛门注入钡剂拍片观察大肠的长短、有无冗长、下垂、盘曲、有无畸形、狭窄、扩张、袋形是否正常以及大肠位置是否正常等来判断是否存在巨结肠、结肠冗长症、脾曲综合征、盆底疝等,此检查前后需要清洁灌肠。

5. 胃肠运输实验 通过口服含有特殊标志物的胶囊并服后 8 小时、24 小时、48 小时、72 小时拍片观察标志物的位置来判断胃肠蠕动功能的异常。若 72 小时拍片标志物不能超过 80% 即可诊断为结肠慢传输型便秘,此检查期间不能应用任何影响胃肠道的药物。

6. 排粪造影检查 又称为动态性或排空型造影检查,是一种模拟排便的过程。它是通过向患者直肠内注入造影剂(硫酸钡),动态观察静息、提肛、力排及排空后状态下直肠及肛管形态、功能位置及位置变化的特殊造影检查方法。用以了解直肠、肛管及盆底结构有无功能性及器质性改变,明确引起出口梗阻型便秘诊断的重要依据。

(1)静息状态:直肠注入钡剂后,患者保持静息自然状态。

(2)提肛状态:遵医生嘱咐,患者用力向上收紧肛门病适时保持。

(3)力排状态:遵医生嘱咐,患者用力将钡剂排出肛门。

7. 肛门直肠压力测定 为研究某些肛门直肠疾病和排便异常提供病理生理依据。正常排便应该有内外括约肌、盆底肌同步迟缓,排便压的有效升高及排便通道的畅通无阻。排便时,结肠及直肠松弛,内外括约肌、耻骨直肠肌均处于张力收缩状态,排便阻力大于排便动力,粪便得以储存;排便时,结、直肠肌收缩,肠腔内压力增高,腹肌亦收缩使腹压增高,而内括约肌、耻骨直肠肌、外括约肌均反射性松弛,肛管压力迅速降低,上述压力梯度逆转,排便动力大于排便阻力,粪便排出肛门。这两种状态下肛管、直肠、盆底的功能变化及各器官协调功能均能通过压力变化而表现出来,通过测压的方法,了解并量化评估肛门直肠维持自制和排便功能,对诊断出口梗阻型便秘有重要临床意义。评估流程:①安静状态下测压;②持续收缩肛门,收缩状态下测压;③持续用力排便,模拟排便测压;④肛管功能长度测定。肛门直肠测压。

8. 盆底表面肌电评估 盆底肌电图是一种无创的,应用于表面电极测量盆底横纹肌复合体的表面肌电活动水平,以此研究盆底横纹肌综合肌动作电位的活动方式。对整个盆底肌群 I、II 型肌纤维功能进行评估,辅助诊断、鉴别诊断盆底疾病,指导治疗方案的设定,了解患者盆底肌功能恢复进展及评价治疗的效果。同时有助于判断便秘有无肌源性和神经源性病变,了解有无直肠-肛门括约肌协调运动异常。

9. 球囊逼出试验 球囊逼出试验是检查直肠排便功能的一项辅助检查,其对判断盆底肌功能和直肠感觉功能有重要意义。

10. 盆腔动态多重造影 通过腹腔穿刺,向腹腔内注入造影剂(碘普罗胺),安置尿管,排空小便,向膀胱内注入造影剂(碘普罗胺),在阴道(女性)内放置造影纱布(碘普罗胺),直肠内注入造影剂(硫酸钡),在患者行排便动作中,动态拍片,了解整个盆腔内组织器官在排便过程中的改变,能全面了解盆底的功能状态,此项检查为笔者所在医院独创,操作过程复杂,有一定的风险(腹腔穿刺的风险),目前国内能够开展的医院十分少,但是检查的意义重大,此项检查前后需清洁灌肠。

11. 胃肠心理评估 心理评估对治疗慢性便秘非常重要,有研究显示近 50% 的功能性便秘患者均存在不同程度的心理异常,如通过焦虑评估量表、抑郁评估量表、气质量表等评分,综合评估患者是否存在因便秘疾病本身造成的心理精神异常、影响的程度如何,是否需要药物干预等。

在出口型便秘检查中其中排粪造影检查、肛门直肠测压、球囊逼出实验、盆腔多重造影检查对诊断出口梗阻型便秘尤为重要,也是诊断与鉴别慢传输型便秘的重要辅助检查。

【治疗要点】

（一）保守治疗

1. 合理饮食 ①保证充足的水分摄入,晨起空腹温水或蜂蜜水 500ml,每日至少 1500 ~ 2000ml。②保证膳食纤维摄入,成人每日摄入纤维含量 25 ~ 35g,如糙米、玉米、大麦、米糠等杂粮,胡萝卜、薯类、四季豆等根茎和海藻类食物。③每日摄入 1 ~ 2 个香蕉、苹果。④每日一杯酸牛奶。⑤建议不饮酒及服用咖啡因的饮料,它们会加重大便的干燥。⑥优质蛋白:每日保证鸡蛋 1 个、瘦肉 100 ~ 150g,牛奶 250 ~ 500ml 和豆腐 100g。⑦油脂:适量增加烹饪油用量（心血管疾病慎用）。

2. 适当运动 每日达到 30 分钟,每周能有 5 日时间。①健康散步,40 分钟以上,坚持 12 周,其他全是运动跑步、跳绳、游泳等。②锻炼腹肌训练:如仰卧起坐、吹气球。③锻炼肛门括约肌力量:如提肛运动。④促进肠蠕动:仰卧,顺时针方向,自右下腹开始,顺时针按摩腹部,2 ~ 3 指,用力中等,每次约 1 分钟,每日重复 10 次。

3. 生物反馈治疗 生物反馈治疗作为便秘的一线疗法,具有无痛苦、治愈率高、安全无不良反应等特点。每个病人耐受力不同,直肠感觉阈值不同,盆底肌力不同,接受电刺激、肌电促发电刺激及 Kegel 模板训练治疗方案不同。在治疗过程中通过让患者充分认识所患疾病的病情,强调患者自主盆底肌肉训练,增强患者自我意识和自我调节能力,改善盆底血供,增强盆底神经肌肉兴奋性,改善盆底松弛、痉挛的病症,促进肠蠕动,增加便意,最终达到治疗的目的。一般推荐 2 ~ 3 个月 1 个疗程,病情严重,反复发作者建议适当延长疗程,每个疗程 10 次,每日 1 次,每次 30 ~ 40 分钟。如果配合规范的球囊训练,可取得较好的治疗效果和稳定的愈合。

4. 小球囊盆底肌功能锻炼 小球囊盆底肌功能训练前期准备同小球囊逼出实验,将球囊置于患者肛门 5 ~ 10cm,指导患者做收缩和放松肛门肌肉,时间为 20 分钟,每日总共 60 次。

5. 每日晨起坚持锻炼济川捭阖术,时间 20 ~ 30 分钟。

6. 建立正确的排便习惯 ①养成正确的排便习惯,每日晨起或餐后 2 小时内尝试排便,因为此时肠活动最活跃,即使无便意每次排便 5 ~ 10 分钟,养成排便习惯。②不能抑制便意及刻意忍耐,有便意应立即去排便。③排便时集中精力,不可阅读、玩手机、吸烟等。

7. 合理使用泻剂:在医生指导下使用泻剂,长期服用泻剂易引起药物依赖,加重便秘。①益生菌:双歧杆菌,也可服用妈咪爱、酸奶等益生菌制剂。②乳果糖:15 ~ 30ml/次,15 ~ 45ml/d。普芦卡必利（力洛）半片或 1 片/日（若能正常排便无需继续服用）。上述药物无效可加福松,应避免长期服用刺激性泻药如番泻叶、果导片等。

8. 中医治疗 遵医嘱口服中药调理、中药直肠滴入、耳穴埋豆、电针、普通针刺、灸法等。

9. 精神心理治疗 在治疗过程中,应强调精神心理治疗的重要性,包括健康教育、心理治疗、认知行为治疗、药物治疗等。必要时遵医嘱给予抗焦虑抑郁药物治疗。

（二）手术治疗

经肛手术治疗,包括经肛吻合器直肠切除术、直肠瓣缝扎悬吊术、经会阴直肠前突修补术、盆底抬高术等。

【护理评估】

1. 患者的职业、饮食习惯、排便习惯及诱发饮食。

2. 患者年龄、对疾病的认识以及心理状况。

3. 排便需服泻药及其他方式辅助排便。

4. 患者有无便意或便意淡漠。

5. 患者肛门有无坠胀、有无腹胀等症状。

【护理诊断】

1. 焦虑、恐惧 与患者对自身疾病及手术效果有关。

2. 疼痛 与术后切口有关。

3. 部分生活自理能力缺陷 与手术伤口及卧床有关。

4. 知识缺乏 与对便秘相关知识及术后康复知识有关。

5. 睡眠形态紊乱 与伤口疼痛有关。

6. 自我形象紊乱 与手术部位有关。

7. 潜在并发症:尿潴留、出血、感染、排便困难、肛门坠胀。

【护理措施】

（一）术前护理

1. 心理护理 患者手术前常有情绪紧张、焦虑、注意力高度集中或恐惧，对治疗心存顾虑，对治疗相关知识缺乏，担心手术后恢复效果。护士应帮助患者做好充分的心理准备，耐心讲解疾病相关知识，对疾病进行健康宣教，讲解手术的优点，并向患者成功手术案例，使患者接受手术，树立战胜疾病的信心。

2. 术前常规准备及肠道准备 ①饮食：术前一日清淡易消化饮食，术前 6 小时禁食、4 小时禁饮。②皮肤、肠道准备：术前备皮，术前晚、术晨行清洁灌肠。③术前建立静脉通道给予术前抗生素及林格液静脉滴注。

（二）术后护理

1. 一般护理 观察患者意识、面色，测量患者体温、脉搏、呼吸、血压，注意观察创口敷料有无渗血、脱落，发现异常及时报告医生，及时给予更换敷料并加压包扎，严密观察病情变化。

2. 体位 术后回病房遵医嘱去枕平卧 4 小时，禁饮、禁食。手术当日减少活动，除需下床如厕外需在床上休息，避免早坐位或下蹲，防止肛内缝合处裂开。下床时需动作缓慢、搀扶，不可离人。

3. 饮食护理 嘱患者 4 小时后麻醉清醒后可适量饮水，若无恶心、呕吐等不适，给予正常饮水同时可给予半流质饮食，如稀饭、面条、藕粉等，避免进食刺激或胀气的食物，如豆类、牛奶、洋葱等。术后第 2 日遵医嘱给予普食，进食富含纤维素的食物和足够的水分，禁辛辣燥热的食物。

4. 疼痛护理 术后伤口疼痛是肛肠手术患者最常见的症状，也是患者最担心的，麻醉作用消失后患者会开始感觉到疼痛。①术后应定时评估患者有无疼痛、疼痛的性质、症状。通过建立疼痛评分表，及时、准确、客观地对患者术后疼痛作出评分，根据评分采取相应的护理措施。②术后必要时给予患者镇痛泵使用，此方法止痛效果明显，在使用镇痛泵的过程中，观察患者有无头晕、恶心欲吐等症状，镇痛泵一般在 72 小时停用。③遵医嘱可给予耳穴埋豆，指导患者按压以刺激穴位达到镇痛的作用。④若患者疼痛不能耐受者，应立即报告医生，遵医嘱给予肌内注射止痛针。⑤给予患者心理支持，分散其注意力，嘱患者听音乐、看书等，疏导不良心理，消除疑虑，保持乐观情绪。

5. 小便护理 ①观察患者术后有无便意感，有无小腹胀痛，叩诊膀胱是否充盈。嘱患者下床小便时可听流水声、按摩腹部诱导排便。②遵医嘱给予中药熨烫穴位，方法：采用笔者所在医院自制的中药制剂涌泉散，将其用白酒浸湿加热后放置待熨处，选取穴为气海、中极、关元合并 TDP 照射 20～30 分钟，以达到刺激穴位，帮助排便的作用。熨烫过程中防止烫伤。③遵医嘱给予耳穴埋豆疗法，豆选王不留行籽或莱菔子均可，选取穴位：三焦、膀胱、大肠。④若观察患者小便自解困难，叩诊膀胱充盈，给予热敷小腹，并报告医生，遵医嘱给予口服高特灵，或肌内注射新斯的明。仍不能自解者遵医嘱给予床旁留置导尿。

6. 大便护理 一般情况下患者术后当日不会有大便排出，术后第一日嘱患者尽量不排便。

（1）嘱患者每日清晨温水或蜂蜜水温服，嘱患者养成排便习惯，晨起或餐后 2 小时如厕排便，避免久蹲、努挣。

（2）术后的患者常因精神紧张，由于伤口疼痛惧怕排便，担心大便影响伤口愈合，护士应加强患者健康宣教，讲解疼痛的机制，解释术后排便的重要性，消除患者的紧张、顾虑情绪，嘱患者自然放松，是肛门括约肌处于松弛状态，改变肛直角，使大便顺利排出，必要时给予止痛药。便后给予中药坐浴，换药。

7. 睡眠形态紊乱的护理 ①评估导致患者不寐的具体原因，尽量减少或消除病人睡眠形态的因素；②为病人安排合理的运动、活动，减少白天卧床、睡眠时间，帮助病人适应环境及生活方式的改变，夜间病人睡眠时，除必要的操作，不宜干扰病人休息；③有计划性地对病人进行心理疏导，减轻病人焦虑、抑郁、恐惧等心理状态，从而改善病人的睡眠；④药物指导给予抗抑郁药物（草酸艾司西酞普兰片）。

8. 自我形象紊乱的护理 护士在为患者进行操作时应注意保护患者的隐私。

9. 术后并发症的护理 ①出血：严密观察患者伤口敷料，是否有渗血渗液。严密观察患者的生命体征、脉搏、心率、呼吸、神志、体温。观察患者排便时有无带血，嘱患者勿用力排便，以免引起伤口出血。如患者伤口敷料有鲜红色血液渗出，应立即通知医生并协助医生进行止血甚至抢救处理。②排便困难：术后患者因恐惧排便引起伤口疼痛，担心伤口愈合，刻意忍耐便意，导致粪便干硬不易排出。观察患者术后第二日起有无自行排大便，有无腹胀，有无强烈的便意感,如 3～4 日仍未排便必要时遵医嘱给予清洁灌肠。③肛门坠胀:术后 1 周观察患者有无肛门坠胀感,指导患者适当的提肛运动或膝胸卧位,以减轻患者肛门坠胀感。

【护理评价】

患者术后焦虑情绪得到缓解,心态平和,积极配合治疗。术后患者疼痛得到缓解,自诉伤口疼痛可耐受,疼痛评分 2～3 分。小便均自解、通畅,偶有大便排出困难的患者,遵医嘱给予清洁灌肠后,腹胀等不适均缓解,至患者出院大便每日 1～2 次。通过以上护理措施,对提出的护理诊断均得到缓解和消除。

【健康教育】

1. 保持心情舒畅,适量活动、避免久蹲、久坐。

2. 饮食原则　宜食清淡易消化食物,可食粗纤维食物,适量水果。

3. 每日水的摄入量在 2000～2500ml,清晨空腹温水或蜂蜜水 500ml。

4. 保持大便通畅,并观察有无便血,发现异常及时报告医生。

5. 腹部按摩　嘱患者仰卧,按摩者以顺时针方向,自右下腹开始,沿结肠走行方向缓慢进行,一般使用 2～3 根手指,用力中等,每一圈用时约 1 分钟,每日重复 10 次。

6. 每日坚持做提肛运动,缓解肛门坠胀,促进伤口愈合;院外指导督促患者排便训练,注意劳逸结合,避免过度劳累,定期随访。

（王玉洁）

第二节　结肠慢传输型便秘

慢传输型便秘是指排便次数减少,无便意或少便意,粪便坚硬,排便困难。肛门直肠指诊时直肠内无粪便或触及坚硬粪便,而肛管括约肌和用力排便功能正常;全胃肠或结肠传输时间延长;缺乏出口梗阻型便秘的证据,如排粪造影和肛门直肠测压正常。

【病因及发病机制】

目前结肠慢传输型便秘的发生的病因、病理尚未完全明了,可能与以下因素相关。

1. 摄入纤维素量不足　当摄入纤维素量不足,尤其是膳食纤维不足,粪便内的含水量和容积减少,对肠壁的刺激减弱,肠蠕动降低,肠内容物通过时间延长,水分过度重吸收,导致粪便干结、排出困难。

2. 药物　许多药物可以引起便秘,如抗抑郁药、抗癫痫药、抗组胺药、抗震颤麻痹药、抗精神病药、解痉药、钙拮抗剂、利尿剂、单胺氧化酶抑制剂、阿片类药、拟交感神经药、含铝或钙的抗酸药、钙剂、铁剂、止泻药、非甾体抗炎药,此外,长期口服刺激性泻剂(含蒽醌类:大黄、番泻叶、芦荟等)也可导致便秘。

3. 器质性疾病肠道疾病(结直肠肿瘤、憩室、肠腔狭窄或梗阻、巨结肠),神经系统疾病(自主神经病变、脑血管疾病、认知障碍或痴呆、多发性硬化、帕金森病、脊髓损伤),肌肉疾病(淀粉样变性、皮肌炎、硬皮病、系统性硬化)。

4. 内分泌紊乱　结肠慢传输型便秘多发于育龄期妇女,女性激素紊乱可能在发病中占据重要作用。研究发现血清孕酮的浓度升高,能使胃肠平滑肌舒张,推进性蠕动减弱,结肠传输减慢,内分泌和代谢性疾病(严重脱水、糖尿病、甲状腺功能减退、甲状旁腺功能亢进、多发内分泌腺瘤、重金属中毒、高钙血症、高或低镁血症、低钾血症、卟啉病、慢性肾病、尿毒症)多可引起结肠蠕动减慢,导致便秘。

【临床表现】

（一）症状

主要表现为长期便次减少,可 3～7 日以上排便 1 次,缺乏便意,腹胀,纳差,有食欲,不敢正常进食,进食后腹胀加重,或有便意,排便费力,蹲厕后不能排出粪便,或每次排出少量粪便,粪便干结,排便时间较长,一般在 15～45 分钟,甚至更长,甚至不能排出粪便仅能排气,口服刺激性泻剂能排便,必须依赖泻剂排便,且疗效逐渐减弱至消失,甚至最后使用泻剂也完全不能排便。部分患者伴有下腹隐痛、口苦、口干、口臭、呃逆、面色晦暗、心情烦躁、焦虑、抑郁、睡眠障碍等全身症状。

（二）体征

STC 患者多无特殊体征,超过 7 日未排便者常可见腹部膨隆,腹部触诊可扪及腹腔内有条索状硬结形成,其中左下腹常见,直肠指检可扪及直肠中上段有成形干结粪块形成,嘱患者行排便动作,粪块未见明显下移,合并盆底疝患者可触及直肠前壁饱满、向下冲击感。

【辅助检查】

此辅助检查同出口梗阻型便秘,其中结肠运输试验、排粪造影、多重动态造影、内镜检查是主要诊断结肠慢传输型便秘的重要专科检查。

【治疗要点】

治疗原则:便秘的治疗应遵循"分度论治、中西合璧、内外结合、上下兼顾、身心同治"的综合治疗原则。

治疗方式主要分为两大类:非手术治疗和手术治疗。

(一) 非手术治疗

为首选方式,目的在于减轻和(或)消除便秘的症状。

1. 一般治疗 包括多进食膳食纤维、多饮水,养成良好的定时、定时的排便习惯等。

2. 功能锻炼 济川掸阖术、气功、导引术等。

3. 药物治疗 主要为泻剂,以促动力药为主,但对含有蒽醌类物质的刺激型泻剂要合理应用,不宜长期服用,以免损害肠神经系统,导致结肠无力,并可诱发"结肠黑变病"。

4. 中医治疗 包括中药内服、针灸、推拿等。

(二) 手术治疗

经完善检查,排除器质性等因素,经过严格的非手术治疗,效果不明显者,对患者的生活质量影响严重,应尽早考虑手术治疗。

手术治疗包括经腹腔镜结肠次全切除吻合、升-直吻合术;全结肠切除回-直吻合术;全结直肠切除、回肠贮袋肛管吻合术。笔者医院率先实现了腹腔镜辅助经肛门 NOTES 结肠次全切除升直吻合术。

【护理评估】

1. 患者的职业、饮食、排便习惯、诱发因素。

2. 排便需要泻药和灌肠协助。

3. 无便意或便意淡漠、腹胀、腹痛。

4. 结肠镜检查排除器质性病变。

5. 心理-社会状况。

6. 辨证分型。

【护理诊断】

1. 焦虑、恐惧 与担心手术及术后恢复效果有关。

2. 粪性皮炎 与术后早期排便次数较多有关。

3. 疼痛 与手术创面有关。

4. 知识缺乏 与缺乏相关知识及术后功能锻炼有关。

5. 自我形象紊乱 与造瘘有关。

6. 部分生活自理能力缺陷 与术后卧床、留置导管有关。

7. 活动无耐力 与术后疼痛、长时间卧床、禁食有关。

8. 舒适度的改变 与术后留置导管有关。

9. 潜在并发症:肠梗阻、吻合出血或吻合口瘘、肛门坠胀、大便失禁、尿路感染、切口感染、皮下气肿、深静脉血栓。

【护理措施】

(一) 术前护理

1. 心理护理

(1) 评估患者的心理状况,了解患者胃肠心理评估结果,是否存在抑郁、焦虑、自杀倾向。

(2) 加强护患沟通,护士具备敏锐的观察力和预见性,了解患者需求,及时发现患者情绪变化。

(3) 向患者介绍腹腔镜手术最大的特点,让患者及家属对手术有初步的认识,举例手术恢复效果较好的患者,并请在院做同样手术的患者向患者分享经验及恢复效果,提高患者对疾病治疗的信心,同时做好家属的宣教,得到家属的心理支持,减轻患者的心理负担。

2. 完善便秘专科检查 患者检查期间护士应知晓患者检查进展及检查项目。根据检查注意事项指导患者完成相关辅助检查,了解患者检查结果和心理变化。

3. 术前1周功能锻炼

(1) 术前指导患者有效咳痰,翻身叩背增强患者术后依从性。

(2) 指导患者进行肺功能锻炼,包括吹气球、爬楼梯,改善患者呼吸功能,提高患者对手术的耐受力,降低围术期风险。

(3) 术前给予盆底肌功能锻炼生物反馈治疗、低频脉冲电治疗、肌电图监测。

4. 营养支持

(1) 术前清淡饮食,遵医嘱给予肠内营养支持口服肠内营养剂(瑞能)。

(2) 给予肠外营养支持,因全营养制剂渗透压较高,外周静脉输注时及易损伤血管,易造成静脉炎,给予中心静脉置管或经外周静脉中心置管。

5. 皮肤、肠道准备

(1) 术前1日,给予全腹部至大腿部位备皮,并做好清洁。特别注意需指导家属清洁患者肚脐。

(2) 术前1周左右开始进行肠道准备,术前1日行全肠道清洁,口服复方聚乙二醇电解质散兑温开水 2000ml 口服。

(3) 术前一晚、术晨给予清洁灌肠。

6. 其他准备 术晨更衣、床旁安置胃管、尿管,避免术中误伤膀胱。

（二）术后护理

1. 密切观察病情变化、合理的体位　①患者术后由监护室观察 2～3 日转入普通科室，遵医嘱根据患者病情给予心电监护和氧气吸入，观察患者生命体征，体温、脉搏、呼吸、血压、氧饱和度，观察患者意识及配合程度。②体位：给予半卧位休息，利于腹腔引流管引流。

2. 心理护理　在与便秘患者心理护理过程中应注重沟通交流，以热情、尊重、倾听、理解贯穿干预全过程，详细收集患者的资料，向患者讲解术后相关注意事项，取得患者及家属配合，做好患者宣教工作，鼓励家属参与到患者心理支持活动中。

3. 饮食护理　医嘱禁饮禁食，待肠蠕动功能恢复后改为流质饮食如乌鱼汤、口服肠内营养剂（瑞能）100ml，每日 2 次。饮食指导应遵循循序渐进的原则，少量多餐，患者可 2～3 小时进一次餐，每日进食 5～6 次，术后第 3 日给予半流质饮食，如稀饭、面条、蛋花、馄饨、藕粉等，1 周后可软食，嘱其清淡营养、高蛋白、高能量饮食。根据患者肠功能恢复及排便情况逐渐过渡至普食。

4. 疼痛护理　由于该疾病采用腹腔镜手术，大部分患者术后疼痛症状较轻。责任护士定时评估患者术后有无疼痛、疼痛的程度、性质及症状和体征。通过对患者疼痛评分来确定给予相应的护理措施。术后一般患者会配备 PCA 镇痛泵，护士应针对 PCA 镇痛泵的使用给予患者和家属进行讲解，并操作演示，评估对其掌握情况。定期巡视病房，评估患者疼痛的程度，给予患者心理护理。

5. 营养支持及药物治疗　术后患者因禁食禁水，经中心静脉置管给予患者肠外营养支持，护士应做好深静脉置管的护理，每 2 小时冲管 1 次，根据深静脉置管护理常规进行护理。同时观察患者排气情况，待肠蠕动恢复给予肠内营养支持。

6. 引流管护理　建立导管评估表，对中、高危风险患者护士应加强巡视，术后严密观察各种引流管引流液的颜色、性状、量。术后指导患者卧床时用安全别针将引流袋固定于床边；下床活动时，应夹毕尿管，将尿管固定于耻骨联合下；其他引流管可固定在患者上衣衣襟处；时刻保持引流管通畅，避免其受压、打折、牵拉，严防管路脱出、自拔。若血浆引流管出现大量血性引流液，要警惕患者出现腹部内部出血，应及时通知医生，并配合积极治疗。

7. 功能锻炼　①术后转入普通病房，当日可指导患者端坐卧位，协助患者早期下床活动，活动应遵循先坐起-床旁站立-行走的原则。注意防止患者应突然站立导致体位性低血压。活动时应有专人陪护，防止发生跌倒。②盆底肌功能及腹肌锻炼，嘱其每日坚持做提肛运动，每日 3 组，每组提肛 100 次，持续 5～10 分钟即可。术后 20 日左右给予生物反馈治疗、低频脉冲治疗。③术后 2 周每日责任护士带领患者练习济川捭阖术。

8. 粪性皮炎护理　①清洗：用软毛巾蘸温水轻轻擦洗肛周皮肤，彻底去除肉眼可见的粪便。若皮肤严重的患者可采取温水冲洗方法彻底去除肉眼可见的粪便，皮肤皱褶处可用小棉签蘸温水仔细擦洗破裂处残留的粪便，若破溃严重伴有感染者可用注射器抽吸生理盐水或连栀矾溶液冲洗周围各区的急慢性炎症皮肤，用无菌干纱布吸干皮肤上的水渍。②药物涂擦：指导患者进行坐浴，将中药制剂石膏冰片散（笔者医院制剂）兑生清油调成糊状涂擦于患处（石膏冰片散有清热、凉血、消炎的功能，同时清油具有清热、油状隔离粪便的作用），嘱患者侧卧位休息片刻，待药膏干给予清洗后可采取舒适体位。每日持续给予石膏冰片散涂擦。若皮肤严重者，可同时给予红外线（TDP）照射创面。

9. 睡眠形态紊乱的护理　①评估导致患者睡眠质量差的具体原因，尽量减少或消除病人睡眠形态的因素；②为病人安排合理的运动、活动，减少白天卧床、睡眠时间，帮助病人适应环境及生活方式的改变，夜间病人睡眠时，除必要的操作，不宜干扰病人休息；③有计划性地对病人进行心理疏导，减轻病人焦虑、抑郁、恐惧等心理状态，从而改善病人的睡眠；④遵医嘱给予耳穴埋豆；⑤药物指导给予抗抑郁药物（草酸艾司西酞普兰片）。

10. 自我形象紊乱　①鼓励患者以各种方式表达形体改变所致的心理感受，确定患者对自身改变的了解程度及这些改变对其生活方式的影响，接受患者所呈现的焦虑和失落，使患者在表达感受的同时获得情感上的支持；②帮助患者及家属正确认识疾病所致的形体外观改变，提高对形体改变的认识和适应能力，给予患者健康宣教；③指导患者身体改观的方法，如衣着合体和恰当的装饰等；鼓励患者参加正常的社会交往活动。

11. 并发症护理　①肛门坠胀：持续盆底肌及腹肌功能锻炼，给予提肛运动，每日提肛运动 3 组，每组 100 次，或给予消炎止痛药坐浴。如患者自觉肛门坠胀明显指导患者做膝胸卧位,可缓解肛门坠胀感。②肠梗阻:严密观察患者有无腹痛、腹胀等症状,观察患者排气、排便,发现异常及时报告医生,嘱其早期下床活动,卧床时勤翻身,术后指导患者咀嚼口香糖,促进肠蠕动,防止肠粘连。用白酒将小茴香浸润合并 TDP 照射熨烫腹部。③吻合口瘘及吻合口出血:观察患者大便的颜色、性状及生命体征,体位、脉搏、呼吸、血压;观察患者有无腹胀、腹痛、血浆引流颜色、性状、量。④下肢静脉血栓:评估患者下肢有无肿胀、麻木感,下肢是否屈伸灵活,以便及时发现异常情况,同时协助患者进行下肢的被动屈伸运动,间断按摩下肢,防止深静脉血栓形成。⑤皮下气肿护理:观察面部皮下扪及有无捻发音,有无咳嗽、胸痛、呼吸频率的变化,皮下气肿一般 1~2 日可自愈。

【护理评价】

针对慢传输型便秘提出以上护理问题采取相应的护理措施,患者无不良反应及不适,其护理诊断均得到缓解及消除。

【健康教育】

1. 通过口头讲解教育、向患者发放健康教育手册、试听播放等不同方式给予患者健康宣教。

2. 向患者讲解慢传输型便秘定义,使其正确认识便秘。

3. 向患者讲解需要改变的生活方式,如饮食、活动、作息等,养成良好的排便习惯,(具体方式同出口梗阻型便秘保守治疗)。

4. 鼓励患者检查练习济川捭阖术及提肛运动。

5. 保持乐观、开朗的情绪,丰富生活内容,使气血调达,心气和顺。

6. 治疗过程中做好患者安全宣教,防止患者跌倒、坠床、烫伤的发生。

(王玉洁)

第三节 肛 门 失 禁

 典型病例

患者男,52 岁,会计。

因“排稀便不能控制 3 年,加重 2 个月”为主诉就医。

该患者 3 年前因肛瘘在某医院先后接受 2 次手术治疗,第一次于半年后复发,第二次术后间断出现大便不能控制,主要不能控制稀便、排气不能控制,成形软便尚可,未予特殊治疗。2 个月前因进食凉粉后出现腹泻,排便不能控制,每日 5~6 次,黄色稀便,伴有少许鲜血和黏液,无肛内肿物脱出,为求进一步诊治,门诊以“肛门失禁”收入院治疗。既往健康。

专科查体:(胸膝位)视诊:肛周潮湿,可见少许粪便。指诊:入指 7cm,肛门松弛,括约肌功能较差,未触及硬性肿物,指套无染血。

辅助检查:肛管直肠压力测定提示:肛管括约肌功能正常,直肠感觉阈值、最大耐受容量、直肠顺应性明显降低。

入院诊断:肛门失禁。

肛门失禁,又称大便失禁,是指因各种原因引起的肛门自制功能紊乱,以致不能随意控制排气和排便,不能辨认直肠内容物的物理性质,不能保持排便能力。它是多种复杂因素参与而引起的一种临床症状。据过外文献报道,大便失禁在老年人中的发生率高达 1.5%,女性多于男性。中医学称“遗失”或“大便滑脱”,属于大便失禁范畴。

【病因及发病机制】

1. 先天异常 肛门闭锁、直肠发育不全、脊椎裂、脊髓膜突出等先天性疾病均可造成肛门失禁。

2. 解剖异常 医源性损伤、产科损伤(阴道分娩)、直肠肛管手术、骨盆骨折、肠道切除手术后、肛门撕裂、直肠脱垂、内痔脱出等。

3. 神经源性 各种精神及中枢、外周神经病变和直肠感觉功能改变如痴呆、脑动脉硬化、运动性共济失调、脑萎缩、精神发育迟缓;中风、脑肿瘤、脊柱损伤、多发性硬化、脊髓瘤;马尾损伤,多发性神经炎,肛门、直肠、盆腔及会阴部神经损伤、“延迟感知"综合征等疾患均能导致肛门失禁。

4. 平滑肌功能异常 放射性肠炎、炎症性肠病、直肠缺血、粪便嵌顿、糖尿病、儿童肛门失禁。

5. 骨骼肌疾患 重症肌无力、肌营养不良、硬皮病、多发性硬化等。

6. 其他 精神疾患、全身营养不良、躯体残疾、肠套叠、肠易激综合征、特发性甲状腺功能减退等。

【临床表现】

（一）症状特点

患者不能随意控制排便和排气。完全失禁时，粪便自然流出，污染内裤，睡眠时粪便排出污染被褥；肛门、会阴部经常潮湿，粪性皮炎、疼痛瘙痒、湿疹样改变。不完全失禁时，粪便干时无失禁，粪便稀时和腹泻时则不能控制。

（二）专科体征

1. 视诊 ①完全性失禁：视诊常见肛门张开呈圆形，或有畸形、缺损、瘢痕、肛门部排出粪便、肠液，肛门部皮肤可有湿疹样改变或粪性皮炎的发生。②不完全失禁：肛门闭合不紧，腹泻时可在肛门部有粪便污染。

2. 直肠指诊 肛门松弛，收缩肛管时括约肌及肛管直肠环收缩不明显和完全消失，如损伤引起，则肛门部可扪及瘢痕组织，不完全失禁时指诊可扪及括约肌收缩力减弱。

3. 肛门镜检查 可观察肛管部有无畸形，肛管皮肤黏膜状态，肛门闭合情况。

【辅助检查】

1. 肛管直肠测压 可测定内、外括约肌及耻骨直肠肌有无异常。肛门直肠抑制反射，了解其他基础压、收缩压和直肠膨胀耐受容量。失禁病人肛管基础、收缩压降低，内括约肌反射松弛消失，直肠感觉膨胀耐受容量减少。

2. 肌电图测定 可测定括约肌功能范围，确定随意肌、不随意肌及其神经损伤恢复程度。

3. 肛管超声检查 应用肛管超声检查，能清晰显示出肛管直肠黏膜下层、内外括约肌及其周围组织结构，可协助诊断肛门失禁，观察有无括约肌受损。

【治疗要点】

（一）非手术治疗

1. 提肛训练 通过提肛训练以改进外括约肌、耻骨直肠肌、肛提肌随意收缩能力，从而锻炼盆底功能。

2. 电刺激治疗 常用于神经性肛门失禁。将刺激电极置于内、外括约肌和盆底肌，使之有规律收缩和感觉反馈，提高患者对大便的感受，增加直肠顺应性，调节局部反射，均可改善肛门功能。

3. 生物反馈治疗 是一种有效的治疗肛门失禁的方法。生物反馈仪监测到肛周肌肉群的生物信号，并将信号以声音传递给患者，患者通过声音和图片高低形式显示进行模拟排便的动作，达到锻炼盆底肌功能的作用。生物反馈的优点是安全无痛，但需要医患双方的耐心和恒心。

（二）手术治疗

由于手术损伤或产后、外力暴力损伤括约肌致局部缺陷。先天性疾病、直肠癌术后肛管括约肌切除等则需要进行手术治疗，手术方式较多，根据情况选用。包括：肛管括约肌修补术、括约肌折叠术、肛管成形术等。

【护理评估】

1. 焦虑 与大便不受控制影响生活质量有关。

2. 自我形象紊乱 与大便失禁污染有关。

3. 粪性皮炎 与大便腐蚀肛周皮肤有关。

4. 睡眠形态紊乱 与大便失禁影响睡眠质量有关。

5. 疼痛 与术后伤口有关。

6. 潜在并发症：尿潴留、出血、伤口感染。

【护理措施】

1. 焦虑护理 ①术前患者心理护理：与患者及家属进行沟通，向患者及家属讲解所患疾病发生的原因、治疗方法、护理要点、影响手术效果的因素、可能出现的并发症和不适，使其对肛门失禁有正确的认识，积极配合手术治疗，对术后出现的并发症有心理准备。②术后做好家属宣教使其亲人陪护在身边，使患者有安全感。向患者讲解手术的过程顺利使其放心，护士在护理过程中以耐心、细心的优质服务理念贯穿整个护理工作中让患者感到安心。

2. 自我形象紊乱的护理 护士做好患者基础护理，保持肛周及会阴清洁。及时协助患者更换衣裤及病床。护理操作过程中注意保护患者隐私。

3. 粪性皮炎护理 ①一旦患者发生粪性皮炎护士应指导患者正确清洗肛周的方法。②采用石膏冰片散兑菜籽油调制糊状给予涂擦肛周皮肤。③及时更换被粪便污染的衣裤。④保持肛周、会阴局部清洁干燥。需要在护理粪性皮炎时同压疮做好鉴别。

4. 睡眠形态紊乱护理 病房保持安静，定时通风，鼓励患者养成良好的睡眠习惯。向患者及家属做好沟通,使其放松心情,评估影响患者睡眠的因素,帮助其排除,并讲解良好的睡眠质量对术后恢复的重要性。

5. 疼痛护理 术后建立疼痛评分表,根据评分值采取相应的护理措施,必要时常规使用镇痛泵。给予患者心理疗法,让其分散注意力,以缓解疼痛。

6. 并发症的护理 ①尿潴留:嘱患者小便时可听流水声、热敷小腹诱导排便,同时指导患者小便时可轻按压关元、中极穴位达到刺激穴位、帮助排便的作用。②出血:严密观察患者伤口敷料是否有渗血渗液;严密观察患者的生命体征、脉搏、心率、呼吸、神志、体温;观察患者排便时有无带血,嘱患者勿用力排便,以免引起伤口出血。如患者伤口敷料有鲜红色血液渗出,应立即通知医生并协助医生进行止血甚至抢救处理。③伤口感染:每日给予伤口换药,大便后及时给予中药坐浴,严密观察患伤口愈合情况及有无发热等症状。

【效果评价】

患者围术期细致的护理不仅是提高患者满意度,也是提高手术成功的重要保障,通过相应的护理措施可促进患者早日康复,在治疗护理过程中,心理护理尤为重要,可帮助患者及家属减轻心理负担,减少和消除患者术后不必要的并发症,提高患者的生活质量,使患者早日回归社会。

【健康教育】

①嘱患者清淡饮食避免刺激辛辣等食物。②指导患者正确的提肛运动。③向患者讲解扩肛的目的、方法、注意事项。④以多种形式的健康教育指导患者包括口头讲解、书面法、操作示范等,使患者充分掌握自我观察和自我调护的方法。⑤对出院患者进行出院指导,并讲解随访时间,定期随访。⑥告知患者适当活动,不可进行剧烈运动,保持肛周局部清洁干燥。

(王玉洁)

参 考 文 献

1. 李春雨. 肛肠外科学. 北京:科学出版社,2016:146-148
2. 李春雨,汪建平. 肛肠外科手术学. 北京:人民卫生出版社,2015:404
3. 李春雨. 肛肠病学. 北京:高等教育出版社,2013:189-190
4. 张有生,李春雨. 实用肛肠外科学. 北京:人民军医出版社,2009
5. 方秀才,刘宝华. 慢性便秘,北京:人民卫生出版社,2014:117-123
6. 杨向东,贺平,百丽,等. 便秘责任制整体护理常规及技术操作规范,成都:四川科学技术出版社,2015:69-72
7. 韩宝,赵燕生. 中国肛肠病诊疗学. 北京:人民军医出版社,2011,10:227-228
8. Drossman DA. 罗马Ⅲ:功能性胃肠病. 北京:科学出版社,2008
9. Harring KL,Haskvitz EM. Managing a patient's constipation with physicsaltherapy. Phys Ther,2006,86:1511-1519
10. 柯美云,罗金燕,许国民,等. 慢性便秘的诊治指南. 中华内科杂志,2004,43(1):57-58
11. 梁秀芝,段宏岩,PPH 技术在出口梗阻型排便障碍100例的应用. 中医杂志,2003,44(21):170-171
12. 倪士昌,韩少良,宋华羽,等. 肛门后方切开加改良 Bock 修补术治疗直肠前突型便秘. 中华普外科杂志,2005,20(10):632-634
13. 谢正勇,程黎阳,张玉新,等. 快速康复外科在胃癌手术中的应用. 广东医学,2012,33(9):1254-1256
14. 王丹,罗莉,王晓英,等. 快速康复外科护理措施在膀胱全切原位回肠代膀胱术的应用体会. 重庆医学,2011,40(33):3368-3369
15. 蒋朱明,江华. 肠外肠内营养临床有效的循证基础,营养风险筛查(NRS2002)与相对有效理念. 中国临床营养杂志,2012,15(1):1-2
16. 冯毕龙,马芳. 结肠次全切除逆蠕动盲直吻合术治疗13例慢传输型便秘的护理. 中华护理杂志,2005,40(12):899-900
17. 朱林,梁文琼,黄熙. 直肠肛门测压与生物反馈治疗功能性大便失禁的有效性. 中国临床康复,2005,9(36):80-81
18. 刘丹,牛之彬,袁正伟. 对肛门成形术后便失禁患者实施生物反馈训练的护理. 中华护理杂志,2005,40(11):821-822
19. 陈姗,秦君璞,张帝开. 产后肛门失禁相关因素研究进展. 实用妇产科杂志,2011,27(1):22-24
20. 赖洲惠,方艳丽,陈咏梅. 肛门失禁患者围手术期护理. 成都护士进修杂志,2013,28(7):653-654

第二十章

炎症性疾病病人的护理

第一节　溃疡性结肠炎

 典型病例

> 患者男,49 岁,农民。
>
> 因"间断腹泻伴脓血便 5 年,加重 2 个月"入院。
>
> 5 年前无明显诱因出现晨起腹泻,每日 3～5 次,每次 100～200g,大便不成形,落入便池散开,伴有少量黏液、脓血,有明显里急后重,恶心,未吐,偶有下腹痛,无腹胀,嗳气,自服肠炎药(药名不详),症状缓解不明显,仍反复发作。2 个月前饮酒后上述症状加重,排便次数增加,每日 7～8 次,里急后重症状加重,脓血较前增多。睡眠、进食可,小便正常。近期体重未见明显降低。
>
> 体格检查:T 36.3℃,P 80 次/分,R 18 次/分,BP 110/70mmHg。无贫血貌,腹平软,轻压痛,无反跳痛及肌紧张。直肠指诊:入指 7cm,未触及硬性肿物,退指指套无染血。
>
> 辅助检查:血常规:白细胞 $6.50×10^9$/L,血红蛋白 162.00g/L;结肠镜提示:乙状结肠、直肠黏膜多发浅溃疡,伴充血、水肿,取组织 1 块。
>
> 病理:黏膜炎症性反应,隐窝脓肿形成。
>
> 入院诊断:溃疡性结肠炎

　　溃疡性结肠炎(ulcerative colitis,UC)是一种病因不明的直肠和结肠慢性非特异性炎症性疾病。病变主要累及直肠和结肠的黏膜、黏膜下层,病变范围可分为仅累及直肠的溃疡性直肠炎、累及炎症位于脾曲远端的左半结肠炎和累及结肠脾曲近端的广泛结肠炎。临床表现为腹泻、黏液脓血便和腹痛,病情轻重不一,呈反复发作的慢性病程,常有肠外表现及全身症状,有恶变的可能。治疗目标是诱导并维持临床缓解及黏膜愈合,防止并发症,改善患者生活质量。本病与克罗恩病统称为炎症性肠病(inflammatory bowel disease,IBD)。

　　【病因与发病机制】

　　病因及发病机制至今尚不明确,有多种学说。目前比较一致的看法是本病与遗传和免疫因素有关,加上环境因素(如感染因素、精神心理因素、饮食药物因素)为其诱因。具有易感基因的人群在多种环境因素的共同作用下,肠道及机体免疫系统产生持续的、不可逆转的、过激的免疫应答,从而损伤消化道。在病理观察上可以发现,病变主要位于大肠,呈连续性、弥漫性分布。病变一般局限于黏膜和黏膜下层,少数重症者可累及肌层。病变早期肠黏膜呈弥漫性炎症反应,出现弥漫性充血及水肿,表面颗粒状、脆性增加、触之出血。以后在肠腺隐窝底部大量中性粒细聚集形成小的隐窝脓肿,若出现融合、破溃后黏膜将出现浅小的溃疡,继而融合成不规则的大片溃疡。黏膜不断重复被破坏、修复形成炎性息肉、瘢痕,严重的还能使肠腔变性缩短、结肠袋消失、肠腔狭窄。少数患者可发生结肠癌变,且以程度较高的未分化型多见。

【临床表现】

溃疡性结肠炎患者多数起病缓慢而隐匿,少数急性起病,偶见急性或暴发性起病。病程长,呈慢性经过,常常表现为发作期和缓解期交替,少数患者症状可持续并逐级加重。

1. 肠道症状

(1) 腹泻和黏液脓血便:黏液脓血便是溃疡性结肠炎活动性的重要表现。排便次数和便血程度反映病情严重程度。轻者为每日 0~4 次便血,且无中毒症状;中度为每日 4~6 次便血,伴轻微中毒症状;重度为每日 6 次以上便血,且伴明显的中毒症状,如发热、心动过速、贫血、血沉增高等。粪质也与病情轻重有关,多数为糊状,重度可为脓血便或血便。

(2) 腹痛:轻者隐痛,活动期有轻或中度腹痛,表现为左下腹或下腹的阵痛,亦可以涉及全腹。有腹痛-便意-便后缓解的规律,常有里急后重及肛门下坠感。若并发中毒性巨结肠或腹膜炎,则有持续性剧烈腹痛等急腹症表现。

(3) 其他症状:可有腹胀、食欲不振、恶心、呕吐等。

2. 全身症状 中、重度溃疡性结肠炎患者可伴有低热或中度发热,或者存在并发、急性暴发则出现高热,病程长者还有可能出现消瘦、贫血、衰弱、营养不良、低蛋白血症、水电解质紊乱等表现。

3. 肠外表现 部分患者可以在口腔黏膜、皮肤、关节、眼等出现肠外表现,包括口腔黏膜溃疡、结节性红斑、外周关节炎、坏疽性脓皮病、虹膜睫状体炎等。

4. 并发症 贫血为溃疡性结肠炎常见并发症,部分患者可出现肠道息肉、肠腔狭窄、癌变等并发症,严重的并发症有中毒性巨结肠、肠穿孔、下消化道出血。

5. 体征 慢性病容,轻型患者左下腹有轻压痛,部分病人可触及痉挛或肠壁增厚的乙状结肠或降结肠。重型和暴发型者可有明显腹胀、腹肌紧张、腹部压痛及反跳痛。

【辅助检查】

辅助检查主要有实验室检查、结肠镜、X 线钡剂灌肠检查等手段。

1. 实验室检查 对于溃疡性结肠炎的诊断,目前缺乏有效的血清学或基因型标志物。主要常规行血常规、粪常规、粪培养以及粪便钙卫蛋白、肝功能、电解质、C 反应蛋白和血沉等检查。粪常规和粪培养应多次检查,粪便钙卫蛋白是用来鉴别肠易激综合征与炎症性肠病的一项检测手段,也是炎症性肠病活动性的一项指标。C 反应蛋白和血沉也是溃疡性结肠炎活动性和疗效评价的有效指标。其中粪便钙卫蛋白检测价值优于 C 反应蛋白和血沉。

2. 结肠镜检查 结肠镜检查并活检是溃疡性结肠炎诊断的主要依据。镜下可见病变肠黏膜弥漫性充血、水肿,粗糙呈现颗粒状、血管纹理模糊不清、质脆易出血;甚至还可以在病变处看到弥漫性或多发性浅溃疡、假息肉形成、结肠袋变钝或消失。黏膜活检呈炎症性反应,隐窝脓肿形成,杯状细胞变小。

3. X 线钡剂灌肠检查 黏膜皱襞粗乱或有细颗粒变化,也可呈多发龛影或小的充盈缺损;结肠袋消失可呈管状;对重型或急性暴发型不做此检查,防止加重病情或诱发中毒性巨结肠。

【治疗要点】

该病的临床治疗以内科为主,包括药物治疗、营养治疗和心理治疗,目的是控制急性发作、维持缓解、减少复发、防治并发症;对于合并消化道大出血、肠穿孔、并发结肠癌等手术适应证则可进行外科手术治疗。

(一) 一般治疗

1. 活动期应充分休息。即使是在缓解期,适度的休息也很必要。同时放松心情,减轻焦虑等不利于疾病治疗的情绪。

2. 合理饮食以清淡易消化饮食为主,患者若有食物过敏或不耐受,应注意避免过敏原刺激肠道。

3. 对于溃疡性结肠炎患者,营养治疗能够增加患者免疫力,改善营养状况,提高生活质量。故应评估患者营养状况,及时给予合理的营养治疗。病情进展加重期则应禁食,给予肠外营养支持。

(二) 药物治疗

1. 氨基水杨酸制剂 柳氮磺胺吡啶(SASP)是治疗本病的常用药物,适用于轻型、中型或重型经糖皮质激素治疗已有缓解患者。用药方法:活动期 4~6g/d,分 4 次口服,病情缓解后逐步减量至 2g/d,分次口服,维持 1~2 年。柳氮磺胺吡啶在结肠中被细菌分解成 5-氨基水杨酸(5-ASA)和磺胺吡啶,5-ASA 是活性成分,可抑制自然杀伤细胞活性、抑制抗体、白三烯及前列腺素样物质生成及清除氧自由基等,但对磺胺过敏者慎用,长期服药可发生恶心、呕吐、药疹、药物热、白细胞减少等不良反应。也可用其他氨基水杨酸制剂,如美沙拉秦、奥沙拉秦、巴柳氮等,5-ASA 亦有灌肠剂和栓剂,其中灌肠剂适用于病变局限于直肠乙状结肠者,栓剂适用于局限于直肠者。

2. 糖皮质激素 适用于急性发作期,是中到重度溃疡性结肠炎诱导缓解的有效药物,但是不能用于疾病的维持治疗。口服和直肠联合给药效果优于单一给药方法。常用药物有泼尼松、琥珀氢化可的松、甲泼尼龙等,待病情稳定、缓解后逐步减量至停药,需注意停药反跳,减药期间可以使用氨基水杨酸制剂逐步接替激素治疗。

3. 免疫抑制剂 适用于对糖皮质激素治疗效果不佳或者对皮质激素治疗依赖的慢性持续型病例,或缓解期溃疡性结肠炎的维持缓解治疗,以及术后预防复发。常用药物有硫唑嘌呤、巯嘌呤。

4. 其他药物治疗 如贫血是常见并发症之一,严重时需要补充铁剂纠正贫血;慢性炎症也会伴有叶酸和维生素 B_{12} 缺乏,肠外营养时要给予补充;益生菌等微生态制剂具有调节菌群、平衡免疫及营养解毒等作用。常用的益生菌制剂主要有双歧杆菌活菌制剂(丽珠肠乐、回春生)、双歧杆菌三联活菌制剂(培菲康、金双歧)、枯草杆菌和粪球菌二联活菌制剂(美常安)等。对于一些由于肠蠕动过快、痉挛性腹痛的患者还可以使用一些解痉药,如匹维溴铵等。

(三) 外科手术治疗

外科手术治疗适用于:当患者并发大出血、肠穿孔、中毒性巨结肠、难以忍受的结肠外症状及癌变者;或病情慢性且持续、反复发作,经内科治疗效果不理想严重影响生活质量患者。

(四) 中医治疗

溃疡性结肠炎属于中医学泄泻、久痢范畴,中医在"治病求本"理论指导下以化湿、祛滞、调气、和血、建中、止泻为基本原则,临证之时,需辨寒、热、虚、实、轻、重、缓、急。

治疗应当内外并重,内治注重调气通滞,外治强调生肌收敛行中药灌肠局部治疗,使药物直达病所。在西药治疗的基础上,辅以中药口服或外用灌肠治疗,可以达到增加疗效、降低不良反应、维持激素撤离、改善兼证等目的。

【护理评估】

(一) 患者的健康史与相关因素

评估患者的家族史;首次出现症状的时间、以往检查、治疗经过及用药情况、有无药物过敏史;症状是逐渐加重还是持续存在,复发的时间及诱因;是否吸烟、饮酒以及吸烟饮酒对排便次数的影响,询问患者饮食习惯及饮食过敏史、排泄形态、生活习惯、工作经历以及工作压力是否会造成不适症状,腹泻与腹痛对睡眠有无影响;本次发病时有无劳累、饮食失调、精神刺激等诱因。

(二) 临床症状评估与观察

1. 腹泻 腹泻发生的诱因、发生的时间、排便次数和量,粪便的性状、气味和颜色,病程长短,有无腹痛及疼痛的部位,有无里急后重、恶心、呕吐、发热、口渴、疲乏无力等伴随症状。

2. 腹痛 腹痛的部位、性质和程度,腹痛与排便的关系,腹痛时有无缓解疼痛的方法,有无腹胀、食欲不振、恶心、呕吐等其他症状。

3. 其他症状 观察患者的神志、生命体征、尿量、皮肤弹性、肛周皮肤状况,有无口渴、脱水、皮肤弹性减弱、乏力、心悸、水电解质及酸碱平衡失调的表现;评估患者的营养状况,有无消瘦、贫血的体征;腹部体征变化,腹部是否迅速胀满、有无压痛、肠鸣音消失,警惕中毒性巨结肠甚至肠穿孔的发生;有无皮疹、关节痛、虹膜睫状体炎等情况出现。

(三) 辅助检查评估

1. 血液检查 可有轻、中度贫血,C 反应蛋白和血沉数值升高,重症患者会出现白细胞计数增高以及血清白蛋白及钠、钾、氯降低等。

2. 粪便检查 活动期会出现隐血及黏液脓血便,通过检测粪便的白细胞、寄生虫等能排除此次发病是否合并细菌及寄生虫感染,粪便钙卫蛋白的检测结果可以直接反映炎症程度,指数较高提示病情活动。

3. 纤维结肠镜检查 是最有价值的诊断方法,通过结肠黏膜活检,可明确病变的性质。

4. 钡剂灌肠 X 线检查 为重要的诊断方法。

(四) 心理-社会状况评估

评估患者的性格类型、心理承受能力;评估患者对疾病的认知以及疾病对患者生活方式和工作有无影响;评估患者家属及亲友的关爱程度与亲友及家庭成员之间的关系;患者的经济状况;有无抑郁、焦虑等不良情绪出现。

【护理诊断】

1. 腹泻 与肠黏膜炎症刺激、肠蠕动增加、水钠吸收障碍、结肠运动功能失常有关。

2. 疼痛 腹痛与肠黏膜炎症反应、溃疡有关。

3. 营养失调,低于机体需要量 与长期腹泻、肠消化功能不良有关。

4. 焦虑 与病情反复迁延、治疗效果不理想有关。

5. 知识缺乏：缺乏疾病治疗护理及预防相关知识。

6. 有体液不足的危险　与肠道炎症致长期频繁腹泻有关。

7. 潜在并发症：中毒性结肠扩张、直肠结肠癌变、大出血、肠梗阻。

8. 肛周皮肤完整性受损　与排便频繁及粪便刺激且肛周皮肤护理不当有关。

9. 活动无耐力　与贫血、营养不良有关。

【护理措施】

（一）休息与环境

1. 为病人提供安静、清洁、通风良好舒适的环境，房间温湿度适宜，定时开窗通风，保持空气清新，做好手卫生及消毒隔离工作，避免医源性感染。

2. 避免过度劳累，劳逸结合。患者急性发作期或病情严重时需卧床休息，缓解期则适当休息选择合适的运动方式锻炼增强体质。长期卧床者，指导患者适度进行下肢主动、被动运动，防止微血栓引起下肢深静脉血栓形成。

（二）心理护理

1. 对于初次发病的患者，要向其讲解疾病的相关知识，如发病的诱因、治疗的药物、手段方法、心理状态、压力对疾病的影响，并对患者提出的问题进行答疑解惑，鼓励其学习解决问题的策略，使得患者能够以平和的心态面对疾病，自觉配合治疗。

2. 慢性疾病控制不佳、疾病反复、担心癌变常常会给患者带来一系列精神、经济压力，甚至出现焦虑抑郁等心理疾病。而心情抑郁、焦虑、压力大本身又是诱发疾病活动或反复的原因。与患者进行深入沟通，鼓励其讲解对疾病的体验，耐心倾听其抒发情感，适时开导。同时鼓励家属给予患者更多的关心和爱护，让患者体验到家庭的温暖和牵挂，增加自我存在的价值。

3. 及时观察患者的心理变化，及时指导患者求助心理医生。及时的心理疏导或者适当的药物干预有助于改善症状、提高生活治疗、阻断恶性循环。

（三）病情观察及护理

1. 腹泻　观察患者大便的次数、性状、颜色、气味、时间、量、与饮食活动的关系有无发热、腹痛尤其需要观察大便中的黏液、脓血变化，协助患者正确留取标本及时送检验科行大便常规和细菌培养。指导患者多饮水。

2. 腹痛　观察腹痛的性质、部位、程度、出现的时间、强度及发作频率，根据其需求给予适当的疼痛

控制，如采取注意力转移法、积极的语言暗示法、深呼吸训练等措施减轻患者的症状。腹痛严重者可使用解痉剂，但一定掌握适应证及剂量，防止出现中毒性巨结肠。

3. 密切观察患者生命体征变化，有无里急后重、恶心、呕吐、发热等伴随症状，有无口渴、疲乏无力、头晕、肌肉抽搐等表现，发现异常及时向医生汇报。发热患者按时监测体温，严重感染者遵医嘱应用抗生素，避免运用大量发汗的降温药。体温高于38℃的患者在物理降温基础上，配合穴位按摩，取穴大椎及双侧曲池、合谷、外关，重按并左右旋转，每穴2分钟。

4. 并发症的观察及护理　对于急性暴发性溃疡性结肠炎及急性重症患者应警惕中毒性巨结肠、结肠穿孔、下消化道出血等并发症的发生，尤其是在患者服用可待因、苯己哌啶以及阿托品等抗胆碱能药物后更要注意观察。需密切观察腹痛性质及腹部体征的变化。如果患者腹部很快膨隆，有压痛，肠鸣音减弱或消失。同时伴随高热及感染中毒症状，应立即汇报，遵医嘱安置胃肠减压，观察胃肠减压引流液颜色、量、性状，建立静脉通道，快速补充水电解质积极完善术前准备，外科手术治疗。

（四）用药护理

本病是一种慢性复发性疾病，需长期药物维持治疗防止复发，但药物长期服用会出现皮疹、粒细胞减少、肝炎、骨髓抑制、免疫抑制和诱发特异性感染等并发症。

1. 向患者及家属讲解药物用法、作用、不良反应等相关知识。嘱病人饭后半小时服药，勿空腹服药，以免诱发或加重消化性溃疡，必要时遵医嘱给予保护胃黏膜的药物。

2. 指导患者严格遵守医嘱服用柳氮磺胺吡啶、糖皮质激素、免疫抑制剂等药物不可擅自停药、减药，以防出现停药反跳现象加重病情或疾病复发。

3. 教会患者自我观察，识别药物的不良反应。观察用药期间有无如恶心、呕吐、食欲减退、皮疹、粒细胞减少等不良反应，指导患者定期监测白细胞、肝肾功能变化，定期门诊随诊出现症状立即复诊及时处理。

4. 口服中药护理　据患者的辨证分型，治则及药物的功效合理指导患者煎药及服药，通常中药汤剂宜温热饭后30分钟服用，每日1剂，每日2次，并密切观察服药前后腹痛、腹泻性质的改变情况。

（五）饮食护理

1. 对于腹泻腹痛严重的急性发作期患者应禁食或流质饮食,通过静脉补充要素和高营养物质,以保证患者的身体需求,减少肠道的负荷,增加患者的体抗力。病情缓解后逐步恢复饮食。对于贫血病人宜补充维生素 B_{12}、叶酸、输血,血清白蛋白过低者可输白蛋白或血浆。

2. 待病情稳定后指导患者食用易消化、少纤维素、高营养低渣饮食。食物以既能满足机体代谢且不增加对肠道的刺激、利于吸收为原则。避免生、冷、硬、辛辣刺激、高纤维素食物,有过敏史的患者应减少过敏食物及损伤肠道药物的摄入。采用蒸、煮、炖避免油炸的烹饪方法。

（六）肛周皮肤护理

患者由于频繁腹泻,肛周皮肤长期受到粪便以及擦拭等刺激,易造成肛周皮肤黏膜水肿甚至破溃。每次便后应该用柔软的一次性无纺布使用温水对肛周皮肤动做轻柔的擦洗,避免用力搓擦。如果肛周皮肤已经发生红肿破溃,可以使用 3M 保护膜加肛周护肤粉保持局部清洁干燥,或涂抹护臀膏等。

（七）中医护理

1. 中药气药保留灌肠　灌肠可以让药物高浓度作用于病灶,直达病所,同时肠壁吸收药物的有效成分比内服药快,效果直接,可促进消炎、止痛、止血,对溃疡面愈合有很大帮助。溃疡性结肠炎的病变部位变异性很大,大部分患者仅累及直乙结肠或累及脾曲以远的结直肠,但仍然有 20% 左右的患者扩展至近端结肠甚至全结肠,传统灌肠方法是用灌肠筒,导管末端连接肛管进行灌肠。当药液进入结肠时,常受到结肠括约肌的影响,而不能顺利通过结肠,药液仅仅作用于直肠,因此降低了保留灌肠的疗效。气药灌肠法是采用 DGY-2 型电脑灌肠仪,在气压推动下,使药液均匀分布于整个结肠黏膜表面。不改变中药的剂型、药液温度、剂量,输入时间可以控制。患者舒适度、依从性提高。

2. "上、中、下三部并治"的中医护理手段　上者指根据生物全息论学说,选取对症的耳穴,用王不留行籽按压,以局部治疗求整体之效;中者,是运用经络学说和灸法原理,结合现代科技成果,微波隔姜灸中部的神阙和天枢穴,达健脾和胃、调理肠腑之功;下者指应用足底反射的原理,予中药煎剂每日足浴。在整体观念、三焦原理的指导下整体调护,内外兼顾,取长补短,扶正祛邪,增强患者免疫力。

（八）外科围术期护理

1. 若患者出现急性手术指征,应协助患者做好相应的术前准备:协助完善相关术前检查;心电图、B超、出凝血实验等;协助患者更换清洁病员服;与手术室人员进行患者信息、药物核对后,送入手术室。

2. 术后病情观察及护理　术后严密监测生命体征;观察伤口有无渗血渗液;观察腹部体征;妥善固定引流管,保持引流通畅,观察引流液的颜色、性状及量。

3. 术后疼痛　术后评估患者疼痛情况,遵医嘱给予镇痛药物,提供安静舒适的环境,采取适宜的体位;指导患者平稳呼吸,咳嗽时用手保护切口,以减轻疼痛。

4. 术后取平卧位,生命体征平稳后取半卧位以减轻腹部切口张力和疼痛,利于术后引流;术后鼓励患者多活动,尽早下床,避免肠粘连等并发症。

5. 患者若术中造口,在住院期间应教会患者及家属造口的清洁以及造口袋的更换技巧。

【护理评价】

经过治疗和护理,评价患者是否达到:

1. 保持情绪稳定,焦虑忧郁心理减轻,主动配合治疗。

2. 大便次数减少或恢复正常排便,腹痛症状减轻或缓解,肛周皮肤无红肿、破溃。

3. 使用肠外营养治疗期间患者未发生并发症,能耐受长时间输注营养液,家属学会了观察肠内营养的并发症及处理,营养状况得到改善,体重、血清白蛋白等指标维持平衡。

4. 了解了溃疡性结肠炎的相关知识,能遵守良好的生活习惯,避免各种诱发与加重疾病的因素。理解定期复诊检查的重要性,发病时能及时就诊。

5. 能理解长期服药的重要性,了解药物的副反应能够坚持长期安全的服用药物。

6. 能够及早发现或避免并发症的发生,能够理解手术的必要性,平静地接受手术,了解术前术后相关知识,并能配合治疗及护理,未发生并发症。

【健康教育】

1. 疾病知识指导　向患者介绍疾病相关知识帮助患者及家属认识并接受疾病,对溃疡性结肠炎病有客观正确的认识,不惧怕疾病但需要重视并控制好疾病,做好疾病自我管理。

2. 教会患者一些自我管理的技巧　比如:做好病历的整理,按时服药、定期检查,做好饮食日记平衡饮食,劳逸结合、量力而行,记录自己每次发病的诱因治疗经过等,总结自己的治疗方法和规律,找到适合自己的 IBD 专科医生。

3. 生活规律,劳逸结合 腹痛腹泻严重时应卧床休息,减少体力消耗。但在疾病缓解期患者可以拥有正常的运动、工作、学习和生活。注意锻炼方式避免剧烈运动,保证足够的休息。学会调整和释放压力,可以通过将病情告知周围的亲友同事以得到周围人的理解、支持和帮助。指导患者进行轻体力锻炼,如太极拳、八段锦等以增强抵抗力。

4. 强调坚持长期用药的重要性 不能擅自停药、减药、漏药以及随意更换药物等,以免影响治疗效果,尤其在疾病缓解期。指导患者把服药当成生活习惯,建议患者购买一个一周药盒,将药物分门别类放入其中,设置闹钟提醒自己每日在相同时间吃药。教会患者识别药物的不良反应,出现异常情况如疲乏、头痛、发热、手脚发麻、排尿不畅情况要及时就诊,以免耽误病情。

5. 指导患者正确留取检验标本,在患者留取粪潜血标本前,做好试验饮食指导,并教会其自我识别大便异常的表现,保证标本留取的及时性和有效性。

6. 结合患者的中医证型予以辨证施膳指导。对于大肠湿热证:推荐食用马齿苋粥、石榴皮水煎剂清热止泻;脾虚湿蕴证:推荐食用山药莲子粥、薏苡仁粥健脾祛湿;肝郁脾虚证:推荐陈皮茶、山楂乌梅茶、槟榔茶理气消胀;阴血亏虚证:推荐当归乌鸡汤、大枣粥养阴补血。

7. 指导患者及家属学会自我灌肠 告知患者灌肠过程中如何保护直肠黏膜、出现意外如何处理比如使用复方角莱酸酯软膏做润滑剂、有便意做深呼吸等。并教会患者灌肠后更换体位的方法。

8. 指导患者定期随访:在疾病活动期,建议患者每月随访 1~2 次,对于疾病处于稳定期的患者,一般 3~6 个月随访一次。内容一般包括血常规、肝肾功能、血沉、C 反应蛋白、粪常规及隐血实验,必要时行粪钙卫蛋白、内镜检查以了解用药后的效果和副反应,以及疾病恢复情况及早发现癌变等并发症。

(方 健)

参 考 文 献

1. 中华医学会消化病学分会炎症性肠病学组. 炎症性肠病诊断与治疗的共识意见(2012 年,广州). 中华内科杂志,2012,51(10):818-831
2. 金黑鹰,章蓓. 实用肛肠病学. 上海:上海科学技术出版社,2014:464
3. 尤黎明,吴瑛. 内科护理学. 5 版. 北京:人民卫生出版社,2016:308-310
4. 李卡,印义琼,杨婕. 胃肠疾病护理手册. 北京:科学出版社,2015:177-178
5. 李明松,朱维铭,陈白莉. 溃疡性结肠炎基础研究与临床实践. 北京:高等教育出版社,2015:171-172
6. 沈洪. 溃疡性结肠炎中西医的过去、现在与未来. 南京:东南大学出版社,2012:10,296
7. Benstein CN, Krabshuis JH, Cohen H, et al. World Gastroenterology Organization practice guidelines for the diagnosis and management of IBD In 2010. Inflamm Bowel Dis,2010,16:112-124
8. 王新月,王建云. 溃疡性结肠炎中医药治疗的关键问题与优势对策. 中华中医药杂志,2012,27(2):263-267
9. 方健. 溃疡性结肠炎的中医护理研究进展. 现代中西医结合杂志,2010,19(26):3401-3403
10. Feuerstein JD, Cheifetz AS. Ulcerative colitis:epidemiology, diagnosis, and management. Mayo Clinic proceedings,2014, 89(11):1553-1563

第二节 克 罗 恩 病

克罗恩病(crohn disease, CD)过去又称为肉芽肿性肠炎、节段性肠炎或局限性肠炎,2002 年中华医学会将克罗恩病的中文名称正式定名为克罗恩病。克罗恩病和溃疡性结肠炎统称为炎症性肠病(inflammatory bowel disease, IBD),是一种病因不甚明确的胃肠道慢性炎性肉芽肿性疾病。本病在整个胃肠道的任何部位均可以发生,但是好发于末端回肠和右半结肠。常见临床表现是腹痛、腹泻及肠梗阻,部分病人以肛周病变为首发和主要表现,常常伴有发热、营养障碍等全身表现以及眼、口腔黏膜、关节、皮肤、肝等肠外症状。多起病于 20 岁左右的青少年,在 50 岁左右有第二个高发期,病程迁延,常有反复,不易根治。

【病因与发病机制】

克罗恩病病因不明,其发生于易感基因和环境因素密切相关,但不是遗传性疾病,而且环境因素在本病的发生中有非常重要的作用。其环境因素包括饮食、吸烟、药物、阑尾切除病史、环境污染、精神心理异常等。是具有易感基因的人群对不良环境因素产生过激的免疫应答,从而导致以累及消化道为主的慢性炎症性损伤。

克罗恩病病变累及以回肠末段多见,可累及小肠、结肠、病变局限者较少见,可局限于肠管水肿突出表面呈铺路卵石状;肠壁增厚,肉芽肿形成,使得肠腔变窄;受累肠段因浆膜有纤维素性渗出有与邻近肠段、其他器官或腹壁粘连的风险;严重者病变肠祥间及与周围组织、器官粘连或因溃疡穿透而形成内瘘、外瘘。

【临床表现】

克罗恩临床表现多种多样,千变万化。多数患者起病隐匿、缓减,起初症状不明显,从发病至确诊需数月或数年时间;少数患者起病急骤,易误诊为急性阑尾炎、肠梗阻等。其病程长短不一,活动期与缓解期交替,有终身复发倾向。随炎症病变的进展,最终导致肠管纤维化,肠腔狭窄、梗阻或穿透肠壁形成瘘管或侵入附近脏器、组织。

1. 消化道表现

(1)腹痛:为最常见症状,常常发生在右下腹或脐周,多为间歇性、痉挛性阵痛,伴腹鸣。常有进餐加重后,排便或排气后缓解。若出现持续性腹痛和明显压痛,提示炎症波及腹膜或腹腔内脓肿形成。

(2)腹泻:约80%的病例有腹泻,主要由于病变肠段炎症渗出、蠕动增加及继发吸收不良引起。炎症侵入肠黏膜致破损、粪潜血试验阳性,常常有恶臭,但粪便多为糊状,一般无肉眼脓血便。

(3)腹部包块:多位于右下腹或脐周,由于肠粘连、肠壁增厚、肠系膜淋巴结肿大、内瘘或局部脓肿形成导致。腹部包块固定则提示有粘连;可在患者右下腹与脐周扪及包块,若腹部肿胀固定则提示有粘连。

(4)瘘管形成:克罗恩病的瘘管因透壁性炎性病变穿透肠壁全层至肠外组织或器官而形成瘘管是克罗恩病的临床特征之一,可作为与溃疡性结肠炎的鉴别依据。

(5)肛门周围病变:可见肛门直肠周围瘘管、脓肿形成及肛裂等病变,多见于直肠和邻近结肠受累者。肛门周围病变可作为本病的首发或主要的表现。

2. 肠外表现 克罗恩病可有全身多个系统损害,因而伴有一系列肠外表现。某些肠外表现与克罗恩病活动性相关,包括非轴性关节炎、结节性红斑、口腔阿弗他溃疡、巩膜外层炎。其他一些肠外表现与克罗恩病活动性无关,包括葡萄膜炎、轴性关节病和慢性肝炎等。

3. 全身症状 多数患者有发热和营养障碍方面的全身症状。发热主要与肠道炎症活动、继发感染有关,有间歇性的低热或中度热,少数急性期的病例和并发急性穿孔者可出现高热;由于长时期的腹痛、腹泻、肠道功能减退,患者可有营养不良表现,如消瘦、贫血、低蛋白血症等,儿童可有发育迟缓等。

【辅助检查】

1. 实验室检查 血常规、粪便常规、血生化、炎症指标等患者常有贫血症状、血清白蛋白降低,活动期可有白细胞增高、红细胞沉降率加快、粪潜血实验阳性等。

2. 影像检查 胃肠钡剂造影必要时配合钡剂灌肠。肠道可见黏膜壁粗乱、纵行性溃疡或裂沟、鹅卵石征、假息肉、多发性狭窄、瘘管形成等X线征象,病变呈节段性分布,对于病变肠段激惹钡剂很快通过可观察到钡餐通过时跳跃征、线样征等。腹部超声、CT、MRI可显示肠壁增厚、腹腔或盆腔脓肿、包块等。

3. 结肠镜检查 活动期克罗恩病内镜下最具特征的表现包括黏膜充血、水肿、糜烂、沟槽样纵行溃疡、鹅卵石样改变、炎性息肉及肠腔狭窄、回肠末端受侵等,病变多呈节段性、非对称性分布,肠道狭窄也是常见的内镜表现。缓解期罗恩病内镜下可见肠道黏膜完全正常、炎性息肉或瘢痕形成。

【治疗要点】

克罗恩病治疗目标与溃疡性结肠炎相同,为诱导并维持临床缓解及黏膜愈合,防止并发症,改善患者生活质量。本病以内科治疗为主。治疗目的在于控制病情,缓解症状,减少复发,防止并发症。

(一)一般治疗

所有克罗恩病患者必须戒烟,并注意包括合理饮食、对症处理、适度休息、纠正贫血以及心理治疗的综合应用。评估患者的营养状况并及时给予合理的营养治疗是克罗恩诊断和治疗的重要内容之一。给予患者富含维生素、微量元素的高营养低渣饮食补充营养,对重症患者均应采用营养支持治疗,可酌情给予要素饮食或全胃肠外营养,以帮助诱导缓解。

(二)药物治疗

1. 糖皮质激素 为控制病情活动最有效的药物,治疗时初始剂量要足,如泼尼松30~40mg/d(重症患者甚至可达60mg/d),病情缓解后每周递减5mg直至停药,并以氨基水杨酸制剂维持治疗。

2. 氨基水杨酸制剂:柳氮磺胺吡啶可以控制

轻、中型患者病情,但主要适用于病变局限在结肠患者;美沙拉秦对病变在回肠和结肠者均有效,并且可以作为缓解期的维持治疗用药。

3. 免疫抑制剂 对糖皮质激素治疗效果不佳或对糖皮质激素依赖的慢性活动病例可以选择硫唑嘌呤、硫嘌呤,之后再逐步减少糖皮质激素用量,直至停药,但是需要注意监测患者有无白细胞减少等骨髓抑制用药不良反应。

4. 抗生素 合并感染者也可规范使用抗生素。某些抗生素如甲硝唑、喹诺酮类药物对本病有一定疗效。

5. 生物制剂 由于克罗恩病是一种不能自限的过激免疫应答损伤肠道的疾病,炎症性细胞因子和化学因子在克罗恩病的发生发展中起关键作用。对肠道炎症机制的深入理解促进了一系列制剂的研制。这些"生物制剂"可特异性的阻断促炎因子或产生大量抗炎因子,从而对克罗恩病起到治疗作用。比如使用 IFX 治疗中重度克罗恩等。

6. 益生菌 用于克罗恩患者的辅助治疗,也可用于调节肠道菌群及促进消化。

(三) 手术治疗

主要针对有经内科治疗无效的完全性肠梗阻,内科治疗失败无法闭合的瘘管与脓肿,急性穿孔、不能控制的大量出血的患者可以将病变肠段切除,但术后仍有复发风险。

【护理评估】

(一) 患者的健康史与相关因素

评估患者的家族史,首次发病年龄,以往检查、治疗经过及用药情况、有无药物过敏;是否吸烟、饮酒以及吸烟饮酒对排便次数的影响,询问患者饮食习惯及饮食过敏史、排泄形态、生活习惯、工作经历以及工作压力是否会造成不适症状,腹泻与腹痛对睡眠有无影响;本次发病时有无劳累、饮食失调、精神刺激等诱因。

(二) 临床症状评估与观察

1. 腹痛 腹痛的部位、性质和程度;引起腹痛的原因,腹痛持续时间、与饮食、排便、排气的关系;腹痛发作时有无缓解疼痛的方法。有无腹胀、食欲不振、恶心、呕吐等其他症状。

2. 排便 大便的性状、颜色、气味、次数、量及粪便中有无脓血、黏液,腹泻持续的时间与饮食腹痛的关系,腹泻发生的诱因、发生的时间是否伴有里急后重肛门坠胀等不适表现。排便是否费力,有无里急后重、恶心、呕吐、发热、口渴、疲乏无力等伴随症状。

3. 肛周和腹部包块 评估患者腹部有无包块,包块的位置以及包块是否固定不变,有无通向肠管、肠系膜、膀胱、输尿管的内瘘以及通向腹壁和肛周皮肤的外瘘。肛周皮肤有无红肿、压痛、肿胀部位有无波动感,肛周外口有无反复流脓及皮肤有无破溃,肛门是否狭窄。

4. 其他症状 观察患者的神志、生命体征、尿量、皮肤弹性,有无口渴、皮肤弹性减弱、心悸、血压下降等水电解质、酸碱平衡失调,以及有无消瘦、贫血、低蛋白血症和维生素缺乏等营养障碍表现,青春期前患者有无生长发育迟滞的表现。是否出现口腔黏膜溃疡、关节炎、皮肤结节性红斑和虹膜睫状体炎等其他肠外表现。有无肠梗阻、腹腔脓肿、肠穿孔等并发症出现。

(三) 辅助检查评估

1. 血液检查 贫血常见且与疾病严重程度平行,活动期血沉加快、C 反应蛋白升高,活动期白细胞轻度升高,但合并感染则明显升高。粪便隐血试验呈阳性。

2. X 线钡餐检查 对于肠腔狭窄无法进行结肠镜检查者可以帮助明确肠道病变性质、部位及范围。典型的 CD 钡餐影像为肠管节段性狭窄及黏膜皱襞消失,肠道铅管样改变、跳跃征、铺路石样改变等,合并肠内瘘时可有星芒征等改变。

3. CT 及 MRI 检查 小肠 CT(也称 CTE)和小肠 MRI(MRE)可反映肠壁的炎症改变、病变分布的部位及范围、狭窄的存在及其可能的性质等。

4. 内镜检查 在各项辅助检查中,内镜检查是明确诊断以及监测治疗效果和了解复发的最重要手段,其典型表现是肠管节段性受累、铺路石样改变、肠黏膜溃疡、充血水肿和脓苔等改变,如果是手术后病情复发,常表现为肠吻合口溃疡。

(四) 心理-社会状况评估

评估患者的性格类型、心理承受能力;评估患者对疾病的认知以及疾病对患者生活方式和工作有无影响;评估患者家属及亲友的关爱程度与亲友及家庭成员之间的关系;患者的经济状况;有无抑郁、焦虑等不良情绪出现。

【护理诊断】

1. 疼痛:腹痛 与肠内容物通过炎症狭窄肠段而引起局部肠痉挛有关。

2. 疼痛 与肛周病变及手术有关。

3. 腹泻 与病变肠段炎症渗出,蠕动增加及继发性吸收不良有关。

4. 营养失调-低于机体需要量　与慢性腹泻、消耗增加、消化吸收功能不良有关。

5. 焦虑　与病情反复、迁延不愈及担心费用、并发症有关。

6. 知识缺乏　与缺乏疾病治疗护理及预防相关知识有关。

7. 体温过高　与肠道炎症活动及全身感染有关。

8. 肛周皮肤完整性受损　与肛周皮肤瘙痒肛周皮肤护理不当有关。

9. 潜在并发症:肠梗阻、腹腔内脓肿、吸收不良综合征、肠瘘。

【护理措施】

（一）心理护理

1. 目前对克罗恩病仍无根治方法,其处理主要以非手术治疗为主,发生并发症时需采用外科治疗。这种处理虽然可以使多数患者获得临床症状缓解,有较好的生活质量,但是因其复发率高,甚或是终生的,即使是手术切除病变肠段者也难幸免。以至于患者对治疗产生怀疑和不信任,特别是重症的患者,不愿与人交流,甚至产生轻生的念头,这些均会影响治疗和降低生活质量,不利于机体的康复。心理护理非常重要。所以针对患者产生的不良情绪,心理安慰的同时还可以适当地进行疏导,鼓励患者发泄焦虑、恐惧等情绪,指导其保持乐观积极心态,与疾病长期抗战的信心配合治疗。

2. 在平日的工作和生活中要学会控制和释放压力,告知患者尽管精神压力本身不会引起克罗恩病,但是它却会加重症状,还可能诱导疾病的发作。

3. 了解家属的想法,改变家属的消极情绪,正确对待疾病。指导家属在治疗和护理上密切配合、关心体贴患者。必要时需求心理医生的帮助。

（二）休息与环境

1. 克罗恩病是一种慢性疾病且多累及小肠,往往合并有严重的营养不良,患者的体力和精神都较差,因此患者要养成良好的生活习惯,早睡早起避免过度劳累,劳逸结合,配合治疗使得疾病保持在缓解期。急性发作期时尽量卧床休息,以减少机体能量的消耗,促进康复。

2. 尽量为患者提供安静的修养环境,温度适宜,空气流通,注意通风和换气,减少探视,保证患者的睡眠时间。激素和免疫抑制剂可加重感染、溃疡、低钾、高血压和糖尿病等,指导患者注意个人为卫

生,防止交叉感染。

（三）对症护理

1. 腹痛　腹痛为该病的主要症状,观察患者疼痛出现时间、持续强度以及发作频率变化,注意观察是否是梗阻、穿孔等并发症所致的疼痛,在疼痛原因未明确诊断前,不能随意使用任何镇痛药,以免掩盖病情。评估患者疼痛程度,协助采取舒适体位,采取分散注意力、音乐疗法,指导想象等方法帮助患者减轻痛觉,必要时,应用解痉剂时,剂量宜小,避免引起中毒性结肠扩张。

2. 观察病人大便的量、色、性状及有无肉眼脓血和黏液,是否有里急后重等症状。对频繁腹泻的病人连续便血和腹泻时要特别注意预防感染,便后温水坐浴或肛门热敷,改善局部循环,并局部涂擦软膏。及时补充水分,维持水、电解质平衡。对排便困难的患者应观察肛门是否狭窄。

3. 腹胀　严重者给予胃肠减压,以减轻胃肠道内的压力,改善胃肠壁血液循环,促进胃肠功能恢复。

4. 观察病人生命体征变化,尤其是体温变化。发热与肠道炎症活动及继发感染有关。遵医嘱应用物理或药物降温。退热过程中,及时更换衣服、被褥,增加患者的舒适感。物理降温欠佳时,按医嘱给予退热药物,使体温控制在38℃左右,减轻高热给机体造成的消耗。

（四）药物护理

1. 向患者家属讲解药物作用、用法、不良反应等相关知识。

2. 指导患者严格遵医嘱服用皮质激素、氨基水杨酸制剂,不要擅自停药、减药,以防出现停药反跳现象加重病情。

3. 密切观察患者用药期间有无恶心、呕吐、食欲减退、皮疹、粒细胞减少等不良反应出现,糖皮质激素与免疫抑制剂能诱发加重感染与溃疡、低血钾、骨质疏松、高血压与糖尿病,指导患者注意个人卫生,定期复查血常规及肝肾功能,平时锻炼时注意运动方式,观察消化道出血倾向。出现症状应通知医生、及时处理。

4. 免疫抑制剂巯嘌呤和硫唑嘌呤有严重的不良反应,为白细胞减少等骨髓抑制表现,用药时患者需定期监测白细胞等血象指标。

5. 生物制剂IFX的护理　抗体英夫利西单抗IFX具有起效快、黏膜修复快、不良反应少等优点,但价格昂贵。首先应协助患者做完善的检查排除活

动性感染、潜伏性结核病、中重度充血性心力衰竭、恶性肿瘤疾病。由于英夫利西单抗冻干粉需在 2～8℃低温避光干燥保存,药品必须现配现用,必须在配好后 3 小时内使用,以减少污染,保证患者的用药安全。在使用的过程中严格控制药物输注速度,输液时间不得少于 2 小时。在输液过程中除了常规观察穿刺处有无红肿、输液渗漏外,还应观察患者有无出现发热、寒战、瘙痒、荨麻疹、胸痛、低血压、高血压或呼吸困难和喉头水肿等药物过敏反应,过敏反应可在不同的时间内发生,多数出现在输液过程中或输液结束后 2 小时内。

6. 中药护理 口服中药指导服用方法观察药效。中药保留灌肠时插管动作轻柔,尤其是对合并肛门狭窄的患者不可动作粗暴,以免出血,可以使用保护局部黏膜的膏剂做润滑剂,保护黏膜。灌肠后根据炎症部位变换体位。

(五) 营养支持护理

营养不良是 CD 较为明显的并发症,可导致营养摄入不足、吸收障碍。要评估病人营养状况,监测血电解质及血清蛋白变化,观察病人有无皮肤黏膜干燥、弹性差、尿少等脱水表现。

1. 全胃肠外营养的护理配制应在无菌层流室内进行,由专人负责,严格无菌技术操作,现用现配,配好的药液应在 24 小时内输注完毕。做好中心静脉置管的护理,预防感染等并发症。

2. 肠内营养的护理 现配现用,配好的营养液放置在 4℃的冰箱内 24 小时内用完。妥善固定肠内营养导管,输注管道需用彩色标示标注清楚,以防发生输注途径的错误。预防误吸,输注前先确定位置,控制输注浓度、剂量、速度、温度。应遵循"浓度由低到高、剂量由少到多、速度由慢到快"的原则,输注过程中及时冲洗,输注管道每日更换 1 次。经导管给药时将药物充分碾碎溶解注入,再用温开水进行冲管;因病情需要暂停输注营养液时,要将管内营养液冲洗干净后待用。

3. 纠正贫血、低蛋白血症等,贫血宜补充维生素 B_{12}、叶酸或输血。低蛋白血症可输清蛋白或血浆。

(六) 饮食护理

1. 克罗恩病迄今仍缺乏有效的药物治疗方法,因此对于其饮食的指导就显得尤为重要。应指导患者进食易消化高营养低渣饮食,尽量减少对肠道的刺激加重腹泻。

2. 在疾病发作期根据腹泻、腹痛的程度选择流质、半流质饮食减轻肠道负担。通过肠外肠内营养来增加能量和蛋白质的摄入,满足机体需要。避免酒、糖果、含咖啡因等会增加腹胀、腹泻的食物,少量多餐,多饮水。为减轻肠道负担,在补充营养时,应循序渐进,少吃多餐,不可操之过急。

3. 在疾病缓解期指导患者记录饮食日记,根据患者的食物不耐受通过平衡饮食来维持甚至增加体重,对于肠道狭窄的患者需低渣、低纤维素饮食,避免坚硬食物如全豌豆、全玉米等以免加重腹痛,甚至导致肠梗阻。虽然大部分水果和蔬菜纤维素含量高,但是指导患者可以通过改变烹调方式来解决。比如蔬菜去除皮、籽、茎切碎煮熟后食用,也可以榨汁或做成果泥、菜泥等。烹调方式以蒸、煮、焖、炖为主,避免油炸爆炒。

(七) 并发症的护理

1. 完全性肠梗阻 由于纤维性狭窄的形成,或急性炎症水肿患者会出现腹痛、腹胀进行性加重等肠梗阻表现,应立即遵医嘱禁食、补液、胃肠减压。如果保守治疗无效,或者患者梗阻症状继续加重,则应尽快协助患者手术解除梗阻。

2. 瘘管形成 瘘是克罗恩病的临床特征之一,病变侵及肌层及浆膜层如进一步发展,与另一小肠肠段、结肠或邻近的内脏粘连穿透则形成内瘘,如瘘管通向膀胱、阴道,则尿道及阴道中排出肠内容物。瘘管可向外延伸至皮肤,称为外瘘,往往发生于术后吻合口,也可能发生于无手术患者,常在肛门周围出现。要注意观察患者有无低热、腹痛、阴道内是否排出粪便等内瘘表现,或肛周局部出现硬块或异常分泌物。要根据患者瘘管位置、开口方向、渗液多少选择适合的敷料进行局部伤口换药并配合全身抗感染治疗,保持瘘口清洁,瘘管引流通畅。可在瘘口处接造瘘袋,每日生理盐水冲洗造瘘袋 1 次,观察瘘口液颜色、量、性质,及时向医生汇报,使用造口护肤粉保护瘘口周围皮肤。协助将患者的心理状态、营养状况调整到最佳,择期进行手术清创、修补以尽量减少术后并发症。

(八) 肛周疾病护理

有很多克罗恩病患者会合并肛周疾病,包括肛瘘、肛裂、肛窦炎、肛周脓肿、肛门直肠狭窄等。如何对肛周疾病进行护理很重要。

1. 向患者解释克罗恩病易合并肛周疾病的原因,消除其思想顾虑,告知患者内裤沾染上的分泌物干燥后结成硬壳,活动时会刺激肛周皮肤造成新的损伤。因此要穿棉质内裤,勤更换、勤清洗,切勿因麻烦穿一次性化纤内裤。

2. 肛瘘是克罗恩病常见的肛周并发症，以肛门周围硬结、局部反复破溃流脓、疼痛、潮湿、瘙痒为主要表现，肛门周围经常会出现大小、形状、性质各异的皮赘，与痔疮相似。对于克罗恩合并的肛周疾病告知患者选择手术应慎重，必须告知肛肠科医生病史并协同 IBD 专科医生根据肛周病变的严重程度、肛门括约肌功能、控便情况、伴随的直肠炎症、瘘管的数目及复杂情况，共同评估后决定手术方案，以免术后创面难以愈合。

3. 克罗恩病肛瘘急性期肿痛明显的患者，可以根据患者臀部红肿范围指导患者使用具有托毒外出、消肿止痛功效的中药如乌蔹莓膏外敷，注意敷药要均匀、厚薄适中，利用纱布覆盖胶带固定。对于术后创面久不敛口、久不生肌者换药时可以搔刮创面坏死组织，用无菌生理盐水棉球擦洗干净，使用具有清热解毒，祛腐生肌功效的药粉如复方珠黄散均匀敷于伤口处，以促进创面愈合。

4. 对于暂时不适合接受外科手术创伤者，如克罗恩病肠道炎症活动期或以往进行过手术术后创口经久不愈且瘘管狭小者，也可使用中医脱管疗法为其换药护理控制症状，在放置药捻子或纱条时要根据瘘口、创面大小、深浅，选择适当的放置部位，根据瘘管发展时期给予不同的药物，瘘管内感染灶坏死严重多用拔脓祛腐药物。分泌物消失，腐肉大部分或完全脱落时根据瘘管情况使用生肌长肉药物，以加速肉芽组织的生长，至瘘管愈合。

5. 保持肛周清洁，指导患者及时清除分泌物，用柔软的毛巾温水浸湿后轻柔擦去粪便及污物，勿过于频繁的清洗，以免造成局部皮损。每次便后指导患者使用中药熏洗坐浴。让药物直接作用于肛周病变创面，通过药力和热力的作用，温通局部气血经络，使肛门局部血管扩张，舒缓肛门括约肌，有效预防感染，从而达到清热燥湿、行气活血、消肿止痛、收敛生肌之功。将 250ml 中药兑入热水至 3000ml，温度约 50℃，蒸汽熏蒸患处，待汤药温度适中后再坐浴其中，坐浴结束后擦干。熏洗时间 15~20 分钟，2次/日。药物可以选择消肿洗剂也可用三黄洗液、苦参汤、五倍子汤、止痛如神汤等。

6. 对于克罗恩合并肛周疾病伴有肛门失禁的患者，必须进行失禁性皮炎的评估，根据评估结果采取相应的护理措施。

（九）围术期护理

对于择期手术患者在手术前应协助将患者的心理状态、营养状况调整到最佳，以尽量减少术后并发症。

1. 术前准备　患者多急诊手术，协助完善各项术前必要的检查更换清洁病员服。

2. 术后严密监测生命体征，观察伤口敷料外观有无渗血渗液，观察腹部体征及早发现并发症。

3. 评估患者疼痛程度性质，提供安静舒适的环境，协助安置适宜的体位，指导患者深呼吸，及咳嗽时用手保护切口，必要时遵医嘱给予镇痛药物。

4. 术后平卧位生命体征平稳后取半卧位以减轻腹部切口和疼痛，利于术后引流，鼓励患者尽早下床活动，避免肠粘连等并发症。

5. 禁食和胃肠减压胃管期间，注意保持口腔清洁，每日记录胃肠减压引流液颜色、量、性状，监测患者酸碱、电解质平衡变化。

6. 妥善固定腹腔引流管、尿管，观察引流液的颜色、性状，记录每日引流量；保持引流管通畅，有出血情况及时通知医生。

7. 患者通气后指导患者进少量水，第 2~3 日后进全流质饮食，若进食后无腹痛、腹胀不适，可于第 4 日进半流质饮食逐步过渡到软食。少食多餐，可每日 5~6 餐，忌生冷、辛辣食物。

【护理评价】

经过治疗和护理，评价患者是否达到：

1. 保持情绪稳定，焦虑忧郁心理减轻，能够理解和讨论疾病及治疗的选择，主动配合治疗。

2. 腹痛症状减轻或缓解，大便次数减少或恢复正常排便，肛周不适减轻或消失，肛周皮肤无红肿、破溃。

3. 使用肠外营养治疗期间患者未发生并发症，能耐受长时间输注营养液，家属学会了观察肠内营养的并发症及处理，保证营养素的摄入，病人的营养状况获改善，体重、血清蛋白等指标维持平衡。

4. 了解了克罗恩病的相关知识，能遵守良好的生活习惯，避免各种诱发与加重疾病的因素。理解定期复诊检查的重要性，发病时能及时就诊。

5. 能理解长期服药的重要性，了解药物的不良反应能够坚持长期安全的服用药物。

6. 使用生物制剂治疗期间能及时处理不良反应，安全使用未合并感染。

7. 能够及早发现或避免并发症的发生，能够理解手术的必要性平静地接受手术，了解术前术后相关知识，并能配合治疗及护理，未发生并发症。

【健康教育】

1. 要控制好克罗恩病,最重要的是要做好自身管理,找到适合自己的 IBD 专科医生。告知患者克罗恩病的相关知识,认识并接受疾病,在平日生活中细心观察自身疾病的变化,一旦有病情发生改变,通过门诊复诊或者网络及时与医生沟通联系,反馈病情变化,控制疾病的发展。

2. 教会患者一些自我管理的技巧,如做好病历的整理、按时服药、定期检查、做好饮食日记平衡饮食,劳逸结合、量力而行,记录自己每次发病的诱因治疗经过等总结自己的治疗方法和规律。

3. 生活规律,劳逸结合,腹痛腹泻严重应卧床休息,减少体力消耗,疾病缓解期选择适合的运动方式增强体质。戒烟,避免熬夜疲劳等不良生活习惯。预防肠道感染。

4. 避免情绪激动,保持良好精神状态。告知患者尽管精神压力本身不会引起克罗恩病,但会诱发或加重疾病,必须学会放松自我,寻找亲朋好友的支持来改善自己的情绪,必要时求助心理医生。

5. 指导患者合理饮食,根据饮食日记及食物不耐受检测结果选择营养丰富易消化的食物,避免酒、糖果、含咖啡因等会增加腹胀、腹泻的食物,以及刺激性食物的摄入。对于肠道狭窄的患者需低渣、低纤维素饮食,避免坚硬食物,如全豌豆、全玉米等以免加重腹痛甚至导致肠梗阻。虽然大部分水果和蔬菜纤维素含量高但是营养丰富,指导患者可以通过改变烹调方式来解决,如蔬菜去除皮、籽、茎,切碎煮熟后食用,也可以榨汁或做成果泥、菜泥等。

6. 肠内营养支持治疗更有助于克罗恩病缓解,安全有效,是克罗恩治疗的有效治疗手段之一,肠内营养可以通过减少炎性反应降低活性,减弱克罗恩患者的代谢亢进。对于需要长期肠内营养的克罗恩患者,指导患者学会自我放置肠内营养导管非常重要,并告知患者一些常见意外的处理方法,可通过网络平台指导患者家庭肠内营养。

7. 告知患者本病是缓解与复发反复交替的慢性疾病,治疗分为疾病活动期与缓解期的治疗,对于绝大多数患者来说,即使疾病活动期的病情被改善后,也常常需要继续进行缓解期治疗。必须坚持按时、按量服药,何时停药必须由 IBD 专科医生根据个人的具体情况、继续维持用药的风险利弊,甚至经济状况来综合评估后判断停药的时间,切不可自行任意停药或减少药量。教会患者自我观察、识别药物的不良反应。

8. 指导患者定期随访。在疾病活动期,建议患者每月随访 1~2 次,对于疾病处于稳定期的患者,一般 3~6 个月随访一次。内容一般包括血常规、肝肾功能、血沉、C 反应蛋白、粪常规及隐血实验,必要时行粪钙卫蛋白、内镜检查以了解用药后的效果及副作用以及疾病恢复情况,及早发现并发症。

9. 对于青春期克罗恩病患者指导家长必须观察孩子的生长发育情况,关注孩子的身高、体重变化。运动可以提高生活质量,但是如果长期服用激素治疗则易发生骨折,务必注意运动方式。

10. 克罗恩病患者肛门病变手术切除可能会导致切口不愈合、感染、肛门狭窄等并发症发生,指导患者及家属学会使用合适的消毒剂、敷料自我换药。教会患者家属学会运用手指为患者扩肛,动作要轻柔,出血量多时应及时就诊,指导提肛运动锻炼。

11. 对于有造口的患者要教会其和家属自我护理的方法。

12. 指导患者在使用中药熏蒸过程中,注意药水温度,掌握好患部与盛药液器皿的距离,防止局部皮肤烫伤。观察局部皮肤有无破损,破损者慎用,用药后观察是否出现丘疹、瘙痒或局部肿胀等过敏现象,一旦出现即停止用药,并将药物擦拭干净或清洗,遵医嘱内服或外用抗过敏药物。

（方 健）

参 考 文 献

1. 李明松,朱维铭,陈白莉. 克罗恩病基础研究与临床实践. 北京:高等教育出版社,2015:1-250
2. 中华医学会消化病学分会炎症性肠病学组. 炎症性肠病诊断与治疗的共识意见（2012 年,广州）. 中华内科杂志,2012,51(10):818-831
3. 冉志华,刘文忠. 炎症性肠病. 北京:人民卫生出版社,2010:348
4. 尤黎明,吴瑛. 内科护理学. 5 版. 北京:人民卫生出版社,2016:313-314
5. 李卡,印义琼,杨婕. 胃肠疾病护理手册. 北京:科学出版社,2015:192
6. 陆清华,王玉民. 克罗恩病患者的心理反应和护理干预. 齐齐哈尔医学院学报,2011,32(12):2006-2007
7. 陈翠,庄海花. 英夫利西单抗治疗克罗恩病的观察及护理. 解放军护理杂志,2010,27(1B):136-137
8. 江方正,叶向红,李维勤. 重症急性胰腺炎患者并发乳糜瘘的护理. 解放军护理杂志,2010,27(6B):918-920
9. 叶明. 手术治疗高位复杂性肛瘘 96 例临床分析. 中国医学创新,2010,7(22):8-49
10. Triantafillidis JK, Papalois AE. The role of total parenteral

nutrition in inflammatory bowel disease: current aspects. Scand J Gastroenterol, 2014, 49(1): 3-14

11. Zhao J, Dong JN, Gong JF, et al. Impact of enteral nutrition on energy metabolism in patients with Crohn's disease. World J Gastroenterol, 2015, 21(4): 304-1299

第三节　假膜性肠炎

假膜性肠炎(pseudomembranous enteritis, PME)是一种在应用抗生素治疗肠道或肠道外感染性疾病过程中,由于机体抵抗力下降、肠道菌群失调,从而出现新的肠道感染,主要发生于结肠的急性黏膜坏死性炎症,并覆有假膜。其主要表现为腹泻、腹痛、腹胀、发热,可伴发低蛋白血症、中毒性休克,甚至死亡。本病发病年龄多在中老年,女性多于男性。此病常见于应用抗生素治疗之后,目前已证实绝大多数病人是难辨梭状芽孢杆菌(clostridiumdifficile)。感染引起,故为医源性并发症。

【病因与发病机制】

假膜性肠炎是由于使用抗生素不当或使用化学治疗药物引起的肠道二重感染,主要致病菌是难辨梭状芽孢杆菌(clostridiumdifficile)。临床上几乎所有的抗生素都可诱发此病。

2012年Moudgal V总结了艰难梭菌感染的危险因素主要有以下:年龄>65岁;住院时间延长;暴露于抗菌药物;使用化疗药物;中性粒细胞减少症;骨髓和实体器官移植;胃肠道手术;合并炎症性肠病;感染人类免疫缺陷病毒。临床上常见于消化道肿瘤患者手术后,或继发于其他严重的全身性疾病,如败血症、糖尿病、尿毒症、心力衰竭等,使用了大量的林可霉素、氯林可霉素、氨苄西林、头孢类抗生素等广谱抗生素,从而控制了肠道内的正常菌群,使难辨梭状芽孢杆菌得以迅速繁殖,产生大量毒素而致病。

假膜性肠炎主要发生在结肠,偶见于小肠等部位。病变肠腔扩张,腔内液体增加。病变肠黏膜的肉眼观察,可见到假膜脱落的大、小裸露区。显微镜下可见假膜系由纤维蛋白、中性粒细胞、单核细胞、黏蛋白及滑丝细胞细屑组成。黏膜固有层内有中性粒细胞、浆细胞及淋巴细胞浸润,重者腺体破坏断裂、细胞坏死。黏膜下层因炎性渗出而增厚,伴血管扩张、充血及微血栓形成。坏死一般限于黏膜层,严重病例可向黏膜下层延伸,偶有累及全层导致肠穿孔。

【临床表现】

假膜性肠炎的临床表现轻重不一,其主要症状是腹泻、腹痛、腹胀、发热。可伴发低蛋白血症、中毒性休克,甚至死亡。起病大多急骤,病情轻者仅有轻度腹泻,重者可呈暴发型,病情进展迅速。

1. 腹泻　是最主要的症状,腹泻物可呈黄绿色、蛋花样、米汤样或海蓝色稀水便,内含半透明黏膜样物(假膜),重者可解血水样便,并可排出呈肠管状的假膜。多在应用抗生素的4~10日或在停药后的1~2周,或于手术后5~20日发生。腹泻程度和次数不一,轻型:腹泻次数每日2~3次,可在停用抗生素后自愈;重者:有大量腹泻,大便每日可30余次之多,有时腹泻可持续4~5周,少数病例可排出斑块状假膜,血粪少见。腹泻后腹胀减轻,严重者可出现脱水征象,腹部压痛、腹肌紧张、肠胀气及肠鸣音减弱。

2. 腹痛　为较多见的症状。多位于下腹部,呈钝痛、胀痛或痉挛性疼痛,也可伴有腹胀、恶心、呕吐、发热等症状,易被误诊为急腹症。

3. 毒血症　表现包括心动过速、发热、谵妄,以及定向障碍等表现。重者常发生低血压、休克、严重脱水、电解质失衡以及代谢性酸中毒、少尿,甚至急性肾功能不全。

【辅助检查】

1. 实验室检查　粪便涂片检查,是否发现球/杆菌比例增高(即革兰阳性球菌大量增多,而阴性杆菌减少)。必要时可做粪便双酶梭状芽孢杆菌毒素中和法测定,以检查有无难辨梭状芽孢杆菌毒素存在。

2. X线检查　腹部平片可以发现肠管胀气和液平。

3. CT检查　假膜性肠炎最常见的CT表现是结肠壁增厚(弥漫性或节段性),3~32mm不等。在确定结肠病变范围方面,CT优于肠镜,特别是严重病例不能耐受肠镜的假膜性肠炎患者。

4. 纤维结肠镜检查　可见黏膜发红、水肿,表面有斑块或已融合成的假膜。

【治疗要点】

1. 立即停用原有抗生素,轻型者停用后症状可自行缓解。

2. 对重症患者应加强对症支持疗法,纠正低蛋白血症、水电解质紊乱及酸碱失衡,纠正低血压及抗休克治疗,必要时可应用血管活性药物,严重营养不良者可予以全胃肠外营养。

3. 抗生素治疗 对于初次发病的轻、中度感染患者,甲硝唑是本病的首选治疗药物,一般用法为 $200 \sim 400mg$,$3 \sim 4$ 次/日,连服 $1 \sim 2$ 周,95% 的病人治疗有效。对于甲硝唑治疗无效、重度或复发的患者宜选择万古霉素口服治疗,该药在肠道内可达到高浓度,不宜采用静脉给药,一般用法为 $0.25 \sim 0.5g$,4 次/日,连续使用 $1 \sim 2$ 周,严重病例可能需要延长治疗时间。由于,甲硝唑和万古霉素可进一步破坏肠道微生态平衡,故假膜性肠炎停药后易复发,复发后再次使用仍然有效;但应注意,甲硝唑不应用作复发一次以上患者的治疗和长期治疗用药,因为其具有累积神经毒性作用的潜在危险。杆菌肽对革兰阳性菌有抗菌作用,可用于本病,常用剂量为 $25\,000U$,每日 4 次,口服 $7 \sim 10$ 日,症状缓解与万古霉素相同,在消灭粪中病原菌方面不如万古霉素。杆菌肽的肾毒和耳毒性发生率高,不宜注射用药,但口服目前尚未发现不良反应。

4. 恢复肠道正常菌群 益生菌能明显缩短难辨梭状芽孢杆菌感染的持续时间,并且能改善患者胃肠道的不适症状,可选用含乳酸杆菌、双歧杆菌等的肠道益生菌,如培菲康、美常安等药物,这样有利于改善肠道菌群平衡,同时也有一定的治疗作用。

5. 外科手术治疗 如为暴发型病例,内科治疗无效,而病变主要在结肠,或并发肠梗阻、中毒性巨结肠,肠穿孔时,可考虑行结肠切除或改道性回肠造口。

【护理评估】

(一) 患者的个人史与既往病史

评估患者年龄、性别、用药史;详细询问患者既往身体状况;尤其是近期是否有应用抗生素治疗肠道或肠道外感染性疾病的情况,治疗和护理经过,药物种类、剂量、疗效等。

(二) 临床症状评估与观察

1. 腹泻 轻如一般腹泻,重至严重血便。轻者大便 $2 \sim 3$ 次/日,可在停用抗生素后自行缓解;重者有每日数次至数十次不等的水样便,有时可持续 $4 \sim 5$ 周,颜色可为淡黄色、黄绿色、黑褐色,粪便中多有黏液,偶见假膜,可有血便,甚至柏油样便。

2. 腹痛 为患者较为多见的症状,多位于下腹部,呈钝痛、胀痛或痉挛性疼痛,是否伴有腹胀、恶心、呕吐,查体时腹部是否出现反跳痛,注意和急腹症相鉴别。

3. 其他症状 注意观察患者发热的程度、热期、热型;有无食欲减退、体重下降、脱水、口腔炎症等营养与代谢形态的改变;有无心动过速、全身软弱乏力、嗜睡、意识障碍等认知与感知形态的改变等。

(三) 辅助检查

1. 血液检查 白细胞增多,以中性粒细胞增多为主;常有低钾、低钠等电解质失常或酸碱平衡失调及低蛋白血症。

2. 粪便检查 难辨梭状芽孢杆菌培养及毒素测定对诊断假膜性肠炎具有非常重要的意义。

3. 结肠镜或者病理检查 提示假膜性肠炎。

4. X 线检查 腹平片可见肠管胀气和液平。

5. CT 检查 结肠壁增厚,皱襞增粗。

(四) 心理-社会状况评估

评估患者的心理承受能力、性格类型;对假膜性肠炎的认识程度;是否有焦虑、恐惧心理;家属及亲友的关爱程度;以及患者的经济状况。

【护理诊断】

1. 腹泻 与抗生素抑制了肠道的正常菌群,肠毒素与细胞毒素刺激肠黏膜上皮细胞,水钠分泌增加有关。

2. 腹痛 与肠道炎症及痉挛有关。

3. 体温过高 与细菌毒素引起的毒血症有关。

4. 营养失调-低于机体需要量 与腹泻、高热、腹胀导致肠道吸收障碍有关。

5. 有体液不足的危险 与细菌及其毒素作用于肠道黏膜,导致腹泻引起大量体液丢失有关。

6. 活动无耐力 与频繁腹泻导致电解质丢失致低钾有关。

7. 有肛周皮肤完整性受损的危险 与腹泻有关。

8. 知识缺乏:缺乏疾病相关知识。

9. 焦虑/恐惧 与患者腹泻、腹痛有关。

【护理措施】

(一) 一般护理

1. 休息 为患者提供舒适安静的环境,病室内空气清新、调节合适的温度、湿度。频繁腹泻、全身症状明显者应卧床休息,伴发热、疲乏无力、严重脱水者应协助患者床边排便,以减少体力消耗。

2. 采取有效降温措施 通常应用物理降温方法,如用冰袋冷敷前额、腹股沟及腋窝等处或头下置冰袋。但降温时应注意,冷敷时,避免持续长时间冰敷在同一部位,以防局部冻伤。注意周围循环情况,如脉搏细速、面色苍白、四肢厥冷的病人,禁用冷敷和酒精;应用药物降温时,注意出汗、低血压等不良反应,同时注意不可在短时间内将体温降得过低,以免大汗导致虚脱。

3. 肛周皮肤护理　患者由于频繁腹泻,肛周皮肤长期受到粪便以及擦拭等刺激,易造成肛周皮肤黏膜水肿甚至破溃。每次便后应该用柔软的一次性无纺布使用温水对肛周皮肤动作轻柔地擦洗,避免用力搓擦。如果肛周皮肤已经发生红肿破溃,可以使用3M保护膜加肛周护肤粉保持局部清洁干燥,或涂抹护臀膏等。协助患者做好生活护理,将日常用品放置于病人随手可及的地方,定时巡视病房,满足病人各项生理需要。

4. 饮食护理　腹泻频繁伴腹胀、腹痛较重者,应该给予禁食或流质饮食,静脉补充所需要的营养,让肠道得到充分休息。假膜性肠炎患者发热、腹泻,食欲下降,消化和吸收功能差,饮食应该以高热量、高蛋白、高维生素、少渣、少纤维素、易消化清淡流质或半流质饮食为原则,避免生冷、多渣、油腻或刺激性食物。少量多餐,可饮糖盐水。病情好转逐渐过渡至正常饮食。鼓励患者多喝酸奶,因为酸奶中有大量的益生菌,可以抑制致病菌生长,增强肠道黏膜屏障,益生菌还可以改善腹痛、腹胀等症状。

5. 口腔护理　大量应用抗生素不但可以引起假膜性肠炎,还可以引起假膜性口腔溃疡。要观察患者口腔黏膜有无变化,要督促有自理能力的患者每日清洁口腔2次,经常用生理盐水漱口,减少感染机会,对不能自理的患者,护士协助做好口腔护理。

（二）心理护理

此病好发于机体免疫力低下人群,患者大多拥有基础疾病又并发假膜性肠炎。患者既担心原有疾病的治愈情况,又要承受并发症的折磨,患者难免产生焦虑、恐惧和悲观心理。因此心理护理显得尤为重要,应耐心地向患者讲解疾病的相关知识,鼓励患者树立战胜疾病的信心,稳定患者情绪,同时做好家属的思想工作,取得他们的配合,以最佳的心理状态,积极配合治疗。如果需要手术治疗应该向患者讲解手术的目的、名称,术前准备及术后注意事项,消除病人的恐惧心理。

（三）病情观察

1. 腹泻　如果患者在使用抗生素的4~10日或在停药后的1~2周,或于手术后5~20日发生腹泻,应密切观察大便的颜色、气味、次数、性质、量,如果大便次数每日超5次以上,粪便由黄色水酱状逐渐变为米汤样、蛋花样,应高度警惕假膜性肠炎的发生,应立刻通知医生,协助患者留取大便标本送检验科行大便常规检和细菌培养,疾病被确诊后,应注意观察粪便中假膜排出情况,有无出血等。

2. 腹痛　观察患者腹痛的部位、性质、持续时间、缓解方式及腹部体征的变化,及时发现病情变化,避免肠穿孔及中毒性巨结肠的发生。

3. 严密观察体温变化　注意发热的过程、热型、持续时间、伴随症状同时观察呼吸、脉搏及血压的变化;注意发热的伴随症状及程度,根据病情确定体温测量的间隔时间。实施物理或化学降温后,评价降温的效果,观察降温过程中病人有无虚脱等不适出现。注意饮水量、饮食摄入量、尿量及治疗效果。

4. 观察病情变化　护士注意观察重症患者的生命体征和意识变化。严密监测生命体征、神志、尿量,观察有无面色苍白、四肢湿冷、血压下降、脉搏细速、尿少、烦躁等休克征象,通知医生,配合抢救。

（四）用药护理

1. 根据患者的情况,严格记录出入量,同时根据血液生化检查结果,制订出合理的输液计划,使各种药液能够均匀输入,及时调整输液的成分和数量,以防止发生水、电解质紊乱和酸碱平衡失调。

2. 掌握用药的准确时间及方法　肠道微生态调节剂-益生菌:要注意此类药物的保存方法,及注意服药的水温不得超过40℃以保证其活性。蒙脱石散(思密达)可影响其他药物的吸收,因此服用此药时应在两餐间空腹服用,同时此药不宜与微生态制剂、抗生素类同时服用,以免影响药效。

（五）做好消毒隔离,防交叉感染

做好各项消毒隔离防止交叉感染,外源性感染是假膜性肠炎的重要感染途径,确诊为假膜性肠炎后,即刻对患者进行床旁隔离。使用一次性便盆及专用量杯,患者的床单衣裤等污染物应装入专用袋,先消毒再清洗。接触患者前后应认真洗手,尤其是接触患者的分泌物、血液和大小便后。加强对家属和陪护人员的卫生宣教,做好自我防护工作。

【护理评价】

经过治疗和护理,评价患者是否达到:

1. 体温恢复正常,腹痛症状减轻或缓解,大便次数减少或恢复正常排便。

2. 体重增加,贫血症状得到改善,患者不感到口渴,皮肤弹性良好,血压和心率在正常范围。

3. 肛周皮肤无红肿、破溃。

4. 并发症得到及时发现和处理。

5. 患者了解了假膜性肠炎的相关知识并能够予以预防,安全、有效地使用药物。

6. 患者焦虑恐惧心理减轻,感觉平静。

【健康教育】

1. 向患者及家属介绍假膜性肠炎的病因、疾病过程以及预防方法。

2. 指导患者正确留取大便常规标本,做大便培养标本时,选用无菌试管,护士用无菌棉签直接从肛门内蘸取,盖严无菌试管15分钟内送检,以提高检查结果的阳性率。

3. 指导患者合理选择饮食,指导患者选择小米粥、胡萝卜粥、山药粥、薏米粥、瘦肉粥、蒸熟的苹果等具有止泻作用的饮食。酸奶应在冰箱内低温保存,饮用前在40℃温水中间接加热,以免造成乳酸杆菌破坏。15%~60%的患者在初次治疗后可再次出现腹泻,建议患者在停药后继续饮用酸奶,以防再次腹泻,导致病情反复。

4. 指导合理用药,告知患者药物的名称、用法、用量、不良反应及使用时的注意事项,教会病人自我观察。

5. 发热期间指导指导患者多饮水,保持口腔清洁,勤刷牙。注意保持皮肤清洁,如伴有皮肤瘙痒,应避免过度抓挠、皮肤划破等,以免引起感染。出汗多时及时更换汗湿的衣物,避免再次受凉。

6. 协助患者及时更换被污染的衣裤,告知患者及家属肛周使用3M保护膜时,必需远离肛周皮肤15~20cm处按压喷洒方能在肛周形成保护膜,如果需要再次使用必须间隔30秒待干燥后再次使用。

7. 出院指导　出院后要注意休息,做好自我防护,注意腹部保暖,避免受凉,如有再次腹泻腹痛应随时就诊。

（方　健）

参 考 文 献

1. 杨冬华,陈旻湖. 消化系疾病治疗学. 北京:人民卫生出版社,2005:258-261
2. Moudgal V, Sobel JD. Clostridiumdifficilecolitis: areview. Hospital practice,2012,40(1):139-148.
3. 陈灏珠. 实用内科学. 11版. 北京:人民卫生出版社,2002:789
4. 李春雨. 肛肠病学. 北京:高等教育出版社,2013:219
5. 陈颖,蔡庆. 伪膜性结肠炎的CT表现. 中国CT和MRI杂志,2012,9:13
6. 李晓娟. 艰难梭菌感染的治疗及预防. 中国医药指南,2013,11(1):678-679
7. deVrese M,Kristen H,Rautenberg P,et al. Probiotic lactobacilli and bifidobacteriain a fermented milk product with added fruit preparation reduce antibiotic associated diarrhea and Helicobacter pylori activity. J Dairy Res,2011,78(4):396-403
8. 张俊,张黎明,朱兰. 克林霉素磷酸酯注射液药品说明书所致用药风险定性评估. 药物流行病学杂志,2012,21(3):105
9. 张芳芹,徐桂芳,邹晓平. 益生菌和肠易激综合征. 国际消化病杂志,2012,32(1):21-23
10. 汪晓华. 恶性肿瘤患者化疗过程中并发伪膜性肠炎的护理体会. 中华全科医学,2013,11(4):659-660
11. 方健,张苏闽. 中西医结合治疗12例妊娠合并活动期溃疡性结肠炎的护理体会. 中国医药导报,2015,12(19):155-158
12. 马云红. 艾滋病并伪膜性肠炎护理体会. 皮肤病与性病,2016,38(3):201-203
13. 石玲. 1例结核性胸膜炎并发伪膜性肠炎患者的护理体会. 医学理论与实践,2013,26(17):2348-2349
14. 杨云生,闫敏. 抗生素相关性腹泻诊断与治疗. 中国实用内科杂志,2011,31(6):478-480

第四节　缺血性肠炎

缺血性肠病(ischemic bowel disease,IBD)亦称缺血性肠炎,是一组因小肠、结肠血液供应不足导致的不同程度局部组织坏死和一系列症状的疾病。由Marston于1966年提出,该病临床上少见,其发病率低,约占住院患者的0.1%,一旦误诊,后果严重,病死率较高。尤其是急性缺血性肠病,是严重的急腹症之一,病情急而凶险,发展迅速,病死率可达45%~70%。凡全身循环动力异常,肠系膜血管病变及其他某些全身性或局部疾病引起进入肠管的血流量减少,不能满足肠管的需要致肠壁缺血时,均可发生本病。

是在房颤、心肌梗死、糖尿病、高血压等疾病基础上引起的肠系膜动脉的栓塞或血栓形成,或低血容量、药物等所致微循环灌注不足,或在近期腹部手术、肝硬化、血黏度增高的基础上致肠系膜静脉血栓形成,以及其他原因引起肠道黏膜的急性或慢性缺血的一类疾病。轻者表现为可逆性肠绞痛或局灶性缺血性肠炎,重者则会发生肠坏疽、穿孔,甚至急性肠梗死。可分为急性肠系膜缺血(acute mesenteric ischemia,AMI)、慢性肠系膜缺血(chronic mesenteric ischemia,CMI)和缺血性结肠炎(ischemic colitis,IC)。本病可发生于小肠及结肠的任何肠段，以左半结肠多发，尤其是降结肠、脾曲、乙状结肠，约占80%。

【病因与发病机制】

引起缺血性肠炎的病因很多，目前尚未完全明确。全身循环动力异常、肠系膜血管病变及其他某些全身性或局部疾病引起进入肠管的血流量减少或血液回流受阻，从而不能满足肠管的需要而发生缺血时，均可诱发本病。引起本病的主要病理基础是局部血管病变、血流量不足或血液的高凝状态。腹腔血管病变包括动脉粥样硬化症、肠系膜上动脉压迫症、多种病因所致的血管炎及肠道血管畸形等，其中动脉粥样硬化所致的血管狭窄是引起慢性肠系膜缺血的主要原因，当全身性血管病变累及腹腔血管时如系统性红斑狼疮、结节性多动脉炎等疾病时也会出现肠缺血性改变。血流量不足主要指内脏血流量减少，从而导致肠道缺血。血液的高凝状态可以导致腹腔血管血流缓慢、血栓易于形成而堵塞肠道血管。缺血性结肠炎亦可以由各种肠切除操作、主动脉的手术操作和结肠出血时栓塞治疗引起。缺血性肠炎的基本的病理改变是肠壁水肿、出血及坏死等循环障碍性变化。

【临床表现】

缺血性肠炎的常见临床表现是腹痛、腹胀、便血，严重时可出现肠麻痹坏死和腹膜刺激征。根据受累肠道部位、范围和发生的急缓，缺血性肠病临床表现各有差别。

（一）急性肠系膜缺血（acute mesenteric ischemia，AMI）

多见于60岁以上的老年人，男性为主，常见于心血管基础疾病大多数是由于动脉粥样硬化和风湿性心脏病引起，其次是血管造影后动脉粥样硬化斑块脱落所致。其临床表现三联征为：剧烈上腹痛或脐周痛而无相应的体征，器质性心脏病合并心房颤动，胃肠道排空障碍。常以突发剧烈腹痛，伴频繁呕吐和腹泻为主要症状，约75%的患者大便潜血阳性，15%的患者可伴有血便。部分患者可表现为肠梗阻甚至出现溃疡及穿孔；发病早期症状无特异性，进展迅速，死亡率高，可进展为休克、急性腹膜炎。

可分为急性肠系膜缺血（acute mesenteric ischemia，AMI）、慢性肠系膜缺血（chronic mesenteric ischemia，CMI）和缺血性结肠炎（ischemic colitis，IC）

（二）慢性肠系膜缺血（chronic mesenteric ischemia，CMI）

典型症状为餐后腹痛、畏食和体质量减轻。主要表现为反复发生的与进食有关的腹痛，腹痛可为持续性钝痛，程度不一，定位不明确，以脐周或左下腹多见，多发生于餐后15~30分钟，1~2小时达高峰，随后腹痛逐渐减轻，蹲坐位或卧位可使部分患者腹痛缓解。

（三）缺血性结肠炎（ischemic colitis，IC）

典型症状为腹痛，多位于左下腹，为突发性绞痛，轻重不一，进食后加重。腹痛时多伴有便意，部分患者可在24小时内排出与粪便相混合的鲜红色或暗红色血便，其他症状有厌食、恶心、呕吐、低热等；体检可发现腹部轻中度压痛、低热、心率加快；发生肠梗死时可有腹部压痛、反跳痛、腹肌紧张、肠鸣音逐渐减弱甚至消失等腹膜炎的体征。

【辅助检查】

1. 实验室检查　血常规：外周血白细胞增高，常>10×10^9/L；大便潜血常阳性；血清肌酸激酶（CK）、乳酸脱氢酶（LDH）、碱性磷酸酶（ALP）也可增高，但血清酶和生化指标的测定对AMI诊断缺乏特异性。D-二聚体升高对本病诊断有一定意义。

2. 影像学检查　腹部X线检查是AMI最基本的检查，最典型征象是"指压痕"征，部分患者因肠痉挛致肠腔内气体减少，亦有部分患者因肠梗阻范围较广致肠腔内充满气体；钡灌肠检查可见受累肠段痉挛、激惹，病变发展后期可见肠管僵硬似栅栏样，同时肠腔内钡剂充盈形成扇形边缘，溃疡形成后可见黏膜粗糙呈齿状缺损，钡剂检查可能加重肠缺血甚至引起肠穿孔，腹膜刺激征阳性患者禁忌钡剂检查；CT增强扫描和CT血管成像可观察肠系膜动脉主干及其二级分支的解剖情况；磁共振成像（MRI）检查一般不作为急诊检查方法，但MRI可显示肠系膜动、静脉主干及主要分支的解剖，但对判断狭窄程度有一定假阳性率。MRI对判断血栓的新旧、鉴别可逆性和不可逆性肠缺血有很高价值；超声检查能显示腹腔动脉、肠系膜上动脉、肠系膜下动脉和肠系膜上静脉的狭窄和闭塞，征象有肠壁增厚、腹水、膈下积气、门静脉-肠系膜静脉内积气等。尤其是脉冲多普勒超声能测定血流速度，对血管狭窄有较高的诊断价值。

3. 肠镜检查　是缺血性结肠炎主要诊断方法。镜下表现为肠黏膜充血、水肿、瘀斑，黏膜下出血，黏膜呈暗红色，血管网消失，可有部分黏膜坏死，继之黏膜脱落、溃疡形成。病变部与正常肠段之间界限清晰，一旦缺血改善，其症状消失快，病变恢复快，是与其他肠炎相鉴别的关键之一。镜下所见出血结节是 IC 的特征性表现。病理组织学可见黏膜下层有大量纤维素血栓和含铁血黄素细胞,为此病特征。AMI 如累及结肠,内镜改变与 IC 大致相同;CMI 内镜检查无确切意义,但可排除其他疾病。

4. 选择性血管造影　是 AMI 诊断的金标准,并可在诊断的同时直接进行血管内药物灌注治疗和介入治疗。但对于选择性血管造影正常者,不能除外非闭塞性血管缺血。

【治疗要点】

缺血性肠病一经确诊,应尽早治疗,治疗方法分为内科治疗、手术治疗和介入治疗。

（一）内科治疗

绝大部分患者经内科治疗可治愈或好转。对怀疑肠系膜缺血的患者应立即禁食,必要时胃肠减压、静脉营养支持、改善循环治疗等。缺血性肠病一经诊断,应积极给予抗凝治疗,对于明确有血栓形成的进行溶栓治疗。早期使用足量、广谱抗生素预防菌血症（慎用糖皮质激素,以免感染扩散或二重感染）。应密切监测血压、脉搏,每小时尿量,必要时测中心静脉压或肺毛细血管楔压,积极治疗原发病,纠正水、电解质平衡紊乱和酸碱平衡失调等,支持治疗以促进肠黏膜细胞功能的恢复。

（二）手术治疗

对于急性肠系膜动脉血栓形成、慢性肠系膜动脉闭塞性疾病,内科保守治疗无效;任何形式的肠系膜动脉缺血性疾病,并出现剧烈腹痛、压痛、腹肌紧张、腹腔抽出血性液体者均应急诊手术;具有典型的症状和动脉造影确定肠系膜上动脉或腹腔干显著狭窄或闭塞者,主动脉造影明确肾动脉和肠系膜上动脉狭窄同时存在,而施行肾动脉重建时,为预防肠梗死的发生,可考虑预防性主动脉肠系膜上动脉旁路术。外科手术治疗包括:病变血管切开取栓、缺血坏死肠段的切除,以及闭塞血管段的旁路移植手术。

（三）介入治疗

非闭塞性肠缺血时,可经造影导管向动脉内灌注血管扩张剂。另外,血管成形术或支架置入术,有助于恢复动脉血流,降低复发机会。治疗成功率高,并发症发生率低,其安全性和开腹手术相比具有较大优势。

【护理评估】

（一）患者的个人史与既往病史

评估患者的年龄、性别、既往病史、用药史以及吸烟、饮酒史,尤其是对于既往患有冠心病、糖尿病、高血压、高脂血症、肝硬化、系统性红斑狼疮等基础疾病以及近期进行过腹部手术的中老年患者,如果突发腹痛、血便、腹泻、呕吐等消化道症状,需高度警惕缺血性肠炎可能并注意与溃疡性结肠炎、急性胰腺炎等疾病相鉴别。

（二）临床症状评估与观察

1. 腹痛的观察　注意观察患者腹痛的部位性质和程度;腹痛发生的原因或诱因,起病急骤或缓慢、持续时间;腹痛与进食、活动、体位等因素的关系,有无放射;观察腹肌紧张度、有无压痛、反跳痛;腹痛发生时的伴随症状如有无恶心、呕吐、腹泻、便血、发热等。

2. 伴随症状的观察　密切观察患者腹泻、便血情况,观察大便的次数、颜色及量,发热患者注意观察发热的程度、热期、热型有无食欲减退、体重下降、脱水、口腔炎症等营养与代谢形态的改变。

3. 并发症的观察　密切监测生命体征,及早识别肠道并发症的征象,血压下降、脉搏增快、体温下降、出冷汗、肠蠕动增快、便血提示肠出血征兆。小量出血时隐血实验阳性或粪便呈深褐色,中等量出血时粪便呈柏油样,大量出血时呈血便,严重时呈休克状态。病人突发右下腹剧痛,伴有恶心、呕吐、面色苍白、体温和血压下降、腹肌紧张等提示有肠穿孔的可能。发现异常时,及时通知医生并配合处理。

（三）辅助检查评估

实验室检查、结肠镜、造影以及影像学检查的结果,积极完善 D-二聚体、粪隐血等实验室检查,早期行结肠镜或腹部血管造影检查,可以协助明确诊断及时治疗。

（四）心理-社会状况评估

评估患者的心理承受能力、性格类型;对缺血性肠炎的认识程度;对疼痛的耐受程度以及疼痛对休息睡眠的影响程度等;是否有焦虑、恐惧心理;家属及亲友的关爱程度;以及患者的经济状况。

【护理诊断】

1. 腹痛　与肠道缺血、炎症有关。

2. 舒适的改变　与患者腹痛、腹胀有关。

3. 知识缺乏:缺乏疾病相关知识。

4. 营养失调-低于机体需要量　与腹胀、便血导致肠道吸收障碍或禁食有关。

5. 焦虑/恐惧　与患者剧烈腹痛、反复或持续腹痛不易缓解,便血有关。

6. 有体液不足的危险　与禁食、便血有关。

7. 有肛周皮肤完整性受损的危险　与腹泻、便血有关。

8. 活动无耐力 与腹痛、腹泻血便导致电解质丢失致低钾有关。

9. 有肛周皮肤完整性受损的危险 与腹泻有关。

10. 睡眠形态紊乱 与腹痛、环境干扰有关。

11. 潜在并发症:肠出血、肠穿孔。

【护理措施】

（一）休息及环境

1. 病房安静、控制并减少噪声,温湿度适中。安静、清洁、通风良好、舒适的环境,可以使患者心情愉快,身体舒适,睡眠充足,食欲增加,有利于机体的康复。

2. 重症患者卧床休息,轻症需控制活动量,协助患者取舒适卧位。尽量满足生活所需,保持床单位的清洁、干燥,根据季节为病人准备舒适整洁的被褥、衣物,及时更换污染的衣裤及被褥。

3. 协助患者晚间睡前温水泡足,以助入眠,必要时遵医嘱予以地西泮口服。

（二）病情观察

1. 腹痛的观察 腹痛为缺血性肠炎最突出表现,缺血性肠病发病早期症状不典型,腹痛症状有时与体征表现并不完全相符,即腹痛很严重而体征表现并不明显,腹肌软,压痛点不固定的特点,容易漏诊或误诊。注意观察腹痛的部位、性质、持续时间、有无放射痛,观察腹部体征变化(包括腹胀的程度、腹肌紧张度、有无压痛、肠鸣音等)。腹痛与便血、饮食、活动、体位的关系,同时注意有无恶心、呕吐、发热等伴随症状。

2. 基础疾病的观察 缺血性肠炎好发于50岁中老年人,常合并一种或几种动脉粥样硬化相关性疾病,有的患者可能已经发生心力衰竭、脑血管意外等心脑血管疾病,因此还需要加强对基础疾病的观察,要严格检测和控制血压、血糖,及心脏功能,注意有无气急、胸闷、胸痛、咳粉红色泡沫痰、端坐呼吸,以及有无语言、肢体运动和感觉障碍等心脑血管并发症的发生。

3. 并发症的观察 缺血性肠病患者常由于腹泻、便血和发热,易发生脱水和水盐代谢紊乱;密切观察患者的生命体征、神志、意识面容,测量并记录呕吐物、大便的次数、量、颜色、性质和气味,及时留取标本送检。定期检测血常规、电解质和血气分析等。若患者出现持续性血便且出血量大,患者自觉心率加快、出冷汗、肠蠕动增快、血压下降或出现高

热及感染中毒症状,腹胀不对称、左侧腹部广泛肌紧张、剧烈而频繁的呕吐等情况,应警惕肠出血、腹膜炎、肠穿孔、肠梗阻等并发症的发生,应立刻通知医师予以处理,转外科手术治疗。

（三）疼痛的护理

对患者的腹痛进行护理评估,观察患者疼痛出现时间、强度及发作频率,根据腹痛的性质及程度采取相应的护理措施。在未明确诊断之前禁用镇痛剂,以免掩盖病情。

1. 向患者介绍腹痛的原因,使其了解自身状况,在一定程度上接受疼痛现状。协助患者取舒适体位,如低半卧位、弯腰和屈膝侧卧位,可以缓解病人的疼痛。

2. 根据患者的性格类型指导患者冥想、慢节律呼吸等进行自我放松;让患者听轻柔舒缓的音乐,看电视、小品等电视节目分散患者对疼痛的注意力。

3. 遵医嘱及时、准确使用镇痛药物,同时及时动态评估药物的镇痛效果,密切观察药物的作用与副作用。

4. 遵医嘱胃肠减压。妥善固定胃管,避免管道脱出、受压或扭曲,保持减压通畅;留置胃管期间患者会出现口干咽痛等不适,对患者进行口腔护理,一般为每日2次,以增强其舒适感。病情好转及时拔除胃管,减轻不适。

（四）药物护理

1. 询问患者过敏史、用药史,注意药物之间配伍禁忌。静脉补液治疗期间,注意控制补液量及速度。用扩血管的药物时,注意控制滴速,监测血压变化,使用微量泵时,保证药物持续、匀速滴入体内。

2. 遵医嘱给予患者抗凝治疗,规范化定时、定量应用抗凝药物。密切观察患者皮肤、黏膜情况,有无出血等;动态监测患者出凝血时间、血小板等凝血观察指标,预防并发症。

3. 密切观察患者用药后的反应,给予跌倒/坠床、外伤、药液外渗危险因素评估,床尾悬挂警示标识、拉起床档,并告知家属或医护人员陪同,防止跌倒或其他意外发生。注意静脉通路的维护及穿刺点周围皮肤的观察及护理,避免发生静脉炎、药物外渗性周围组织坏死。

（五）皮肤护理

1. 肠缺血引起肠壁损伤由肠道黏膜面向浆膜面进展,24小时内可出现肠道出血,表现为鲜红色或暗红色血便,出血量一般不大。同时由于肠蠕动

增快及炎性渗出,病人多有腹泻表现,肛周易受到潮湿和代谢产物的腐蚀,加上皮肤间的摩擦,肛周皮肤的完整性极易受到破坏。告知患者手纸要柔软,擦拭动作要轻柔,每次便后用温水冲洗肛门及周围皮肤,减少酸性排泄物、消化酶与皮肤接触,从而减少局部的刺激及不适。保持肛周及周围皮肤的干燥,必要时涂抹氧化锌软膏保护局部皮肤。

2. 协助卧床患者使用便盆时,应协助患者抬高臀部,不可硬塞、硬拉,必要时边缘垫以软纸、布垫,防止擦伤皮肤。对于长期卧床的消瘦患者更要注意观察皮肤状况、定时翻身并加强护理,预防压疮的发生。

(六) 饮食护理

腹痛剧烈、便血严重患者应遵医嘱胃肠减压,禁食并经静脉补充热量及其他营养,使得肠道能够得到充分休息。病情好转后可进食少许易消化、少渣、无刺激性的流质、半流质饮食,逐渐加量,嘱少量多餐。指导病人多进食富含高蛋白、无机盐、维生素、微量元素的食物,少吃粗纤维多的蔬果和食物,忌食生冷瓜果、牛奶、海鲜、产气多的食物,适当控制脂肪。饮食以满足机体代谢需要且不加重对肠道的刺激、利于吸收为原则。若出现腹胀呕吐应停止进食,通知医生。

(七) 心理护理

1. 该病常发生于有基础疾病的老年患者,病情变化快。剧烈腹痛使患者烦躁、恐惧、焦虑、甚至濒死感,而此心理又可引起心率增快、血压升高、心肌耗氧量增加,使基础疾病的病情加重,同时引起内脏血管收缩,加重病变肠段的进一步缺血,使疾病恶化。因此应该理解患者的不适,用简单易懂的语言讲解疾病的发生、发展、预后及目前的治疗方法,使病人对自身所患的疾病有正确的认识。向患者讲解各项检查的目的、检查前准备及检查后的注意事项,以减少患者对检查的恐惧。

2. 鼓励患者表达自身感受,教会患者自我放松的方法。针对患者不同文化层次、不同心理特点,热情、耐心解释病情,通过多巡视病房、关心患者、安抚患者紧张情绪。向患者介绍经治疗后痊愈的病例,消除其顾虑。

3. 鼓励亲朋好友多陪护多照顾病人,并鼓励家属经常与病人交谈在情感和行动上给予关心和支持。

(八) 灌肠护理

灌肠可使药液与肠黏膜病灶直接接触,有利于发挥药物的局部作用,形成保护膜保护肠道修复溃疡面。同时直肠黏膜具有很强的吸收功能,既可以避免口服药物时胃肠消化液和消化酶对药物的影响,又可以使大部分药物不经肝脏进入大循环系统,提高局部的血药浓度。晚间睡前嘱患者排空大小便,根据病变位置选择体位为患者灌肠。选择柔软粗细适宜的肛管,插管动作轻柔,以免损伤直肠黏膜,插入肛门内 15 ~ 20cm,温度以 39 ~ 41℃ 为宜,灌肠时摇匀药物,缓慢低速的灌入药物,并注意观察患者有无不适反应出现,若患者出现便意,嘱其深呼吸或张口呼气放松腹肌,降低腹内压,解除肠道痉挛。灌肠完毕指导患者变换体位分别取左侧卧位、俯卧位、右侧卧位各 30 分钟后再平卧,但对于部分灌肠后无法保留、30 分钟内忍受不住将药液排出的患者,建议其继续左侧卧位,不要移动身体,并做提肛运动,以延长保留时间。

(九) 外科围术期护理

1. 若患者出现急性手术指征,应协助患者做好相应的术前准备:协助完善相关术前检查;心电图、B超、出凝血实验等;协助患者更换清洁病员服;与手术室人员进行患者信息、药物核对后,送入手术室。

2. 术后病情观察及护理 术后严密监测生命体征;观察伤口有无渗血渗液;观察腹部体征;妥善固定引流管,保持引流通畅,观察引流液的颜色、性状及量。

3. 术后疼痛 术后评估患者疼痛情况,遵医嘱给予镇痛药物,提供安静舒适的环境,采取适宜的体位;指导患者平稳呼吸,咳嗽时用手保护切口,以减轻疼痛。

4. 术后取平卧位,生命体征平稳后取半卧位以减轻腹部切口张力和疼痛,利于术后引流;术后鼓励患者多活动,尽早下床,避免肠粘连等并发症。

5. 患者若术中造口,在住院期间应教会患者及家属造口的清洁以及造口袋的更换技巧。

【护理评价】

经过治疗和护理,评价患者是否达到:

1. 保持情绪稳定,焦虑忧郁心理减轻,主动配合治疗。

2. 腹痛缓解或可以耐受,大便次数减少或恢复正常排便,肛周皮肤无红肿、破溃。

3. 了解缺血性肠炎常见诱发因素,能重视基础疾病的治疗,安全有效地用药。

4. 能够理解各项检查的必要性,能正确对待疾病配合治疗。

5. 能够及早发现或避免并发症的发生,能够理解手术的必要性平静地接受手术,了解术前术后相关知识,并能配合治疗及护理,未发生并发症。

【健康教育】

1. 患者起病急、病情重,应帮助患者认识自己的病情,帮助树立战胜疾病的信心,保持良好的心态和情绪,控制不良情绪,保持乐观积极心态并配合治疗。

2. 告知患者配合医护人员完成各项常规及特殊检查,密切观察腹痛腹胀的部位和程度及伴随症状。如有不适及时通知医护人员。

3. 告知患者卧床休息注意保暖,卧床休息期间,指导患者床上活动,逐步增加活动量,防止肌肉萎缩及下肢静脉血栓形成。腹痛伴寒战、高热者注意保持口腔、皮肤清洁,晚间温水泡足时注意水温,防止烫伤。

4. 指导患者采取有利于减轻疼痛的体位,缓解疼痛,对于烦躁不安的病人,应加强安全措施,防止坠床。待病情好转后再进行适量的活动。

5. 使用扩血管药物治疗期间要观察药物的反应,同时指导患者变换体位要缓慢,如需下床,应遵循"起床三部曲"的原则,首先抬高床头 10～15cm,逐渐取卧位,无头晕等不适,再置双腿床边下垂,继而慢慢站立,以免出现体位性低血压或头晕、心悸、头痛等不适。

6. 强调按时服药、生活规律的重要性,告知患者改变不良生活习惯,养成良好的生活方式,绝对戒烟戒酒,本病患者很多有动脉硬化,早期控制血压、冠心病、糖尿病可延缓此病的发生。出院后遵医嘱坚持扩血管治疗,定期复查血糖、血脂,控制高血压,减少或避免血栓形成,进而减少缺血性结肠炎的发生。

7. 强调饮食行为干预,指导患者饮食应定时定量,勿暴饮暴食,多吃清淡饮食,避免辛辣刺激性食物。告知患者过量饮食或饮食中含固体及纤维较多会诱发并发症。

8. 告知患者如何识别病情变化,哪些诱因会导致肠出血、肠穿孔的发生。如过早下床活动或随意起床、用力排便等,注意观察大便的颜色、性质及量,如发生腹部绞痛、腹泻伴大量血便,应立刻报告医生。

9. 告知患者行胃肠减压时,积极配合,切不可随意拔管。

10. 讲解术前准备相关知识,做好心理护理指导,缓解焦虑情绪。

11. 术后病人麻醉清醒后给予半卧位,向病人说明取半卧位的目的,指导患者保持伤口敷料干燥,保持各引流管通畅,讲解腹腔引流的意义,防止引流不畅及管道滑脱。

12. 术后鼓励病人早期下床活动,防止跌倒。指导做深呼吸,进行有效咳嗽,防止肺部感染,促进肠蠕动。

（方　健）

参 考 文 献

1. 刘变英,刘谦民. 缺血性肠病的病因及发病机制. 世界华人消化杂志,2001,9(12):1424-1425

2. Greenwald D, Brandt L. Colonicischemia. Journal of Clinical Gastroenterology,1998,27(27):122-128

3. Danse EM, Van Beers BE, Jamart J, et al. Prognosis of ischemic colitis:comparison of color dopplersonography with early clinical and early clinical and laboratory fings. AJR Am J Roentgenol,2011,175:1151-1154

4. 刘吉勇,杨崇美,叶远红,等. 缺血性肠病的回顾性分析. 中华消化杂志,2012,22(5):562

5. 楼国春,杜勤,董向毅,等. 缺血性肠病17例临床表现及误诊分析. 中华内科杂志,2013,45(1):49-50

6. 王锦辉,陈旻湖. 慢性缺血性肠病的诊断和治疗. 中国实用外科杂志,2006,26(6):419-421

7. 林三仁. 消化内科学高级教程. 北京:人民军医出版社,2009:306-307

8. 白剑,谢开汉,候湘德. 坏疽型缺血性结肠炎临床特点. 中国医师进修杂志,2012,35(15):61-62

9. 中华医学会老年医学分会缺血性肠病诊治中国专家建议(2011)写作组. 老年人缺血性肠病诊治中国专家建议(2011). 中华老年医学杂志,2011,30(1):1-6

10. 樊庆,吴问汉,冯秋实,等. 缺血性肠病的临床特点及治疗. 中国现代医学杂志,2008,18(10):1434-1440

11. 崔广梅. 44例缺血性肠病的临床观察及护理. 吉林医学,2014,5(13):2439

12. 田正凤,陈洪. 缺血性结肠炎37例临床分析. 中国现代医药杂志,2014,16(1):75-76

13. 颜蕾. 35例缺血性肠炎病人的护理. 全科护理,2012,9(10A):2236-2237

14. 陈爱珍. 10例缺血性肠炎的护理. 护理与康复,2008,7(10):756-757

15. 郑一宁,韦键. 消化内科护理. 北京:人民军医出版社,2010:54

第二十一章
肛周感染性疾病病人的护理

第一节　肛隐窝炎及肛乳头炎

肛隐窝炎、肛乳头炎均为常见病,只是由于其症状较轻而易被忽视。临床上这两种疾病多为伴发而可视为一种疾病。

肛隐窝炎(anal cryptitis)又称肛窦炎是指肛隐窝、肛门瓣的急、慢性炎症性疾病。由于炎症的慢性刺激,常可并发肛乳头炎、肛乳头肥大。其临床症状是肛门部不适、潮湿、瘙痒,甚至有分泌物、疼痛等。通常由于症状较轻,又在肛门内部,易被忽视。有研究表明肛隐窝炎是引起肛肠感染性疾病的主要原因。据统计约有85%的肛门周围脓肿、肛瘘、肛乳头肥大等是由肛窦感染所引起。因此,对本病的早期诊断和治疗,对预防严重的肛管直肠部位感染性疾病有积极的意义。

肛乳头炎(anal papilla)是由于排便时创伤或齿状线附近炎症引起的疾病。常与肛窦炎并发,是肛裂、肛瘘等疾病的常见并发症。

【病因与发病机制】

1. 解剖因素　肛隐窝炎的发生与肛门部位的解剖特点有着密切的关联。肛隐窝的结构呈杯状,底在下部,开口朝上,不仅引流差,还使积存的粪渣或误入的外物通过肛管时,引发感染和损伤。

2. 机械因素　干硬粪便通过肛管时,超过了肛管能伸张的限度,造成肛窦及肛门瓣的损伤。

3. 细菌侵入　肛窦中存在大量细菌,当排便时肛窦加深呈漏斗状,造成粪渣积存,肛腺分泌受阻,细菌易繁殖,病原菌从其底部侵入肛腺,引起肛隐窝炎,继而向周围扩散引发其他肛肠疾病。

病理改变:局部水肿、充血、组织增生。

【临床表现】

轻度的肛隐窝炎和肛乳头炎常无明显的症状,病变程度较重时可出现以下表现。

1. 肛隐窝炎临床表现

(1) 肛门不适:往往会有排便不尽、肛门坠胀及异物感。

(2) 疼痛:为常见症状。一般为灼痛或撕裂样痛。撕裂样痛多为肛门瓣损伤或肛管表层下炎症扩散所致,排便时加重。若肛门括约肌受炎性刺激,可引起括约肌轻度或中度痉挛性收缩使疼痛加剧,常有短时间阵发性钝痛,或疼痛持续数小时,严重者疼痛可通过阴部内神经、骶神经、会阴神经出现放射性疼痛。

(3) 肛门潮湿、瘙痒、分泌物:由于肛隐窝炎和肛门瓣的炎症致使分泌物增加。肛门周围组织炎性水肿可引起肛门闭锁不全性渗出,出现肛门潮湿、瘙痒。

2. 肛乳头炎临床表现　发生急性炎症时,而引起肛内不适感或隐痛。长时期炎症刺激可引起肛乳头肥大,并随多次排便动作使肥大的乳头逐渐伸长而成为带蒂的白色小肿物,质地较硬,不出血。该肿物起源齿状线,在排便时脱出肛门外,同时加重肛门潮湿和瘙痒症状。

【辅助检查】

直肠指诊和肛门镜是主要的检查手段。明确诊断可以通过上述的临床表现,再结合直肠指诊和肛门镜即可。

1. 直肠指诊　检查时常会感到肛门括约肌较紧张,转动手指时在齿线附近可扪及明显隆起或凹陷,并伴有明显触痛,多在肛管后方中线处。

2. 肛门镜检查　检查时可看见肛窦和肛门瓣充血、水肿,轻压肛窦会有分泌物溢出,肛乳头炎也肿大、充血。

【治疗要点】

1. 肛隐窝炎

（1）非手术治疗：包括中药灌肠，每日2次；栓剂有止痛栓、消炎栓。方法：大便后清洗肛门，坐浴后将栓剂轻轻塞入肛门内，每日2次，每次1~2粒；化腐生肌膏外敷，同时配合坐浴等治疗。

（2）手术治疗：对于药物治疗无效者，可行肛窦切开术等。肛窦切开术方法：先用钩形探针钩探加深的肛隐窝，然后沿探针切开肛隐窝到内括约肌，切断部分内括约肌，切除病窦及结节，做梭形切口至皮肤，创面修整，使引流通畅。可在切口上方黏膜缝合1针以止血。注意切除不可过深以防术后出血，本术式可彻底根治肛窦炎。

2. 肛乳头炎

（1）非手术治疗：适用于急性肛乳头炎，方法：同肛隐窝炎的非手术治疗处理。

（2）手术治疗：可行肛乳头切除术。方法：患者侧卧位，在骶麻下用止血钳将肛乳头基底部钳夹，用丝线结扎，然后切除。对术后患者，应每日中药熏洗坐浴，口服润肠通便的药物，防止大便干燥，影响伤口愈合。同时，在3~5日后以手指扩张肛管，以免伤口粘连。

【护理评估】

（一）术前评估

1. 健康史

（1）一般情况：包括性别、年龄、婚姻状况。

（2）家族史：了解患者家庭中有无肿瘤等病史。

（3）既往史：了解患者有无习惯性便秘、肠炎等病史。

2. 身体情况

（1）主要症状与体征：评估患者大便性质、次数，大便后有无疼痛、坠胀，肛门有无肿物脱出，有无分泌物从肛门流出，肛周皮肤有无瘙痒等情况。

（2）辅助检查：直肠指诊、肛门镜等检查结果异常。

（3）心理-社会状况：了解患者对本病及手术的认知情况、心理承受能力，家庭对患者支持度，患者承担手术的经济能力等。

（二）术后评估

1. 手术情况 了解术后手术、麻醉方式及术中情况。

2. 康复情况 了解术后生命体征是否平稳，伤口出血和愈合情况，有无感染并发症发生，肛门功能恢复情况。

3. 心理-社会状况 了解患者情绪变化，对术后护理相关知识的知晓及配合程度。

【护理诊断要点】

1. 疼痛 与排便时肛管扩张，刺激肛管引起括约肌痉挛有关。

2. 便秘 与不良饮食或不良的排便习惯或患者恐惧排便疼痛等因素有关。

3. 潜在并发症：感染，与直肠肛管脓肿、肛门周围脓肿与积存粪渣，细菌繁殖引起局部感染，并向周围组织扩张有关。

【护理措施】

（一）非手术治疗护理

1. 缓解疼痛

（1）坐浴：便后用中药熏洗坐浴或温水坐浴，可松弛肛门括约肌，改善局部血液循环，缓解肛门疼痛。坐浴过程中注意观察患者意识、神志、面色等防止虚脱；严格控制水温防止烫伤。

（2）药物：疼痛明显者，可遵医嘱口服止痛药或肛门内塞入止痛或消炎栓，注意观察用药后的反应。

2. 肛门护理 每次大便后及时清洗肛门，定期更换内裤，保持局部清洁干燥。肛门局部瘙痒时，勿用手抓挠，以免损伤皮肤。

3. 保持大便通畅

（1）饮食上要多饮水，多食含粗纤维多的蔬菜和水果。如笋类纤维素含量达到30%~40%。此外，还有蕨菜、菜花、菠菜、南瓜、白菜、油菜菌类等；水果有其红果干、桑葚干、樱桃、酸枣、黑枣、大枣、小枣、石榴、苹果、鸭梨等，其中含量最多的是红果干，纤维素含量接近50%。少食辛辣刺激的食物，防止大便干燥，引起便秘。

（2）养成良好的排便习惯。每日定时排便，适当增加机体活动量，促进肠蠕动，利于排便。

（3）对于排便困难者，必要时服用缓泻剂或灌肠，以润肠松软大便，促进大便的排出。

（二）手术治疗护理

1. 术前护理

（1）心理护理：多与患者沟通，讲解疾病的相关知识及术前术后注意事项等，消除患者紧张的心理，积极配合治疗，使其以良好的心态迎接手术。

（2）肠道准备：术前1日晚上7点开始口服润肠药如聚乙二醇电解质散，排便数次。晚10点起禁食水。术日晨首先给肥皂水500ml灌肠，排一次便后，再给予甘油灌肠剂110ml肛注。

2. 术后护理

（1）病情观察：观察患者神志、生命体征是否平稳、有无肛门坠胀疼痛、伤口敷料有无渗血等，发现异常，及时报告医生，给予相应处理。

（2）饮食与活动：手术当日给予清淡的半流食，术后第一日开始进普食。可选择高蛋白、高热量、高维生素的饮食。手术当日卧床休息，术后第一日开始下地活动，以后逐渐增加活动量。目的是防止由于过早排便造成伤口出血或感染。

（3）伤口换药：每日伤口换药1～2次，换药时评估伤口创面肉芽生长情况。换药时注意消毒要彻底，动作要轻柔，以免增加患者痛苦。

（4）排便的护理：术后控制大便2日，术后第一日晚上口服润肠药如聚乙二醇电解质散，术后第二日早晨开始排便，以后保持每日排成形软便一次。便后首先用温水冲洗伤口，再用中药熏洗坐浴10分钟。目的是清洁伤口，减轻疼痛，促进创面愈合、预防感染的发生。熏洗坐浴过程中要防止患者虚脱、烫伤等意外发生。

【护理评价】

1. 患者疼痛缓解或消失。

2. 患者排便正常。

3. 并发症能够被有效预防或及时发现并得到相应治疗。

【健康教育】

1. 加强饮食调节，防止大便干燥。多食新鲜的水果和蔬菜，多饮水，禁食辣椒等刺激性食物。

2. 积极锻炼身体，增强体质，增进血液循环，加强局部的抗病能力。

3. 保持肛门清洁，勤换内裤，坚持每日便后清洗肛门，防止感染。

4. 积极防治便秘及腹泻，对预防肛隐窝炎和肛乳头炎的形成有重要意义。

5. 一旦发生肛隐窝炎或肛乳头炎，应早期医治，以防止并发症的发生。

第二节 肛乳头瘤

肛乳头瘤又称肛乳头肥大或乳头状纤维瘤，是一种肛门常见的良性肿瘤。由于直肠下端与口径较小的肛管相接，呈现8～10个隆起的纵行皱襞，称肛柱。肛管与肛柱连接部位的三角形乳头状隆起，称为肛乳头。有很多学者认为，肛乳头肥大是一种增生性炎症改变的疾病。是肛乳头因粪便或慢性炎症的长期刺激，持续地纤维化增生而逐渐增大变硬而形成的。临床上随着肛乳头逐渐增大，有时可随排大便脱出肛外，反复脱出，刺激肛管，可使局部分泌物增多，有时还会出现便后带血，排便不净的感觉和肛门瘙痒。很少癌变，但不排除恶变倾向，因此积极的治疗可早期切除。中医学称其为"悬珠痔"。

【病因与发病机制】

1. 肛乳头周围组织的反复炎性刺激　便秘致粪便长期存留刺激、腹泻致排便刺激频繁，局部肛窦炎、肛乳头炎长期迁延。

2. 慢性肛裂　三期以上的肛裂的顶端与肛窦接近，肛裂反复发作，炎性刺激此处的肛乳头，致逐渐增生而成。

3. 外伤或肛门其他疾病　致局部血流障碍、淋巴回流不畅。

4. 中医学认为大肠热结，湿热下注而发病，多由于过食肥甘厚味及辛辣刺激食物而致。

【临床表现】

1. 早期一般无明显症状，常在体检时被指诊发现。

2. 肿物逐渐生长增大，部分患者可出现某些症状，如肛内坠胀、排便不尽感。

3. 瘤体反复脱出可有异物摩擦不适感，少数患者发生嵌顿感染时，可有疼痛、出血，或看见表面破溃、糜烂。另外，因生长部位不同临床表现也不尽相同。

（1）肛门不适：初起，肛门有坠胀的感觉，有时肛门瘙痒不适，如有炎症，不仅坠胀感明显，还可因刺激而频欲排便。

（2）肛乳头脱出：肛乳头长到一定程度，大便时能脱出肛外。开始大便后能自行回缩于肛内，逐渐需用手推方能缩回肛内，甚至长期脱出肛外。

（3）出血和疼痛：遇干硬大便擦伤肛门，可带血、滴血及疼痛。

（4）嵌顿：肥大肛乳头脱出肛门外后，若未及时推回肛内，则会发生嵌顿，嵌顿后水肿、疼痛较剧烈，行动不便，坐卧不宁，甚至大小便均困难。

（5）肛门镜检查可见齿线处充血水肿。

（6）肛门瘙痒和易潮湿。

【辅助检查】

1. 肛门镜或电子直肠乙状结肠镜　于齿线水平可见单发或多发肥大肛乳头或乳头状瘤。

2. 病理切片　可见肛乳头肥大，间质慢性炎及血管扩张。

【治疗要点】

为解除其恶变的后顾之忧，宜早期手术切除或结扎。

（一）非手术治疗

对一些症状比较轻的患者，非手术疗法仍然是主要的治疗方法。热水坐浴每日 1 ~ 2 次,局部热敷,改善血液循环,促使炎症的吸收。

早期瘤体较小时,可呈锥状或乳头状突起,若暂不予手术时应注意其生长变化情况,若伴有肛窦炎、便秘、腹泻等需积极治疗,避免持续刺激瘤体增生。

（二）手术治疗

对于可触及齿线处明显隆起肿物,或有脱出,或呈明显增长趋势。伴有反复破溃出血、疼痛、局部摩擦感等不适等症状者,可选择手术切除术。

【护理评估】

术前详细了解病史,认真做好全身检查,注意患者有无心脏病、高血压、糖尿病等全身性疾患。常规行血、尿、便、胸片、凝血机制、心电图、肝功能、肾功能等检查,肛门直肠的局部检查包括直肠指诊、直肠乙状结肠镜检查等。做好患者的思想工作,消除其紧张情绪。

【护理诊断】

1. 急性疼痛　与血栓形成,肥大肛乳头嵌顿,术后创伤有关。

2. 便秘　与不良饮食,排便习惯等有关。

3. 潜在并发症:贫血、肛门狭窄、尿潴留、创面出血、切口感染等。

【护理措施】

（一）非手术治疗护理/术前护理

1. 饮食与活动　嘱病人多饮水,多吃新鲜蔬菜、水果,多吃粗粮,少饮酒,少吃辛辣刺激食物。养成良好生活习惯,养成定时排便的习惯。适当增加运动量,促进肠蠕动,切忌久站、久坐、久蹲。必要时使用通便药物。

2. 温水坐浴　便后及时清洗,保持局部清洁舒适,必要时用肛洗一号坐浴,控制温度在 43 ~ 46℃,每日 2 ~ 3 次,每次 20 ~ 30 分钟,以预防病情进展及并发症。

3. 脱出肥大乳头回纳　痔块脱出时应及时回纳,嵌顿性肥大乳头应尽早行手法复位,注意动作温柔,避免损伤;急性肛乳头炎应局部应用抗生素软膏。

4. 术前准备　缓解病人的紧张情绪,指导病人进少渣饮食,术前排空大便,必要时灌肠,做好会阴部备皮及药敏试验,贫血病人应及时纠正。

（二）术后护理

1. 饮食与活动　术后 1 ~ 2 日应以无渣或少渣流质、半流质为主。术后 24 小时内可在床上适当活动四肢、翻身等,24 小时后可适当下床活动,逐渐延长活动时间,并指导病人进行轻体力活动。伤口愈合后可以恢复正常工作、学习和劳动,但要避免久站

或久坐。同时,便后坚持肛门坐浴,可用 1:1000 高锰酸钾液或肛洗一号,或用中药煎熬坐浴熏洗肛门,每次 10 ~ 15 分钟。还要忌食生冷之物及油腻之品,以防发生腹泻或粪渣堵塞肛窦。注意创面有无渗血,如敷料已被染湿应及时更换。按医嘱补充液体或抗生素,或口服各类药物。饮食以高蛋白、低脂肪为主,多喝汤汤水水,促进营养吸收。

2. 控制排便　术后早期病人会存在肛门下坠感或便意,告知其是敷料刺激所致,术后 3 日尽量避免解大便,促进切口愈合,可于术后 48 小时内口服阿片酊以减少肠蠕动,控制排便。之后应保持大便通畅,避免便干,避免排便时用力。如有便秘,口服液状石蜡或其他缓泻剂,但切忌灌肠。肛乳头瘤术后患者如果已行肛门直肠周围脓肿手术,术后的护理及换药即成为主要的治疗手段,是关键所在。所以患者应遵从医嘱,注意饮食,忌食辛辣刺激醇酒之品,多食瓜果蔬菜,以保持大便通畅。

3. 疼痛护理　大多数肛肠术后病人创面疼痛剧烈,是由于肛周末梢神经丰富,或因括约肌痉挛,排便时粪便对创面的刺激,敷料堵塞过多等导致。判断疼痛原因,给予相应处理,如使用镇痛剂、去除多余敷料等。

4. 并发症的观察与护理

（1）尿潴留:术后 24 小时内,每 4 ~ 6 小时嘱病人排尿 1 次,避免因手术、麻醉刺激、疼痛等原因造成术后尿潴留。若术后 8 小时仍未排尿且感下腹胀痛隆起时,可行诱导排尿,针刺耳穴埋籽或导尿等。

（2）创面出血:由于肛管直肠的静脉丛丰富,术后容易因为止血不彻底、用力排便等导致创面出血。通常术后 7 日内粪便表面会有少量出血,如病人出现恶心、呕吐、心慌、出冷汗、面色苍白等,并伴肛门坠胀感和急迫排便感进行性加重,敷料渗血较多,应及时通知医师行相应处理。

（3）切口感染:直肠肛管部位由于易受粪便、尿液等的污染,术后易发生切口感染。应注意术前改善全身营养状况;术后 2 日内控制好排便;保证肛门周围皮肤清洁,便后用 1:5000 高锰酸钾溶液坐浴;切口定时换药,充分引流。

（4）肛门狭窄:术后观察病人有无排便困难及大便变细,以排除肛门狭窄。如发生狭窄,及早行扩肛治疗。

（5）如有发热、寒战等症状,须及时加用清热凉血药,亦可使用抗生素治疗。

（6）并发肛裂则一并切除。

（7）如伴有多个肛乳头肥大者,需分次手术。

5. 术后换药护理　换药时肉芽以新鲜红色为

佳,如遇肉芽组织生长高出表皮,应做修剪;遇有创口桥形愈合或缝合创口有感染者,则应剥离敞开创口,或拆除缝线敞开创口。有挂线者,如术后 7~9 日挂线未脱落,做换线再挂处理,缝合创口以 5~7 日拆线为佳,还要注意保持创面的引流通畅,填塞凡士林纱条或药条,应紧贴创面,内口应到位,以创面肉芽从下朝上、从内至外生长为最佳,这样就能避免桥形愈合,获得最佳的手术效果。

【护理评价】

1. 患者疼痛得到缓解或控制,自述疼痛减轻。

2. 患者排便正常。

3. 患者未发生并发症,或并发症能够及时发现并得到相应处理。

【健康教育】

肛乳头肥大的预防:肛乳头肥大是由慢性炎症长期刺激而引起的,得了肛乳头肥大使患者坐立不安,心情低落,要如何预防肛乳头肥大? 下面简单介绍肛乳头肥大的预防措施。

1. 避免吃一些刺激性食物,如辛辣。

2. 改正不良的生活习惯,如饮酒、久坐都会刺激。

3. 保持肛门清洁,勤换内裤,坚持每日便后清洗肛门,对预防感染有积极作用。

4. 积极锻炼身体,增强体质,增进血液循环,加强局部的抗病能力,预防感染。

5. 及时治疗可引起肛周脓肿的全身性疾病,如溃疡性结肠炎、肠结核等。

6. 不要久坐湿地,以免肛门部受凉受湿,引起感染。

7. 积极防治其他肛门疾病,如肛隐窝炎和肛乳头炎,以避免肛周脓肿和肛瘘发生。

8. 防止便秘和腹泻,对预防肛周脓肿与肛瘘形成有重要意义。

9. 一旦发生肛门直肠周围脓肿,应早期医治,以防蔓延、扩散。

第三节　肛门周围化脓性汗腺炎

 典型病例

患者男,50 岁。因"肛周反复流脓水 3 年,加重半个月"入院。

患者 3 年前无明显诱因出现右侧肛周肿痛,呈持续性胀痛,不向别处放散,于山东省某医院以"肛周脓肿"行排脓手术治疗,术后切口未愈合,反复流脓水。上述症状反复出现并逐渐加重,表现为肿物逐渐增大,皮肤颜色变暗,皮肤质地硬。半个月前无明显诱因出现左侧肛周肿痛,呈持续性胀痛,不向别处放散,未系统治疗。为求进一步诊治门诊以"肛周化脓性汗腺炎"为诊断收入院。既往糖尿病 3 年,口服治疗。

专科查体:(胸膝位)视诊肛门外形不整,双侧臀部不对称,肛缘左位可见约 10cm×6cm 大小肿物,色暗红,表面可见 2 个破溃口。右侧臀部距肛缘 1cm 处可见约 25cm×15cm 大小肿物,表面凹凸不平,呈暗紫色,可见 4 个散在破溃口及 1 个手术切口。指诊:左侧肿物触痛阳性,波动感阳性,皮温增高,挤压可见脓性液体自破溃口流出。右侧肿物质韧,触痛不明显,波动感阴性,皮温略高,挤压可见脓性液体自破溃口流出,液体稠厚,恶臭。

辅助检查:肛周磁共振:肛周脓肿形成,多发瘘道形成。臀部软组织内积脓。

入院诊断:肛周化脓性汗腺炎。

治疗方法:手术治疗。

肛门周围化脓性汗腺炎是由于各种因素导致的肛周大汗腺开口发生角化性阻塞而继发的慢性复发性感染,是一种慢性蜂窝织炎样皮肤病。特点为肛周、会阴、臀部或骶尾反复出现疖肿,自行溃破或切开后形成窦道和瘘管,反复发作,病程较长,发病缓慢,常影响患者生活质量,若疏于治疗有恶变倾向。

【病因与发病机制】

中医学认为,本病多因正虚,表卫不固,肝脾二经湿热,气滞血凝,而使湿毒蕴结于肌肤而成。

人体大汗腺有较复杂的腺管,一般位于真皮深度,分布在腋下、腹股沟、阴囊、颈后、会阴部和肛门周围。分布在肛门周围的大汗腺约占 11%,这种大汗腺由毛囊发育而来。当全身或局部的汗腺分泌功能障碍,或腺管阻塞、水肿感染,即可引起化脓性汗腺炎。若多数腺体均有严重的感染,即可发生脓肿。由于肛门周围的皮下毛囊与汗腺之间有导管相通,并和淋巴管相连,炎症可沿淋巴管或导管向会阴、臀部蔓延,形成广泛性脓肿和蜂窝织炎。反复感染即造成慢性化脓性汗腺炎,在皮下形成复杂性窦道和瘘管,甚至相互连通而形成"桥形瘢痕"。致病菌主要为金黄色葡萄球菌、链球菌。本病以20~40岁青壮年男性为多,尤其是有吸烟习惯、糖尿病、痤疮和肥胖者易患此病,可能与雄性激素分泌异常相关,由于本病有家族高发倾向,因此可能存在遗传易感性。

【临床表现】

（一） 症状和体征

1. 症状　初起肛门周围皮肤表面出现单发或多发的皮下或皮内、大小不等、与汗腺毛囊位置一致的小硬结,色红肿胀时有脓液,形如疖肿,触痛明显。脓肿自溃或切开后排出黏稠糊状有臭味的脓性分泌物,反复发作,愈合与复发交替出现,逐渐形成广泛皮下窦道和瘘口融合成片,瘘口可达数个至数十个。一般全身症状较轻,若继发感染,向深部蔓延,则有发热、头痛、全身不适、白细胞升高、淋巴结疼痛肿大等症。病程较长的可表现为慢性病容、贫血、消瘦、低蛋白血症等。

2. 体征　病变部位色素沉着,皮肤呈褐色;皮肤萎缩、变硬、肥厚,形成片状瘢痕;窦道、瘘管和小脓肿融合成片,相互连通,炎症可广泛蔓延至会阴、臀部等处。病变一般相对浅表,仅位于皮下,但极少情况下也可侵犯深部组织;一般不深入内括约肌。若伴有腋窝、乳腺等大汗腺分布处相同的感染,则更易确诊。

（二） 分类

赫尔利(Herley)分期:Ⅰ期:单发或多发的孤立性脓肿形成,不伴窦道和瘢痕。Ⅱ期:≥1个复发性脓肿,伴有窦道形成和瘢痕。Ⅲ期:多个窦道相互联通和广泛脓肿形成。

【辅助检查】

彩超检查可见瘘管表浅,位于皮下组织,未深及肌肉筋膜。

【治疗要点】

肛周化脓性汗腺炎的治疗,初期以抗感染治疗为主,可以局部或系统使用抗生素治疗;成脓、形成窦道或反复感染者,以手术彻底切除炎症累及的大汗腺组织为主。

（一） 非手术治疗

1. 抗生素的使用　抗生素可根据培养加药敏决定,针对软组织感染推荐的抗生素有头孢菌素类、克林霉素、青霉素、米诺环素、环丙沙星等,虽然抗生

素不能治愈,但能有效缓解疼痛和减少排脓,可以对赫尔利Ⅰ期的患者起到控制感染的作用,宜早期介入。由于本病病变部位长期慢性炎症刺激,局部病灶纤维化明显,药物浸润困难,所以药敏试验不一定与临床效果一致。

2. 抗雄性激素治疗　没有足够的证据支持化脓性汗腺炎患者使用抗雄激素治疗。对于疾病分期为轻、中度(赫尔利Ⅰ、Ⅱ期),抗感染治疗无效的女性患者或激素水平异常的女性患者可考虑抗雄激素治疗。

3. 激素治疗　早期皮损局部使用激素软膏可以迅速缓解局部症状。大剂量抗生素控制不佳的患者可全身性使用激素,阻止硬结形成脓肿。激素治疗需要尽快减量并撤药。

4. 急性炎症期　可局部应用温高渗性盐水冲洗。

（二） 手术治疗

反复发作形成皮内窦道、瘘管及瘢痕时,应选择手术治疗。

1. 术前准备　完善术前辅助检查:血、尿常规,凝血机制,生化等实验室检查,腹部彩色多普勒超声等影像学检查。清洁灌肠1~2次。根据病情选择腰部麻醉、硬膜外麻醉或全身麻醉,需术前禁食禁水。一般取侧卧位或折刀位。

2. 手术方法

（1） 急性期:可简单切开引流术。

（2） 缓解期:根据病变情况,手术可一期或分期进行。

初期阶段,各病变部位范围局限且独立未融合,可将各病灶分别切开,并充分敞开引流。

病灶广泛,有感染,深达正常筋膜者可行扩创术,充分切开潜在皮下瘘管,术中将病变区瘘道全部切开,彻底搔刮管壁,术中用过氧化氢溶液冲洗。手术时充分暴露化脓性汗腺炎瘘道的基底,修剪时必须在正常组织的边缘,目的是去除可能因炎症的纤维化反应而使汗腺管道堵塞,防止病变复发。要细心检查残留的瘘道基底。任何微小的残留肉芽都应用细探针详细探查,以发现极微细的瘘道,广泛切除感染灶,开放引流,用填塞法或袋形缝合术创口Ⅱ期愈合或植皮。切除时,既要范围广泛,使窦道彻底开放,又要尽量保留皮岛或真皮小岛,以利于伤口愈合。

病灶特大者,可行广泛切除加转流性结肠造口术。造口是为了避免创口污染,并非常规,一般不轻易采用。

3. 术后处理　由于本病的手术主要是扩创,故

术后换药至关重要,密切观察创面,直到整个创面完全被皮肤覆盖。可选用甲硝唑、碘伏等局部换药,紫草膏等促进愈合。

4. 注意事项

(1) 汗腺炎的治疗必须个体化,并且涉及多学科。对于皮肤缺损大的患者可采用皮瓣移植的方法,本病对患者的心理影响也不能被医生忽视。

(2) 易复发是本病的特点,尽管有多种治疗方式,复发仍然很常见。

(3) 皮肤或皮下有较多窦道,故应注意探查切除,以免遗漏。切除时,既要范围广泛,切开全部瘘管,使窦道彻底开放,又要尽量保留皮岛或真皮小岛,以利于伤口的愈合。

【护理评估】

1. 健康史及病因 了解患者年龄、性别、身高、体重、既往病史(肛周有反复发作的化脓性感染、破溃或切开引流史,病程持续 3 个月以上)、家族史、职业、生活及饮食习惯等,找出诱发疾病发生发展的因素。本病以 20~40 岁青壮年男性为多,尤其是有吸烟习惯、糖尿病、痤疮和肥胖者易患此病,由于本病有家族高发倾向,因此可能存在遗传易感性。

2. 身体情况 典型的症状:肛门周围可见数个甚至数十个瘘口,瘘口周围增厚、变硬,色素沉着,呈暗紫色,瘘口处瘢痕多,融合成片,以致病变区凹凸不平。

3. 心理-社会状况 由于本病发病年龄较年轻,多有痤疮和肥胖,病程较长,发病缓慢,又容易反复发作,易形成瘢痕,常影响患者生活质量,若疏于治疗有恶变倾向。给患者生活和工作带来痛苦和不适,而产生焦虑、恐惧或自卑心理。

4. 辅助检查 彩色多普勒超声检查可见瘘管表浅,位于皮下组织,未深及肌肉筋膜。

【护理诊断】

1. 疼痛 与肛周疾病或手术创伤有关。

2. 便秘 与饮水或纤维素摄入量不足、惧怕排便时疼痛有关。

3. 潜在并发症:切口出血、感染等。

4. 尿潴留 与麻醉后抑制排尿反射、切口疼痛等有关。

5. 焦虑 与病情反复、病程长、易形成瘢痕等因素有关。

6. 知识缺乏:缺少有关疾病的治疗和术后康复知识有关。

【护理措施】

(一) 非手术治疗护理

1. 饮食护理 高脂食物会使皮脂腺分泌过量皮脂。含糖高的食品如摄入过量,大量的糖可以转

化为脂类,可加重痤疮生长。因而嘱家属为患者提供低脂、低糖、高维生素、高蛋白质饮食,并鼓励患者多饮水,多进食新鲜蔬菜、水果,避免辛辣刺激性食物。

2. 养成良好排便习惯 习惯性便秘者,轻症可每日服用适量蜂蜜,重症可用缓泻药。粪便过于干结有排便困难者,可考虑灌肠通便。

3. 肛周中药熏洗 可以清洁肛门,改善局部血液循环、促进炎症吸收、缓解括约肌痉挛、减轻疼痛。

4. 缓解疼痛 对有剧烈疼痛的病人,可肛周使用消炎镇痛的药膏。

5. 保持肛周清洁 每日便后或睡前清洗肛周。

(二) 手术治疗护理

1. 术前护理

(1) 饮食:术前一日禁食辛辣、刺激、肥腻的食物。术前晚 18 点遵医嘱服用清肠药。术前禁食 10 小时,禁水 4 小时。

(2) 肠道准备:术日晨给予清洁灌肠,以确保肠道清洁。

2. 术后护理

(1) 饮食:手术当天宜进少渣的半流质饮食,如稀饭、米粥、面条等。不宜过早饮用豆浆、牛奶,以免肠胀气不适;术后第 1 日可进普食,适当摄入肉、蛋等营养食物;术后第 2 日可进食含纤维素的蔬菜、水果。禁烟酒、辛辣刺激、肥甘食品,同时应多饮水以软化大便。

(2) 保持大便通畅:48 小时后鼓励患者排便,并要养成每日定时排便的习惯,保持大便通畅。便秘时,用手绕脐周顺时针按摩腹部,每日 3 次,每次20~30 圈。有一部分患者因为害怕排便引起伤口疼痛,故通过严格控制饮食来控制排便,常常因此导致营养不良使伤口愈合延迟,作为护理人员应及时发现此类患者并加以劝导,告之为控制饮食而控制排便会人为导致排便困难的后果,应顺其自然形成规律饮食、规律排便的良性循环。

(3) 疼痛护理:由于肛周部血管、神经丰富,神经末梢对炎症、水肿、压力等刺激非常敏感,也和患者对疼痛的耐受性有关。要多与患者交谈,分散其注意力,如疼痛较重不能耐受者,中医疗法可给予中药熏洗、耳穴压豆、穴位按摩、理疗、中药湿敷等,必要时遵医嘱给予止痛药物。

(4) 病情观察:密切观察术后情况,及时测量血压、脉搏、呼吸及面色变化,注意创面有无渗血,敷料是否染血等。观察有无切口感染等其他并发症。如发现异常,应及时报告医生,做到及时处理。

(5) 尿潴留处理:术后患者出现排尿障碍是因

为麻醉、精神紧张、切口疼痛等所致,要做到心平气和,不要急躁,正常饮水。可听流水声,热敷小腹部,一般都能自行排出,如上述措施无效,可遵医嘱给予耳穴压豆。若患者腹部难忍、有急迫排尿感、膀胱充盈,小便仍未自行解出,则考虑为尿潴留,遵医嘱可导尿。

（6）换药与肛周中药熏洗:术后应保持伤口清洁,要每日换药。伤口在排便后中药熏洗,并更换敷料。护理程序为:先排便-再清洗-再熏洗-后换药。

3.心理护理　在护理本病患者时,护理人员首要问题是鼓励患者主动宣泄疾病带来的各种身心压抑,用心倾听患者,主动调动患者积极性,对患者表示理解与同情。耐心向患者讲解肛门周围化脓性汗腺炎的病情及相关知识,消除或减轻患者的焦虑、恐惧、自卑心理。

【护理评价】

1.患者疼痛是否减轻或消失。

2.患者的排便是否正常。

3.患者有无并发症发生或并发症得以及时发现或处理。

4.患者的排尿是否正常。

5.患者是否发生过焦虑或焦虑减轻。

6.患者是否了解肛门周围化脓性汗腺炎治疗和术后康复知识的方法。

【健康教育】

1.患者应多进食新鲜蔬果,发病时禁饮酒或食辛辣刺激食物,少食厚味食物。

2.加强局部卫生护理,保持皮肤功能的完整性及肛周干燥,对于皮肤病,尤其是瘙痒性皮肤病,应及时进行合理治疗,防治皮肤损伤,避免搔抓及皮肤摩擦等刺激。嘱患者注意个人卫生,既要保持皮肤、头发清洁,又要避免过度清洗。清洁皮肤时应以温水为宜,如需选择洗涤剂,则应选择中性、柔和的洗涤剂,不能选择碱性或刺激性强的洗涤剂。穿着以宽松、柔软的棉质衣服为宜,尤其是贴身衣服,宜勤换并用开水烫洗或阳光曝晒消毒。嘱患者不与他人混用梳子,宜选用稀齿梳,尖端不可过锐,用力不能过猛,以免损伤头皮,用后定时清洁消毒。

3.养成良好的生活习惯,勤剪指甲,勿搔抓、搓擦皮肤,严禁挤压痤疮脓点,尤其面部三角区部位的脓点,防止继发颅内感染。

4.本病易发生于肥胖人群,故控制吸烟、减轻体重、多运动,有利于改善患者内环境的代谢紊乱。

5.给予患者适当的心理疏导,帮助患者建立正确的疾病观,益于治疗。

第四节　肛周坏死性筋膜炎

 典型病例

患者男,71岁。因"肛周肿痛伴发热1周,加重3日"入院。

患者1周前无明确诱因出现肛周肿痛,呈持续性胀痛,阵发性加剧,伴发热,体温37.8℃,无恶寒,无便血,无便时肛内肿物脱出,未予治疗。3日前自觉症状加重,就诊于当地医院诊为"肛周脓肿",遂行脓肿切开引流术。术后肛周疼痛症状无明显缓解,且肿胀范围进一步扩大,今为求诊治急来院,急诊以"肛周坏死性筋膜炎"收入院。既往健康。

体格查体:T 38.3℃,P 105次/分,R 18次/分,BP 145/80mmHg,被动体位,端坐受限。腹平软,无压痛及反跳痛。

专科检查:胸膝位:肛门外形不整,右侧肛周广泛红肿,向阴囊根部蔓延,范围约15cm×10cm,中央可见两处破溃(手术切口),伴脓性分泌物流出,呈黑褐色,伴恶臭味。指诊:入指7cm,右侧肛周会阴区可触及范围约15cm×10cm皮肤肿胀区域,皮温增高,触痛明显,波动感阳性。患者因疼痛无法耐受肛门镜检查。

辅助检查:血常规:WBC 17.56×10^9/L,N 93.9%。肛周CT:肛管不规整,肛管两侧可见片状模糊低密度影;并可见点状钙化,增强后可见轻度强化;会阴区可见多发渗出改变伴有积气,累及双侧阴囊,阴囊内可见积液,骶尾骨前方可见不规整低密度影,增强后无明显强化。膀胱前方肠间隙可见多发低密度影及絮状渗出影,右髂窝可见低密度影,增强后无明显强化。肛周及会阴区改变累及双侧阴囊,考虑肛周及会阴区蜂窝织炎伴局部脓肿形成。盆腔局限性腹膜炎改变,局部脓肿形成可能性大,阴囊积液。

确定诊断:①肛周坏死性筋膜炎;②肛周脓肿术后

肛周坏死性筋膜炎(perianal necrotizing fascitis, PNF)是一种由多种细菌感染(包括需氧菌和厌氧菌)引起,同时伴有会阴、外生殖器及肛周皮下坏死性筋膜炎症。肛周坏死性筋膜炎的发病率极低,是极为少见的,是由多种细菌协同作用(通常以厌氧菌感染为主)导致的,发生于肛周及会阴三角区的一种急性坏死性软组织感染。临床上主要以皮肤、皮下组织及浅深筋膜的进行性坏死而肌肉正常为特征。任何年龄都可发病,好发于 32 ～ 57 岁,多发于男性,女性和儿童亦可发病。

该病起病急骤,发展迅速,凶险,局部组织广泛坏死,且极易扩散,如不早期诊断而延误治疗,毒素就会被大量吸收,感染极易发展到会阴部、阴囊、腹部等危及全身,患者往往因脓毒血症、感染性休克、呼吸衰竭、肾衰竭和多器官功能衰竭而死亡。

【病因与发病机制】

本病是由于全身免疫功能下降,会阴部、阴囊、肛门部等局部抵抗力降低,同时感染了革兰阴性厌氧杆菌、产气杆菌,主要的致病菌有大肠杆菌、克雷伯杆菌、埃希菌等。可由于会阴和肛门部各种感染、肿瘤、创伤、手术等引起,其中肛管直肠周围脓肿是最为常见的原因。感染主要造成皮肤及皮下的血管栓塞、坏死,并在厌氧杆菌、产气杆菌的作用下,沿浅表筋膜迅速蔓延至阴囊、腹壁、胸壁等处,如治疗不及时可引起毒血症、败血症,直至死亡。

【临床表现】

1. 局部症状　早期局部症状常较隐匿,表现为迅速出现以下症状:

(1) 红肿、疼痛:早期皮肤红肿,边界不清,局部剧烈疼痛。

(2) 血性水疱:由于营养血管被破坏和血管栓塞,皮肤的颜色逐渐发紫、发黑,出现含血性液体的水疱或大疱。

(3) 血性渗液:皮下脂肪和筋膜水肿,渗液发黏、混浊、发黑,为血性浆液性液体,有奇臭。坏死广泛扩散可呈潜行状,有时产生皮下气体,检查可发现捻发音。

2. 全身中毒症状　疾病早期,局部感染症状尚轻时即有畏寒、高热、厌食、脱水、意识障碍、低血压、贫血、黄疸等严重的全身性中毒症状;若未及时救治,可出现弥漫性血管内凝血和感染性休克等。

【辅助检查】

1. 实验室检查　血常规示白细胞明显增高,有核左移,并出现中毒颗粒。红细胞和血红蛋白有轻度至中度降低;可行脓液培养和药敏试验,了解致病菌的类型,调整治疗用药方案。

2. 影像学检查　X 线平片、CT、MRI、超声检查能够协助诊断,可探及肛周不对称的筋膜的增厚、皮下气肿、液体潴留和组织水肿。

【治疗要点】

1. 坏死性筋膜炎　一经确诊必须尽早进行广泛切开、彻底清创引流、选用敏感抗生素这是治疗的基本原则。早期诊断、尽早手术并加强围术期综合支持治疗是提高治愈率的关键。该病极易出现休克及多脏器受损,应严密监测生命指征的变化,积极抗休克,并及时纠正酸中毒、低蛋白血症及贫血等。

2. 局部治疗　一经确诊应尽早手术彻底清创引流是治疗本病的关键,清除所有坏死组织,创面持续敞开引流,严密观察病情变化如发现有新的坏死组织,及时清创。应在病变部位多处切开并达深筋膜,将匍匐潜行的皮肤完全敞开,以达到充分的引流;术中务必彻底清除坏死组织,但应尽可能保留正常的神经血管。清创后应用大量过氧化氢溶液反复冲洗。广泛切开、彻底清创和大量过氧化氢溶液反复冲洗都能使切口内的氧化还原电位差升高,造成不利于厌养菌繁殖的环境。最后放置湿纱条引流,纱条应疏松放置并抵达深部,切勿填塞过紧或留有无效腔。当创面感染控制、肉芽新鲜时,可植皮覆盖创面。

3. 全身治疗　术后采取选用 2 ～ 3 种广谱抗生素联合抗感染治疗,以后根据细菌培养与药敏结果及时调整抗生素,抗生素剂量要足,疗程要长,有效的抗感染治疗对治愈疾病同样具有不可忽视作用,同时给予全身支持治疗,纠正低蛋白血症、贫血、水电解质紊乱等。

4. 高压氧治疗　高压氧可提高机体组织氧含量,提高机体的免疫功能,增强白细胞的吞噬作用,抑制厌氧菌的感染,还可以加速成纤维细胞增生、胶原蛋白合成释放,促进肉芽及上皮生长,加快伤口愈合;同时能有效控制感染,是一种有临床意义的辅助治疗。

【护理评估】

(一) 术前评估

1. 健康史

(1) 一般情况:了解患者年龄、性别、饮食习惯、有无烟酒嗜好。

(2) 家族史及既往史:有无糖尿病、高血压、心脏病,有无感染史、外伤史、便秘等,以及对疼痛的耐受性。

2. 身体状况

（1）局部状况：患处皮肤有无红、肿、热、痛、麻木、皮下捻发感。

（2）全身状况：患者的神志、体温、脉搏、呼吸、血压、血糖等情况，有无休克征象。

（3）辅助检查：血常规、脓培养、影像学检查情况。

3. 心理-社会状况 了解病人对疾病的认知程度，对手术有何顾虑，有何思想负担，了解朋友及家属对病人的关心、支持程度，家庭对手术的经济承受能力。

（二）术后评估

1. 术中情况 了解患者手术、麻醉方式与效果，手术过程是否顺利，术中出血、补液、有无输血等情况。

2. 术后情况 评估患者生命体征是否平稳，意识是否清楚，体温是否下降；评估创面及引流情况，有无创面疼痛，有无渗出物，渗出物的颜色、性状和量。各引流管是否通畅有效，引流液颜色、性状和量；评估术后创面愈合情况；是否发生并发症等。

【护理诊断】

1. 焦虑 与担心手术、疼痛、疾病的预后等因素有关。

2. 营养失调-低于机体需要量 与感染引起机体代谢增加，手术创伤有关。

3. 潜在并发症：与败血症、感染性中毒性休克、DIC、多脏器功能衰竭下肢深静脉血栓等有关。

4. 疼痛 与组织损伤、炎症刺激及手术创伤有关。

【护理措施】

（一）术前护理

1. 心理护理 此病起病急，进展快，异常疼痛，患者表现出痛苦、焦虑、紧张，加之患病部位特殊，会有羞涩感，担心病情是否能得到控制，手术是否能成功，是否影响正常的功能、外观，考虑今后的生活、工作等。因此要加强和患者的沟通与交流，了解患者的基本情况，详细介绍本病的诱因、临床表现以及手术治疗的方法，有针对性地给予心理安慰与支持，树立患者战胜疾病的信心，同时与患者家属多沟通，相互协调一致，使其能以良好的心态积极配合治疗。

2. 环境准备 患者抵抗力低，病情危重，应安置于单独病室，减少外界噪音的干扰，营造一个安静的修养环境，控制探视人数。严格执行消毒隔离制度，每日空气消毒机消毒2次，定时开窗通风，通风时间不少于30分钟。

3. 术前准备 术前6小时禁食、4小时禁水，对于急诊入院手术前未能按要求禁食、禁水者，通知手术室，防止手术麻醉时发生误吸。灌肠：用0.2%肥皂水500~800ml灌肠，操作时注意动作轻柔，并协助病人排便。开放静脉通路，遵医嘱给予抗感染、抗休克、补液治疗。

（二）术后护理

1. 病情观察与监测

（1）术后给予持续心电监护，严密观察并及时记录神志、呼吸、心率、血压、血氧饱和度，一旦出现神志恍惚或精神萎靡应考虑为严重的全身中毒，及时和医生联系，并协助处理。

（2）随时检测血常规、电解质、血糖，并记录尿量。

（3）密切观察体温变化，通过体温观察判断清创的程度。如手术清创彻底引流通畅，术后第二日体温应呈下降趋势，若仍呈稽留热，需尽快报告医生并检查伤口，并做好高热的护理。

（4）观察切口有无出血，引流是否通畅及引流液的色、质、量，如有异常及时处理。

2. 手术创面的护理

（1）创面的观察：严密观察创面的颜色，正常情况下创面是新鲜红润的，说明血运良好；如创面苍白，说明血管栓塞；如创面灰黑色，说明创面坏死，需进一步清创；观察分泌物的颜色、性状、量、气味及创面周围水肿消退情况。

（2）换药的护理：术后第二日即开始换药，每日1次，坏死组织及分泌物多可加换1次。必要时在麻醉下进行，既可减轻患者痛苦，又便于随时清创。护理：①换药前准备：排便后先用温水洗净肛门及周围皮肤，再应用中药泡洗熏治、半导体激光照射治疗。②换药方法：用碘伏消毒创面；清除脓液与坏死组织，剪去肉芽；用3%过氧化氢溶液、生理盐水冲洗；后用奥硝唑水纱条湿敷（大肠杆菌用庆大霉素），待感染控制后改换紫草纱条。冲洗要彻底，深度部位均填充药条以利引流，坏死组织的远端要见到正常组织为止，发现有新的扩展需及时报告。换药中注意观察患者的心率和疼痛程度，以免引起虚脱。③换药后处理：所有换药器械浸泡消毒清洗后高压灭菌；敷料及一次性物品焚烧；换药室用空气消毒机消毒处理。

3. 负压封闭引流的护理 负压封闭引流术（简

称 VSD 技术）是一种用于处理复杂创面的新型、高效能引流技术。将创面与空气隔绝,利用持续负压吸引增加创面的血流量,促进肉芽生长,加快愈合,减少了反复清创换药给患者带来的痛苦和心理负担。护理中需注意:

（1）保持 VSD 持续负压吸引,负压值维持在 0.02～0.03mPa,透明贴膜覆盖完好,无漏气。

（2）保持引流通畅、清洁,引流管妥善固定,防止堵塞、打折、受压及滑脱。引流瓶应放置在低于引流部位 20～30cm 处,防止引流液回流引起感染,引流瓶每日消毒,引流液超过引流瓶 2/3 应及时更换。

（3）每日奥硝唑、生理盐水冲洗,观察引流物的色、质、量,并准确记录。如引流液为鲜红色,考虑有活动性出血,应立即关闭负压,及时报告医生。

4. 并发症的观察与护理

（1）密切观察病情,持续心电监护,监测生命体征。给予抗休克体位,吸氧,保持呼吸道通畅。开放静脉双通道扩容,纠正水,电解质紊乱。

（2）遵医嘱输入白蛋白纠正低蛋白血症。

（3）遵医嘱输入抗生素,并观察用药反应。

（4）高热给予物理或药物降温,以缓解症状,减轻痛苦。

（5）定时给予翻身、叩背、指导有效咳嗽、注意肢体功能锻炼,鼓励早下床,防止废用性萎缩和下肢深静脉血栓形成。

5. 心理护理和疼痛管理　肛周神经丰富,手术创面大且深,感染组织张力大,疼痛剧烈。在术后 72 小时内遵医嘱给予止疼药物应用,如酮咯酸氨丁三醇注射液 30mg 肌内注射。采用疼痛视觉模拟（VSV）评分法,当疼痛≥4 分时,要采取干预措施。根据"三阶梯"给药原则,遵医嘱合理使用止痛剂。换药时重视患者对疼痛的感受,及时采取应对措施,以减轻患者痛苦,增强战胜疾病的信心。

6. 消毒隔离　患者伤口每日有大量的脓性分泌物排出,坏死组织有特殊臭味。同时患者抵抗力低,病情危重,应安置于单独病室,减少外界噪音的干扰,营造一个安静的修养环境,控制探视人数,严格执行消毒隔离制度,每日空气消毒机消毒两次,每日定时开窗通风,通风时间不少于 30 分钟。换药后所有器械予以灭菌处理,敷料及一次性物品需焚烧。

【护理评价】

通过治疗与护理,患者是否:

1. 能正确面对疾病、手术和预后。

2. 无水、电解质、酸碱失衡或休克表现。

3. 无并发症发生或并发症发生后得以及时发现和处理。

4. 自述疼痛减轻,舒适感增强。

【健康教育】

1. 加强肛周坏死性筋膜炎知识普及和宣教。

2. 重视肛周皮肤日常清洁卫生,防止损伤;损伤感染后及时就医;防止感染进一步发展。应尽早查明并适当处理隐匿病灶。

3. 饮食指导　摄入足够的营养和水分,鼓励患者多食高蛋白、高维生素类的食物,忌辛辣刺激食物,糖尿病患者忌含糖食物,多食粗粮,增加膳食纤维,控制血糖。

4. 遵医嘱定期复诊。

（张美萍）

参 考 文 献

1. 黄家驷,吴阶平. 外科学. 北京:人民卫生出版社,1982:756-757

2. 李乐之,路潜. 外科护理学. 6 版. 北京:人民卫生出版社,2016:450-463

3. 汪建平. 中华结直肠肛门外科学. 北京:人民卫生出版社,2014:874-877

4. 赵小义. 外科护理. 北京:高等教育出版社,2015:326-332

5. 李春雨,汪建平. 肛肠外科手术学. 北京:人民卫生出版社,2015:747-748

6. 李春雨. 肛肠病学. 北京:高等教育出版社,2013:133-134

7. 胡国斌,金凌应,姚昌宏,等. 现代大肠外科学. 北京:中国科技技术出版社,1996:215-216

8. 陆金根. 中西医结合肛肠病学. 北京:中国中医药出版社,2009:172-174

9. 贾山. 肛肠外科手术操作技巧. 北京:人民军医出版社,2012:64-66

10. 张东铭. 结直肠盆底外科解剖与手术学. 合肥:安徽科学技术出版社,2013:241-242

11. Akinci OF. Simple and effective surgical treatment of pilonidal sinus. Dis Colon Rectum,2000,43:701

12. Berkem H. V-Y advancement flap cplure for complicated pilonidal sinuse. In J Colorectal Dis,2005,20:343

13. Cohen JS, Sackier J. Management of colorectal foreign bodies. J R Coll Surg Edinb,1996,41(5):312

14. CHao MW, GIBBSP. Squamous cell carcinoma arising in giant condylomaacuminatum（Buschke-Lowenstein tumour）. Asian J Surg,2005,28:238-240

15. Farouk R. Intradermal methylene blue injection of treatment of intractable idiopatic pruritus ani. Brit J Surg, 1997, 85:670

16. Hyppolito DA, Silva J. Pilonidalcyst:cause and treatment.

Dis Colon Rectum,2000,43(8):1146-1156

17. GL Smith,CB Bunker,MD Dinneen. 'Fournier's gangrene'. British Journal of Urology,1998,81(3):347-355

18. 李春雨.肛周坏死性筋膜炎的临床表现及处理原则.中华结直肠疾病电子杂志,2013,2(4)151-153

19. 张玉茹.肛周坏死性筋膜炎的诊断及治疗.山东医药,2012,52(7):99-100

20. 田锦波,陈凌云.肛周坏死性筋膜炎的诊断及治疗(附20例报告).结直肠肛门外科,2013,19(6):376-378

21. 施官秀.1例坏死性筋膜炎伴气性坏疽患者的护理.当代护士,2016,4:157-158

22. 郭英.50例会阴部急性坏死性筋膜炎的观察与护理.天津护理,2016,24(2):138-139

23. 李承惠,乔东红,马健红.37例会阴部急性坏死性筋膜炎患者的护理.中华护理杂志,2006,41(7):606-608

24. 高雯.肛周坏死性筋膜炎的护理体会.内蒙古中医药,2013,32(35):136-137

第二十二章

其他肛肠疾病病人的护理

第一节 骶尾部藏毛窦

骶尾部藏毛窦是指发生于骶尾臀间裂的软组织内形成的窦道或囊肿,内藏毛发是其特征(图 22-1)。该病好发于青年群体,因毛发脂腺活动增加出现症状,其中肥胖及多毛体质男性更易发。该病以肛门坠胀、疼痛、肛周流脓为特征,伴有感染时可见恶寒、发热、周身不适。典型症状即骶尾部急性浅表脓肿,破溃后为一窦道,反复破溃,经久难愈。第二次世界大战期间,欧美军人因长期乘坐吉普车,发病率较高,又称为吉普病。近年来,该类疾病在我国的报道呈上升趋势。

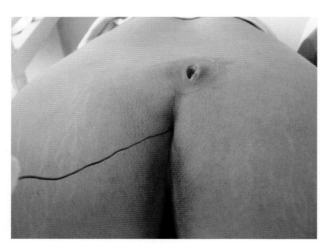

图 22-1 藏毛窦

【病因与发病机制】

本病的发生与下列因素相关,如久坐、肥胖、骶尾部外伤史等。

1. **先天性原因** 认为藏毛窦的发生与发育密切相关,由于骶管残留物或骶尾部中央缝畸形发育导致皮肤包涵物形成囊肿,之中的毛发被解释为内陷的上皮存在毛囊。但在婴儿的中线位肛后浅凹部位很少找到藏毛疾病的前驱病变,而在成年人却多见。

2. **后天性原因** 认为窦和囊肿是由于损伤、手术、异物刺激和慢性感染引起的肉芽肿疾病。走路、久坐等使骶尾部摩擦,特别是多毛的男性,臀中裂之间的毛发刺入局部皮肤,臀间裂有负吸引作用,可使脱落的毛发向皮下穿透,穿入皮肤,形成短管道,短管上皮化,产生吸力,毛发聚集于皮下脂肪内成为异物,一旦感染发生,便发病形成慢性感染或脓肿。常见的病菌有厌氧菌、葡萄球菌和大肠杆菌等。

在尾骨部背侧中线的原发窦道在皮肤开口,深 2~3cm,末端有小腔。窦道内含毛发,有时毛发在窦道口伸出(图 22-2)。这种毛发全然是游离的,两端尖细,很难发现毛囊。继发管道位于原发窦道深处,感染后破向皮肤,含有丰富的肉芽组织。原发窦道开口部以鳞状上皮为衬里,这种上皮衬里深入窦口内 2mm 左右即为肉芽组织替代。继发的窦道多在原发窦道口的上方即"颅侧"(图 22-3)。

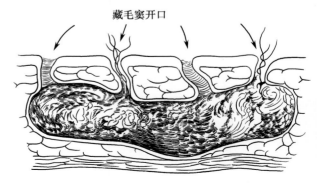

图 22-2 藏毛窦纵切面

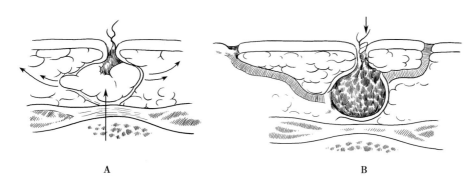

图 22-3　藏毛窦横切面
A. 藏毛窦脓肿；B. 脓肿破溃形成继发窦道

【临床表现】

藏毛囊肿如无继发感染常无症状,患者仅有骶尾部突起,有些患者感觉骶尾部轻微疼痛和肿胀。通常主要首发症状是在骶尾部发生急性脓肿,局部可伴有红、肿、热、痛等急性炎症表现。骶尾部胀痛或间歇性流脓,自行破溃或手术切开后,暂时消退,少数引流口可以完全闭合,但多数反复发作形成窦道或瘘管。

【辅助检查】

1. 视诊　骶尾部中线可见一个或多个窦道,窦道口较小,周围皮肤红肿变硬,常有瘢痕。

2. 直肠指诊　在窦道口附近可摸到长椭圆形或不规则硬结区,挤压时可排出稀淡臭液体。急性发作期有急性炎症表现,有红、肿、热、痛,排出较多脓性分泌物,有时发生脓肿。

3. 探针检查　探针探查可探入 3~4cm,有的可探入更深,远端为盲端,不与直肠相通。

4. 影像学检查　影像学检查、超声检查可进一步帮助藏毛窦的诊断及鉴别。造影可了解藏毛窦的范围、深度及走向。X 线检查可鉴别骨质破坏性疾病,身体其他部位是否有结核性病变等;骶尾部畸胎瘤,多为实性组织,X 线可见肿瘤内有骨、牙阴影;腔内超声可鉴别诊断骶尾部藏毛窦和肛瘘。

【治疗要点】

（一）非手术治疗

包括酚溶液注射、激光脱毛、纤维蛋白胶粘堵术等,保守疗法易操作,病人痛苦小,短期拥有比较好的效果,但复发率极高,一般只用于手术的辅助治疗,保持局部清洁,如发生再现脓肿,应进一步行手术治疗。

（二）手术治疗

1. 切开刮除术　此法简单,创伤小,可保留较多正常组织,但有手术可能使病灶残留,易感染、易复发等缺点。

2. 一期切除缝合术　需要整块完全的切除病变组织,切除后封层缝合皮下脂肪和皮肤。此法适用于只有囊肿或单一窦道的藏毛窦患者,优点是愈合时间短,局部瘢痕少,复发率低,但由于坐位和立位的改变可产生持续张力造成缝合口裂开的可能。

3. Z 字成形术　病变范围过大时,可采用 Z 字成形术（图 22-4）。消除肥胖患者臀部较深的臀间裂及其产生的负压力,尽可能减少伤口裂开、出现血肿及脓肿的风险。

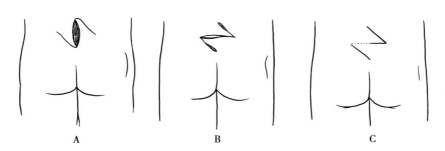

图 22-4　Z 字成形术
A. 在藏毛窦处做椭圆形切口；B. 全层皮瓣分离及移位；C. 缝合皮肤

4. 窦道切除创面开放术 适用于手术创面过大不能直接缝合或手术后复发者。

5. 窦道切除袋形缝合术 适用于手术创面过大不能直接缝合者,切除窦道壁表面部分和上盖皮肤,清理腔内肉芽组织、毛发及皮脂等物,切口边缘皮肤与其下的囊壁用可吸收线间断缝合。

【护理评估】

（一）术前评估

1. 健康史 有无藏毛窦疾病先天因素、饮食、排便习惯,诱发因素和有无基础疾病。

2. 基本情况 了解职业、患病年龄、发病时间和病程。

3. 身体状况 了解疾病的性质、疼痛的程度,有无肛门坠胀、疼痛、肛周流脓以及患者对于手术的耐受能力。

4. 评估 辅助检查患者视诊、触诊、影像学等检查情况。

5. 心理-社会状况 评估病人有无对疾病、拟采取手术及治疗护理产生的不良反应及其应对能力;病人采取的手术方式以及术后康复知识的了解掌握程度;家属对于病人治疗、预后的认知程度和心理承受能力。

（二）术后评估

1. 手术情况 了解病人手术方式、麻醉方式,手术过程是否顺利,术中有无出血及出血量。

2. 康复情况 术后观察患者生命特征是否平稳,营养状况是否得到保证,大便是否通畅,大便的颜色、性质、量及伤口愈合情况。评估病人术后有无出血、切口感染等并发症。

3. 心理-社会状况 了解病人术后心理适应程度,能否生活自理,目前的治疗是否达到期望。

【护理诊断】

1. 疼痛 与疾病本身和手术创伤有关。

2. 尿潴留 与创面疼痛,麻醉药物作用和术后体位有关。

3. 焦虑 与疾病反复发作有关及缺乏相关疾病防治知识。

4. 躯体移动障碍 与疼痛、体位受限有关。

5. 潜在并发症:出血、伤口感染等。

【护理措施】

（一）术前护理

1. 常规准备 遵医嘱做好血常规、血型、出凝血时间、尿常规、便常规、肝肾心肺等功能的检查。

2. 肠道准备 术前一日进食少渣半流食,禁食4~6小时,禁饮2小时。术前排空大便,保证直肠清洁无便,手术当天清洗肛门周围皮肤。

3. 皮肤准备 剃除骶尾部及会阴部毛发,注意防止损伤皮肤。

4. 心理护理 藏毛窦易反复发作,对患者生活和工作造成很大影响,护士应给予心理疏导,详细了解并解答有关疾病知识,减轻患者焦虑。

5. 体位 训练侧卧、屈膝位。

6. 监测生命体征 血压、心率控制在正常范围,高热时可遵医嘱给予物理降温、药物降温。必要时可先切开引流。

（二）术后护理

1. 体位护理 术后1~2日尽量采取仰卧或俯卧位。术后2日后嘱患者自动体位,可以下床活动,暴露伤口,有利于创面愈合。

2. 伤口观察 术后按压伤口半小时,预防出血。观察伤口敷料渗血、渗液情况。渗液较少者,嘱患者尽量平卧位;渗液较多者,及时换药处理。保持伤口周围皮肤清洁,排便时避免污染伤口敷料。如有污染及时更换敷料。伤口未愈合出院的患者,嘱定期复查。

3. 疼痛护理 评估患者疼痛的性质及程度,大部分患者术后都有疼痛症状出现,必要时遵医嘱使用镇痛药物。

4. 尿潴留护理 创面疼痛、麻醉药物作用和术后体位等原因易引起排尿不畅或尿潴留,可热敷小腹、冲洗刺激会阴部、温水坐浴等诱导排尿,必要时遵医嘱在无菌原则下行导尿术,留置尿管期间应每日会阴冲洗,防止尿路感染。

5. 饮食指导 手术后6小时可进食营养丰富清淡易消化饮食,多饮水。排便后可逐渐增加高蛋白、高维生素、高纤维素饮食,保证营养及大便通畅,促进伤口的愈合。

6. 皮肤护理 保持皮肤清洁干燥,避免感染。

7. 监测生命体征 观察体温变化,防止伤口感染引起高热,必要时给予物理降温和药物降温。

8. 心理护理 因术后伤口愈合时间较长,患者常因创面疼痛及害怕复发而忧虑、焦躁。应耐心解释病情,分散患者注意力,消除患者对疾病的恐惧紧张心理。

9. 预防感染

（1）药物预防:遵医嘱静脉输注抗生素,并观察用药后有无不良反应。

（2）伤口换药:术后无菌换药,每日1~2次,观察伤口情况,避免感染。

【护理评价】

1. 患者是否顺利接受各项检查及治疗。

2. 有无术后感染出现,伤口有无异常。

3. 患者是否可以正常排尿、排便。

4. 患者是否能保证足够营养水分摄入。

5. 患者及家属是否获得精神支持,是否掌握疾病有关知识,是否能复述健康教育内容。

6. 并发症是否得到预防、及时发现和处理。

7. 疼痛是否能及时有效处理。

【健康教育】

1. 出院后充分休息,避免熬夜,适当参加体育锻炼。

2. 养成良好的卫生习惯,臀部皮肤保持清洁。

3. 避免过食辛辣刺激性食物。充分的营养补给,多食高蛋白、高维生素饮食,提高机体免疫力。

4. 出院定期换药复查。

第二节　骶前肿瘤

骶前肿瘤是发生在骶骨与直肠间隙内的肿瘤,也称直肠后肿瘤。间隙前方是直肠固有筋膜,后面是骶骨和尾骨,前外侧是直肠侧韧带,两侧为髂血管和输尿管,下方是提肛肌和尾骨肌,上方是直肠膀胱或子宫陷凹,骶骨前间隙内有疏松结缔组织,包含着各种胚胎残留组织。

骶前肿瘤发病率不高,因肿瘤位置深,周围毗邻关系复杂,不易早期发现,易漏诊和误诊,而且手术难度大。以先天性、囊性或实性、良性肿瘤多见,但恶性肿瘤也不少见。实体瘤与囊性肿瘤相比恶性可能性更大,女性多为先天性良性囊肿,而男性多见于恶性肿瘤,儿童恶性肿瘤比成年人多见。

【临床表现】

骶前肿瘤由于部位、大小、有无感染等不一,临床表现是多样的,该病起病隐匿,发展缓慢,50%的患者早期无任何症状或仅有轻微的肛门坠胀感,只是在体检时偶然发现。出现主要包括骶尾部感染、骶尾部疼痛、肛门下坠感、排便困难、肛门周围瘘管、大便失禁、月经不调,直肠后肿物、下肢痛、腰痛,严重者出现肠梗阻的一系列症状。疼痛为最常见症状,常因体位改变时引起,疼痛可放射到腿部,如牵涉骶神经则臀部有麻木感,巨大肿瘤可压迫邻近组织和脏器,如压迫直肠可引起便秘、排便困难,压迫膀胱可有尿失禁、尿潴留。妊娠妇女甚至可引起难产。

【病理分型】

手术后经病理诊断证实,骶前肿瘤类型包括皮样囊肿和表皮样囊肿、畸胎瘤(包括恶性畸胎瘤)、神经纤维瘤、脂肪瘤、脂肪肉瘤、直肠重复性囊肿、脑脊膜前膨出(anterior meningocele)、脊索瘤、肾上腺剩余肿瘤、骨性肿瘤、嗜铬细胞瘤等。

【辅助检查】

1. 直肠指诊　直肠指诊是最常用、最简便的方法。不仅可以发现肿物、鉴别肿物来自直肠内或肠外,也可全面了解肿瘤的大小、质地、有无触痛。是否固定等初步判断肿瘤的良恶性,有助于指导手术正确入路。

2. 影像学检查

(1) X线检查:X线可发现肿瘤对骨质有无破坏、囊肿内有无骨骼成分。恶性肿瘤侵犯骶骨时常会在骶骨平片上出现骨质破坏的影像。

(2) CT、MRI检查:提供很准确的信息和全面的评估,解剖层次清楚,可显示肿瘤与骶骨和直肠的关系、大小、囊性或实性、部位等,还可以显示肿瘤侵犯的程度与邻近组织器官的关系。借此可以在术前评估粘连的程度和骨质破坏的程度而预先决定手术入路和切除范围。

3. 超声诊断　直肠腔内超声具有价廉、实用、阳性率高的特点。可以明确肿瘤囊性或实性、大小部位。

4. 静脉尿路造影及钡灌肠　可见脏器受压受阻移位等情形,也是必要的检查。

5. 活体组织检查　是最准确的诊断方法。最好是整个瘤体切除送检,如病变无法切除或决定辅助疗法时,穿刺活检明确病理类型,以便行放、化疗等治疗。活检需在CT或B超引导下进行,最好经会阴或骶骨旁途径。注意对恶性肿瘤进行穿刺可能导致肿瘤扩散和针道种植转移。

【治疗要点】

(一) 手术疗法

1. 经骶尾部　适用于肿瘤部位较低及感染性囊肿。一般认为肿瘤直径小于8cm,位于骶椎低位水平,距肛缘8cm以下,特别是良性肿瘤,可选择骶尾部入路。手术时取俯卧位,于骶尾部 S 形纵向切口,充分游离直肠,部分病例可切除尾骨,巨大肿瘤可将第 4、5 骶椎切除。手术注意结扎止血,分离过程中始终保持肿瘤的完整性,注意勿损伤直肠,术后持续负压引流以免发生感染。

2. 经腹部 肿物位置较高、体积较大且下缘在骶骨岬以上,恶性肿瘤与周围组织无明显浸润,无广泛转移,可经腹部路径做切口,游离输尿管、膀胱、直肠、乙状结肠以及盆腔的血管,切除肿瘤。一是注意术中勿损伤骶中血管及骶前静脉丛;二是分离肿瘤时,需谨慎,细心仔细结扎每处血管,同时保护主要神经分支,勿损伤盆神经,损伤后易出现尿潴留和性功能障碍。

3. 经腹骶联合 适用于骶前位置较高、肿瘤下界在尾骨尖以下的患者。应用于切除巨大直肠后脊索瘤及畸胎瘤,肿瘤多跨越骶骨岬。可先经腹部操作,充分游离上部肿瘤组织,然后骶尾部切开去除肿瘤。

4. 经阴道 由于骶前肿物与阴道后壁之间无重要的血管神经走行,经阴道切除时损伤神经血管的机会小于经骶尾部手术,可由妇科医生完成。如果非直肠正后方的活动较好的良性骶前肿物,肿物上界位于第 5 骶椎以下,可以将示指置于直肠,避开直肠,切开肿瘤表面阴道壁,为完整剥除肿瘤创造条件(图 22-5)。

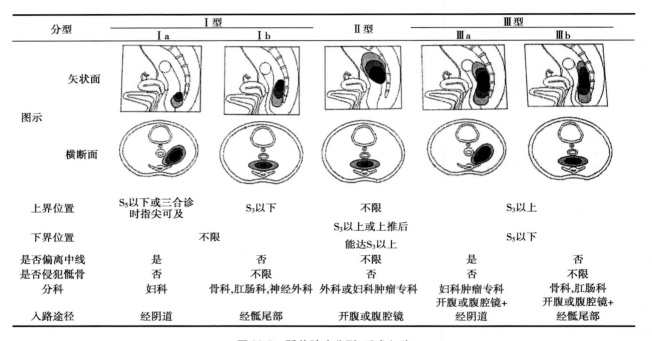

分型	Ⅰ型		Ⅱ型	Ⅲ型	
	Ⅰa	Ⅰb		Ⅲa	Ⅲb
图示 矢状面 横断面					
上界位置	S_5以下或三合诊时指尖可及	S_3以下	不限	S_3以上	
下界位置	不限		S_3以上或上推后能达S_3以上	S_5以下	
是否偏离中线	是	否	不限	是	否
是否侵犯骶骨	否	不限	否	否	不限
分科	妇科	骨科,肛肠科,神经外科	外科或妇科肿瘤专科	妇科肿瘤专科开腹或腹腔镜+经阴道	骨科,肛肠科开腹或腹腔镜+经骶尾部
入路途径	经阴道	经骶尾部	开腹或腹腔镜		

图 22-5 骶前肿瘤分型、手术入路

(二) 放射疗法及化学疗法

放射疗法对软组织肉瘤可能有效。原发性骶前恶性肿瘤往往耐受放疗和化疗,放疗有时可以缓解疼痛。骶前转移性肿瘤对放射疗法及化学疗法往往有效。

【护理评估】

(一) 术前评估

1. 健康史

(1) 一般资料:了解病人年龄、性别、饮食习惯。有无烟酒嗜好。了解病人沟通能力、职业等一般情况。

(2) 家族史:了解家族中有无肿瘤病人。

(3) 既往史:病人是否有动脉粥样硬化、手术史、过敏史。是否合并糖尿病、高血压等。

2. 身体状况

(1) 症状:病人有无骶尾部疼痛、肛门下坠感、便秘、排便困难、月经不调、下肢痛、腰痛、肠梗阻症状;有无尿失禁、尿潴留;有无发热、肛门疼痛、瘙痒、肛门及肛周有无脓液排出。

(2) 体征:直肠指诊有无触及肿物,有无触痛。

(3) 辅助检查:血常规,术前常规检查及凝血,X 线、CT、MRI,B 超检查,静脉尿路造影及钡灌肠,活体组织的检查有无异常情况发生,肿瘤的大小、密度、形态,是否影响器官功能。

3. 心理-社会状况 评估病人和家属对疾病的认知程度,有无焦虑、恐惧等影响疾病康复的心理状况;评估病人及家属是否接受治疗护理方案,对手术可能导致的并发症有无足够的心理承受能力以及家庭经济能力。

（二）术后评估

1. 手术情况 了解病人手术方式、麻醉方式,手术过程是否顺利,术中有无出血及出血量,有无输血。

2. 康复情况 术后观察患者生命特征是否平稳,引流是否通畅,引流液的颜色、性质、量。记录24 小时出入量。评估病人有无出血、腹痛、便血、切口感染,尿潴留等并发症。评估患者伤口愈合情况,营养状况是否得到保证。

3. 心理-社会状况 了解病人术后心理适应程度,能否生活自理。对目前治疗是否达到期望。

【护理诊断】

1. 疼痛 与肿瘤压迫组织脏器及手术创伤有关。

2. 焦虑 与对于疾病治疗缺乏信心,担心术后康复有关。

3. 营养失调-低于机体需要量 与手术造成体液丢失、炎症引起的机体消耗增加有关。

4. 知识缺乏:缺乏有关术前准备知识及术后治疗康复知识。

5. 潜在并发症:切口感染,直肠损伤,出血,尿潴留,性功能障碍。

【护理措施】

（一）术前护理

1. 常规准备 遵医嘱做好血常规、血型、出凝血时间、尿常规、便常规、肝肾心肺功能等检查,根据辅助检查确定手术方式和路径方案。

2. 心理护理 了解病人对于疾病的认知与心理状态,理解关心病人,告诉病人有关于疾病及手术治疗的必要性,耐心解答病人提问,鼓励病人积极配合治疗和护理。

3. 饮食护理 给予高蛋白、高热量、富含维生素、清淡易消化饮食,术前 1 日进流食,术前 12 小时禁食水。

4. 皮肤、肠道准备 剃除手术部位毛发,注意防止损伤皮肤。术前排空大便,保证直肠清洁无便。

5. 对症处理、减轻不适 疼痛病人可遵医嘱使用止痛药物,注意观察用药反应。对于尿潴留病人可以鼓励其听流水声等促进排尿,必要时遵医嘱留置尿管。

（二）术后护理

1. 观察病情变化 术后密切观察生命体征变化,至少每 30 分钟测生命体征一次,直至血压平稳,如果病情较重,仍需每 1 ~ 2 小时测量一次;详细记录病人 24 小时出入量,密切观察尿量变化;维持水、电解质以及酸碱平衡,维持有效循环血量。密切关注病人主诉,注意体征变化,及时发现异常情况,并通知医生处理;观察病人神志、体温、切口渗血、渗液以及引流情况等。

2. 体位 病人手术后给予平卧位。全麻未清醒者头偏向一侧,注意有无呕吐,保持呼吸道通畅。全麻清醒或硬膜外麻醉病人平卧 6 小时,生命体征平稳后改半卧位,以利于腹腔引流,减轻腹痛,并鼓励病人早期活动。

3. 持续负压引流 经骶尾入路病人术后需持续负压引流,保证引流管固定良好,保持引流管通畅。

4. 营养支持 根据病人的营养状况,及时给予肠内、肠外营养支持,以防体内蛋白质被大量消耗而降低机体抵抗力和愈合能力。

5. 预防感染,合理应用抗生素 病人全身情况得到改善,临床感染症状消失后,可停用抗生素。保证有效引流,妥善固定各引流装置、引流管,防止脱出、曲折受压,维持有效引流,准确记录引流液的量、颜色和性状,病人无发热和腹胀、白细胞恢复正常,可考虑拔除引流管。

6. 伤口护理 观察伤口敷料是否干燥,有渗血或渗液时及时更换敷料;观察伤口愈合情况,及早发现感染情况。

7. 预防并发症 观察患者有无尿潴留,有无腹痛便血、出血等并发症,发现异常情况及时协助医生处理。

【护理评价】

1. 病人生命体征是否平稳。

2. 病人无水、电解质紊乱或休克表现。

3. 病人焦虑是否得到减轻,情绪是否稳定,能否顺利配合诊疗和护理。

4. 病人是否得到充分的营养支持。

5. 患者术后排便是否规律。

6. 病人及家属是否获得精神支持,是否掌握疾病有关知识,是否能复述健康教育内容。

7. 病人是否有并发症出现,若发生是否得到及时发现及处理。

【健康教育】

1. 疾病指导　为病人讲解有关疾病治疗和护理方面的知识。

2. 饮食调整　讲解手术后恢复饮食的规律,鼓励循序渐进,少食多餐,多进食富含蛋白质、高热量、高维生素的食物,以提高机体防御能力,促进伤口愈合。

3. 活动　鼓励病人早起床上活动,根据病情好转和体力的恢复可下床活动,促进肠功能恢复,防止肠粘连,利于术后康复。参加适当的体育锻炼,生活规律,保持心情舒畅。避免劳累和过多活动,保证充分休息。

4. 随访　指导术后定期复查随访。向病人讲解此疾病要早期发现早期治疗,每 3 ~ 6 个月门诊复查。

第三节　结肠黑变病

结肠黑变病(melanosis coli,MC)又称结肠色素沉着症,是一种非炎症性、良性、可逆性肠病。可发生在结肠的任何部位,特征为结肠黏膜黑色素沉着,黏膜固有层的巨噬细胞包含大量脂褐素(图 22-6)。发病年龄超过 60 岁,发病率男性高于女性。近年来结肠黑变病呈明显上升趋势。主要症状有便秘、腹胀、排便困难,少数患者会出现食欲欠佳而导致电解质紊乱及下腹部隐痛。

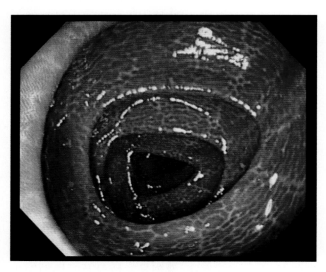

图 22-6　结肠黑变病

【病因与发病机制】

1. 便秘因素　不良饮食习惯、工作压力大、情绪波动等因素影响正常排便习惯,直肠前突、直肠内套叠等疾病均会导致便秘。粪便在肠腔内停留时间过久,导致色素颗粒被肠道细菌吸收。

2. 药物因素　引起 MC 目前公认的主要原因为蒽醌类泻药,治疗便秘的中草药,如芦荟、大黄、番泻叶、大黄衍生物等是蒽醌类泻药主要来源。其润肠通便的机制是通过改变大肠的分泌、吸收、蠕动而实现。蒽醌类泻药被大肠吸收后转化成其活性形式,使上皮细胞凋亡后被巨噬细胞吞噬,并沉积于结肠黏膜固有层,形成色素沉着,最终形成 MC。长期应用泻药会导致大肠癌的发生。有文献报道,为了减肥或美容而长期服用含大黄类的排毒养颜胶囊、减肥胶囊、芦荟胶囊等,易导致色素沉积,发生黑变。但也有报道称,MC 与使用泻药无关,而是便秘导致的。

3. 食物滞留因素　由于慢性结肠梗阻等,食物残渣在消化道滞留,蛋白质在酶的作用下分解,产生多肽、氨基酸而转变为色素颗粒,沉积在肠黏膜,导致黑变。

4. 上皮细胞凋亡因素　结肠上皮细胞凋亡产生的大量色素,沉积于肠黏膜最终导致黑变病。Byers 等提出,凋亡上皮细胞数量与 MC 程度呈正相关。有学者通过研究指出上皮细胞的凋亡是 MC 发生的根本原因。泻药的使用只是细胞凋亡的原因之一。

【临床表现】

结肠黑变病无典型的症状和体征,临床上常见的表现有便秘、腹胀、排便不畅。少数病例会有下腹部隐痛、食欲欠佳,个别出现低血钠、低血钾、低血钙,偶发水肿性结肠狭窄。合并结肠癌、肠炎和息肉等肠道疾病时,可出现腹泻、便血等症状。

【辅助检查】

1. 实验室检查　血常规正常,可有低钠、低钾、低钙。

2. 肠镜检查　内镜下病变的肠黏膜色泽暗淡,可见棕褐色或黑褐色色素沉淀性病变,外观呈蛇皮状、槟榔状、网格状、颗粒状斑纹(图 22-7)。依据内镜下黏膜色素深浅和病变累积范围,可分为三度:Ⅰ度呈现斑片状,为浅褐色,病变附着于某段肠黏膜;Ⅱ度为黑褐色,结肠有较多的色素沉着;Ⅲ度全结肠均可见深褐色色素。

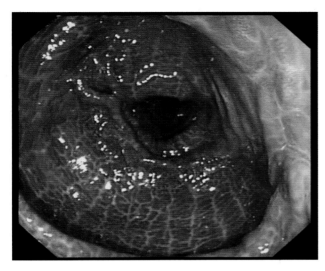

图22-7 结肠黑变病(含棕褐色或黑褐色色素)

【治疗要点】

(一)西医治疗

MC是一种良性可逆性的非炎症性肠道黏膜病变,目前尚无特效的治疗药物。治疗原则是解除便秘,停用含色素的泻药。因此建议多吃富含纤维素的食物,加强锻炼,养成良好的排便习惯,必要时使用胃肠动力药和微生态制剂或油性的缓泻剂等,改善便秘。

如出现腹胀、腹泻、便血等,给予对症治疗;对直肠前突、肠套叠等可能导致MC的疾病,进行手术治疗;对于已经确诊为MC,要定期做肠镜检查,及时发现腺瘤、结肠息肉、结肠癌等,早期进行手术切除。

(二)中医治疗

中医学将本病辨证分为气滞血瘀和气血两虚型。目前中医治疗分为三种:①中药复方治疗:气滞血瘀型予活血祛瘀、行气止痛,用少腹逐瘀汤加减。气血两虚型予补益气血,用八珍汤加减。也可使用中成药治疗。②中西医结合治疗:在中医辨证论治的基础上,加上西药。③中医多途径联合治疗:采用针刺、穴位注射、中药复方及灌肠等方法协同治疗。

【护理评估】

(一)术前评估

1. 健康史

(1)患者一般情况:年龄、性别、职业、饮食、排便习惯。

(2)现病史和既往史:了解有无便秘、腹泻、腹痛、腹胀、出血等症状和体征,本次发病的诱发因素、主要病情、是否服用蒽醌类药物。

2. 身体状况

(1)症状体征,发病时间:有无腹胀、腹泻、便秘、出血、腹痛等。

(2)营养状况:有无食欲下降、营养不良、消瘦等。

(3)辅助检查:了解化验、内镜等各项检查结果。

3. 心理-社会状况 评估有无过度焦虑和恐惧心理,是否了解围术期的相关知识;了解家庭和社会支持情况及经济情况;了解病人及家属对该病知识的掌握程度。

(二)术后评估

1. 手术情况了解 术中麻醉方式、手术类型、术中出血量、输血输液情况。

2. 身体情况评估 患者术后神志、生命体征、电解质、感染、疼痛、出血等情况。

【护理诊断】

1. 便秘 与生活规律改变和药物影响有关。

2. 腹痛 与黑变病侵犯结肠神经丛有关。

3. 焦虑 与疾病迁延不愈有关。

4. 疼痛 与手术创伤有关。

5. 营养失调-低于机体需要量 与食欲下降或腹泻有关。

6. 知识缺乏:缺乏对结肠黑变病致病因素、治疗及预后的了解。

【护理措施】

(一)非手术治疗的护理/术前护理

1. 心理护理 护理人员首先对病人和家属进行心理疏导,解释MC是一种良性可逆性疾病,经内科保守治疗无效的病人,医护人员提供全面的治疗护理信息,指导病人及家属通过各种途径了解疾病的治疗新进展,树立战胜疾病的信心。

2. 肠道准备 手术病人术前3~5日进无渣饮食,遵医嘱做好肠道准备,术前晚及术晨清洁灌肠至排出大便清亮无渣为止。遵医嘱留置胃管及尿管等。

3. 腹痛护理 舒适体位,分散注意力,热敷。尽快纠正原发病。

4. 休息与营养 患者有长期高蛋白、高脂肪、低纤维以及进食量少、进食不规律等饮食习惯,应对患者及家属进行营养知识宣教,让其明白合理饮食对患者的重要性,指导患者做好饮食调整,每日食物粗细搭配,多食具有良好不溶性纤维的食物,如芹菜、豆类、多叶的绿色蔬菜、谷类,或含良好可溶性纤维的食品,如苹果、香蕉、燕麦面和荞麦。保证足够水分的摄入。嘱病人合理安排休息时间,避免劳累。

5. 便秘的护理　指导患者规律生活,坚持每日定时重复排便动作,日久便可建立定时排便的习惯。同时需告诉患者有便意时不能克制和忍耐,应及时排便。停止应用蒽醌类泻药的治疗便秘,排便需要依靠腹肌、膈肌、提肛肌的力量以增加腹肌内压,排出粪便。

6. 用药指导　避免 MC 病人滥用泻药,指导患者逐渐减少或停用蒽醌类泻药。老年人宜选用微生态制剂,调节肠道菌群平衡,恢复肠道功能,保持大便通畅,调节免疫功能。坚持每日定时如厕,不可久蹲,不可过度用力。大便过于干硬,特别是老年患者,可选用润滑剂,如液体石蜡、开塞露等。对于便秘严重者遵医嘱同时使用对黏膜无刺激的渗透剂,如聚乙二醇。也可遵医嘱必要时应用莫沙必利等全胃肠动力药物。

(二) 术后护理

1. 观察病情变化　术后密切观察患者神志和生命体征变化,至少每 30 分钟测生命体征一次,直至血压平稳,如果病情较重,仍需每 1～2 小时测量一次;详细记录病人 24 小时出入量,观察尿量变化;维持水、电解质以及酸碱平衡,维持有效循环血量。密切关注病人主诉,及时发现异常情况,并通知医生处理;观察病人体温、切口渗血、渗液以及引流情况等。

2. 体位　病人手术后给予平卧位。全麻未清醒者头偏向一侧,注意有无呕吐,保持呼吸道通畅。全麻清醒或硬膜外麻醉病人平卧 6 小时,生命体征平稳后改半卧位,以利于腹腔引流,减轻腹痛,并鼓励病人早期活动。

3. 营养支持　根据病人的营养状况,及时给予肠内、肠外营养支持,以防体内蛋白质被大量消耗而降低机体抵抗力和愈合能力。增加患者蛋白质和热量的摄入,保证机体需要量。患者术后会有不同程度大便次数增多,严格记录排便次数、量、性状,注意防止脱水。给予少渣、低脂、易消化、低纤维素的流食、半流食,避免生冷、刺激性食物。注意腹部保暖,用热水袋热敷以缓解腹泻时伴随的腹痛症状。让病人多饮水以防引起脱水。注意保护肛周皮肤,必要时涂凡士林保护皮肤。

4. 预防感染,合理应用抗生素　病人全身情况得到改善,感染症状消失后,可停用抗生素。保证有效引流,妥善固定各引流装置、引流管,防止脱出、曲折受压,维持有效引流,准确记录引流液的量、颜色和性状。

5. 伤口护理　观察伤口敷料是否清洁,有渗血或渗液时及时更换;观察伤口愈合情况,预防感染的发生。

6. 预防并发症　观察患者有无尿潴留、电解质紊乱,有无感染、出血等并发症,发现异常情况及时协助医生处理。

【护理评价】

1. 病人是否顺利接受各项检查及治疗。

2. 病人术后排便是否规律。

3. 病人是否能保证足够营养水分摄入。

4. 病人及家属是否获得精神支持,是否掌握疾病有关知识。

【健康宣教】

1. 指导患者养成良好的饮食习惯,合理搭配膳食,减少蛋白质和脂类的摄入量,增加膳食纤维的摄入,多吃蔬菜和水果,防止便秘的发生。

2. 老年人患结肠黑变病多是由于便秘后长期滥用泻药特别是蒽醌类药物引起的。老年人便秘主要有生理、心理、社会诸多因素,有针对性地进行心理护理,鼓励进行适当加强锻炼,劳逸结合,保持良好的心理状态和生理功能。必要时使用微生态制剂等药物。

3. 教会患者进行腹式呼吸运动:吸气时,鼓腹并放松肛门、会阴,呼气时,收腹并缩紧肛门、会阴。气呼尽后略停顿再进行呼吸,如此反复 6～8 次。教会患者定时进行腹部按摩:双手食、中、无名指重叠在腹部,由右下腹开始按顺时针方向沿升结肠、横结肠、降结肠、乙状结肠环行按摩,时间 10～30 分钟。穴位按摩:选足三里、大肠俞、天枢、支沟、合谷、曲池穴位按摩,以促进胃肠蠕动。每日在晨起前进行按摩,也可根据患者的排便习惯,在排便前 0.5 小时按摩以上穴位,重复多次,每次按摩时间不少于 20 分钟。同时进行提肛运动锻炼,每日 2～4 次。

4. 指导病人当发生便秘时,应及时到医院就诊,在医生的指导下使用泻药,不要自作主张,滥用泻药。

5. 劝解爱美女性,少吃减肥药物,减肥要以运动为主。

6. 嘱病人定期复查肠镜等辅助检查。

第四节　结肠憩室

结肠憩室是由结肠黏膜通过结肠壁薄弱部位向外形成的囊状凸出,有多个憩室存在则称之为结肠憩室病(图22-8)。若发生炎症则为憩室炎。结肠憩室依据膨出的组织不同可分为真性与假性(获得性)两类,真性憩室是结肠壁的先天性全层薄弱,肠壁各层均膨出。假性憩室(获得性)则是仅有黏膜层或黏膜下层膨出,是继发于肠腔内压力增高,迫使黏膜经肠壁基层的薄弱区向外突出。

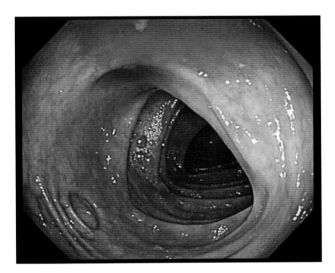

图 22-8　结肠憩室

【病因与发病机制】

本病发病机制尚不清楚,通常认为,结肠功能紊乱引起的肠内压力增高和肠壁结构缺损与憩室的发生密切相关。

1. 先天性因素　先天性右半结肠憩室病可能是由于肠壁的胚胎发育异常所致。

2. 后天性因素　低纤维饮食、长期服用药物、慢性疾病等因素综合作用导致肠腔内压力改变,肠壁结构和结肠运动能力变化是导致憩室及其并发症的原因。

低纤维饮食可延长粪便在肠腔通过的时间,增加肠腔内压力。结肠运动能力分节律性收缩和推进性收缩两类,前者主要将右半结肠内容物来回混合,促使水分和盐类被吸收,后者则将粪便向远端运送,集团蠕动可将粪便直接从右半结肠推送至乙状结肠和直肠上段而引起便意,结肠憩室易发生在结肠带之间薄弱的肠壁上(图22-9),当分节运动时腔内压力增高,这些潜在的薄弱部位在血管进入结肠壁的地方易形成憩室(图22-10)。

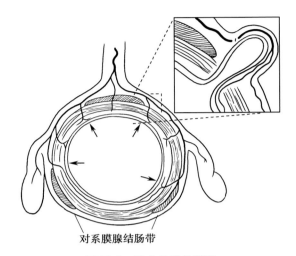

对系膜腺结肠带

图 22-9　憩室易发的部位

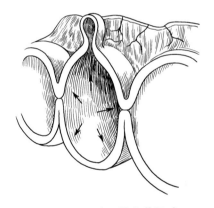

图 22-10　结肠的分节运动

动脉粥样硬化的病人憩室发病率高,伴有脑血管意外的病人憩室发病率明显高。憩室病人伴有溃疡性结肠炎时结肠内压增高。憩室病与胆道疾病、裂孔疝、十二指肠溃疡、阑尾炎及糖尿病有关,常伴发痔疮、静脉曲张、腹壁疝、胆囊结石和裂孔疝。

【临床表现】

1. 结肠憩室病　70% ~ 80%的结肠憩室病患者并无症状,临床大多数患者是在做钡灌肠X线摄片或内镜检查时意外发现。与憩室有关的症状,实际上是结肠憩室并发症急性憩室炎和出血的症状,无并发症结肠憩室病患者中的症状如厌食、腹胀、大便习惯改变等,是由于伴随胃肠动力的疾病。

2. 急性憩室炎　急性发作时有程度不同的左

下腹或右下腹局限疼痛,可呈刺痛、钝痛和绞痛。

3. 急性憩室炎并发症

(1) 急性憩室炎最常见的是发生脓肿或蜂窝织炎,可以位于肠系膜、腹腔、盆腔、腹膜后、臀部或阴囊。

(2) 当一个局限的脓肿破裂或憩室游离穿孔入腹腔后,可造成化脓性或粪性腹膜炎,这类患者大多表现为急腹症和不同程度的脓毒性休克。

(3) 急性憩室炎患者中约有 2% 发生瘘管,但在最终为憩室病进行手术的患者中则有 20% 存在瘘管。内瘘可能来自相邻器官与病变炎症结肠和邻接的肠系黏膜,可有或无脓肿存在。随着炎症的恶化,憩室的脓肿自行减压,溃破至黏着的空腔脏器,从而形成瘘管。

(4) 急性憩室炎并发肠梗阻:由于水肿、痉挛和憩室炎的炎症变化所致的部分梗阻常见。

(5) 憩室出血:连续小量出血,造成贫血。有的一次大出血停止后又反复出血。

【辅助检查】

1. 乙状结肠镜、纤维结肠镜检查　对结肠憩室病诊断很有帮助,镜下可见到憩室的开口,且可进行病理活组织检查,为了与息肉和肿瘤鉴别,镜检时要充入少量空气。此法仅用于急性炎症期,有导致憩室穿孔可能。

2. X 线检查　是诊断结肠憩室常用的有价值的辅助检查,尤其在钡剂灌入后注入空气做双重对比造影具有更大诊断价值。提示憩室征象者表现肠腔外的袋状影像。伴有憩室炎时,表现为肠壁不整齐,肠腔有轻度狭窄,有时肠腔外可见到钡影,这是憩室穿孔后形成小脓肿所致。

3. CT 扫描　结肠憩室炎 CT 扫描可发现结肠壁增厚,脂肪坠积,结肠周围炎症、瘘管、窦道、脓肿和狭窄,敏感性较高。用于怀疑瘘或脓肿形成;保守治疗后情况没有改善者;同时存在右半肠憩室炎或巨大结肠憩室的病人。

4. 肠系膜血管造影　用于憩室病并发大量出血的病人,特别急性出血期($>0.5ml/min$),憩室内有造影剂外泄,即可明确诊断。血管造影不仅可以明确出血部位,还可注入药物收缩血管进行止血。对于不适宜手术的病人可行栓塞治疗。择期手术切除病变肠管,会大大降低急诊手术死亡率。

【治疗要点】

(一) 非手术治疗

急性憩室炎无并发症时可先采用内科治疗,治疗原则是保持肠道休息、控制感染、防止并发症,包括禁食、胃肠减压、静脉补液、广谱抗生素和严密临床观察等。一般,胃肠减压仅在有呕吐或有结肠梗阻证据时才使用。给予通便。患者腹痛症状明显可以应用阿托品等解痉止痛药物。憩室出血可输血和止血治疗。

大多数病例经内科治疗其症状将迅速减轻。若内科治疗无效或穿孔所致弥漫性腹膜炎、出血速度超过 500ml/8h,或再次出血者、脓肿引流不畅、瘘管形成、肠梗阻和憩室巨大者选择手术治疗。

(二) 手术治疗

1. 病变结肠一期切除吻合术　适用于患者一般情况良好,肠道准备充分的择期手术或结肠憩室合并出血的急诊手术。

2. 病变结肠切除　近端结肠造瘘、近侧结肠封闭或造瘘术适用于憩室炎、憩室穿孔,脓肿形成合并肠梗阻而全身状况不好需要二期手术者。

3. 单纯脓肿切开引流或横结肠造瘘引流术适用于憩室穿孔引起弥漫性腹膜炎,或脓肿形成,或合并肠梗阻而病情危重者。

【护理评估】

(一) 术前评估

1. 健康史

(1) 一般资料:了解病人年龄、性别、饮食习惯。如需造口,需了解患者职业、沟通能力、自理能力。

(2) 家族史:了解家族中有无结肠憩室病人。

(3) 既往史:病人是否有动脉粥样硬化、手术史、过敏史。是否合并糖尿病、高血压等。需行造口的病人需要了解有无皮肤过敏史。

2. 身体状况

(1) 症状:评估病人排便习惯有无改变,是否有腹痛、便秘、腹泻、便血、发热等症状。

(2) 体征:腹部触诊和直肠指诊是否有局部压痛、肌紧张、边界不清的包块。

(3) 辅助检查:血常规、腹部平片、乙状结肠镜、灌肠造影有无异常。

3. 心理-社会状况　评估病人和家属对疾病的认知程度,有无焦虑、恐惧等影响疾病康复的心理状况;评估病人及家属是否接受治疗护理方案,对手术可能导致的并发症有无足够的心理承受能力以及家庭经济能力。

（二）术后评估

1. 手术情况　了解病人手术、麻醉方式,手术过程是否顺利,术中有无出血和输血。

2. 康复情况　术后观察患者生命特征是否平稳,引流是否通畅,引流液的颜色、性质、量及伤口愈合情况,营养状况是否得到保证。评估病人有无出血、切口感染等并发症。

3. 心理-社会状况　了解病人术后心理适应程度,能否生活自理。

【护理诊断】

1. 疼痛　与结肠憩室导致肠腔压力增高及手术创伤有关。

2. 恐惧　与焦虑与担心术后康复、是否影响工作有关。

3. 营养失调-低于机体需要量　与手术消耗热量及大量蛋白质有关。

4. 潜在并发症:腹腔脓肿、腹膜炎、切口感染,管路滑脱,堵塞等。

【护理措施】

（一）非手术治疗护理/术前护理

1. 心理护理　向病人及其家属做好沟通和解释,使病人情绪稳定,减轻焦虑,教会患者自我放松方法,介绍结肠憩室疾病相关知识,做好相关健康宣教。需要手术患者解释手术方式、注意事项,鼓励家属和朋友给予关心和支持。

2. 减轻腹胀、腹痛

（1）体位:取半卧位,有利于炎症局限和引流,半卧位时腹肌松弛,有助于减轻腹胀等不适。

（2）禁食、胃肠减压:呕吐和结肠梗阻病人必须禁食,并留置胃管持续胃肠减压。

（3）对症处理、减轻不适:遵医嘱给予镇静处理,缓解病人的痛苦与恐惧心理。确诊病人可用解痉止痛药物,并观察用药后情况。对于诊断不明确病人,暂不用止痛药物,以免掩盖病情。

3. 控制感染,加强营养支持

（1）遵医嘱合理应用广谱抗生素和严密临床观察等。

（2）对于高热病人,给予物理降温或药物降温。

（3）营养支持:热量和营养素补充不足,体内大量蛋白质被消耗,病人的防御和愈合能力下降,因此应给予充足热量及营养的补充,鼓励高纤维素饮食。对禁食的病人,应尽早实施肠外营养支持。

4. 维持体液平衡和生命体征平稳　立即建立静脉输液通路,补充液体和电解质,纠正水、电解质紊乱及酸碱失衡;维持病人有效循环血量,急性腹膜炎并发休克,给予抗休克治疗。

5. 病情观察及护理　密切观察病情,注意腹部症状和体征的动态变化,梗阻患者注意出入量及电解质的观察,穿孔患者按急性腹膜炎护理。

6. 术前常规准备　术前一日进食少渣半流食,禁食12小时,禁饮4小时。术前清洁肠道,可以减少术中污染,防止术后腹胀和切口感染,有利于伤口愈合。术前剃除手术区域毛发,注意防止损伤皮肤。完善术前检查。遵医嘱必要时留置胃管,急性穿孔者应立即遵医嘱给予胃肠减压。

（二）术后护理

1. 体位与活动　病人手术后给予平卧位。全麻未清醒者头偏向一侧,注意有无呕吐,保持呼吸道通畅。全麻清醒或硬膜外麻醉病人平卧6小时,生命体征平稳后改半卧位,鼓励病人早期活动,指导病人床上翻身时如何保护伤口,根据个体情况活动循序渐进,活动中注意保护患者安全,防止意外。

2. 禁食　胃肠减压术后需持续胃肠减压、禁食者,待肠蠕动恢复后,拔除胃管,逐步恢复进食。

3. 病情观察及护理　术后密切监测生命体征变化;详细记录病人出入量,密切观察尿量变化;密切关注病人主诉,注意腹部体征变化,及时发现异常情况,并通知医生处理;观察引流情况及伤口愈合情况等。

4. 营养支持　根据病人的营养状况,及时给予肠内、肠外营养支持,以防体内蛋白质被大量消耗而降低机体抵抗力和愈合能力。

5. 伤口护理　观察伤口敷料是否清洁,有渗血或渗液时及时更换;观察伤口愈合情况,及早发现感染。

6. 腹腔脓肿、切口感染等并发症的预防和护理　合理应用抗生素,病人全身情况得到改善、临床感染症状消失后,可停用抗生素。保证有效引流,妥善固定各引流装置、引流管,防止脱出、曲折受压,维持有效引流,准确记录引流液的量、颜色和性状,病人无发热和腹胀、白细胞恢复正常,可考虑拔除引流管。

【护理评价】

1. 病人腹痛、腹胀、出血是否得到缓解。

2. 病人炎症是否得到控制,生命体征是否平稳。

3. 病人有无水、电解质紊乱或休克表现。

4. 病人焦虑是否得到减轻,情绪是否稳定,能否顺利配合治疗和护理。

5. 病人是否发生腹腔脓肿或切口感染等并发症,是否得到积极处理。管路是否有滑脱,引流是否通畅。

【健康教育】

1. 疾病指导 向病人说明非手术期间禁食,胃肠减压和半卧位的重要性,提供治疗和护理方面的知识。

2. 饮食指导 讲解手术后恢复饮食的规律,鼓励循序渐进,少食多餐,避免刺激性食物,多进食富含蛋白质、高纤维素食物,以增加机体防御能力及促进排便。

3. 排便指导 保持大便通畅,便秘者可每日服用通便药,但避免刺激性泻药和反复灌肠,防止穿孔。

4. 运动指导 鼓励病人早期床上活动,根据病情好转和体力的恢复可下床活动,促进肠功能恢复,防止肠粘连,利于术后康复。

5. 随访指导 术后定期复查随访。如有腹痛、腹胀、腹泻加重,立即就诊。

第五节 肛门直肠神经症

肛门直肠神经症是指病人由于自主神经功能紊乱、肛门直肠神经失调而发生的一组综合征。本病是以肛门直肠异常感觉为主诉的神经系统功能性疾病。多见于生活压力大,心理素质较差,精神紧张多疑,情志不畅、心情急躁或性格内向的人群。

【病因】

目前认为肛门直肠神经症的发生常因心理和社会压力,衣物摩擦等因素诱发或加重。

【临床表现】

肛门直肠神经症患者表现为多种临床特点,包括躯体症状和精神症状,病人主诉肛门内有持续或阵发性的疼痛,有的疼痛甚至用强烈的止痛针药也无法缓解,有的感到肛门内有蚁虫爬行感觉,或觉得肛门有特殊臭味或自觉肛门潮湿。

此类病人思维意识正常,但因个体心理素质较差,情绪易低落,常伴有失眠、多梦、头痛、胸闷不适等神经衰弱症状,并有胃肠功能紊乱发生。

肛门直肠神经症病程持续时间较长。这类疾病发病率女性高于男性,更年期妇女更易发生。病人常因肛门直肠疾病的检查、诊疗过程中可能发生的失败或多次治疗无效而使病人精神上产生恐惧、悲观、疑惑心理,导致精神持续紧张,长期不良精神刺激,导致中枢神经活动过度紧张而加重本病。

【辅助检查】

肛门直肠神经症病人症状明显,但实验室检查阴性,无阳性体征,直肠指检、肛门镜检查、X线检查、肠镜、盆腔B超、腰椎或盆腔CT、磁共振(MR)等一系列的检查,均未发现与主诉症状相应的器质性变化。

【治疗要点】

1. 心理身体状态 解除病人疑虑,减轻思想负担。鼓励病人建立乐观的情绪、良好的生活习惯,保证充足睡眠,注意劳逸结合。多参加各种文化娱乐活动和体育锻炼,调整神经系统功能,当体质改善和良好精神状态形成后,绝大多数青年患者不必需服药就可得到疾病好转。

2. 药物治疗 精神紧张焦虑、失眠时,可服用地西泮等镇静药物;腹痛、腹泻时,可用解痉药物治疗;自主神经功能紊乱,可服用谷维素、复合维生素B等。还可遵医嘱运用中药对症治疗。

3. 饮食调整 应避免吃油腻、生冷、刺激性食物,不吸烟,不饮酒;多吃清淡、易消化食物,如水果、蔬菜、蛋白质丰富食物。

4. 中医针灸治疗 可针刺天枢、气海、关元、足三里、内关等穴,对本病也有较好疗效。

【护理评估】

1. 健康史 生活习惯、饮食、排便习惯以及诱发因素。

2. 基本情况　了解病人职业、是否压力大精神紧张、患病年龄、发病时间。

3. 身体状况　了解病人疼痛的程度,有无胃肠功能紊乱。

4. 评估各项辅助检查　直肠指诊、肛门镜检查、X 线检查、肠镜、盆腔 B 超、腰椎或盆腔 CT、磁共振(MR)等。

5. 心理-社会状况　病人焦虑程度,有无失眠、恐惧等精神症状。了解患者的家庭支持系统。

【护理诊断】

1. 疼痛　与自主神经功能紊乱、肛门直肠神经失调有关。

2. 焦虑　与疾病持续时间长,尝试多种治疗无效有关。

3. 知识缺乏　与对于肛门直肠神经症的相关知识以及如何预防和治疗不了解有关。

【护理措施】

1. 心理护理　向病人讲解有关疾病知识,解除病人疑虑,减轻思想负担。鼓励病人多参加各种文化娱乐活动和体育锻炼,帮助其建立乐观的情绪和良好的生活习惯,以调整神经系统功能,强身健体,调节情志,与病人多沟通,鼓励其避免精神紧张因素。指导家属或朋友多关心,多陪伴,多鼓励患者,营造轻松的生活和工作氛围。

2. 病情观察　在病人出现焦虑、失眠影响正常作息时,遵医嘱可服用地西泮等镇静药物;出现腹痛、腹泻症状,遵医嘱应用解痉药物治疗;自主神经功能紊乱,遵医嘱可服用谷维素、复合维生素 B 等;还可遵医嘱应用中药对症治疗,注意密切观察病人用药后有无不良反应。

3. 营养支持　嘱病人避免吃生冷、油腻、刺激性食物,不吸烟,不饮酒;多食清淡、易消化食物,保证机体充分营养。

【护理评价】

1. 病人心理焦虑,精神紧张情况是否得到改善。

2. 病人疼痛是否减轻。

3. 病人自主神经紊乱症状是否得到改善。

4. 病人是否对疾病有了一定程度的认识了解,能否主动配合治疗和护理。

【健康教育】

1. 纠正不良生活习惯　在日常生活中保持良好的心理状态,避免工作节奏紧张,造成精神压力大,长期导致自主神经紊乱,肛门直肠神经失调。保持充足睡眠,不吸烟,不喝酒,建立良好的饮食习惯,多吃富含维生素、蛋白质类食物,多食粗粮,避免刺激性食物。平日避免穿着摩擦力大的衣物。

2. 加强锻炼　多参与体育活动,培养自己充分的兴趣爱好。老年人适当锻炼,注意劳逸结合,保持充足的睡眠。

3. 定期随访　增加对于疾病的认识。

(王艳芝)

参 考 文 献

1. 汪建平. 中华结直肠肛门外科学. 北京:人民卫生出版社,2014:811-813

2. 李春雨,汪建平. 肛肠外科手术学. 北京:人民卫生出版社,2015:871-872

3. 李春雨. 肛肠病学. 北京:高等教育出版社,2013:283-284

4. Tsobanidou Ch. Melanosis coli in two patients with eolorectal-neoplasia. J BUON,2005,10(1):131-133

5. Vail Gorkom BA,Karrenbeld A,vail Der Sluis T,et al. Influence of a highly purified senna extract on colonic epithelium. Digestion,2000,61(2):113-120

6. Miiller-Lissner SA. Adverse effects of laxatives:fact and fiction . Pharmacology,1993,47(Suppl 1):138-145

7. Byers JU,Marsh P,Parkinson D,et al. Melanosis coli is associated with an increase in colonic epithelial apoptosis and not with laxative use. Histopathology,1997,30(2):160-164

8. Regitnig P,Denk H. Lack of Pseudomelanosis coli in colonic adeoo Ⅻ suggests different pathways of apoptotie bodies in normal and neoplastic colonic mucosa. Virchows Arch,2000,436(6):588,594

9. 赖荣斌,李春雨. 骶尾部藏毛窦84 例诊治体会. 中国普外基础与临床杂志,2013,2,(20):183-186

10. 肖静. 成年女性骶前肿物分型及手术入路选择. 中国微创外科杂志,2017,17(1):24-26

11. 崔晓琴. 骶尾部藏毛窦的围手术期护理. 医学理论与实践,2011,24(24):3004-3005

12. 秦宇伯,梁德森,汪大伟. 骶尾部藏毛窦治疗进展及临床选择策略. 中华临床医师杂志,2013,7(13):6054-6056

13. 余庆梅,余艳平,袁宏莉. 骶尾部藏毛窦患者的护理体会. 临床医药文献电子杂志,2014,11(1):2019-2019

14. 刘源炜,盛勤松. 直肠后肿瘤65 例临床诊治分析. 浙江创伤外科,2015,20(3):478-479

15. 田波. 原发骶前肿瘤诊治体会. 实用临床医学,2006,7(3):98-100

16. 周国良. 结肠黑变病的临床与内镜检查的研究. 世界临床医学,2016,10(23):42-44

17. 李田田,闫晓明,杨岚岚,等.结肠黑变病的研究现状与进展.中国综合临床,2015,31(5):473-475

18. 万金志,徐薪军,郭惠学,等.结肠黑变病色素性质和病因与泻剂关系的研究与问题.国际内科学杂志,2008,35(4):227-229

19. 田冀虹,刘文英,田巍.从治未病探讨结肠黑变病的防治.中国中医药(现代远程教育),2015,13(5):137-139

20. 季瑞焱.护理干预对结肠黑变病患者的影响.现代中西医结合杂志,2007,16(6):826-827

21. 王春锋.结肠憩室病的临床医疗观察.世界最新医学信息文摘,2013,13(35):33-34

第二十三章

肛周皮肤性疾病病人的护理

第一节 肛门湿疹

肛门湿疹是肛肠科常见的一种过敏性皮肤病。其病变多局限于肛门口及其肛周皮肤,也可延及会阴部以及外生殖器等部位。临床以瘙痒、局部分泌物增多、皮疹呈多形、易复发为主要特点。由于其病程较长,分泌物反复刺激,故肛门及其肛周皮肤常常变厚、皮革样化,皮肤皲裂。本病任何年龄与性别均可发生。现代医学认为,其发生主要与变态反应、疾病因素(如消化不良、营养失调、新陈代谢障碍、内分泌失调、肠寄生虫病、肛瘘、痔、肛裂、脱肛、神经功能障碍)有关。

【病因及发病机制】

湿疹病因复杂多变,由多种因素相互影响而发病,包括物理的、化学的、生物的外界因素和机体内在的精神神经失衡,代谢功能障碍,器官功能失调。病因分原发性和继发性两种,前者原因不明,后者多由肛瘘、肛裂等炎症或分泌物刺激所致,常见因素有下列几种:

1. 变态反应 这是发病的主要原因,有内在和外在方面,如病灶感染,致敏的食物,药物或接触某些致敏物品。

2. 疾病因素 在某些疾病,如内分泌失调、营养不良、消化功能紊乱、肠道寄生虫病等的患病过程中,病人对某些过敏性物质感受性增强容易诱发。

3. 局部病变 如痔、肛瘘、肛裂、肛门失禁等疾病的慢性炎症刺激,也可诱发。

4. 刺激性因素 肛门直接受到碘酒、酒精、强酸、强碱等刺激而诱发湿疹。

5. 神经功能障碍及内分泌失调 因过度疲劳、精神紧张、忧郁、失眠等也可诱发本病。

【临床表现】

1. 肛门潮湿 由于湿疹的分泌物而引起,轻则肛门终日潮湿,有腥臭气味,内裤发黄变硬,重则内裤黏附于肛门上,需经常用手将内裤从黏附处撕开,夜间尤为加重。

2. 瘙痒 为初起症状,也是促使患者就医的症状之一,患者觉肛门及肛周皮肤瘙痒剧烈,自觉或不自觉地用手通过内裤揩擦局部,略觉舒适。

3. 多形性皮疹 皮疹形态表现多样,初起表现为患处皮肤潮红、肿胀,向健康皮肤蔓延,呈"红斑性湿疹";继而出现散在或片状的小米粒大小的丘疹,呈"丘疹性湿疹";继续发展,丘疹充满浆液,形成丘疱或水疱,呈"水疱样湿疹";感染后形成脓疱,呈"脓疱性湿疹"。

【辅助检查】

组织病理学检查:急性湿疹表现为表皮内海绵形成,真皮浅层毛细血管扩张,血管周围有淋巴细胞浸润,少数为中性和嗜酸性细胞;慢性湿疹表现为角化过度与角化不全,棘层肥厚明显,真皮浅层毛细血管壁增厚,胶原纤维变粗。

【治疗要点】

(一) 一般治疗

1. 对急性湿疹、亚急性湿疹应积极寻找致病因素加以治疗。若为变态反应引起,应尽量避免内、外源性刺激;若为消化不良、肠寄生虫病、肛门疾病所引起,则积极治疗原发病;若为神经功能障碍所引起;则应做好解释和说服工作,帮助病人树立战胜疾病的信心。局部用药以湿敷为主。

2. 对慢性湿疹,因其反复发作、迁延不愈,则应注意护理,避免进食烟、酒、鱼、虾等刺激性食物和已知的过敏物品。还应避免外界刺激,如热水烫洗、肥皂和强烈的刺激性药物外用。尽量不用暴力搔抓,同时避免穿通透性不良、过紧过窄之内裤,内裤以柔软之棉纱制品为宜。另外,需特别指出的是,应注意激素类药物的使用量。应该说,皮质激素外用,如氟轻松、地塞米松丙二醇、肤疾宁等药物的使用有肯定的疗效。但若使用时间过长,可形成对该类药物的依赖性,非用不可,用久疗效却逐渐减退,甚至出现对机体的不良反应,故临床一定要谨慎使用。

另外,据临床报道,有人用口腔溃疡膜治疗渗出较多的湿疹疗效良好。具体方法:患处用 0.1% 新洁尔灭液消毒后,利用疮面湿度将口腔溃疡膜一片片排列贴敷于患处,将患处全部覆盖,表面用消毒纱布覆盖,并用胶布固定,每日 1~2 次。

(二) 药物治疗

1. 内服药

(1) 抗组胺类药:可选择 1~2 种服用,盐酸苯海拉明、氯苯那敏、异丙嗪等。

(2) 非特异性脱敏疗法:可用 5% 溴化钙或 10% 葡萄糖酸钙 10ml 静脉注射,每日 1 次。也可口服维生素 C 片 500mg,日 3 次。

(3) 镇静剂:可口服氯丙嗪 25mg,每日 3 次,或晚饭后与睡前各服 1 次。

2. 外用药

(1) 对急性湿疹,渗液多的应用湿敷,可用 5% 硼酸溶液或 5% 醋酸铝溶液,也可用 1:20 硫酸铜溶液或 2% 雷锁辛,0.1% 依沙吖啶溶液,热敷可用 1:8000 或 1:10 000 的高锰酸钾溶液。

(2) 对慢性湿疹:可用 3%~5% 糖馏油糊剂或 2%~5% 的硫磺煤焦油糊剂,也可先用乳剂(配方:樟脑 2g,薄荷脑 2g,硫磺 2g,水杨酸 2g,香脂加至 100g)薄涂一层后可再扑粉剂(配方:樟脑 5g,薄荷脑 4g,苯佐卡因 10g,氧化锌 20g,滑石粉加至 100g)。

【护理评估】

(一) 发病诱因

1. 外界因素

(1) 衣:如果内裤是非棉质的或者是穿着过于紧身的衣裤,肛门周围流出的汗液就很难挥发出去,对于女性,白带增多时很容易出现潮湿的情况,继而引发肛门瘙痒症状。

(2) 食:在饮食上如果过多的摄入不利于肠道健康的食物,如海鲜、辛辣食物,很容易损伤肠道正常功能,导致肛门疾病发生。

(3) 住:如果居住处过于潮湿或者干燥,身体就会出现一定的不适应现象。

(4) 行:对于一些需要长时间走动或者是站立的人,出现肛肠疾病的几率要比别人高出很多。这样诱发肛门湿疹的情况也会增加很多。

2. 内部原因

(1) 全身疾病:对于糖尿病或者是汗腺炎这类全身症状患者来说,由于疾病因素经常会诱发肛门不适的情况,如瘙痒。瘙痒症状长期得不到很好的控制,就会诱发肛门湿疹这样症状的疾病。

(2) 肛肠疾病:对于一些常见的疾病,如痔疮、肛瘘等,当症状恶化时,很容易使肛周皮肤受到分泌物或者是脓液等刺激,导致众多不适症状发生。

(3) 身体自身因素:通常情况下,年纪较大或者是身体比较虚弱者,出现肛门湿疹的情况还是较为常见的。这主要和肛门括约肌的正常功能退化有关。

(4) 精神因素:长期处于高压、紧张或者是兴奋的情况下,也会使神经末梢受到刺激,继而出现肛门瘙痒的情况。

肛门湿疹会引起肛门瘙痒,并反复发作,而且任何年龄均可发作肛门湿疹。

(二) 过去健康状况

1. 原发性和继发性肛门湿疹 原发性湿疹病因复杂多变原因不明,物理的、化学的、生物的外界因素和机体内在的精神神经失衡,代谢功能障碍,器官功能失调,表现于临床是一种非特异性变态反应,难以确认某一单纯因素引发湿疹,也难以用排除某一因素而使症状缓解而痊愈,病因分原发性和继发性两种,继发性肛门湿疹多由肛瘘,肛裂等炎症或分泌物刺激所致。

2. 变态反应和疾病史 变态反应是发病的主要原因,有内在和外在两方面,如病灶感染,致敏的食物、药物或接触某些致敏物品。在某些疾病,如内分泌失调、营养不良、消化功能紊乱、肠道寄生虫病等的患病过程中,病人对某些过敏性物质感受性增强容易诱发。

3. 局部病变及其他因素 患痔、肛裂、肛门失禁等疾病,则都会诱发肛门湿疹。如果肛门直接受到碘酒或者酒精等刺激,则也会诱发湿疹的。同时过度劳累、精神紧张、失眠等,也会诱发湿疹。

(三) 生活状况和自理程度

1. 长期熬夜,作息紊乱 过于操劳,经常熬夜睡眠不足,影响到皮肤及内分泌,大大增加患上湿疹的几率;秋季冷暖温差大,加上花粉、尘螨等各种刺激,皮肤如果稍微脆弱一点,会出现湿疹的现象。

2. **饮食**　进食海鲜、牛羊肉、酒过量,容易诱发各种过敏和肛门湿疹。

3. **局部皮肤污染**　湿疹本身已破坏了皮肤的屏障功能,若不注意保持清洁,如长期肛瘘、肛裂等炎症或分泌物刺激,引起感染、发炎、化脓,使许多微生物趁机而入,则加重湿疹的症状,延长康复时间。

4. **情绪不稳定**　皮肤是人的"心理器官",生活起居没有规律、压抑、紧张、焦急、恐惧,可诱发和加重病情。

(四) 心理-社会状况

1. **耻于就医**　对于肛门湿疹,很多女性患者由于羞涩感,不好意思去医院诊治,而自行盲目用药治疗,认为抹点药膏就会好,殊不知这种认识是错误的。针对肛门湿疹的药膏,大都是一些刺激性的药物,虽对瘙痒有一定的缓解但不利于长期的治疗,因临床上肛门湿疹的形成原因有很多种,盲目的用药,只能祛除表面症状,而不能针对性地治疗瘙痒,若是由疾病引起的瘙痒,久拖不治还会加重病情。

2. **过度洁癖**　患者要注意保持肛门的卫生、干爽,每日用温水清洗肛门处,便后用柔软的纸巾轻轻擦干。但是要注意避免用热水烫洗,避免用肥皂等碱性较强的物质清洗肛门,这样会洗掉肛周皮肤皮脂,破坏肛门皮肤环境,引起肛门湿疹。

3. **烫水熏洗肛周皮肤的习惯**　很多肛门湿疹患者喜欢用烫水熏洗肛周皮肤的方法治疗肛门湿疹,虽然能够达到一时解痒之痛快。如此清洗法,不但没有减轻病情,反而促使瘙痒、渗出加重了。这是因为过烫的水刺激了肛门皮肤,引起分泌物增多、渗出浸淫,导致局部皮肤的炎症加重,使病情长期不能治愈。因此,肛门湿疹患者,不能用烫水清洗肛门。

【护理诊断/问题】

1. 舒适的改变。

2. 焦虑。

3. 知识缺乏。

4. 有皮肤破损的危险。

【护理措施】

1. 生活有规律,避免长时间久坐。

2. 瘙痒严重时避免抓挠,以免破溃。

3. 肛门湿疹患者还应避免用肥皂刷洗,热水烫洗患处。

4. 在饮食方面要避免吃刺激性的食物,如虾、蟹、辣椒等。

5. 保持良好的心态,要尽量积极地治疗本病。

6. 向病人讲解疾病的原因,对病人的不舒适表示同情和理解。

【护理评价】

1. 参照中药新药临床研究指导原则(试行)进行瘙痒程度评分。0 分,无瘙痒;5 分,轻度瘙痒,偶尔发作;10 分,阵发性瘙痒,时轻时重;15 分,瘙痒剧烈,影响工作和睡眠。

2. 临床疗效标准,参照《中医病症诊断疗效标准》中药新药临床研究指导原则(试行)。治愈:皮疹全部消退,症状消失,皮肤恢复正常,1 年内无复发;好转:肛门不适感减轻,皮损有所减轻;无效:皮损消退不足 30%,治疗前后症状和皮损无明显改善。

【健康教育】

1. 正确求医,到正规医院检查、治疗,避免误诊、误治。

2. 早发现,早治疗。

3. 遵医嘱进行治疗,勿自行使用刺激性强的外用药。

4. 性伴侣应同时诊治。

5. 治疗期间避免性生活。

6. 治疗期间遇药物反应等,应及时到正规医院检查咨询。

7. 定期复查对判断治疗和预后很有意义。

8. 注意消毒隔离,内衣裤要勤烫洗,不要与家人混在一起洗,分开使用浴盆,与小孩分床睡。

9. 保持良好情绪、营养及适当锻炼,可降低复发率。

10. 检查是否合并其他性病,如梅毒、艾滋病等。

第二节 肛门瘙痒症

 典型病例

患者男,59岁,教师。因"肛门瘙痒反复发作5年"就诊。

患者5年前无明确诱因出现肛门周围瘙痒,夜间加重,影响正常休息及睡眠。肛门不潮湿,无便时肛内肿物脱出,无便痛。由于瘙痒难忍,经常用手搔抓,搔抓后部分皮肤出现糜烂、渗液。曾在多家医院就医,外用皮肤止痒药膏、止痒洗剂(具体不详)等治疗后好转,但常复发。既往健康。

专科查体:(胸膝位)视诊:肛门周围及左侧阴囊皮肤增生、肥厚,苍白,表面粗糙,呈苔藓样变。可见散在抓痕及血性爪印,皮肤干燥,无潮湿、水肿、皲裂。

初步诊断:肛门瘙痒症。

肛门瘙痒(peritusani,PA)是一种常见的局部瘙痒症。肛门部有时有轻微发痒,如瘙痒严重,经久不愈则成为瘙痒症。它是一种常见的局限性神经功能障碍性皮肤病。一般只限于肛门周围,有的可蔓延到会阴、外阴或阴囊后方。

【病因及发病机制】

肛门瘙痒症是局限于肛门局部的瘙痒症,多与肛门及直肠疾病有关,或继发于肛门直肠疾病。局部炎症充血使皮肤循环增加,温度上升,臀间又是不易散热的部位,促使汗液排泄增多,湿润浸渍,引起不适和瘙痒。初发病患者常以热水烫洗或较长时间外用含有皮质类固醇激素等药涂敷,虽可一时缓解瘙痒症,日久可形成瘙痒不良刺激,使局部症状更加严重。嗜食辛辣食品也可引起肛门瘙痒,卫生习惯不良,不及时清洗肛门会阴,隔裤搔抓摩擦,可使瘙痒加剧。着装不良,穿着窄小的衣裤,或穿质地不适的内裤如某些化纤织衣物或厚实而粗糙衣物,使臀围汗液不易散发及摩擦也可诱发肛门瘙痒。

【临床表现】

本病初期,仅限于肛门周围皮肤瘙痒,时轻时重,有时刺痛或灼痛,有时如虫行蚁走,有时如蚊咬火烤,有时剧痒难忍,入夜更甚,令人坐卧不安。由于瘙痒使皮肤溃烂、渗出、结痂,长期不愈,致肛周皮肤增厚,皱襞肥厚粗糙呈放射状褶纹,苔藓样变,色素沉着或色素脱失,蔓延至会阴、阴囊、阴唇或骶尾部。患病日久,易继发皲裂。久之可引起神经衰弱,精神萎靡,食不知味,夜不成眠。

【辅助检查】

根据典型的肛门瘙痒史,结合临床症状、体征,对本病不难诊断,但要明确病因则比较困难。一般肛门局部有原发病变为继发性瘙痒症,否则为原发性瘙痒症。此外,还应进行全身体检,有针对性地做必要的实验室检查,如血、尿、大便常规,肝、肾功能、尿糖、血糖、糖耐量试验及活组织和涂片等检查。

【治疗要点】

1. 治疗原发病或合并症如痔、肛瘘、蛲虫病等。给予相应抗生素或抗菌药治疗合并感染。

2. 避免不适当的自疗,不少肛门瘙痒病患者不愿到医院就诊,采取不当的自我治疗,如用热水烫洗,外用高浓度皮质类固激素或含对抗刺激药物,自购某些粗制家用理疗器械自疗等,这些方法弊多利少,仅能有暂时抑制瘙痒,日久致使病变迁延增剧,应劝告患者停用。

3. 注意卫生,不食或少食刺激性食物,如辛辣食品、浓茶和咖啡、烈性酒等。衣裤应宽松合体,贴身内衣以棉织品为好。

4. 局限性肛门瘙痒病的药物治疗应以局部外用治疗为主,全身治疗所用的各类药剂,如皮质类固醇激素、抗炎介质类制剂、各种镇静剂等对肛瘙痒并无明显止痒作用,但都有不少副作用或不利影响,在没有明确适应证情况下应避免应用。

5. 对仅有局部瘙痒而肛门皮肤正常者,以硼酸水清洗冷敷肛门,若加冰块使水温在4～5℃冷敷。患者蹲位以纱布或脱脂棉冷敷肛门,每日早、晚各一次,每次约5分钟,冷敷后以干毛巾拭干局部,保持干燥。此型肛门瘙痒不宜外敷软膏,软膏妨碍散热,增多汗液易诱发瘙痒。宜用清凉干燥洗剂,如白色洗剂、炉甘石洗剂等。

6. 肛门皮肤呈粗糙肥厚的苔藓化损害者多有合并感染,可用适当抗生素或抗菌药剂,感染控制后,施行局部包封治疗;在清洗局部后,以酒精或新洁尔灭溶液局部消毒,注射用泼尼松注射液或地塞米松注射液以注射针将药液滴于皮损部位,需使皮损充分浸入药液,患者感瘙痒减轻,局部药液干燥,再按病灶大小贴敷普通橡皮膏或含有止痒剂的软膏,也可用含有药物的成膜剂或凝胶剂作膜状包封。此方法宜于睡前施行,6～8小时后去除硬膏或成膜包封物,清洗局部,涂以干燥洗剂或止痒气雾剂喷涂。此法对缓解瘙痒促使苔藓化损害消退效果佳。

7. 注射疗法　将药物注射到皮下或皮内,破坏感觉神经,使局部感觉减退,症状消失,局部损伤治愈,约50%以上的病例可永久治愈。

8. 手术疗法　瘙痒经过上述治疗后不见好转或多次复发的,可用手术治疗。手术方法有除去肛门部皮肤神经支配和切除肛门部皮肤两种。

【护理评估】

（一）发病状况

多发生在20～40岁中年,20岁以下的青年较少,很少发生于儿童。男性比女性多见,习惯安静和不常运动的人多发生这种瘙痒症。继发性瘙痒症有明显致病原因,容易治疗;自发性或原因不明的不易治愈,也常复发,约占全部病人的50%。部分为全身性皮肤瘙痒病的局部症状,则多见于老年人。

（二）过去健康状况

1. 全身因素　①如糖尿病、风湿病、痛风等和一些腹泻、便秘、黄疸等临床症状,都可以伴发肛门瘙痒症。②在惊吓、精神忧郁或过度激动等精神因素存在时,也发生肛门瘙痒。③妇女绝经期、男性更年期也可以引起肛门瘙痒。部分病人与家族遗传因素有关系。

2. 局部因素　①寄生虫病。最常见的是蛲虫病,其瘙痒多在晚间睡眠时加重,这时肛门括约肌松弛,雌性蛲虫爬到肛门外产卵,从而刺激肛周皮肤引起奇痒。此外,阴虱、滴虫等也容易引起肛门的瘙痒。②各种肛肠疾病,如痔疮、肛裂、脱肛、直肠炎,及肛门手术后均会因肛门周围分泌物增多,刺激皮肤发炎而引起瘙痒。③肛门皮肤病,如肛门周围湿疹、神经性皮炎、股癣等皮肤病均可引起肛门瘙痒症状。患有痔的病人,粪便附着在痔体间或肛门皮肤的皱褶里,产生刺激,引起瘙痒和刺激的症状。

（三）生活习惯和自理程度

肛门瘙痒症多发生在:肛门周围不清洁,内裤过紧、过硬,不及时更换;搔抓肛门,用过硬的物品擦肛门;吃蔬菜、水果太少,或者吃刺激性食物,如辣椒、浓茶、咖啡、高度酒等;用带化工染料以及带有油墨字迹的纸张、植物叶等揩擦肛门;食用和接触对自己易产生过敏的食物、化学药品、花粉、辛辣等刺激性食物,以及某些药品;使病灶感染和致病的食物、药物或接触某些致敏物质;局部直接受到化学物质等刺激而诱发湿疹;过度劳累、精神紧张、忧郁、失眠等。儿童不洁生活习惯的肛门瘙痒以蛲虫病、形成机械刺激引起肛门瘙痒多见。

（四）心理-社会状况

疾病的敏感性导致患者的心理产生紧张、排斥等不良的状态,使其无法与医护人员进行有效的沟通,影响治疗的效果,使病情有发生反复的可能。或者患者因局部奇痒,多采用自疗,随意乱用药物,或者随意购买理疗器械等,要劝告患者及时就医。女性患者的心理比较脆弱和敏感,对于治疗也比较害羞,不对医护人员说明情况,延误治疗;此外,还有不注意饮食及卫生,食用辛辣的食物,咖啡、浓茶及烈酒等。

【护理诊断/问题】

1. 疼痛。

2. 便秘。

3. 尿潴留。

4. 知识缺乏。

5. 有感染的危险。

【护理措施】

1. 了解肛门瘙痒症的原因　肛门瘙痒症常表现为肛门周围皮肤有剧烈疼瘙痒感,肛门周围皮肤瘙痒多为长久不愈。局部炎症可以使皮肤充血水肿,循环增加,温度上升,会阴部本身散热较差,黏液汗液分泌较多,湿邪浸渍致不适瘙痒,部分肛门瘙痒症可以是全身性皮肤瘙痒病的局部症状。肛门直肠疾病:肛瘘、肛裂、痔、肛窦炎、肛乳头炎、肛门失禁等,使肛门口分泌物增多,潮湿刺激皮肤亦引起瘙痒。寄生虫局部刺激,神经末梢病变均引起肛门瘙痒。

2. 解除患者各种顾虑　肛周瘙痒与心理因素息息相关,有压力或焦虑时瘙痒可明显加重。肛肠患者有各种顾虑,如年轻女性害羞,老年患者不方便,痒痛难忍、精神紧张、这些不利心理因素将影响治疗。护理要掌握自己的语言艺术,护士的言行对患者影响极大,要接近病人,善待病人如亲人,想病人所想,急病人所急,随时掌握病人的心理变化,疏导病人,使患者精神愉快,思想放松,情绪稳定。要为患者负责,消除病人的不安情绪,在检查、治疗、护理时,动作宜正确、轻柔,尽量减少患者痛苦,要积极沟通,调动患者及家属的积极性,请其配合治疗,促进疾病的康复。

3. 注意清洁卫生 习惯不良,习惯太差,不及时洗肛门会阴,有粪便残留,致局部污染细菌滋生刺激。加之瘙痒难忍,搔抓摩擦,皮肤因搔抓出现抓痕、血痂、苔藓样硬化或湿疹样变,甚者可继发感染均可使瘙痒加剧。全身性原因和寄生虫感染当标本兼顾,积极治疗原发病并予以杀虫止痒。内衣太紧、被褥太厚、衣物粗糙、化纤内衣,肥胖,天气炎热多汗。汗液不易散发,或者过多、频繁使用肥皂等,也可诱发肛门瘙痒,所以要避免使用劣质的护肤洗涤用品,内衣应宽大舒适,衣料棉质,利于减少汗液的分泌,增加汗液及排泄物的挥发及排除,易于局部保持卫生干燥,减轻避免瘙痒的发生。

4. 指导合理用药 有人习惯在清洗时加入一些消毒剂,其实大可不必,有时甚至适得其反。因为人体的每个部位都有正常的菌群,由于消毒剂的使用,会破坏了正常菌群,影响其正常功能,肛门皮肤的真菌感染和细菌感染易致瘙痒。针对真菌感染要指导患者全身及局部用药。临症用灭虫止痒洗剂熏洗,热时先熏患处约 15 分钟,待药温适宜时坐浴清洗,清洗后拭干或吹干患处。对水温的要求一般不能太烫,以免损伤皮肤。高温止痒是一误区,水温应保持在正常体温左右,适宜人手即可。老年人局部皮肤感觉功能障碍,对水温不敏感,常常会在清洗中烫坏皮肤,亦加重肛门瘙痒症。每个人都要保持良好习惯,注意不要与他人共用卫生用具,公共场合积极防护,在公共场所感染真菌等,甚至淋病导致瘙痒者皆有之。

5. 正确的饮食护理 肛门是食物消化吸收后排出粪便的器官,建议病人合理的膳食可以促进康复。肛门瘙痒症患者饮食宜清淡,在日常饮食中应适当增加蔬菜、水果,保持大便通畅。肛门瘙痒也可以因嗜食辛辣食品所引起,要忌食辛辣刺激食物,忌食过敏食物及药物,忌饮酒,不宜浓茶、咖啡等。不切实际地过食补品,会犯"气有余便是火"之戒。火锅、炖品老汤等均应忌食,可有效地避免瘙痒症的发生。

6. 由于麻醉术后伤口疼痛等因素的影响,患者可能出现下腹部胀痛,自行排尿困难的现象。此时护士应鼓励患者自行排尿,可给予腹部按摩热毛巾热敷或利用听流水声以反射性诱导患者排尿,效果不佳应遵医嘱给予留置导尿。留置尿管期间,应每日进行会阴护理 2 次,防止尿路感染。

【护理评价】

疗效判定标准疗效判定:根据《中医病证诊断疗效标准》判定。无效:临床症状无任何改善,瘙痒感及肛门周围皮肤受损无改善,病情无缓解,停药后即复发;有效:肛门瘙痒感减轻,临床症状逐渐改善,肛门周围受损皮肤开始愈合,病情开始好转,停药一段时间后才复发;显效:临床症状显著改善,肛门周围受损皮肤几乎全部愈合,病情显著好转,停药较长时间复发或不再复发,周围皮肤大部分恢复正常;痊愈:临床症状完全消失,肛门周围皮肤恢复正常,病情消失,停药后不再复发。

【健康教育】

1. 多吃蔬菜、水果,不吃或少吃刺激性食物,如辣椒、浓茶、咖啡、高度酒等。过敏体质者应少食用易致过敏的食品,如鱼、虾等,避免接触引起过敏的化学物质。

2. 保持肛门清洁干燥,尽可能每晚清洗一次肛门。清洗肛周宜用温水,一般不用肥皂,尤其不能用碱性强的肥皂。清洗用的毛巾、脸盆等要专人专用,以免交叉感染。也不要一天洗好几次,这会将肛门附近的黏膜冲掉,导致肛门附近太干燥可能会导致肛门瘙痒。

3. 注意劳逸结合,保持心情愉快,防止过度紧张和焦虑不安,不搔抓肛门,不用过硬的物品擦肛门。痒的时候可涂止痒霜或激素膏;也可用冷水冲洗数分钟。如因瘙痒而影响睡眠,可在临睡前服氯苯那敏、赛庚啶和阿司咪唑等。

4. 内裤不要过紧、过硬,宜穿纯绵宽松合体的内裤,不要穿人造纤维内裤,并要勤洗勤换。便纸要用清洁柔软吸水的卫生纸,不要用带油墨字迹的纸张,或用植物叶、土块擦肛门,这容易使细菌、病毒感染造成肛门瘙痒。及时治疗引起肛门瘙痒症的局部和全身性疾病,如内痔、肛裂、肛瘘、腹泻、糖尿病、寄生虫病等。

5. 防止病毒感染、性传染病所造成的肛门瘙痒:除了治疗肛门瘙痒的症状外,也必须即早治疗病毒感染、性传染病等重大疾病,因此病患千万不要忽视肛门瘙痒的症状。如果发现了肛门瘙痒,最好采取相应的治疗措施,及时去医院就诊。

第三节　肛周皮肤癣

肛周皮肤癣是存在于肛门周围皮肤的真菌感染所致。一般为直接接触传染或由股癣蔓延而致，为常见的皮肤癣菌病之一，属浅部真菌病。男性患者明显多于女性患者。其特点是剧烈瘙痒，皮损常呈环形水肿性红斑。主要的致病菌为毛癣菌属和花斑癣菌。其主要侵袭场所为毛囊、皮脂腺和汗腺组织。

【病因及发病机制】

肛周皮肤癣的发生是由存在于人的皮肤、黏膜、肠道等处的真菌所致，主要由红色毛癣菌、须癣毛癣菌等侵犯肛周皮肤角质层，引发浅部真菌感染，亦称肛门皮肤癣菌病。正常条件下各菌群间相互影响，相互制约，平衡代谢。但由于长期使用抗生素可造成体内菌群失调，当人体皮肤破损，抵抗力下降时，致病性真菌则大量繁殖，侵入皮肤，皮下组织而引起癣的发生。本病多是接触传染，如通过衣物、用具或自身手足癣传染致病。环境条件亦有影响，其发病与温暖潮湿的环境、如在温热季节和潮湿地区，肛门皮肤受轻微损伤或体态肥胖及肛周潮湿多汗容易发病。

【临床表现】

肛周皮肤癣是发生在股部的表浅真菌感染，累及的部位主要在肛周皮肤，男女均可发生。可以波及外阴、会阴、肛门周围及臀部。皮损的特征为弧形或环形红斑，边界清楚，中有鳞屑，自觉奇痒，历久皮肤浸润增厚呈苔藓化。患者大多有足癣史，炎热潮湿的夏季容易发病。肛周皮肤癣属于真菌性皮肤病的一种。真菌可分为浅部真菌和深部真菌两大类，浅部真菌即皮肤癣菌，主要包括毛癣菌属、小孢子菌属及表皮癣菌属等，而仅表皮癣菌属就有40种之多。其中，引起肛周皮肤癣病的病原菌则主要是絮状表皮癣菌。此外，还有石膏样毛癣菌、红色毛癣菌。本病可以通过直接接触患者、患癣家畜（狗、猫等）或间接接触被患者污染的衣物而引起，也可以由自身感染（先患有手、足、甲癣等）而发生。长期应用糖皮质激素，或患有糖尿病、慢性消耗性疾病的患者，也易患本病。若气候温暖、环境潮湿，则更有利于本病的发生。

初起时，表现为边缘清楚、微微隆起的红斑，范围逐渐扩大后，表面有鳞屑，并由红色渐变为褐红色或为正常的肤色，红斑中心自愈的部分慢慢扩大，而边缘的炎症却日渐显著，上皮有小水疱、糜烂、结痂、

从而形成了环形红斑。由于剧痒，经常搔抓，还可继发湿疹或变成苔藓化。

【辅助检查】

1. 显微镜检　取鳞屑和分泌物，用氢氧化钾涂片镜检，阳性表示有真菌存在，但不能确定菌种，一次阴性不能完全否定。

2. 细菌培养　常用培养基为沙堡培养基，培养阳性后可转种到特殊的培养基，根据形态、生化等特性进行菌落鉴定。

【治疗要点】

1. 全身治疗　以抗真菌为主，可选用灰黄霉素、酮康唑、氟康唑等。

2. 局部治疗　用5%～10%冰醋酸溶液、克霉唑癣药水外涂患处。新药达克宁霜、酮康唑霜外涂有较好疗效。久治不愈者，亦可选用亚甲蓝肛周皮内或者皮下注射，亚甲蓝2ml加1%利多卡因20ml，肛周皮内或皮下多点注射。

3. 手术治疗　皮肤切除术：在腰麻或者局部麻醉下，于肛门两侧癣区皮肤各做一弧形切口，深度以能清楚毛囊（包括部分皮下脂肪）为度。将该部下皮肤及皮下组织切除，创面以丝线间断缝合。术后6～7日拆线。

【护理评估】

1. 发病情况　一般为直接接触传染或由股癣蔓延而致，为常见的皮肤癣菌病之一，属浅部真菌病。男性患者明显多于女性患者。常在夏天发作或加重，入冬痊愈或减轻。

2. 过去健康状况　带菌者是造成肛门周围癣传播的主要原因。由生活、起居不慎，感染真菌造成皮肤浅部癣，使肛门周围感染。机体自身抵抗力强弱对本病流行也有不容忽视的作用：患有全身性疾病患者，如糖尿病、恶性肿瘤等，长期因病而使用皮质激素、免疫抑制剂及抗生素等，对癣病的发生起促进作用。

3. 生活状况和自理程度　由于患者对癣的危害性认识还不够，因而不重视它，有病往往任其发展。多数患者，病情不很严重，仅微痒而已，故从不主动去求医；某些病人即使有较明显症状，亦仍不积极医治，缘于患病日久，习以为常；还有部分患者，虽经治疗而获痊愈，但因感染源没有控制，又无预防措施，所以往往再次复发。以上列举的三种人都是带

菌者,其最终造成的后果为:对己则可能引起自身传染而招引他处发生癣;对社会可以通过各种途径向周围人群传播。

4. 心理-社会状况 抑郁、悲观此类患者的病情严重,有反复发作的、久治不愈的病史,不善言谈,长期处于抑郁、消极的状态,对生活失去情趣及治疗的信心。精神紧张,恐惧,学习工作不能集中注意力,由于疾病和精神负担的长期折磨,忧心忡忡,不能自拔。心情烦躁易怒此类患者因全身皮疹,瘙痒不堪,严重影响休息和睡眠,心情烦躁易怒。滥用药物盲目就医,相信土方、偏方,导致病情不见好转,而进一步加重恶化。

【护理诊断/问题】

1. 舒适的改变。

2. 焦虑。

3. 知识缺乏。

4. 有皮肤破损的危险。

【护理措施】

1. 生活有规律,避免长时间久坐。

2. 瘙痒严重时避免抓挠,以免破溃。

3. 注意避免自行滥用止痒药物以及刺激性的药物治疗。

4. 在饮食方面要避免吃刺激性的食物,比如虾、蟹、辣椒等。

5. 保持良好的心态,要尽量积极地治疗本病。

6. 向病人讲解疾病的原因,对病人的不舒适表示同情和理解。

【护理评价】

患者的治疗效果、痒痛缓解时间、红肿消退时间进行对比分析。临床病症彻底消失,皮肤损伤完全愈合为痊愈;主要症状减轻,皮肤损伤四周可见红晕,但基本愈合为显效;临床症状有所消减,渗出物明显减少,皮损面积缩小,但浸渍溃疡面仍清晰可见为有效;症状无改善迹象甚至愈加严重者为无效。

【健康教育】

1. 正确求医,到正规医院检查、治疗,避免误诊、误治。

2. 早发现,早治疗。

3. 遵医嘱进行治疗,勿自行使用刺激性强的外用药。

4. 性伴侣应同时诊治。

5. 治疗期间避免性生活。

6. 治疗期间遇药物反应等应及时到正规医院检查咨询。

7. 定期复查对判断治疗和预后很有意义。

8. 注意消毒隔离。内衣裤要勤烫洗,不要与家人混在一起洗,分开使用浴盆,与小孩分床睡。

9. 保持良好情绪、营养及适当锻炼可降低复发率。

10. 检查是否合并其他性病:梅毒、艾滋病等。

第四节 肛门尖锐湿疣

肛门尖锐湿疣(anal pointed condyloma,CA)是感染人类乳头瘤病毒(HPV)引起的增生性疣状赘生物。主要通过性接触而发生肛门生殖器疣,是一种十分常见的性传播疾病,其发病率仅次于淋病,占第2位,肛周发病多见,约占总发病例数的1/4以上。

【病因及发病机制】

本病主要由于长期肛门部皮肤不洁或分泌物刺激、摩擦而引起皮肤慢性炎症性损害,继而感染人类乳头瘤病毒所致。该类病毒在人体潮湿温热部位容易生长繁殖。所以肛门生殖器部位是最常见发病部位。人类乳头瘤病毒的主要传染途径是性接触传染,在与尖锐湿疣患者性接触后约2/3的人会被感染,也可能因接触尖锐湿疣患者的分泌物或污染物而间接感染。免疫力低下或长期的肛周疾病(如肛周瘙痒)降低了局部皮肤的屏障作用,更容易感染该病毒。调查表明,肛门瘙痒、公共浴池的公用毛巾、

不安全的性接触、肛周疾病可能是发病的促进因素。

引起本病的人类乳头瘤病毒(human papilloma virus,HPV)为非包膜病毒,系乳多空病毒科A属成员,直径为50～55nm,具有由72个病毒壳微粒组成的20面体衣壳及含有8000个碱基对的双链环状DNA。人类是HPV的唯一自然宿主。HPV具有高度组织特异性,能引起皮肤和黏膜的鳞状上皮增殖。近年来,利用分子生物学技术已检测出HPV有100种以上的亚型,其中约有20余种与CA有关,如HPV 6、HPV 11、HPV 16、HPV 18、HPV 33和HPV 42。HPV 6和HPV 11两型最常见于肛门生殖器部位的CA,而HPV 16、HPV 18、HPV 31、HPV 33和HPV 35则与亚临床宫颈感染及生殖器肿瘤有关,现已受到重视。

目前已知,CA的发生、自发消退、对治疗的反应及恶性转化还与机体免疫有关,尤其是细胞免疫。机体感染HPV后,全身及局部免疫反应受到抑制。

实验发现,在皮疹持久不退的 CA 病人中,外周血 Ts 升高,NK 细胞活性下降,INFr 和 IL-2 也下降;而在皮疹消退期的 CA 病人中,可见 NK 细胞浸润和活化的 Tc,表现出机体免疫功能恢复。有人认为,局部免疫反应受抑制的关键是 HPV 对郎格汉细胞具有直接的毒性作用,抑制其抗原递呈功能,导致 T-T 细胞和 T-M9 细胞之间的相互作用减弱。在疣消退时,可测到抗 HPV 的 IgG 抗体,此抗体可能对再感染起着免疫作用。

【临床表现】

尖锐湿疣感染后潜伏期为 1~6 个月,约 2/3 的患者 3 个月内与肛门生殖器疣患者有接触史。HPV 感染后,无临床表现者可多达 90%,可能是亚临床型、潜伏状态,也可能终生不发病。发病部位多在肛管黏膜与皮肤交界处、肛门边缘及外阴部。初起时,可呈微小淡红色、暗红色或污灰色乳头状隆起,表面呈颗粒状或粗糙不平,形如帽针头或花蕊状,逐渐增多增大,并可融合成片或相互重叠生长,可呈菜花状、鸡冠状或巨大团块,其根部常有蒂。如果继发感染或疣体内供血不足可有脱落、糜烂和溃疡形成。初起时可无明显不适,随着疣体增大可出现局部瘙痒(常夜间加重)、压迫感、轻微刺痛,肛管内发病者可有里急后重感,或便鲜血。表面若溃烂则渗出混浊浆液,带有恶臭。长期不及时治疗,可癌变。

【辅助检查】

1. 病理组织学检查　主要表现为表皮角化不全或轻度角化过度,棘层肥厚,表皮突增宽及延长,呈乳头瘤样增生,增生的程度可达到如假性上皮瘤样。最突出的表现为颗粒层和棘层上部细胞出现特征性的灶性分布的空泡化细胞,即凹空细胞。这种凹空细胞比正常细胞大,胞浆着色淡,中央有大而圆的嗜碱性核,核周围有透明晕。真皮通常有水肿,毛细血管扩张及周围有较致密的慢性炎症细胞浸润。

2. 醋酸白试验　以 5% 醋酸溶液涂于会阴及肛门周围皮肤,3~5 分钟后即可在 HPV 感染区域出现有光泽、均匀一致、界限清楚的变白区,用放大镜观察更为明显。但局部若有炎症,也可发白而出现假阳性。

3. 梅毒血清检查　尖锐湿疣为阴性,扁平湿疣则呈阳性,可供鉴别。

4. 阴道内镜检查

(1) 最常见为扁平疣状,多发性,表面呈白色,颗粒状。

(2) 菜花样上皮增生,表面粗糙,有指状突起,表面有很多毛细血管。

(3) 穗状,呈白色,表面粗糙不平。

(4) 湿疣宫颈阴道炎,黏膜表面可见许多粗糙面或菜花状湿疣。

5. 肛门直肠镜检查　齿线上下和直肠末端,可见淡红色乳头状或菜花状柔软赘生物,质脆,触之易出血。

【治疗要点】

1. 局部药物治疗　初发较小者,可用腐蚀剂,如苯酚、足叶草脂、足叶草毒素、三氯乙酸、二氯乙酸、氟尿嘧啶霜等外抹患处,可促使疣体脱落,涂药时注意保护周围的正常皮肤与黏膜。亦可通过中医药辨证论治,用中药煎煮后熏洗患处。

2. 物理疗法　小而分散的湿疣,可用低温液氮冷冻、光动力、电灼、激光、微波、β 射线治疗、电离子治疗机等物理手段破坏病灶组织,使其脱落。其中,光动力是通过光敏剂选择性地富集于病灶,通过纳米光照射,光敏剂吸收后则可较精准的作用于病灶,损伤也更小。

3. 免疫治疗　包括自体免疫法、抗病毒药、干扰素和转移因子等。其中,自体免疫法是通过将感染组织里的 HPV 病毒灭活,提取后注射于患者自身上,从而产生免疫力。免疫治疗常综合其他治法一起应用,尤其适用于反复发作者。

4. 手术治疗

(1) 结扎法:对单个疣赘,其基底较小也可用结扎疗法,数日后疣赘可自行脱落,然后外用玉红膏,促使伤口愈合。

(2) 切除法:对于单发、面积小的湿疣,或湿疣堆积成团、基底较大者,可用手术切除,切除深度最好到真皮层。侵犯肛管全周的湿疣可一次性切除,切口之间应尽量保留正常皮桥,若切除组织较大,可选择合适皮瓣游离至齿线处缝合,以防术后肛管狭窄,还可离断内括约肌。

【护理评估】

1. 发病情况　本病人群普遍易感,多发生于 16~25 岁,男性平均 22 岁,女性平均 19 岁。高峰发病年龄为 20~24 岁。本病传染源主要为临床型和亚临床型感染患者。患病期 3 个月内其传染性最强。其主要表现为生殖器、会阴、肛门等部位的表皮瘤样增生。除了外生殖器外,尖锐湿疣还可见于宫颈、尿道、阴道等处。

尖锐湿疣的主要传播途径就是性接触。性接触和性滥交是本病流行的重要因素。本病一次性交的感染概率为 50% ~ 60%。

间接接触污染物亦可感染,此时皮肤和黏膜的损伤是重要诱因。此外,分娩过程中产道接触或产后的密切接触可使母亲的尖锐湿疣传染给婴儿。

2. 过去健康状况

(1) 性行为:性伴数及过早性交是造成发生 HPV 感染的因素。

(2) 免疫抑制:HPV 感染和与 HPV 有关的癌似乎是慢性免疫功能抑制的晚期并发症。肾异体移植者中患 CA 的危险性增加。

(3) HIV 感染:HIV 阳性发生 HPV 感染及 HPV 相关肿瘤的几率增加。

(4) 年龄妊娠:在妇科涂片中检测 HPV 高峰流行率的年龄为 20 ~ 40 岁,随着年龄增加,流行率稳步下降;妊娠期间的 HPV 检出率高,产后 HPV 检出率下降。

3. 生活习惯和自理程度 此感染的传播方式包括直接与间接传播,但以性接触最为常见,而且越是近期损害越有传染性,一次性接触估计有 50% 被传染的可能性;其次为直接非性接触,如自体传染以及新生儿经产道受染;再次为间接接触,通过污染传染、推测有可能,但因此病病毒尚不能培养,未能证实。发病率高者与性紊乱、性伴侣数、吸烟、长期使用避孕药或免疫抑制剂等有关。由于本病为性传播疾病,临床多见于性活跃人群。一般认为患者机体细胞免疫功能降低,外在原因可能与创面不透气、潮湿、易感染以及在行走和活动时容易受到摩擦损伤有关。有不洁性接触。与性伴侣互相感染。肛周疣在未治愈前性生活,尤其是肛交的生活习惯。肛门湿疣还可以通过性传播、间接接触被污染的物品、洗浴等非性交的方式传播。

4. 心理-社会状况 此病往往羞于启齿,加上广告及江湖游医对性病的夸大宣传以及欺骗恐吓,易产生恐惧、紧张、焦虑的心理。

【护理诊断/问题】

1. 疼痛。
2. 舒适改变。
3. 焦虑。
4. 尿潴留。
5. 有出血的可能。
6. 有感染的可能。
7. 有便秘的危险。
8. 疾病知识缺乏。

【护理措施】

1. 术后 24 小时内严密观察生命体征的变化,观察切口敷料有无出血,发现异常及时报告医生。

2. 向病人讲解疾病的原因,对病人的疼痛表示同情和理解。

3. 卧床休息,取舒适的卧位,可侧卧位或俯卧位。

4. 注意个人卫生,勤换内衣内裤。在洗涤内裤时,最好以温和的肥皂手洗,不要用强效的洗衣粉或洗衣机。保持外生殖器的清洁干燥,禁止性生活,因为性生活可能会把病毒传染给对方,还会传染自己的其他地方。

5. 肛门局部采取热水坐浴,便后及时清洗,保持创面清洁干燥,避免感染。

6. 遵医嘱及时使用止痛剂。

7. 术后进食半流质低渣饮食,避免干燥。

8. 避免感染真菌,应少吃淀粉类、糖类以及刺激性的食物,如酒、辣椒等,多吃蔬菜、水果。

9. 养成定时排便的习惯,改变不良的生活习惯。

10. 对以往便秘者可采用服香油、蜂蜜等软化粪便。

11. 讲解术后尿潴留的原因,减轻紧张心理。为病人创造良好的环境,鼓励病人尽早排尿。采用腹部热敷、听流水声、腹部按摩等方法诱导排尿,必要时留置导尿。

【护理评价】

1. 治疗期间和临床治愈后 3 个月避免性生活。

2. 手术中宣教 手术中对患者进行检查和消毒的同时,介绍手术中可能出现的不适及应对方法,鼓励其放松与配合。对患者关心体贴,密切观察生命体征、手术情况及身体状况,同时与其交谈,分散注意力,配合手术的顺利进行。

3. 手术后宣教 告知患者手术后的注意事项,注意出血及发炎,解除术后疼痛及焦虑情绪;进行饮食营养和生活的指导,及时对术后出现的任何不适予以科学的解释,消除患者的疑虑或顾虑;定期复查,如有身体不适及时就诊。

4. 出院后随访 通过随访,对患者及家属进行指导。指导患者出院后进行运动锻炼,增强身体素质,加强营养,合理调配膳食,提高机体抗病能力,注意性生活保健。

【健康教育】

肛门尖锐湿疣是一种对患者日常生活影响比较

大的疾病,不仅影响到患者的身体健康,还会影响到患者的性生活,如果长期得不到有效治疗还会对患者的心理造成很大的压力。因此患病之后患者一定要及时接受治疗,但是除了要配合医生的治疗外,还需要加强在日常生活中的护理工作。

1. 在饮食上要以补充营养为主,可补充大量的蛋白质,如鱼肉、猪肉、牛奶、蛋、豆制品等,营养的增加才能增强身体的免疫力,促进身体恢复。此外,还要注意补充维生素和微量元素。患急性性病时,可服维生素 C,因维生素 C 可增强免疫力和抗炎。

2. 女性患者不要冲洗阴道,由于阴道有自清的功能,假如刻意冲洗反而不利。内裤的洗涤最好以温顺的肥皂手洗,不要用强效的洗衣粉或洗衣机。

3. 杜绝不洁性乱,一旦病情在尚未治愈的情况下,要禁止发生性行为,以免再次被病毒感染。因性生活会对尿道造成机械性损伤,加重病情。性病传染性很强,性生活会导致性病传播,危害其他人的健康。

4. 调整心态,保持　乐观开朗的性格,并积极配合医生进行治疗,这样才能使治疗效果发挥到最大,进而增加治愈的几率。人的情绪与疾病及身体免疫力有很大关系,情绪不好时,人体免疫力下降,易患传染病或加重原有疾病的病情。

5. 请穿棉质内裤,尽量不要穿尼龙、合成纤维的质料,才能保持透风、透气。所以牛仔裤也要少穿,多穿裙子或是西装裤。

6. 观察治疗期间是否按医生要求用药。定期复查,及时接受医生的指导。治疗期间及治疗后要改善不良的卫生习惯。保持外生殖器及肛门的清洁干燥。尽量做到少吸烟、不饮酒。注意劳逸结合。设立个人专用卫生器具,每次使用后都要消毒。自己的内裤坚持每日换洗,要与家人的衣物分开洗涤,并在洗后开水煮沸消毒后再穿。大小便前后要充分冲洗双手。

第五节　肛门直肠淋病

淋病是一种常见的 STD,由淋病双球菌引起。在男性同性恋中有 55% 是隐匿的淋病,由肛门性交引起,40% ~ 50% 侵及直肠。在我国自 20 世纪 80 年代初随着国际间的交往增加和进出境旅游业的发展,性病又重新流行,发病人数呈持续上升或蔓延趋势,其中淋病发病人数占我国目前性病患者的首位。患者多为 20 ~ 30 的青年人,女性多于男性,其中以流动性大,社会交往频繁的职业者为多见。肛门部的鳞状上皮抵抗力较强,故而肛管淋病较少见,但有时因分泌物刺激,可发生肛门部糜烂。

【病因及发病机制】

肛门直肠淋病的病原体是淋病奈瑟菌,为革兰阴性双球菌,本病的潜伏期为 2 ~ 8 日。人体是淋球菌唯一的自然宿主,淋病奈瑟菌首先侵犯机体的下泌尿生殖道。女性患者肛门直肠淋病可在长期子宫颈内感染之后,通过阴道或尿道分泌物经会阴感染至肛门。少数患者可通过污染的体温计或灌肠器传播。

有易感性而缺乏先天免疫力,故该病菌可多次重复感染。淋病奈瑟菌经性交或其他途径进入人体后,首先借助菌毛上的黏附因子,黏附于局部的柱状上皮表面。细菌释放 IgA_1 分解酶,破坏黏膜上的 IgA_1 抗体,使黏附变得更加容易,继而细菌被柱状上皮吞噬进入细胞内。一旦入侵人体黏膜,其菌体上

的特殊结构——菌毛黏附于黏膜上或嵌入细胞内,奈瑟菌在细胞内繁殖,使上皮细胞分解,细菌即可排除细胞外、黏膜下层。进入组织的奈瑟菌,死亡后分泌的内毒素与补体、IgM 作用,可诱导中性多型核白细胞聚集、吞噬、产生局部的炎症反应,出现充血、水肿、化脓、黏膜上皮损伤、坏死以及局部粘连。炎症后组织修复时,上皮细胞均由鳞状上皮所代替,使黏膜增厚、变硬、易出血。黏膜下层、腺窝等的修复,则多由结缔组织代替,容易引起纤维化。造成管腔的狭窄。肛管以下的上皮组织为鳞状上皮,对奈瑟菌有较强的抵抗力,因而肛管淋球菌感染少见。直肠内奈瑟菌感染,多因细菌侵袭肛管和直肠移行区上皮细胞、直肠隐窝和直肠黏膜上的主柱状上皮,从而引起淋菌性直肠炎。因而直肠肛门部位淋球菌感染所引起的病变主要是淋菌性直肠炎。镜下中性粒细胞内可见有淋菌。淋菌侵入生殖泌尿系等黏膜上可致其发炎,男性多为尿道炎,女生多为宫颈内膜炎,性乱者或同性恋者肛交可使淋菌侵及肛门直肠,引起淋病性直肠炎、肛门周围皮肤炎。

【临床表现】

症状常在感染 72 小时之后发生,但患者身体状况以及是否使用抗生素均可能影响潜伏期,出现潜伏期或长或短的表现。临床上观察,潜伏期为 2 ~ 10 日,平均 3 ~ 5 日。发生在男性的淋菌性尿道炎,

有急性或慢性尿道炎的症状和体征。女性的淋病常有急、慢性尿道、阴道炎，其并发症有副尿道炎、前庭大腺炎、外阴炎、宫颈炎等。其他的淋菌感染性疾病尚有关节炎、皮肤炎综合征（播散性淋菌感染）、淋菌性咽峡炎、淋菌性眼病、淋菌性肛周围炎等。上述各症均有各自的临床症状和体征。

肛门直肠淋病的症状为肛门内灼痛，排便时加重，并有里急后重感和大量黄白色带臭味的稀淡分泌物自肛门流出，有时带有血丝。肛门部皮肤常有糜烂及裂口，使患者感觉疼痛。全身可能有体温升高、脉搏增快和周身不适。肛门直肠淋菌性疾病患者中有18%～34%是无症状的亚临床感染，这些患者没有直肠炎的临床表现，有些仅有肛门分泌物较平时增多、轻度瘙痒等症状。淋菌性直肠炎是直肠淋病的严重而典型的表现，症状可随炎症的轻重不同而有差别。初期为黏膜的急性炎症，轻者充血，重者水肿，潮红色黏膜常有带臭味的脓性分泌物。以隐窝处明显。继之黏膜坏死，出现糜烂，甚至溃疡，病期长的患者可出现息肉样炎性增生。直肠肛门部明显瘙痒、刺痛、烧灼感、压迫感和充盈感，排便时加重；有里急后重，常常有大量分泌物由肛门流出，黄白色，有臭味，稀淡如奶，有时带有血丝。腹泻黏液脓血便，偶有血便；肛门部皮肤糜烂、有裂口，患者感觉疼痛。炎症严重的患者，可并发脓肿以至于形成瘘管，而有肛周脓肿和肛瘘的临床表现。严重的淋菌性直肠炎，在愈合时，可由于瘢痕的形成和收缩而出现肛门和直肠狭窄。全身可有发热、乏力、纳差、头痛等症状。

【辅助检查】

1. 淋球菌涂片检查　取患者分泌物涂片进行革兰染色，可见多中性粒细胞有革兰阴性双球菌。涂片对于外尿道脓性分泌物的检测具有初步诊断的意义，敏感性和特异性达90%以上。但对无明显临床症状较轻者，尤其是女性患者，常不易找到淋球菌，检出率较低，诊断意义不大，只做涂片检测漏诊40%左右，因此应做培养。

2. 淋球菌培养　培养后要根据菌落形态、氧化酶试验和糖发酵试验做进一步鉴定。

3. 药物敏感性试验　在培养呈阳性反应后可进一步做药敏试验，以确定淋菌对抗生素的敏感性，合理选择药物。

【治疗要点】

早期诊断，早期治疗。用药要按照及时、量足和规则的原则。尽量与性伴感染者同时进行治疗，而且治愈后要定期随访。

1. 淋病性肛周炎　用氧氟沙星400mg（女性为600mg）或一次口服诺氟沙星800～1000mg，一次口服或环丙诺氟沙星500mg一次口服。但是对于肝肾功能不良的患者或孕妇，儿童及18岁以下的少年禁用此类药物。

另外可以用头孢曲松钠250mg，一次肌内注射或头孢塞肟100mg一次肌内注射，或奇霉素2g（宫颈炎患者可用4g一次肌内注射）。

如当地无耐青霉素菌株流行，如培养菌株对青霉素敏感，可用普鲁卡因青霉素480万U一次分臀部两侧肌内注射，或羟氨苄青霉素3g一次口服，或氨苄青霉素每日3.5g，一次口服，也可用针剂。同时口服即顿服丙磺酸1g。如对上述药物过敏者，可用盐酸多西环素100mg口服，每日2次，连服7日（孕妇禁用），或四环素500mg口服每日4次，连服7日，或红霉素500mg口服每日4次。

2. 淋病性直肠炎　可用奇霉素2g一次肌内注射，或用头孢曲松钠250mg，一次肌内注射。同时用甲硝唑注射液60～100ml保留灌肠每日1～2次。

3. 预后　淋病患者只要早期发现，早期治疗，一般预后良好。单纯性淋病经单次大剂量药物一次治疗后疗效较高，治愈率可达95%，若治疗不规范、不合理、不及时，或剂量不足等，可产生许多合并症或播散性淋病，可导致前列腺炎、直肠炎、盆腔炎、尿道炎、失明等，严重者可危及生命。

4. 预防与调摄

（1）杜绝不洁性交。

（2）积极治疗性伴侣。

（3）忌烟酒、辛辣刺激性食品。

（4）及时、足量、规则用药。

【护理评估】

1. 发病情况　以青壮年发病为主，发病年龄20～49岁，职业以农民、商业服务、家务及待业和工人为主．淋病引起的直肠淋病女性多于男性。

2. 过去健康状况　有婚外或婚前性行为，性伴感染史，或与淋病患者共用物品史，或新生儿的母亲有淋病史等。

3. 生活状况和自理程度　①通过性接触传染：有不良性行为，主要是通过性交或其他性行为传染。男性与患淋病女性一次性交后就有约20%的感染机会，随着次数的增多，其受感染的机会也在增加。女性和男性的淋病患者性交后手感染的几率可达90%以上。感染后3～5日即可发病，男性淋病几乎都是由性交接触引起的,女性淋病也可由性交直接感染,也可由其他方式感染。淋病患者是传染源,性接触是淋病主要传播方式,传播速度快,而且感染率很高。也可通过被患者分泌物污染的衣服、被褥、便盆、医疗器械而间接传染,特别是幼女常通过间接途径而被感染。②非性接触传染(间接传染):此种情况也较多,主要是接触病人含淋病双球菌的分泌物或被污染的用具,如沾有分泌物的毛巾、脚布脚盆、衣被,甚至于厕所的马桶圈等均可传染,特别是女性(包括幼女),很易感染。

4. 心理-社会状况

(1) 羞耻感:羞耻感的产生有着浓厚的社会文化色彩。由于我国几千年儒家传统文化的影响,大多数中国人视淫乱为万恶之首,而性病多与淫乱有关,故性病被视为:"脏病""见不得人的病",性病患者往往羞于以病示人。一般来讲,羞耻感的轻重程度与地区的开放程度成反比。沿海开放城市的性病患者羞耻感较轻,而农村患者的羞耻感则较重。从性别来讲,则女性患者更易产生羞耻感。

由于这种心理的影响,患者最希望在不为人知的情况下,尽快把性病治愈。在性病早期,某些患者羞于就医,而自查有关书籍,自我诊治,滥施医药,往往造成病情延误甚至变化,在不得已而去医院就诊时,则羞于启齿,避重就轻,不肯详述病史,或编造病史。这不利于医生作出及时正确的诊断、治疗。对此,医生在询问病史时应热情、耐心,并保证为患者保密,切勿居高临下、冷嘲热讽。使患者能放心地讲述病史、接受检查,以得到及时、正确的治疗。

(2) 负罪感:性病不同于一般意义上的疾病。就非性病而言,大多数患者对其陷于疾病状态是没有责任的(当然有部分例外,如自杀、自伤等)。故社会上对非性病患者持同情、帮助态度。但对性病患者则不同。目前性病多由不洁性交所致,患者对陷于疾病状态是有责任的,一些人因此而产生负罪感,加之患性病后不仅有躯体不适,而且有异常痛苦的内心体验,使患者产生了后悔心理。这种心理既有积极的一面,又有消极的一面,积极的一面是可使患者从此洁身自好,不再涉足不洁性行为,有利于性病的防治;消极的一面是,若这种心理发展到极端可致患者走向绝路。

(3) 恐惧感:恐惧的产生源于以下几方面:

1) 对性病本身的恐惧:这种心态的产生来源于对性病的错误认识,就目前的医疗水平而言,除艾滋病外,大多数性病经过规范治疗,完全可以治愈并

不留后遗症。但由于社会上某些宣传过分夸大了性病的危害,使一些性病患者视性病为绝症,担心性病难以治愈,对自身造成严重的永久性损害。未育者担心造成不育或后代畸形,有些患者则担心影响性功能。

2) 担心性病传染给家人:有些患者不了解性病的传播途径,担心一般的日常接触会把性病传染给家人,甚至治愈后亦不敢与配偶同房,整日忧心忡忡,不停地洗手,每日洗外阴。严重的可发生强迫性洗手等心理障碍。

3) 担心单位的领导、同事及亲属、邻居等知道自己的病情而身败名裂:这类患者多求治于游医、个体诊所,或异地求医。就诊时往往编造假姓名、假地址、假单位,不利于性病的疫性监测及患者的随访。

恐惧心理导致机体长期处于警觉紧张状态,使机体抵抗力下降,不利于性病患者的康复。还能引起食欲下降、失眠、心因性阳痿等症。针对这种心理,医生应向患者客观地解释性病对身体的危害,治疗效果及性病的传播途径,并要对患者的病情保密,帮助患者消除恐惧感,切忌随意夸大其辞,恫吓患者。

(4) 悲观绝望心理:有些性病如非淋菌性尿道炎病情较顽固,加之患者往往治疗不及时、用药不适当,不能完成正规疗程等原因而致病情迁延不愈。尖锐湿疣限于目前的治疗手段,部分患者治愈后可复发多次。由于性病长期难以根治,给患者造成了沉重的心理压力及经济负担,使一些患者产生了悲观绝望心理,认为性病已无望治愈而自暴自弃,不配合治疗或放弃治疗,甚至更加放纵自己,可能把性病传染给更多的人。对这种情况,首先要求医生钻研医术,提高业务水平,尽可能找出有效的治疗方法。其次要向患者说明病情顽固难愈的原因,使其对病情有全面的了解,并说服其树立战胜疾病的信心,建立健康的行为方式,增加机体抵抗力,配合治疗,最终战胜疾病。

(5) 疑病心理:有些人因一次偶然的婚外性生活或用过不洁被褥而怀疑自己患了性病,自我反复检查外生殖器,把以前未注意的某些结构如珍珠状阴茎丘疹、绒毛状小阴唇,皮肤腺异位等误认为性病。虽经多次检查排除性病后仍将信将疑。有的性病患者已经治愈,却把一些与性病无关的症状如腰背酸痛、肌肉跳动、包皮龟头红斑等视为性病症状而认为性病未愈。有些医生因知识所限或为谋财而把一些非性病症状说成性病,更加重了患者的疑病心

理。对这类患者,除耐心解释外,还可给予安慰剂治疗。安慰剂对某些易受暗示影响的人有较好效果。

(6) 被社会遗弃心理:有些性病患者因曾涉足婚外性行为而自觉堕落、无耻,产生自卑心理,把自己视为"坏人"。加之社会上普遍存在的对性病患者的歧视,性病患者被认为是道德败坏、下流无耻,不仅领导,同事另眼看待,家人嫌恶,就连某些医生也对其冷嘲热讽,使患者觉得被社会遗弃,孤独无助。有些人因此而自暴自弃,甚至走向犯罪道路。作为医生,对性病患者应持理解、同情、帮助的态度,不能挖苦、歧视。并有责任改变社会对性病患者的歧视,帮助患者走出心理误区。

【护理诊断/问题】

1. 排尿改变。
2. 舒适改变。
3. 焦虑、恐惧。
4. 知识缺乏。

【护理措施】

1. 淋病急性期,尿道口红肿疼痛,特别在排尿时疼痛加重,故有的病人为了减少排尿而限制饮水量。恰恰相反,淋病急性期病人应多饮开水,稀释尿液,减轻尿液刺激所引起的尿痛,而且多排尿能起到冲洗、清洁尿道、促进体内毒素排泄的作用。

2. 淋病患者在治疗的同时,其配偶也应到医院进行性病检查,以便发现问题,夫妻同治,尽早痊愈。

3. 淋病病人在治疗过程中,应绝对禁止性生活,以免引起生殖器官充血水肿,使症状加剧,更主要的是淋病具有很强的传染性。

4. 淋病患者要勤洗澡,保持会阴部周围清洁。

可用1:5000 的高锰酸钾液或1:2000 新洁尔灭溶液清洁阴部周围。病人的内衣、内裤、被单等用品要勤洗、勤换,并经常放在阳光下曝晒。

5. 患淋病后,相当一部分病人因羞于启齿,不愿让人知道,常常带病坚持工作,这对淋病的治疗极为不利,淋病急性期病人应绝对卧床休息,避免劳累。

6. 向病人讲解疾病的相关知识及治愈的病例,消除患者焦虑恐惧的心理。

【护理评估】

判断治愈标准是在治疗结束后2 周内,在无性接触史的情况下:

1. 症状和体征完全消失。

2. 自接受治疗后5 ~ 7 日由患病部位取材涂片和培养检测结果呈阴性者。

患者经治愈后要定期检测,以防复发及再感染。

【健康教育】

1. 正确求医。到正规医院检查、治疗,避免误诊、误治。

2. 早发现、早治疗,可避免并发症及后遗症。

3. 坚持规则、全程治疗。

4. 性伴侣应同时诊治。

5. 治疗期间避免性生活。

6. 治疗期间避免饮酒及进食辛辣刺激食物。

7. 注意消毒隔离。内衣裤要勤烫洗,不要与家人混在一起洗,分开使用浴盆,与小孩分床睡。

8. 检查是否合并其他性病,如非淋菌性尿道(宫颈)炎、梅毒、艾滋病等。

9. 正确使用安全套可有效预防淋病。

第六节 梅 毒

梅毒是由梅毒螺旋体引起的一种慢性性传播疾病,民间俗称"花柳病"。本病可以侵犯机体各个器官和组织。本病属于全身性感染,肛门直肠部位的梅毒主要表现为肛周梅毒疹、肛门部下疳、肛门扁平湿疣、梅毒性直肠炎和直肠梅毒瘤等。

【病因及发病机制】

梅毒是梅毒螺旋体感染引起的疾病,梅毒螺旋体进入人体后,几小时后侵入附近淋巴结,2 ~ 3 日即可进入全身血循环而播散全身。3 周后梅毒血清学检查阳性,此期为梅毒感染第一期。8 ~ 10 周产生全身广泛性早发梅毒疹,1 ~ 2 年出现复发性梅毒疹,称为第二期梅毒。梅毒疹在4 年以上发作者称为第三期梅毒。

【临床表现】

1. 一期梅毒 梅毒螺旋体从机体破损处进入人体,先侵入皮肤淋巴间隙,数小时内进入附近的淋巴结,再经2 ~ 3 日进入全身血液循环,约在3 周潜伏期后,才在梅毒螺旋体侵入处产生梅毒初期损害,称为硬下疳。

梅毒好发部位为冠状沟、阴茎、包皮、大小阴唇及医务人员手指等处,初期为米粒大小的红色丘疹,1 ~ 2 周后隆起成指甲大小的硬结,表面可破溃糜烂,有渗出液,破溃组织中及浆液内含有大量梅毒螺旋体,传染性极强。

硬下疳不疼不痒,也无压痛。腹股沟淋巴结可肿大,但不痛也不溃烂。早期血清反应尚为阴性,时间较长(硬下疳发生 2～3 周后),血清才转为阳性。一期病程为 5～7 周,由于局部免疫反应的关系,硬下疳可不治自愈。

2. 二期梅毒

(1) 二期早发梅毒疹:一期梅毒不治自愈后,表面上呈平静的健康状况,但梅毒螺旋体仍在继续繁殖,这样在感染后 2～4 个月时病原体大量经血液传播到全身而出现二期早发梅毒疹。在一期"治疗"至二期开始之间的时间也称为一期隐性梅毒。

发疹前 2～3 日可有发热、头痛、浑身疼等前驱症状。皮疹类型变异较大,有的表现为淡红色玫瑰疹,多见于躯干前及侧面和四肢等处,先呈斑疹状后可发展为斑丘疹或丘疹。损伤一般对称、广泛、稠密、不融合,其特点是不痛不痒。

经过 2～3 个月,二期早发梅毒疹也可因机体抵抗力的增强而不治自愈,只要未经有效治疗多在 1～2 年内复发。

(2) 二期复发梅毒疹:皮疹形态与二期早发梅毒疹相似,但数量少,分布范围也小,集中于面部及四肢。此外,在肛门和女阴等处可见扁平湿疣。口腔、阴部黏膜处可见灰白色周围充血的黏膜斑。这些组织和损伤中的梅毒螺旋体数目很大,传染性很强。

二期梅毒的各种损害均可自愈而进入二期隐性梅毒,但体内仍存在很多未杀死的螺旋体,一遇机会还会兴风作浪。二期以 4 年为限,超过 4 年则称为晚期梅毒。

3. 三期梅毒　三期梅毒损伤不仅仅局限于皮肤和黏膜,也可侵犯任何内脏器官和组织,其特点是树胶样肿,三期梅毒的皮肤黏膜梅毒包括:

(1) 结节型梅毒疹:位于皮内或皮下的成群结节,黄豆大或葡萄大,初起不与周围组织粘连,以后逐渐固定,面部及四肢多见,不对称分布,可均匀分布也可呈环形等分布。病程慢,病损可完全吸收,也可破溃形成部分或全部溃疡,不痛不痒,最后愈合为萎缩性瘢痕。好发在小腿上 1/3 处。

(2) 梅毒瘤(树胶样肿):初起为皮下硬结,可活动,逐渐与皮肤粘连、破溃、溃烂边缘锐利成凿状,有稠黏的树胶样分泌物,可边扩展边愈合。

【辅助检查】

1. 病原体检查　一、二期梅毒患者的皮肤病灶以及肿大的淋巴结中含有梅毒螺旋体,可刮取或抽取其内容物置暗视野显微镜下观察寻找。

2. 血清免疫学检查　由于梅毒螺旋体可刺激机体产生免疫抗体,故可以通过血清的免疫学检查确诊梅毒。

(1) 性病研究室试验:此试验敏感性高、结果报告快、操作容易,目前应用最广泛,于梅毒感染 4 周后即可出现阳性,适宜于大规模检查,但可出现假阳性。

(2) 不加热血清反应素玻片试验:此试验敏感性亦高,结果报告亦快,国内已普遍开展。

(3) 荧光螺旋体抗体吸收试验:用间接免疫荧光技术检测血清中特异的抗梅毒螺旋体 IgG 抗体,适用于梅毒血清阳性、临床诊断较困难或疑为假阳性者。

(4) 梅毒螺旋体血凝试验:用被动血凝法检测抗梅毒螺旋体抗体,目前也已经广泛开展。

【治疗要点】

(一) 早期梅毒(包括一期、二期梅毒及早期潜伏梅毒)

1. 青霉素疗法

(1) 苄星青霉素 G(长效西林)240 万 U,分两侧臀部肌内注射,每周 1 次,共 2～3 次。

(2) 普鲁卡因青霉素 G 80 万 U/d,肌内注射,连续 10～15 日,总量 800 万～1200 万 U。

2. 对青霉素过敏者

(1) 盐酸四环素 500mg,4 次/日,口服,连服15 日。

(2) 盐酸多西环素 100mg,2 次/日,连服15 日。

(二) 晚期梅毒(包括三期皮肤、黏膜、骨骼梅毒、晚期潜伏梅毒)及二期复发梅毒

1. 青霉素

(1) 苄星青霉素 G 240 万 U,1 次/周,肌内注射,共 3 次。

(2) 普鲁卡因青霉素 G 80 万 U/d,肌内注射,连续 20 日。

2. 对青霉素过敏者

(1) 盐酸四环素 500mg,4 次/日,口服,连服30 日。

(2) 强力霉素 100mg,2 次/日,连服 30 日。

（三）心血管梅毒

应住院治疗，如有心衰，首先治疗心衰，待心功能代偿时，从小剂量开始注射青霉素，如水剂青霉素 G，首日 10 万 U，1 次／日，肌内注射。第 2 日 10 万 U，2 次／日，肌内注射，第 3 日 20 万 U，2 次／日，肌内注射。自第 4 日起按如下方案治疗（为避免吉海反应，可在青霉素注射前一日口服泼尼松 20mg／次，1 次／日，连续 3 日）：

1. 普鲁卡因青霉素 G 80U／d，肌内注射，连续 15 日为 1 个疗程，共 2 个疗程，疗程间休药 2 周。

2. 四环素 500mg，4 次／日，连服 30 日。

（四）神经梅毒

应住院治疗，为避免治疗中产生吉海反应，在注射青霉素前一日口服泼尼松，每次 20mg，1 次／日，连续 3 日。

1. 水剂青霉素 G，每日 1200 万 U，静脉滴注（每 4 小时 200 万 U），连续 14 日。

2. 普鲁卡因青霉素 G，每日 120 万 U，肌内注射，同时口服丙磺舒每次 0.5g，4 次／日，共 10～14 日。必要时再用苄星青霉素 G 240 万 U，1 次／周，肌内注射，连续 3 周。

（五）妊娠梅毒

1. 普鲁卡因青霉素 G 80 万 U／d，肌内注射，连续 10 日。妊娠初 3 个月内，注射 1 个疗程，妊娠末 3 个月注射 1 个疗程。

2. 对青霉素过敏者，用红霉素治疗，每次 500mg，4 次／日，早期梅毒连服 15 日，二期复发及晚期梅毒连服 30 日。妊娠初 3 个月与妊娠末 3 个月各进行 1 个疗程（禁用四环素）。但其所生婴儿应用青霉素补治。

（六）胎传梅毒（先天梅毒）

1. 早期先天梅毒（2 岁以内）

（1）脑脊液异常者：①水剂青霉素 G 5 万 U／kg，每日分 2 次静脉滴注，共 10～14 日。②普鲁卡因青霉素 G，每日 5 万 U／kg，肌内注射，连续 10～14 日。

（2）脑脊液正常者：苄星青霉素 G 5 万 U／kg，一次注射（分两侧臀肌）。如无条件检查脑脊液者，可按脑脊液异常者治疗。

2. 晚期先天梅毒（2 岁以上） 普鲁卡因青霉素 G，每日 5 万 U／kg，肌内注射，连续 10 日为 1 个疗程（不超过成人剂量）。

8 岁以下儿童禁用四环素。

先天梅毒对青霉素过敏者可用红霉素治疗，每日 7.5～12.5mg／kg，分 4 次服，连服 30 日。

梅毒治疗应该注意，梅毒诊断必须明确，治疗越早效果越好，剂量必须足够，疗程必须规则，治疗后要追踪观察。应对传染源及性伴侣或性接触者同时进行检查和梅毒治疗治疗。

（七）孕妇的梅毒治疗事项

1. 有梅毒病史的已婚妇女在孕前一定进行全面梅毒检查。有过不洁性生活或者曾感染过梅毒的女性在打算怀孕前，最好去正规医院做全面梅毒检测，对于那些梅毒治疗完成、梅毒症状不明显的已婚女性也要在确定梅毒完全治愈后，才能怀孕。梅毒检测的项目应包括梅毒血清筛查试验（如 VSR 或 RPR 试验）、梅毒试验以及 FTAABS 或 TPHA 试验，其中的任何一种结果为阳性都需要选用淋梅清等药物继续进行驱梅治疗。如果梅毒孕妇在妊娠 3 个月检查结果依然为阴性，则需再治疗一次；如果妊娠末 3 个月血清学试验为阳性，则更需要完全治疗梅毒。

2. 健康孕妇妊娠期感染梅毒的治疗事项 健康的孕妇如果在妊娠期内感染梅毒，这时的血清检查结果可能是阴性的，在妊娠末 3 个月一定要及时给予驱梅治疗。

【护理评估】

1. 发病情况 梅毒病例中，男女性别比为 1:1.02，女性占比例呈增长趋势，尤以隐性梅毒更为明显，而一期和胎传梅毒则表现为男性多于女性。发病年龄集中在 20～39 岁青壮年年龄段，其中无固定职业者居首位，然后依次为农民、工人、民工和商业服务人员。

2. 传染病接触史

（1）性接触传播：临床上有 90% 以上的梅毒是通过与梅毒患者的性接触而传染的。性接触的方式包括性交、热烈的接吻、体肤接触的拥抱。由于人体生殖器部位的皮肤黏膜菲薄，血管丰富，性交时处于极度充血状态，性交摩擦可造成细微的损伤，为梅毒苍白螺旋体的入侵创造了条件。

（2）血源性传播：梅毒的病程较长，梅毒螺旋体可在患者的血液中潜伏一段时间。尤其是潜伏期梅毒患者，体内虽感染有病原体但可以无临床表现，健康者或其他各种疾病的病人输入了由他们提供的血液或血液制品，就可以使受血者感染梅毒。

（3）胎盘传播：如果孕妇感染了梅毒，在怀孕期间可通过胎盘而使胎儿传染梅毒。孕妇患有梅毒，未经及时发现和治疗，或治疗不彻底，梅毒苍白螺旋体可通过胎盘的血液循环传染给胎儿，使胎儿感染梅毒。胎盘传染主要在孕妇早期梅毒时发生。

（4）产道传播：当胎儿经过感染有梅毒的产道时，产道部位的梅毒苍白螺旋体可感染给胎儿，导致新生儿传染梅毒而发病。

（5）间接接触传播：接触到梅毒患者使用过的东西，如患者的衣服、被褥、物品、用品、用具、便器、马桶和浴巾等，均有可能被病人的分泌物污染而感染梅毒苍白螺旋体。甚至与梅毒病人密切生活在一起的健康人，当轻微的伤口接触到这些沾有病原菌的物品时，就容易感染上梅毒。

3. 生活状况和自理程度 梅毒病由于病程漫长，在晚期还能给患者的组织器官造成不可逆的损伤，因此要求患者积极治疗。另外，一期、二期梅毒传染性较强，在梅毒早期患者注意不要将病原体传染给别人。

4. 心理-社会状况 病人情绪好坏与疾病的发生和发展有着密切的因果关系。梅毒患者是一个特殊的群体，来自社会、家庭以及疾病本身等各方面的因素给他们带来极大的精神压力，使他们的心理健康水平降低，总分及多项评分显著高于常模组。梅毒患者在躯体化、抑郁、焦虑、恐怖、其他（睡眠饮食）等方面得分均高于国内常模组（$P<0.05$），这主要与患者被确诊后，担心自己会受到社会道德舆论的谴责，及公众的歧视，因此产生以下情况：

（1）"忌讳"心理：很多人患病后，觉得不好意思，忌讳就医，迟迟不愿到医院就诊。可事实上正是"忌讳"使他们没认识到不及时治疗的危害性，临床上因未能及时治疗而转为慢性的病例屡见不鲜！

（2）"侥幸"心理：还有一些患者认为生殖泌尿感染疾病不是什么大毛病，一些不适症状过两天就会消失，或者自己买点药吃就可以了。事实上因个体差异的不同，每个人的用药方案大相径庭，因此必须在专业医师指导下用药。

（3）"自暴自弃"心理：很多患者在经过一段时间的治疗好不见好转或者收效不大，同时因疾病伴随的体征，对患者的精力消耗和精神折磨较大，就采取自暴自弃的态度而中途放弃治疗。专家指出：生殖泌尿疾病一定要在医师的指导下坚持治疗，放弃后疾病发作时，就会大大增加再次治疗的难度。

【护理诊断/问题】

1. 焦虑。
2. 知识缺乏。
3. 舒适的改变。
4. 绝望。

5. 个人应对无效。
6. 自尊低下。
7. 社交孤立。
8. 精神困扰。
9. 有发生感染的可能。

【护理措施】

1. 配合医生有规律的治疗，坚持早期进行。治疗期间，其配偶也需要进行检查，必要时接受治疗。
2. 禁止性生活，做好自我防护。
3. 患病期间注意营养，增强免疫力。
4. 减轻心理负担，消除焦虑恐惧绝望心理，正确面对生活。
5. 向病人讲解有关疾病相关知识，讲解用药可能出现大的副作用及注意事项，消除不良心理。
6. 治愈后要求定期复查，防止病情复发。

【护理评价】

如果连续3～4次检测的结果都是阴性，则可以认为该患者的梅毒已经治愈。生命体征正常，疼痛减轻。

【健康教育】

1. 检查是否合并其他性病，如艾滋病、软下疳及生殖器疱疹等。
2. 考虑结婚、怀孕问题，最好等治愈并随访2～3年后较理想。
3. 正确使用安全套可有效预防梅毒。

（单淑珍）

参 考 文 献

1. 李春雨.肛肠病学.北京:高等教育出版社,2013
2. 张书信.肛肠疾病安全用药手册.北京:科学出版社,2015
3. 赵宝明.实用肛门直肠病治疗学.北京:人民军医出版社,2009
4. 徐三文.中国皮肤病秘方全书.北京:科学技术文献出版社,2005
5. 祝颂.肛肠疾病诊治指南:了解人体出口的秘密.济南:山东科学技术出版社,2009
6. 胡建国.肛肠疾病诊断与治疗.北京:中国人口出版社,2010
7. 曾文军.临床常见皮肤病与性病彩色图谱.广州:广东科技出版社,2013
8. 李伯埙.现代实用皮肤病学.西安:世界图书出版公司,2007
9. 张泰昌.大肠肛门病学.北京:北京科学技术出版社,2010
10. 金黑鹰.实用肛肠病学.上海:上海科学技术出版社,2014
11. 陈少明.实用肛肠病治疗学.北京:科学技术文献出版

社,2016

12. 任建国. 中医肛肠病学. 北京:科学出版社,2001

13. 王侠生. 杨国亮皮肤病学. 上海:上海科学技术文献出版社,2005

14. 梁勇才. 实用皮肤病诊疗全书. 北京:学苑出版社,1996

15. Andrew Y Finlay. 皮肤病学. 王宝玺,译. 北京:北京大学医学出版社,2007

16. 胡伯虎. 大肠肛门病治疗学. 北京:科技文献出版社,2004

17. 金虎. 现代肛肠病学. 北京:人民军医出版社,2009

18. 黄乃健. 中国肛肠病学. 济南:山东科学技术出版社,1996

19. 文海泉. 实用皮肤病性病手册. 长沙:湖南科技出版社,2009

20. 范瑞强. 中医皮肤性病学. 北京:科学技术文献出版社,2010

21. 沙介荣. 传染病学. 3 版. 北京:人民卫生出版社,2007

22. 曹元华. 中国女性皮肤病学. 北京:中国协和医科大学出版社,2010

23. 陈志伟. 外阴肛周皮肤病中西医特色治疗. 杭州:浙江科学技术出版社,2013

24. 徐金华. 性病. 北京:中国医药科技出版社,2009

25. 李洪迥. 梅毒学. 北京:人民卫生出版社,1956

26. 王临虹. 妊娠梅毒和先天梅毒防治技术指南. 北京:人民卫生出版社,2013

27. 龙振华. 实用梅毒病学. 北京:北京科学技术出版社,2009

28. 张晓东. 梅毒的诊断与治疗. 北京:人民军医出版社,2005

29. 中华人民共和国卫生行业标准中华人民共和国卫生部. 梅毒诊断标准,2007

30. 刘贞富. 梅毒与生殖器疱疹. 武汉:湖北科学技术出版社,2003

31. 刘晓明,杨春梅,杨国玲,等. 环利软膏治疗角化过度型手足癣 50 例临床观察. 中国皮肤性病学杂志,2002,16(1):31-32

32. 连石. 尖锐湿疣的鉴别诊断和治疗. 中国计划生育学杂志,1998,16(4):187-188

33. 刘永梅,张平,王少春. 肛门部位尖锐湿疣的感染分析. 中国当代医药,2010,17(31):139-140

34. 郁彩琴. 健康教育路径在妊娠合并梅毒孕产妇护理中的应用. 中外女性健康研究,2016,24(15):101-104

第二十四章

梗阻性疾病病人的护理

第一节 乙状结肠扭转

乙状结肠扭转(sigmoid volvulus)是乙状结肠以其系膜为中轴发生扭转,导致肠管部分或完全梗阻。乙状结肠扭转可发生于任何年龄,但以老年男性患者多见。是继结肠肿瘤、憩室病后的第3位引起结肠梗阻的原因。乙状结肠扭转国内报告占肠梗阻的10%左右,在农村发病率较高。

【病因与发病机制】

1. 解剖因素 乙状结肠冗长,乙状结肠系膜过长而两端系膜根部过短致使乙状结肠容易扭转。

2. 物理因素 在上述解剖因素基础之上,肠袢本身有一定重量,如饱餐后纤维残渣过多、大便秘结、肠内蛔虫团、肠管肿瘤、先天性巨结肠等,都是造成乙状结肠扭转的潜在因素。

3. 动力因素 强烈的肠蠕动或体位的突然改变,肠袢产生不同步的运动,使已有轴心固定位置且有一定重量的肠袢发生扭转。

乙状结肠扭转形成的肠梗阻,有完全与不完全之分。不完全时,肠袢内积气和积液同时存在;完全梗阻时多为急性扭转,梗阻属闭袢性。扭转之肠袢积液积气多,肠管高度扩张,远较梗阻以上的肠管粗大,此段肠腔的过度膨胀,可以造成肠壁的张力性损害,再加上肠系膜血管本已发生血运障碍,结果肠袢出血、坏死、渗液,甚至穿孔。

【临床表现】

腹痛、腹胀、便秘三联征是乙状结肠扭转的主要表现。乙状结肠扭转者多有慢性便秘史。以腹痛和进行性腹胀为主要的临床表现,根据其发病的缓急可分为亚急性型和急性暴发型。

1. 亚急性型 比较常见,发病缓慢,常有慢性便秘或发作史。主要症状为中下腹部的持续性胀痛,阵发性加剧,肛门停止排便排气;常有恶心,呕吐少见。进行性腹胀为其特点。患者一般情况较好,腹部明显膨胀,腹胀为不对称性,以左侧为甚。除肠坏死外,腹部仅有轻度压痛,无显著腹膜刺激征,有时可触及有压痛的囊性肿块。听诊有高调肠鸣音或气过水声。

2. 急性暴发型 比较少见,多见于年轻人。起病急,病情发展迅速,剧烈的全腹疼痛,腹胀轻,腹部压痛严重,易发生肠坏死。

【辅助检查】

1. X线检查

(1) 腹部X线平片:为诊断本病最常用的辅助检查手段,可见小肠及结肠充气并有液平面,平片可见极度扩张的"马蹄铁"状乙状结肠袢,立位时可见两个液平面。

(2) 钡剂灌肠造影:钡剂在直肠乙状结肠交界处受阻,梗阻部位钡影尖端呈"鸟嘴"样,且灌肠不能灌入500ml(正常可灌入2000ml以上)。此项检查仅适用于一般情况较好的早期扭转病例。疑有肠坏死时,禁忌行钡灌肠检查。

2. 腹部CT检查 病变部位肠管不规则狭窄,肠壁不规则增厚,可见软组织团块影,近端结肠明显扩张,但小肠多不扩张等。腹部CT可以明确诊断梗阻原因、程度及梗阻近远端肠管表现,准确反映梗阻部位的情况。

3. 超声检查 可见脐下U形液性包块,其内壁结肠袋之间可见黏膜向腔内隆起形成半月襞及多个膨大囊状相连的管道。

4. 纤维结肠镜检查 可直接观察肠管腔的走向,且诊断后可试行插管减压至复位。

【治疗要点】

乙状结肠扭转治疗必须达到解除梗阻、防止复发两个目的。

（一）非手术治疗

适应于全身情况良好，临床症状较轻的早期扭转。

1. 插管排气复位法 患者取左侧卧位或截石位，在直肠指诊诱导下或在乙状结肠镜窥视下插入橡胶肛管。

复位成功的标志是：引出大量气体、液体及粪便，扭转的肠袢也可能随之复位，腹痛、腹胀消失。近年已被结肠镜代替。结肠镜复位法的优点是结肠镜可直接观察肠黏膜及肠腔走行，诊断后即可试行复位，直视下治疗视野清晰，减压彻底，肠蠕动恢复快，复位后无需留置肛管，成功率高，风险小，复发率低。

2. 灌肠疗法 对乙状结肠扭转的患者，可试用温热高渗盐水或肥皂水 500ml 缓慢灌入直肠和乙状结肠，通过水压促使乙状结肠复位。注意灌肠压力不可过高，不可重复使用，以免扭转肠管发生坏死穿孔。

3. 颠簸疗法 近年来国内有报道在肠扭转的早期采用此方法，能及时使乙状结肠扭转复位。但必须根据患者的周身情况以及术者的经验来决定，有腹膜炎者不宜采用。

（二）手术疗法

目前国内外对乙状结肠扭转的治疗原则仍多主张积极采用手术治疗。有以下情况应及时手术：

（1）复杂的乙状结肠扭转合并有腹膜炎、肠坏死、休克者。

（2）非手术疗法无效，病程超过 48 小时，有肠坏死趋势者。

手术复位后再次复发，或非手术治疗复位后，由于乙状结肠冗长，为了防止复发施行根治性乙状结肠切除术。

根据病情及肠管情况可采用以下几种术式：

1. 单纯复位术 适用于无肠坏死者，手术简单，但复发率高。

2. 复位加固定术 适用于年龄较大和一般情况较差的患者。

3. 复位加系膜折叠缝合术 此手术简单有效，最大优点是不需要切开肠管。

4. Hartmann 手术 此手术是肠坏死的最佳术式，适用于肠坏死及一般情况较差者。

5. 乙状结肠切除一期吻合术 此手术是防止肠扭转复发的最佳术式，但由于是急诊手术，术后容易形成吻合口瘘。术中进行彻底的肠灌洗，在血供良好的肠管上做切除吻合是安全的。

【护理评估】

1. 术前评估

（1）健康史和相关因素：了解病人的一般情况，发病前有无体位及饮食不当、饱餐后有无剧烈运动等诱因；腹痛、腹胀有无进行性加重，既往史有无手术史外伤史、各种急慢性肠道疾病史及个人卫生史。身体状况：局部评估腹部是否对称、胀满，是否见肠型，有无腹膜刺激征及其程度和范围。

（2）全身评估：有无脱水或休克等征象；各项生化指标是否有水、电解质、酸碱平衡紊乱，腹部 X 线检查有无阳性体征。

（3）评估病人的心理状况：有无接受手术治疗的心理准备。有无过度焦虑或恐惧了解病人的家庭、社会支持情况，包括家庭经济支持和心理支持。

2. 术后评估 评估病人有无发生腹腔内感染或肠瘘等并发症，腹腔引流液是否有效，引流液的颜色、形状和量。

【护理诊断】

1. 疼痛 与闭袢性绞窄性肠梗阻或肠壁缺血有关。

2. 体液不足 与恶心、呕吐及胃肠减压有关。

3. 体温升高 与肠腔内细菌繁殖有关。

4. 潜在并发症：吻合口出血、腹腔感染、肠瘘、肠粘连、吸入性肺炎。

【护理措施】

1. 有效缓解疼痛

（1）胃肠减压：清除肠腔内积气、积液，有效缓解腹胀、腹痛。胃肠减压期间应注意保持负压吸引通畅，密切观察并记录引流液的形状和量，若抽出血性液，应高度怀疑绞窄性肠梗阻。

（2）应解痉剂：腹痛在明确之后可根据医嘱适当予解痉治疗，如阿托品肌内注射。

2. 维持体液平衡

（1）合理输液并记录出入量：根据病人脱水情况及有关的血性生化指标合理安排输液计划；输液期间严密观察病情变化、准备记录出入量。

（2）营养支持：肠梗阻病人应禁食，给予胃肠外营养。若经治疗梗阻解除，肠蠕动恢复正常，则可经口进流质饮食，以后逐渐过渡为半流质及普食。

3. 维持体温正常 遵医嘱正确、合理地应用抗菌药控制感染并观察病人在用药过程中的反应。

4. 并发症的预防和护理

（1）吻合口出血：①病情监测：严密监测生命体征变化，观察伤口渗血、渗液情况，以及引流液的性质和量。若发现出血或引流呈血性，应及时通知医生并协助处理，同时安慰病人。②应用止血药：若明确出血且出血量大，应根据医嘱应用止血药物病观察用药效果。必要时做好手术准备。

（2）避免感染：取半卧位，有利于呼吸及引流，注意保持腹腔引流通畅，严格执行无菌技术操作，避免逆行感染的发生。根据病人的情况合理补充营养，禁食期间完全胃肠外营养支持，并做好相应护理，此后逐渐恢复经口进食后应遵循循序渐进的原则，以免影响吻合口愈合。

（3）观察病人术后腹痛腹胀症状是否改善、肛门恢复排气排便的时间等，若腹腔引流管周围流出液体带粪臭味、同时病人出现局部或弥漫性腹膜炎的变现，应警惕腹腔内感染或肠瘘的可能，应及时通知医生。

（4）肠梗阻护理不当，可能发生粘连应注意早期下床活动，促进肠蠕动，观察病人有否再次出现腹痛腹胀现象，一旦出现应及时报告医生协助处理。

（5）病人呕吐时，应协助其做起或将头偏向一侧，呕吐后及时清洁口腔卫生，并记录呕吐物的量及颜色、性状。观察病人是否发生呛咳、有无咳嗽、咳痰、胸痛及寒战，发热等全身感染症状。指导患者有效咳嗽咳痰，及时予协助翻身拍背，雾化及抗生素的使用等。

5. 做好心理护理，减轻病人的焦虑及担心预后恢复的担忧。

【护理评价】

1. 病人呕吐、腹胀有无缓解，肛门排气、排便是否恢复，生命体征是否平稳，脱水征有无纠正。

2. 病人腹痛症状是否减轻，适度是否改善。

3. 病人体温是否维持在正常范围。

4. 病人有无发生腹腔内感染、肠瘘、肠粘连等术后并发症，若发生，是否得到及时发现和处理。

【健康教育】

1. 少食刺激性强的辛辣食物，宜食营养丰富、高维生素、易消化吸收的食物；反复发生粘连性肠梗阻的病人少食粗纤维的食物；避免暴饮暴食，饭后忌剧烈运动。

2. 注意饮食及个人卫生，饭前、便后要洗手，不吃不洁食品。便秘者应注意通过调整饮食、腹部按摩等方法保持大便通畅，无效者可适当予以口服缓泻剂，避免用力排便。保持心情愉悦，每日进行适当体育锻炼。

3. 加强自我监测，若出现腹痛、腹胀、呕吐、停止排便等不适，及时就诊。

第二节　结肠套叠

肠套叠是指肠的一段套入其相连的肠管腔内，并导致肠内容物通过障碍。以小儿最多见，其中以2岁以下者居多。肠套叠占肠梗阻的15%～20%。

【病因与发病机制】

有原发性和继发性两类。原发性肠套叠绝大部分发生于婴幼儿，主要由于肠蠕动节律紊乱，而肠蠕动节律的失调可能由于食物性质的改变所致。继发性肠套叠多见于成年人，肠腔内或肠壁部器质性病变使肠蠕动节律失调，近段肠管的强力蠕动将病变连同肠管同时送入远段肠管中。病因与发病机制，目前还不完全清楚。关于肠套叠的促发因素，大多数认为是肠蠕动的正常节律发生紊乱所致，这些因素包括肠炎、腹泻、高热、季节性、添加辅食、受凉、肥胖等，病毒感染和肠套叠的发生也有一定的关系。

根据套入肠与被套肠部位，肠套叠分为：①回盲型：回盲瓣是肠套叠头部，带领回肠末端进入升结肠，盲肠、阑尾也随着翻入结肠内，此型最常见，占总数的50%～60%；②回结型：回肠从距回盲瓣几厘米处起，套入回肠最末端，穿过回盲瓣进入结肠，约占30%；③回回结型：回肠先套入远端回肠内，然后整个再套入结肠内约占10%；④小肠型：小肠套入小肠，少见；⑤结肠型：结肠套入结肠，少见；⑥多发型：回结肠套叠和小肠套叠合并存在，肠套叠多为顺行性套叠与肠蠕动方向一致。套入部随着肠蠕动不断继续前进，该段肠管及其肠系膜也一并套入鞘内，颈部束紧不能自动退出，由于鞘层肠管持续痉挛，致使套入部肠管发生循环障碍，初期静脉回流受阻，组织充血水肿，静脉曲张，黏膜回流障碍加重，使动脉受累，供血不足，导致肠壁坏死并出现全身中毒症状，严重者可并发肠穿孔和腹膜炎。

【临床表现】

肠套叠的四大典型症状是腹痛、呕吐、血便及腹部肿块。表现为突然发作剧烈的阵发性腹痛,病儿阵发哭闹不安,有安静如常的间歇期,伴有呕吐和果酱样血便。血便多见于病后 6～12 小时出现,是本病特征之一;常为暗红色果酱样便,亦可为新鲜血便或血水,一般无臭味;腹部肿块是具有重要诊断意义的腹部体征,腹部触诊常可扪及腊肠形、表面光滑、稍可活动、具有压痛的肿块,常位于脐右上方,而右下腹扪诊有空虚感。随着病程的进展逐步出现腹胀等肠梗阻症状。钡剂胃肠道造影对诊断肠套叠有较高的准确率。慢性复发性肠套叠多见于成人,其发生原因常与肠息肉、肿瘤、憩室等病变有关。多呈不完全梗阻,故症状较轻,可表现为阵发性腹痛发作,而发生便血的不多见。由于套叠常可自行复位,所以发作过后检查可为阴性。

【辅助检查】

1. 影像学检查

(1) X 线检查肠梗阻征象:腹部 X 射线检查有肠管充气和液平面等急性肠梗阻表现,空气或钡剂灌肠造影有助于回盲部套叠的诊断,可看到空气或钡剂至套入部肠管的远端顶端即受阻,呈"杯口"状影像为其特点。

(2) B 超检查:显示肠套叠包块。

婴幼儿肠套叠有典型症状者一般诊断不困难,临床上有阵发腹痛、呕吐、便血及肿块四者存在即可确诊。对只有阵发性腹痛和呕吐的肠套叠早期,尚未出现血便,或晚期由于腹胀明显触不清肿块的病例,应做直肠指检,并进行空气或钡剂灌肠 X 线检查,可及时作出正确诊断。结肠注气或钡剂 X 线检查是一种简便安全而可靠的诊断方法,不但可以及时作出正确诊断,同时也是较好的治疗措施。

(3) CT 检查:可协助诊断。

2. 实验室检查

(1) 血常规:肠套叠患者出现脱水、血液浓缩时可出现血红蛋白、血细胞比容及尿比重升高。多有白细胞计数和中性粒细胞比例的升高。

(2) 血生化检查:血清电解质、血尿氮素及肌酐检查出现异常或紊乱。

(3) 其他:呕吐物和粪便检查见大量红细胞或大便潜血试验阳性时提示肠管有血运障碍。

【治疗要点】

1. 非手术疗法 凡是病程在 48 小时内的原发性肠套叠,患儿全身情况良好,无明显脱水,无明显腹胀者均可以灌肠疗法治疗。一般应用空气、氧气或钡剂灌肠,不仅是诊断方法,也是一种有效的治疗

方法,一般空气压力先用 60mmHg,经肛管注入结肠内,在 X 线透视下明确诊断后,继续注气加压至 80mmHg 左右,直至套叠复位。为提高灌肠复位的疗效,有时可事先给阿托品或苯巴比妥钠、水合氯醛等镇静剂,使患儿安睡。已有脱水者应先输液改善一般情况后再行灌肠。

2. 手术疗法 如果套叠不能复位,或病期已超过 48 小时,或灌肠复位后出现腹膜刺激征及全身情况恶化,都应行手术治疗。术前应纠正脱水或休克,术中若无坏死,可轻柔地挤压复位;如果肠壁损伤严重或已有肠坏死者,可行肠段切除吻合术;如果患儿全身情况严重,可将坏死肠管切除后两段外置造口,以后再行二期肠吻合术。成人肠套叠多有引起套叠的病理因素,一般主张手术。

【护理评估】

1. 术前评估

(1) 健康史和相关因素:了解病人的一般情况,发病前有无体位及饮食不当、饱餐后剧烈活动等诱因;腹痛、腹胀、呕吐、果酱样血便等症状的初发时间、程度、是否进行加重;呕吐物、排泄物的量及性状。既往有无腹部手术史及外伤史、各种慢性肠道疾病史及个人卫生史等。

(2) 身体状况

1) 局部:评估腹部是否对称、胀满,是否见肠型,有无腹部压痛、程度,有无腹膜刺激征及程度和范围。

2) 全身:有无出现脱水或休克的征象:包括生命体征,呕吐、血便的开始时间、次数、颜色、性状、量,腹部情况;评估脱水程度和性质,有无低钾血症和代谢性酸中毒症状;检查肛周皮肤有无红肿、糜烂、破溃。

3) 辅助检查:了解影像学检查,实验室检查结果及意义。

(3) 心理-社会状况:评估患者的心理状况/婴儿的须评估家长的心理反应及认知程度、文化程度、饮食及护理知识等,是否了解围术期的相关知识。了解患者的家庭经济、社会支持情况等。

2. 术后评估 评估患者有无发生再次发作、肠穿孔及腹腔内感染等并发症。

【护理诊断】

1. 体液不足 与呕吐、血便及肠道功能紊乱有关。

2. 疼痛 与肠蠕动增强或肠壁缺血有关。

3. 有皮肤完整性受损的危险 与大便刺激臀

部皮肤有关。

4. 潜在并发症:腹腔感染、肠穿孔、肠粘连。

5. 知识缺乏:成人患者及婴儿家长缺乏饮食相关知识及相关的疾病护理知识。

【护理措施】

1. 维持体液平衡

（1）严格控制输液并准确记录出入量,根据患者的脱水情况及有关的实验室检查结果指标合理安排输液计划,补液期间严密观察病情变化、准确记录出入量。

（2）记录患儿皮肤弹性、前囟及眼眶有无凹陷、末梢循环及尿量等;观察生命体征变化,定期测量,必要时使用心电监护;准确记录 24 小时出入量,同时注意呕吐物、大便、尿液的性质、量及颜色;监测血清电解质。

2. 有效缓解疼痛

（1）禁食、胃肠减压:清除肠腔内积气、积液,有效缓解腹胀、腹痛。胃肠减压期间应注意保持有效负压吸引通畅,密切观察并记录引流液的性状、量及颜色,注意观察腹痛性质、程度、持续时间、发作规律及伴随症状和诱发因素。术前要严格胃肠道准备,按要求禁食、禁饮.

（2）应用解痉剂:在诊断明确后可以遵医嘱适当使用解痉剂,患儿术后取半坐卧位,尽量避免剧烈哭闹,必要时可使用镇静剂。

（3）待肠道功能恢复、肛门排便排气后方可进食,循序渐进,避免产气、腹胀食物,如牛奶,白糖水等。腹胀明显者可行肛管排气。

3. 维持皮肤完整性（尿布皮炎的护理）　选用吸水性强的、柔软布质或纸质尿布,避免使用不透气塑料布或橡皮布;尿布湿了及时更换,每次便后用温水清洗臀部并擦干,以保持皮肤清洁、干燥;局部皮肤发红处涂 5% 鞣酸软膏或 40% 氧化锌油并按摩片刻或使用 3M 皮肤保护膜,促进局部血液循环;若皮肤已经破溃,可用皮肤保护粉外涂,促进愈合;也可采用暴露法,臀下仅垫尿布,不加包扎,使臀部皮肤暴露于空气中或阳光下;局部皮肤溃疡也可用灯光照射,每次照射 20 ~ 30 分钟,每日 3 次,使局部皮肤蒸发干燥。照射时护士必须坚持守护患者,避免烫伤,照射后需要局部涂膏油。

4. 并发症及护理

（1）避免感染:注意观察患者的生命体征,有无腹膜炎,有高热者要及时处理,有切口的必须要按时换药,严格无菌技术操作。

（2）肠穿孔:观察术后患者腹痛、呕吐、血便及腹部包块症状是否改善,肛门恢复排便排气的时间等,如果患者出现高热不退,同时出现局部或弥漫性腹膜炎的表现,应警惕腹腔感染及肠穿孔的可能,应及时通知医生。

（3）肠粘连:肠套叠导致肠坏死,肠坏死切除术后病人若护理不当,仍可能发生肠粘连,应术后早期活动,以促进肠蠕动恢复,预防肠粘连。

5. 向患者及其家属宣教相关的疾病知识,护理知识。

【护理评价】

1. 患者腹痛、呕吐、血便及腹部肿块有无缓解,生命体征是否平稳,水、电解质是否平衡。

2. 病人腹痛症状是否减轻,舒适度是否改善。

3. 病人生命体征是否维持在正常范围。

4. 病人有无发生腹腔感染、肠穿孔、肠粘连等并发症,若发生,是否得到及时发现及处理。

5. 患者及其家属是否都能了解相关疾病知识并理解和积极配合治疗。

【健康教育】

1. 应避免腹泻,尤其是秋季腹泻,家长应高度警惕此病的发生。

2. 平时要注意科学喂养,不要过饥过饱、随意更换食品,添加辅食要循序渐进,不要操之过急。

3. 要注意天气变化,随时增减衣服,避免各种容易诱发肠蠕动紊乱的不良因素。

4. 如果一个健康的婴儿突然出现不明原因的阵发性哭闹、面色苍白、出冷汗、呕吐、大便带血,精神不振时,应想到是否有可能为肠套叠,要立即送医院治疗。

5. 临床上四大最主要症状为腹痛、呕吐、果酱样血便及腹部肿块。

6. 当肠道前后相套,造成部分阻塞时,婴儿就开始产生阵发性腹部绞痛,明显躁动不安、双腿屈曲、阵发性啼哭,并常合并呕吐,阵发性疼痛过后,婴儿显得倦怠、苍白及出冷汗。

第三节　结直肠癌性梗阻

结直肠癌性肠梗阻是指由于结直肠恶性肿瘤的　膨胀性或浸润性生长过程中导致结肠或直肠肠腔狭

窄引起的近端肠管扩张,从而引起一系列病理生理改变。

根据数据统计,有 10%～30% 的结直肠癌患者伴有不同程度结直肠梗阻,结肠恶性肿瘤中又以乙状结肠恶性肿瘤引起的结肠梗阻最为常见,因此在临床上大部分的结直肠癌急性肠梗阻为左半结肠癌急性肠梗阻。由于大部分患者发病年龄较大,合并症较多,病程较晚,给手术和围术期管理带来了很大的困难。

【病因与发病机制】

在结直肠癌早期患者腹胀较轻,有少量排便排气,为不全性结肠梗阻;在病程后期由于回盲瓣的存在导致肠段进一步扩张发展为闭袢性肠梗阻,表现为肠道急剧扩张和电解质紊乱;随着结直肠癌急性肠梗阻的进一步加重,大肠内的细菌大量繁殖,并产生大量细菌毒素及气体,肠管迅速膨胀,肠壁变薄,血运不良加重,很快会发展为绞窄性肠梗阻,导致肠壁坏死穿孔,引起严重的腹膜炎、发生感染中毒、休克、甚至 MODS。

【临床表现】

结直肠癌急性肠梗阻的临床表现主要有腹胀、腹痛,排气减少或消失,可出现恶心呕吐,部分患者甚至可以出现呕吐粪汁样呕吐物。长期的慢性梗阻或伴有腹膜转移的患者可出现腹水征阳性,部分患者腹部可触及扩张的肠管,发生菌群移位的患者会出现腹部压痛、反跳痛等腹膜炎体征。就全身情况而言,患者往往伴有不同程度的贫血、低蛋白血症、水电解质平衡紊乱和内毒素血症造成的全身性感染表现(发热、血象增高甚至骨髓抑制等),发生穿孔或者严重感染患者可出现血压降低、脉率增快、低氧血症的休克表现。

【辅助检查】

1. 腹部增强 CT　是目前做常用的诊断手段,通过腹部增强 CT 检查可以对以下方面进行评估:①准确定位;②准确区分是肠腔引起的狭窄还是腔外压迫引起的梗阻;③评估梗阻程度,包括是否结肠全程梗阻,有无小肠扩张,肠管扩张的程度等;④术前初步的分期评估,初步评估浸润深度,有无腹水及腹水量,周围及腹腔内淋巴结情况,肠系膜有无癌结节转移,评估有无肝转移,甚至能初步评估是否为多原发癌等。

2. 结肠镜检查　能够直观了解梗阻远端结肠情况及对梗阻部位的定位,目前应用其诊断手段较少见,其最大的作用在于在进行检查诊断的同时能

够对部分患者进行支架置入的姑息性治疗作用。

【治疗要点】

外科手术治疗一直是结直肠癌急性肠梗阻患者治疗的金标准,由于近年内镜技术的发展和直膨式肠内支架的出现使得内镜下行肠内支架置入逐步成为远端结肠梗阻患者的一种新的治疗选择。关于结直肠癌急性肠梗阻的治疗选择急诊手术还是支架置入尚存在争议,在临床中需按照不同的病患选择合适的治疗方式。

(一) 外科急诊手术及术式选择

外科急诊手术在处理结直肠癌急性梗阻仍然处于优势地位,尤其是大部分医疗机构无法开展急诊支架置入术的情况下,外科急诊手术仍是首选。

1. 近端结肠梗阻　近端结肠梗阻相对于远端结肠梗阻少见,主要见于回盲部肿瘤、盲肠肿瘤,升结肠肿瘤、结肠肝曲肿瘤、横结肠肿瘤。右半结肠一期吻合术是近端结肠梗阻的主要治疗手段。

2. 远端结肠梗阻

(1) 近端袢式造口术:对于中位或者低位的可切除的直肠癌引起的结直肠梗阻可以采用这种方式初步解除梗阻,这样患者就有机会行术前辅助放化疗进行降期,从而有机会行根治性手术。这种方法同样适用于不可切除的远端结肠梗阻或者一般情况较差的患者,解除梗阻后相应的患者即可进行全身情况的调整,从而让患者有更好的条件行二期的手术切除。

(2) Hartmann 术:作为直肠癌的一种经典的根治性手术方式,该术式切除了原发病灶并进行了近端造口,因此广泛应用于结直肠癌急性梗阻患者,尤其是降乙结肠和乙状结肠癌引起的左半结肠梗阻或穿孔。由于该术式降低了一期吻合后发生吻合口瘘引起的死亡率,因此是高危患者的首选治疗方式。

(3) 一期切除吻合术:通过一次手术既切除了原发病灶又进行了消化道重建,因此避免了结肠造口引起的造口相关并发症和后续的消化道重建的二次手术。一期切除吻合术根据不同患者可采用以下术式:①肠段切除吻合+术中结肠灌洗;②结肠次全切+回肠乙状结肠或回肠直肠吻合;③一期切除吻合+预防性的末端回肠造口。

(二) 直膨式支架(SEMS)置入

对不可切除的结直肠癌急性梗阻患者,结直肠直膨式支架置入可以作为一种长期性的姑息性治疗手段;对有机会进行根治手术患者而言,支架置入作为急诊处理的第一步,为后续的根治手术提供了一

座桥梁。

1. 它优势在于其解除梗阻的成功率较高,达到95%以上,并且避免了急诊手术相关并发症。但其远期预后相对于急诊手术患者而言,并无获益,因此,结直肠 SEMS 并不能取代急诊手术。

2. 直肠癌急性梗阻不推荐使用 SEMS 置入,因其支架偏移和术后疼痛的发生率较高;结肠脾曲和直肠乙状结肠交界处恶性肿瘤也不推荐使用 SEMS,因为在这些部位置入支架后结肠穿孔的发生率更高。

3. 结直肠 SEMS 置入作为一直姑息性治疗手段被推荐用于 ASA 分级≥3 级、年龄大于 70 岁的高危结直肠癌急性梗阻患者。

【护理评估】

（一）术前评估

1. 健康史 了解病人年龄、性别、发病前有无体位不当、饮食不当、剧烈活动等诱因。如需行造口则要了解病人的职业、沟通能力、视力情况、接受能力及手的灵活性。

2. 既往史 病人是否有过腺瘤病、溃疡性结肠炎、克罗恩病、结肠血吸虫等病史或手术史,是否合并高血压、糖尿病等。如需行肠造口则要了解病人是否有皮肤过敏史、过敏体质等。

3. 家族史 了解家族成员中是否有家族腺瘤性息肉病、遗传性非息肉病性结肠癌、大肠癌或其他肿瘤病人。

（二）身体状况

1. 症状 评估病人排便习惯有无改变,评估腹胀、腹痛、肛门停止排便排气等肠梗阻症状的程度、有无进行性加重,呕吐物、排泄物、胃肠减压的量和性状;有无腹膜刺激征,有无大便表面带血、黏液和脓液的情况,病人的生命体征变化,全身的营养状况,有无出现水电解质紊乱,有无肝大、腹水、黄疸、消瘦、贫血等。

2. 体征 腹部触诊和直肠指诊有无扪及肿块以及肿块大小、部位、硬度、活动度、有无局部压痛等。

3. 辅助检查 实验室检查（血常规、血清生化、癌胚抗原测定、大便潜血试验等）,影像学检查（X 线平片、B 超、CT 等）,内镜检查有无异常发现,有无重要器官功能检查结果异常及肿瘤转移情况等。

（三）心理-社会状况

评估病人和家属对所属疾病的认知程度,有无过度焦虑、恐惧等影响康复的心理反应;了解病人及其家属能否接受制订的治疗护理方案,对治疗及未来的生活是否充满信心,能否积极寻求社会及他人帮助;对结肠造口知识及手术前配合知识的掌握程度;对即将进行的手术及手术可能导致的并发症、应用造口袋所造成的不便和生理机能改变是否表现出恐慌、焦虑,有无足够的心理承受能力;了解家庭对病人手术及进一步治疗的经济承受能力和支持程度。

（四）术后评估

1. 手术情况 了解病人术中采取的手术麻醉方式、手术过程是否顺利,术中有无输血及其量。

2. 康复状况 观察病人生命体征是否平稳,营养状况是否得以维持或改善,引流是否通畅,引流液的颜色、性状、量及切口愈合情况。评估病人术后有无发生出血、切口感染、吻合口瘘、造口缺血坏死或狭窄及造口周围皮肤糜烂等并发症。

3. 心理-社会状况 了解造口手术病人的术后心理适应程度,造口护理的知识和技能,能否与周围人群正常社交。术后病人能否生活自理,生存质量有无下降。

【护理诊断】

1. 焦虑 与对癌症治疗缺乏信心及担心结肠造口影响生活、工作有关。

2. 疼痛 与肠蠕动增强或肿块压迫梗塞肠腔有关。

3. 营养失调-低于机体需要量 与癌肿慢性消耗、手术创伤、放化疗反应等有关。

4. 自我形象紊乱 与肠造口后排便方式改变有关。

5. 知识缺乏:缺乏有关术前准备知识及结肠造口术后护理知识。

6. 潜在并发症:切口感染、吻合口瘘、泌尿系统损伤及感染、造口并发症及肠粘连等。

【护理措施】

1. 非手术治疗的护理

（1）饮食:肠梗阻患者应禁食。若梗阻缓解,如患者排气、排便,腹痛、腹胀消失后可进流质饮食,忌食产气的甜食和牛奶等。

（2）胃肠减压:行胃肠减压期间应注意保持有效负压,观察和记录引流液的颜色、性状和量,若发现有血性引流液,应考虑有绞窄性肠梗阻的可能。

（3）体位:可取低半卧位,减轻腹肌紧张,可使膈肌下降,减轻腹胀对呼吸系统的影响。

（4）缓解腹痛和腹胀:若无肠绞窄或肠麻痹,

可应用阿托品类抗胆碱药物解除胃肠道平滑肌痉挛,使腹痛得以缓解。但不可随意应用吗啡类镇痛药以免掩盖病情。

(5) 呕吐的护理:呕吐时嘱患者坐起或头侧向一边,以免误吸引起吸入性肺炎或窒息;及时清除口腔内呕吐物,给予漱口、刷牙,保持口腔清洁;观察记录呕吐物的颜色、性状和量。

(6) 严格记录出入量:严格观察和记录呕吐量、胃肠减压量、入量和尿量等,结合实验室检查注意有无水、电解质失衡。

(7) 合理输液:结合出入量、血清电解质和血气分析结果,合理安排输液种类和调节输液量。

(8) 防治感染和脓毒症:正确、按时应用抗生素可有效防治细菌感染,减少毒素产生,同时观察用药效果和不良反应。

(9) 严密观察病情变化:定时测量、记录生命体征变化,严密观察腹痛、腹胀、呕吐及腹部体征情况,若患者症状与体征不见好转或反而加重,应及时报告主管医生并协助医生及时处理。

2. 手术患者的术后护理

(1) 严密观察病情:观察患者的生命体征、腹部症状和体征的变化。观察腹痛、腹胀的改善程度,呕吐及肛门排气、排便情况等。留置胃肠减压和腹腔引流管时,观察和记录引流液的颜色、性状和量。

(2) 体位:麻醉清醒、血压平稳后给予半卧位,以便利于伤口引流。

(3) 饮食:禁食,禁食期间给予补液。待肠蠕动恢复并有肛门排气拔除胃管后可开始进少量流质;进食后若无不适逐步过渡至半流质。早期切忌进易引起胀气的食物,注意补充高热量、高蛋白、高维生素、低脂的饮食。

(4) 胃肠减压和腹腔引流管的护理:妥善固定引流管,保持引流通畅,避免受压、扭曲、堵塞。观察并记录其引流液的颜色、性质和量。

(5) 并发症的观察和护理:术后,尤其是绞窄性肠梗阻手术后,若出现腹部胀痛、持续发热、白细胞计数增高,腹部切口红肿,或腹腔内引流管周围流出较多带有粪臭味的液体时,应警惕腹腔内或切口感染及肠瘘的可能,应及时报告医生,并协助处理。

(6) 肠造口的护理

1) 肠造口观察:造口的颜色(正常的颜色呈新鲜牛肉红色,表面光滑湿润)、形状大小(一般呈圆形或椭圆形)、高度(一般比皮肤表面突出 1～2cm);

2) 指导病人正确的使用造口产品和使用方法。

3) 预防造口及造口周围常见的并发症:造口出血、造口狭窄、造口缺血坏死、皮肤黏膜分离、造口回缩、造口脱垂、粪水性皮炎、造口旁疝。

(7) 活动:病情允许,鼓励患者早期下床活动,预防肺炎、肠粘连及静脉血栓的发生。

3. 支架置入的护理

(1) 一般护理:患者一般需要卧床休息 1～3日。下床活动时要掌握好活动量,避免增加腹压的动作架脱落或移位。注意观察患者腹痛、腹胀、肛门排便、排气情况,术后定期复查腹部立位平片了解支架位置及有无膈下游离气体。按医嘱予以抗炎、维持水电解质及酸碱平衡、营养支持治疗。

(2) 并发症的观察及护理:注意观察支架放置后有无肠穿孔、肠出血、支架内堵塞、疼痛、支架脱落或移位、支架再梗阻等并发症。

【护理评价】

1. 病人情绪是否稳定,有无影响食欲、睡眠。

2. 病人营养状况有无改善。

3. 病人能否正视肠造口,是否与他人正常交往,对今后的工作、生活有无信心,能否对不良情绪反应进行有效的自我调节。

4. 病人及家属能否通过有效途径获取疾病相关知识,是否积极主动配合治疗和护理。

5. 病人术后并发症是否得到预防、及时发现和处理,如造口有无缩窄、腹部及会阴切口是否发生感染,有无吻合口瘘发生等。

【健康教育】

1. 社区宣教　①建议定期进行体检,如肠镜、大便潜血试验、血清癌胚抗原等相关检查,做到早发现、早诊治;②警惕家族性腺瘤息肉病及遗传性非息肉病性结肠癌;③积极预防和治疗结直肠的各种慢性炎症及癌前病变,如结直肠息肉、腺瘤、溃疡性结肠炎、克罗恩病等;④注意饮食及个人卫生,预防和治疗血吸虫病。

2. 饮食　根据病人情况调节饮食,保肛手术者应多吃新鲜蔬菜、水果,多饮水,避免高脂肪及辛辣、刺激性食物;行肠造口者需要注意控制过多粗纤维及过稀、可致胀气食物的摄入。

3. 活动　鼓励病人多参加适量的体育锻炼,有规律地生活作息,保持良好的心态,心情愉快。避免自我封闭,应尽早融入正确的生活、工作和社交活动中。有条件者,可参加造口人联谊会,学习交流彼此的体会与经验,重拾信心。

4. 指导造口病人正确使用造口袋　目的是有效的帮助患者解决排便问题,减少造口并发症的发生。

5. 复查　指导病人每 3～6 个月定期门诊复查。行永久性结肠造口病人,若出现腹痛、腹胀、排便困难等造口狭窄征象时应及时到医院就诊;行化疗、放疗的病人,定期检查血常规及血生化,有异常者需及时就医治疗。

（韦瑞丽）

参 考 文 献

1. 李春雨,汪建平. 肛肠外科手术学. 北京:人民卫生出版社,2015:280-281
2. 李春雨. 肛肠病学. 北京:北京:高等教育出版社,2013:271-272
3. 赵正言. 实用儿科护理. 北京:人民卫生出版社,2008:478
4. 张桂梅. 肠套叠患儿手术前后的护理. 中国实用医刊,2010,37(16):89-90

第二十五章

阑尾炎病人的护理

第一节　解剖生理概要

【解剖生理】

阑尾位于右髂窝部，是一条细长弯曲的盲管，远端游离闭锁，近端开口于盲肠，位于回盲瓣下方2～3cm处。阑尾的长度5～10cm，阑尾外径0.5～1.0cm，管腔的内径狭小，静止时仅有0.2cm。阑尾起于盲肠根部，附于盲肠后内侧壁，三条结肠带的汇合点。其体表投影约在脐与右髂前上棘连线中外1/3交界处，称为麦氏点（McBurney点）。绝大多数阑尾属腹膜内器官，其位置多变，由于阑尾基底部与盲肠的关系恒定，因此阑尾的位置也随盲肠的位置而变异，其尖端可伸向腹腔的任何方位，大致分为6种类型：回肠前位；盆位；盲肠后位；盲肠下位；盲肠外侧位；回肠后位；其中以盲肠后位较多见。

阑尾系膜为两层腹膜包裹阑尾形成的一个三角形皱襞，其内含有血管、淋巴管和神经。阑尾系膜内的血管主要为阑尾动、静脉。阑尾动脉是肠系膜上动脉所属回结肠动脉的分支，属无侧支的终末动脉，当血运障碍时，易致阑尾坏死。阑尾静脉与动脉伴行，血液经由回盲静脉分支回流进入肠系膜上静脉，最终回流入门静脉。当阑尾炎症时，细菌栓子脱落可引起门静脉炎和细菌性肝脓肿。阑尾的淋巴管与系膜内的血管伴行，引流至回结肠淋巴结。阑尾的神经由交感神经纤维经腹腔丛和内脏小神经传入，由于其传入的脊髓节段在第10、11胸节，所以在急性阑尾炎发病初期，常表现为该脊神经所分布的脐周牵涉痛，属内脏性疼痛。

【组织结构】

阑尾有着与结肠相同的基本结构：浆膜、肌层、黏膜下、肌膜以及大肠型黏膜。阑尾黏膜有着密集的淋巴组织。黏膜下含有大量的血管和淋巴分布，大部分淋巴组织构成黏膜下的网状结缔组织。肌膜由2～3层的非纵横肌纤维组成，并有淋巴组织穿过。其余的内膜由Lieberkuhn腺泡的网状结缔组织构成。腺泡形状不规则，大小不一，并由富含淋巴组织的内膜包绕。每个腺泡内含5～10个嗜银细胞，是发生阑尾类癌的组织学基础。

固有层内是神经内分泌黏膜复合体，它包括神经节细胞、神经膜细胞等，其位于腺泡下。

阑尾上皮由单层柱状细胞组成，具有吸收功能，在上皮层内可见到杯状细胞，且能够分泌黏液。阑尾黏膜无肠绒毛。

【阑尾功能】

阑尾具有丰富的淋巴组织，胎儿出生后，淋巴组织开始少量积聚在阑尾中，在20～30岁时达到最高峰，以后迅速下降，到了60岁后完全消失。在人类的发育早期，阑尾作为一种淋巴器官，有助于B淋巴细胞的成熟。此外，阑尾黏膜有分泌功能，可分泌某些激素和消化酶，促进肠蠕动和调节生长发育，阑尾壁也有蠕动功能，阑尾利用自身的蠕动能力将进入阑尾腔的异物排出。

第二节 急性阑尾炎

典型病例

病人女,26岁。

入院前15小时出现腹部不适,呈阵发性伴有恶心,自服丙硫氧嘧啶对症治疗,未见好转,并出现呕吐胃内容物,发热及腹泻数次,为稀便,无脓血,体温37~38.5℃,来急诊,便常规阴性,按"急性胃肠炎"予以颠茄、小檗碱口服治疗,晚间,腹痛加重伴发热38.6℃,腹痛由胃部转移至右下腹,仍有腹泻,血常规示:白细胞$21×10^9/L$,急诊收入院。

初步诊断:急性阑尾炎。

急性阑尾炎是最常见的外科急腹症之一,可在各个年龄阶段发病,多发生于20~30岁的青年人,男性发病率高于女性。

【病因和发病机制】

(一)阑尾管腔的阻塞

阑尾的管腔狭小而细长,远端封闭,呈一盲端,管腔发生阻塞是诱发急性阑尾炎的基础。正常情况下,阑尾腔的内容物来自盲肠,经阑尾壁的蠕动可以完全排出,管腔发生阻塞后,致使排空的能力受阻。导致阑尾管腔梗阻的原因有:

1. 淋巴滤泡的增生 阑尾黏膜下层有着丰富的淋巴组织,任何原因使这些组织肿胀,均可引起阑尾腔的狭窄。约占60%,多见于青少年。

2. 粪石阻塞 约占35%,粪石是引起成年人急性阑尾炎的主要原因。粪石是阑尾腔内由粪便、细菌及分泌物混合、浓缩而成,大多为一个,约黄豆大小。当较大的粪石嵌顿于阑尾的狭窄部位时,即可发生梗阻。

3. 其他异物 约占4%,如食物中的残渣,寄生虫体和虫卵,均可引起阑尾腔阻塞。

4. 阑尾本身 腹腔内先天性因素或炎症性粘连可使阑尾发生扭曲,引起阑尾腔阻塞。

5. 盲肠和阑尾壁的改变 阑尾开口附近盲肠壁的炎症、肿瘤及阑尾本身息肉等均可导致阑尾腔的阻塞。

阑尾管腔发生阻塞后,大量黏液在腔内潴留,使腔内压力逐渐上升,过高压力可压迫黏膜,使其出现坏死及溃疡,为细菌侵入创造了条件。如腔内压持续增高,阑尾壁也受压,首先静脉回流受阻,静脉血栓形成,阑尾壁水肿及缺血,腔内细菌可渗透到腹腔。严重时动脉也受阻,使部分、甚至整个阑尾发生坏死。

(二)细菌感染

阑尾腔内存在大量细菌,其侵入阑尾壁的方式有:

1. 直接侵入 细菌由阑尾黏膜面的溃疡直接侵入,并逐渐向阑尾壁各层发展,引起化脓性感染。

2. 血源性感染 细菌经血液循环到达阑尾。

3. 邻近感染的蔓延 阑尾周围脏器的急性炎症,直接蔓延波及阑尾,可继发性引起阑尾炎。致病菌多为肠道内的各种革兰阴性杆菌和厌氧菌。

(三)神经反射

各种原因的胃和肠道功能紊乱,均可反射性引起阑尾环形肌和阑尾动脉的痉挛性收缩。前者可加重阑尾腔的阻塞,使引流更为不畅,后者可导致阑尾的缺血、坏死,加速了急性阑尾炎的发生和发展。

(四)其他

阑尾先天畸形,如阑尾过长、过度扭曲、管腔细小、血运不佳等都是急性炎症的病因。

知识链接

临床病理分型

1. 急性单纯性阑尾炎 属于轻型阑尾炎或病变早期,病变多只限于黏膜和黏膜下层,阑尾外观轻度肿胀,浆膜充血并失去正常光泽,附有少量纤维素性渗出。阑尾壁各层均有水肿和中性粒细胞浸润,黏膜表面有小溃疡和出血点。临床症状和体征均较轻。

2. 急性化脓性阑尾炎 亦称急性蜂窝织炎性阑尾炎,常由单纯性阑尾炎发展而来。阑尾显著肿胀、增粗,浆膜高度充血,表面覆以纤维素性(脓性)渗出物。阑尾黏膜面溃疡面增大并深达肌层和浆膜层,管壁各层有小脓肿形成,腔内积脓。阑尾周围的腹腔内有稀薄脓液,形成局限性腹膜炎。临床症状和体征较重。

3. 穿孔性及坏疽性阑尾炎 是一种重型的阑尾炎,阑尾管壁坏死或部分坏死,浆膜呈暗红色或黑紫色,阑尾腔内积脓,压力升高,阑尾壁血液循环障碍。穿孔的部位大多在血运较差的远端部分,如阑尾根部和尖端,也可在粪石直接压迫的局部,穿孔如未被包裹,感染继续扩散,引起急性弥漫性腹膜炎。

4. 阑尾周围脓肿 急性阑尾炎化脓、坏疽或穿孔时,大网膜和邻近的肠管将阑尾包裹并形成粘连,即形成炎性肿块或阑尾周围脓肿。

【转归】

大致也可分成三种可能:

1. 炎症消散 部分单纯性阑尾炎经非手术治疗可以使炎症消散,且治愈,少数病人可遗留瘢痕,致使管壁增厚、管腔狭窄,成为再次发病的基础。化脓性阑尾炎部分病人经保守治疗后,可形成局限性脓肿,经吸收后而愈。

2. 感染 局限化脓性阑尾炎和穿孔性阑尾炎,感染可局限于阑尾周围,或以局限性炎性肿块出现,或形成阑尾周围脓肿。大多数病人经治疗后可完全吸收,但也有病人脓肿逐渐增大,甚至可破溃,引起严重后果。

3. 感染扩散 急性阑尾炎在尚未被网膜包裹之前发生穿孔时,可引起弥漫性腹膜炎,形成腹腔内的残余脓肿如膈下脓肿,重者可危及生命。极少病人细菌栓子可随血流进入门静脉引起炎症,更进一步可在肝内形成脓肿,病人出现严重脓毒血症,伴有高热、黄疸、肝大等临床现象。

【临床表现】

(一) 症状

1. 腹痛典型的腹痛发作始于上腹,逐渐移向脐部,数小时(6~8小时)后转移并局限在右下腹。此过程的时间长短取决于病变发展的程度和阑尾位置。70%~80%的病人具有这种典型的转移性腹痛的特点。部分病例发病开始即出现右下腹痛。

(1) 不同类型的阑尾炎腹痛特点:单纯性阑尾炎表现多为轻度隐痛;化脓性阑尾炎呈阵发性胀痛和剧痛;坏疽性阑尾炎呈持续剧烈腹痛;穿孔性阑尾炎因阑尾腔压力骤减,腹痛可暂时减轻,但出现腹膜炎后,腹痛又呈持续加剧并且范围扩大。

(2) 不同位置的阑尾炎腹痛特点:盲肠后位阑尾炎疼痛在右侧腰部;盆位阑尾炎疼痛在耻骨上区;肝下区阑尾炎可引起右上腹痛;极少数左下腹部阑尾炎呈左下腹痛。

2. 胃肠道症状 发病早期可能有厌食、恶心、呕吐。部分病人发生腹泻,如盆位阑尾炎时,炎症刺激直肠和膀胱,引起排便次数增多、里急后重等症状;弥漫性腹膜炎时可致麻痹性肠梗阻,表现为腹胀、排气排便减少。

3. 全身症状 早期有乏力。炎症重时出现中毒症状,表现为心率增快,体温升高可达38℃左右;阑尾穿孔者体温会更高,可达39~40℃;若发生门静脉炎者可出现寒战、高热和轻度黄疸;若阑尾化脓坏疽穿孔并腹腔广泛感染时,并发弥漫性腹膜炎,可同时出现血容量不足及败血症表现,甚至合并其他脏器功能障碍。

(二) 体征

1. 右下腹压痛 在发病早期腹痛尚未转移至右下腹时已出现固定压痛,是急性阑尾炎最常见的重要体征。压痛点通常位于麦氏点,可随阑尾位置的变异而改变,但压痛点始终在一个固定的位置上。其他常见的压痛部位有 Lanz 点(位于左右髂前上棘连线的右、中 1/3 交点上)、Morris 点(位于右髂前上棘与脐连线和腹直肌外缘交汇点)。压痛的程度与病变的程度相关,如老年人对压痛的反应较轻;炎症加重时,压痛范围随之扩大;阑尾穿孔时,疼痛和压痛波及全腹,但仍以阑尾所在位置的压痛最明显。

2. 腹膜刺激征 包括腹肌紧张、压痛、反跳痛(blumberg 征)和肠鸣音减弱或消失。为壁腹膜受炎症刺激出现的防御性反应。常提示阑尾炎症加重,有化脓、坏疽或穿孔等病理改变。腹膜炎范围扩大时可提示局部腹腔内有渗出或阑尾穿孔。但在小儿、老人、孕妇、肥胖、虚弱者或盲肠后位阑尾炎时,腹膜刺激征象可不明显。

3. 右下腹包块　查体时若发现右下腹饱满,可扪及一压痛性肿块、边界不清、固定,可考虑阑尾炎性肿块或阑尾周围脓肿形成。

4. 其他体征

（1）结肠充气试验（Rovsing 征）:病人仰卧位,用右手压迫左下腹,再用左手挤压近侧结肠,结肠内气体可传至盲肠和阑尾,引起右下腹疼痛者为阳性。

（2）腰大肌试验（Psoas 征）:病人左侧卧位,使右大腿后伸,引起右下腹疼痛者为阳性。说明阑尾位于腰大肌前方,盲肠后位或腹膜后位。

（3）闭孔内肌试验（Obturator 征）:病人仰卧位,使右髋和右大腿屈曲,然后被动向内旋转,引起右下腹疼痛者为阳性。提示阑尾靠近闭孔内肌。

（4）经肛门直肠指检:引起炎症阑尾所在位置压痛。压痛常在直肠右前方。当阑尾穿孔时直肠前壁压痛广泛。当形成阑尾周围脓肿时,可触及痛性包块。

【辅助检查】

1. 实验室检查　多数急性阑尾炎病人的白细胞计数和中性粒细胞比例增高。白细胞计数升高到（10～20）×10^9/L,伴核左移。部分单纯性阑尾炎或老年病人白细胞检查可无明显升高。

2. 影像学检查　①腹部 X 线平片可见盲肠扩张和气液平面,偶尔可见钙化的肠石和异物影;②B超检查有时可发现肿大的阑尾或脓肿;③螺旋 CT 扫描可获得与 B 超相似的结果,对阑尾周围脓肿更有帮助。这些特殊检查在急性阑尾炎诊断中不是必需的,在诊断不明确时可选择应用。

3. 腹腔镜检查　腹腔镜可以直接观察阑尾情况,对于难以鉴别诊断的阑尾炎,明确诊断具有决定性作用。一旦确诊可同时在腹腔镜下作阑尾切除术治疗。

【治疗要点】

绝大多数急性阑尾炎一旦确诊,应早期施行阑尾切除术（appendectomy）。

（一）手术治疗

根据急性阑尾炎的临床类型选择不同的手术方法。

1. 急性单纯性阑尾炎　行阑尾切除术,切口一期缝合。有条件时可采用腹腔镜阑尾切除术。

2. 急性化脓性或坏疽性阑尾炎　行阑尾切除术。若腹腔局部渗出或脓液不多,用无菌纱布多次蘸净,不用盐水冲洗,以防炎症扩散。腹腔内有渗出液或积脓时,可用负压吸引器吸出脓液,清洗腹腔后关腹。注意保护切口,一期缝合。也可采用腹腔镜阑尾切除术。

3. 穿孔性阑尾炎　宜采用右下腹经腹直肌切口,切除阑尾,清除腹腔脓液或冲洗腹腔,根据情况放置腹腔引流。术中注意保护切口,冲洗切口,一期缝合。术后注意观察切口,有感染时及时引流。也可采用腹腔镜阑尾切除术。

4. 阑尾周围脓肿　阑尾脓肿尚未破溃时可按急性化脓性阑尾炎处理。如阑尾穿孔已被包裹形成阑尾周围脓肿,病情稳定者可先行非手术治疗促进脓肿吸收消退,也可在超声引导下穿刺抽脓或置管引流;脓肿扩大无局限趋势者宜先行超声检查,确定切口部位后行手术切开引流。于 3 个月病情稳定后,行阑尾切除术。如阑尾显露方便,应切除阑尾,阑尾根部完整者施单纯结扎。阑尾根部坏疽穿孔者可行 U 字缝合关闭阑尾开口的盲肠壁。

（二）非手术治疗

仅适用于单纯性阑尾炎及急性阑尾炎的早期阶段,适当药物治疗可能恢复正常者;病人不接受手术治疗,全身情况差或客观条件不允许,或伴其他严重器质性疾病有手术禁忌证者。主要治疗措施包括选择有效的抗生素治疗和补液治疗。也可经肛门直肠内给予抗生素栓剂。

【护理评估】

（一）术前评估

1. 健康史

（1）一般情况:了解病人年龄、性别,女性病人月经史、生育史;评估饮食习惯,如有无不洁饮食史、有无经常进食高脂肪、高糖、少纤维素食物等。

（2）现病史:有无腹痛,及其伴随症状。评估腹痛的特点、部位、程度、性质、疼痛持续的时间以及腹痛的诱因、有无缓解和加重的因素等。

（3）既往史:有无急性阑尾炎发作、胃十二指肠溃疡穿孔、右肾与右输尿管结石、急性胆囊炎、急性肠系膜淋巴结炎或妇科疾病史,有无手术治疗史、传染病史。对老年人还需了解是否有心血管、肺部等方面的疾病及有无糖尿病、肾功能不全的病史等。

2. 身体状况

（1）局部:评估腹部压痛的部位,麦氏点有无固定压痛,有无腹膜刺激征;腰大肌试验、结肠充气试验、闭孔内肌试验的结果;直肠指诊有无直肠前壁触痛或触及肿块等。

（2）全身:有无乏力、发热、恶心、呕吐等症状;有无腹泻、里急后重等。新生儿及小儿需评估有无缺水和呼吸困难的表现;妊娠中后期急性阑尾炎病人可出现流产或早产征兆,注意观察其腹痛的性质有无改变,有无阴道流血。

(3) 辅助检查:评估血白细胞计数和中性粒细胞比例;了解腹部立位 X 线检查是否提示盲肠扩张及 B 超或 CT 有无提示阑尾肿大或脓肿形成等。

3. 心理-社会状况 了解病人及家属对急性腹痛及阑尾炎的认知、对手术的认知程度及心理承受能力;妊娠期病人及其家属对胎儿风险的认知、心理承受能力及其应对方式。

(二) 术后评估

1. 评估病人的麻醉方式与手术方式。

2. 了解病人的术中情况、原发病变情况。

3. 手术切口情况 有留置引流管的病人,了解引流管放置的位置、是否通畅及其作用,评估引流液的颜色、性质、引流量等。评估切口愈合的情况,是否发生并发症等。

【护理诊断】

1. 疼痛 与阑尾炎症刺激壁腹膜或手术创伤有关。

2. 体温过高 与急性阑尾炎、感染有关。

3. 体液不足 与呕吐、高热等致体液丢失过多有关。

4. 睡眠形态紊乱 与术后创伤疼痛、环境改变有关。

5. 知识缺乏:缺乏急性阑尾炎疾病治疗和康复的知识。

6. 焦虑 与手术、检查及手术预后不清有关。

7. 潜在并发症:腹腔脓肿、感染性休克、化脓性门静脉炎、出血、切口感染、粘连性肠梗阻、阑尾残株炎、切口疝、慢性窦道及粪瘘等。

【护理措施】

(一) 非手术治疗的护理/术前护理

1. 病情观察 评估患者的意识状态,监测生命体征,定时测量体温、脉搏、呼吸和血压;加强巡视,观察病人的腹部症状和体征,尤其注意腹痛的变化;在非手术治疗期间,出现右下腹痛加剧、发热、腹膜刺激征;白细胞计数和中性粒细胞比例上升,应及时通知医生,做好急诊手术的准备。

2. 体位 协助病人安置舒适的体位,如半卧位或斜坡卧位,可放松腹肌,减轻腹部张力,缓解腹痛。

3. 避免肠内压力增高 非手术治疗期间,予以禁食,甚至胃肠减压,同时给予肠外营养;禁服泻药及灌肠,以免肠蠕动加快,增高肠内压力,导致阑尾

穿孔或炎症扩散。

4. 控制感染 遵医嘱及时应用有效的抗生素;脓肿形成者可配合医师行脓肿穿刺抽液,根据脓液的药敏结果选用有效的抗生素。

5. 疼痛 已明确诊断或已决定手术治疗的病人疼痛剧烈时可遵医嘱给予解痉或止痛药,以缓解疼痛。

6. 心理护理 向病人有针对性地讲解急性阑尾炎相关知识,根据病人的年龄、文化程度、社会角色、性别等条件确定讲解的方式及深度。通过针对性的讲解促进病人对急性阑尾炎及手术治疗的理解,减轻恐惧心理,增强病人与临床治疗的配合度。

7. 并发症的观察和护理

(1) 腹腔脓肿:是阑尾炎未经有效治疗的后果。以阑尾周围脓肿最常见,也可在盆腔、膈下或肠间隙等处形成脓肿。临床表现有麻痹性肠梗阻的腹胀症状、压痛性肿块和全身感染中毒症状。B 超和 CT 扫描可协助定位。可采用超声引导下穿刺抽脓冲洗或置管引流,必要时手术切开引流。阑尾脓肿非手术疗法治愈后复发率较高,可在治愈后 3 个月左右行阑尾切除术。

(2) 内、外瘘形成:阑尾周围脓肿未及时引流,脓肿向小肠或大肠内穿破,也可向膀胱、阴道或腹壁穿破,形成内瘘或外瘘,脓液可经瘘管排出。可采用 X 线钡剂检查或经外瘘置管造影协助了解瘘管走向,选择相应治疗方法。

(3) 化脓性门静脉炎:少见。急性阑尾炎时阑尾静脉中的感染性血栓沿肠系膜上静脉至门静脉,导致化脓性门静脉炎症。表现为寒战、高热、肝大、剑突下压痛、轻度黄疸等,进一步加重可致感染性休克和脓毒血症,亦可发展为细菌性肝脓肿。一旦确诊,应采用大剂量抗生素治疗,同时行阑尾切除术。

(4) 感染性休克:根据休克发展进程,可将感染性休克分为三期。

1) 休克早期:患者呈寒战高热,神志清楚,烦躁、焦虑或神情紧张;血压正常或稍偏低,脉压小;脉搏细速,呼吸深而快;面色苍白,皮肤湿冷,唇指轻度发绀;尿量减少。革兰阳性菌所致的休克患者,初期可表现为暖休克:四肢温暖、皮肤干燥、肢端色泽稍红、手背静脉充盈、心率快、心音有力。有一定程度酸中毒。血压偏低,尿量减少。

2) 休克中期:临床表现为患者烦躁不安或嗜睡、意识不清,脉搏细速,血压下降,收缩压低于80mmHg(10.7kPa),或较基础血压下降 20% ～

30%,脉压小于20mmHg(2.7kPa),心率增快,呼吸浅快;皮肤湿冷、发绀,表浅静脉萎陷,抽取的血液极易凝固;尿量减少,甚至无尿。

3）休克晚期:可出现弥漫性血管内凝血(DIC)和多器官功能衰竭。

一旦发生,立即组织抢救,严密监测患者生命体征变化,补充血容量,保持呼吸道通畅,做好基础护理。

8. 急诊手术前准备　拟急诊手术者应紧急做好备皮、配血、输液、留置胃肠减压等术前准备。

（二）术后护理

1. 密切监测病情变化　观察病人的意识,定时监测生命体征并准确记录;加强巡视,注意倾听病人的主诉,观察病人腹部体征的变化,发现异常及时通知医师并协助处理。

2. 体位　根据麻醉的方式安置不同的体位,如全麻术后清醒或硬膜外麻醉平卧6小时后,血压、脉搏平稳者,改为半卧位,以降低腹壁张力,减轻切口疼痛,有利于呼吸和引流并可预防膈下脓肿形成。

3. 引流管的护理　阑尾切除术后较少留置引流管,只有在局部有脓肿或阑尾残端包埋不理想及处理困难时采用,目的在于引流脓液,或有肠瘘形成,肠内容物可从引流管流出。一般在1周左右拔除。引流管留置过程中应妥善固定,防止扭曲、受压,保持通畅;经常从近端至远端挤压引流管,防止因血块或脓液而堵塞;观察并记录引流液的颜色、形状及量。

4. 疼痛的护理　保持病室环境安静、舒适;评估病人疼痛的程度、性质,观察疼痛部位有无红、肿、热及血运障碍等,发现异常时告知医师并协助处理或遵医嘱应用止痛药物对症处理。

5. 高热的护理　监测体温变化,卧床休息,减少机体消耗,及时补充水、电解质防止脱水,高热时遵医嘱给予物理降温或药物降温。

6. 饮食　肠蠕动恢复前暂禁食,在此期间可予以静脉补液。肛门排气后,逐步恢复经口进食。

7. 抗生素的应用　术后应用有效抗生素,控制感染,防止并发症的发生。

8. 活动　鼓励病人术后早期在床上翻身、活动肢体,待麻醉反应消失后即下床活动,以促进肠蠕动恢复,减少肠粘连的发生。

9. 术后心理护理　完成手术后,护理人员首先要向患者或其家属说明手术情况,与患者之间保持良好的沟通关系,通过交谈或了解患者关心以及重视的问题,确定有效的途径解决患者的心理问题。为避免长期的卧床引起心理问题以及帮助患者尽快康复,要对患者进行必要的行为干预。根据患者的年龄和术后情况,在建议静卧修养的同时,还要进行适宜的锻炼,协助其下床走动。指导患者戒烟戒酒,避免长期卧床、食用辛辣或高脂饮食,改变不良生活习惯,禁止剧烈活动,以利于手术切口的愈合。

10. 并发症的处理

（1）出血:多因阑尾系膜的结扎线松脱而引起系膜血管出血。表现为腹痛、腹胀和失血性休克等症状。一旦发生出血表现,应立即输血、补液,紧急手术止血。

（2）切口感染:为阑尾切除术后最常见的并发症。多见于化脓或穿孔性急性阑尾炎。表现为术后2~3日体温升高,切口胀痛或跳痛,局部红肿、压痛,甚至出现波动感。处理原则:可先行穿刺抽出脓液,或于波动处拆除缝合线,排出脓液,放置引流,定期换药。

（3）粘连性肠梗阻:为阑尾切除术后较常见的并发症,与局部炎症重、手术损伤、切口异物、术后卧床等因素有关。可指导病人术后早期离床活动预防此并发症。不完全肠梗阻者行胃肠减压,以减轻腹胀,完全性肠梗阻者须手术治疗。

（4）阑尾残株炎:阑尾切除时残端保留过长超过1cm,或肠石残留,术后残株易复发炎症,表现为阑尾炎的症状。X线钡剂灌肠造影检查可以明确诊断。症状较重时应再次手术切除阑尾残株。

（5）粪瘘:很少见。产生术后粪瘘的原因较多,有阑尾残端单纯结扎线脱落;盲肠原有结核、癌肿等病变;手术中因盲肠组织水肿脆弱等而损伤。临床表现类似阑尾周围脓肿。如非结核或肿瘤病变等,一般经非手术治疗粪瘘可闭合自愈。

【护理评价】

通过治疗与护理,病人是否:①疼痛减轻或缓解;②舒适感增加,体温不超过38.5℃;③体液不足得到纠正和改善;④睡眠时间延长,睡眠效果好;⑤能自述急性阑尾炎疾病治疗、术后康复的相关知识;⑥自述舒适感增加,能积极配合手术治疗;⑦未发生并发症或并发症被及时发现并有效处理。

【健康教育】

1. 社区卫生指导　指导健康人群改变不良的生活习惯,如改变高脂肪、高糖、低膳食纤维的饮食习惯,注意饮食卫生。积极治疗或控制消化性溃疡、慢性结肠炎疾病等。

2. 疾病知识指导　向病人提供阑尾炎治疗、护理知识。告知其手术准备及术后康复方面的相关知识及配合要点。

3. 出院后自我监测　告知病人出院后,若出现腹痛、腹胀等不适,应及时就诊。阑尾周围脓肿未切除阑尾者,出院时告知病人 3 个月后再行阑尾切除术。

第三节　特殊类型阑尾炎

一、新生儿急性阑尾炎

急性阑尾炎是小儿外科的常见病,年龄越小发病率越低,而且新生儿急性阑尾炎表现极不典型,发生很罕见,病死率高。

【病因与发病机制】

婴幼儿阑尾基底部较宽,在盲肠的开口为漏斗状,末端较细,呈圆锥形,长度一般在 2.5 ~ 3.5cm。新生儿主要以奶汁为食,且平卧位,肠蠕动较强,不易形成阑尾腔内阻塞,因而发病率低。新生儿阑尾壁薄,淋巴滤泡增殖不明显,大网膜发育不良,包裹能力差,阑尾炎症后更易发生穿孔及腹膜炎,继而发生肠麻痹、肠梗阻、败血症、甚至死亡。

【临床表现】

新生儿无法用语言准确描述身体不适部位及配合相关体格检查。临床表现常为不明原因的进行性腹胀、腹壁发红、发热、呕吐、哭闹不止、拒乳、嗜睡及停止排气排便等症状。触摸腹部,尤其右下腹时患儿哭闹明显,提示有压痛。

【辅助检查】

腹部 X 线立位片:可见肠管积气,膈下游离气体,腹腔液体积聚在右侧腹部,且腹壁增厚,腹壁脂肪线消失。腹部 CT:可见右下腹肠管聚集,右下腹存在包块。B 超:可见肠管局限性扩张、渗液或包块,且多在右下腹。

【治疗要点】

一旦确诊,早期手术,可疑者应及早剖腹探查。

【护理措施】

(一) 术前护理

术前应严密监测生命体征,保持水电解质平衡,完善各项术前准备、备皮、补液等。

(二) 术后护理

1. 卧位护理　患儿麻醉苏醒前应予以半俯卧位,避免窒息呛咳;返回病房后常规取半卧位。

2. 严密监测生命体征　定时测量血压、脉搏,监测体温变化与热型,高热时可使用酒精擦浴物理降温,尽量避免应用药物降温的方式;若发生患儿脉压下降、脉率增快时,应及时通知医师并协助处理。

3. 饮食护理　患儿手术后应禁食,防止因过早进食而出现的腹胀、肠梗阻等并发症。待肛门排气恢复后,可进流食,逐渐过渡到半流食、普食等。禁食牛奶、甜食等。并加强患儿家属的饮食指导,防止私自喂食导致不良后果。

4. 切口护理　伤口应保持清洁干燥,防止尿液等浸湿伤患处;置引流管的患儿,应妥善固定引流管,保持引流通畅,防止引流管脱落、扭曲、堵塞等。腹部手术的患儿,可使用腹带,避免因咳嗽、翻身导致腹压增大致伤口疼痛、裂开。使用过程中,腹带松紧适宜避免伤口受压。

5. 并发症护理

(1) 腹胀:轻度腹胀时,可协助患儿适当活动;腹胀严重时可影响静脉回流,压迫伤口,应及时通知医师并协助处理。

(2) 腹腔残余脓肿:指导患者取半卧位,使炎性分泌物及脓液流入盆腔,并选用合适的抗生素。

(3) 粪瘘:粪瘘可由阑尾残端结扎线脱落或手术误伤肠管等原因造成,一般无发热,应及早应用敏感抗生素。

二、小儿急性阑尾炎

小儿大网膜发育不全,不能起到保护作用,患儿不能清楚地提供病史,早期诊断存在困难。其临床特点:①病情发展较快且较重,早期即出现高热、呕吐等症状;②右下腹体征不明显、不典型,但有局部压痛和肌紧张,是小儿阑尾炎的重要体征;③穿孔率较高,并发症和死亡率亦较高。治疗原则:早期手术,并配合输液、纠正脱水,应用有效的广谱抗生素等。

三、妊娠期急性阑尾炎

【病因与发病机制】

在妊娠过程中,由于子宫体积逐渐增大,对阑尾造成了压迫并产生炎症。在妊娠中期以及晚期,胎儿在子宫中具有较强的活跃程度,此时阑尾炎极易产生弥漫性腹膜炎。

【临床表现】

①妊娠中期子宫增大较快,盲肠和阑尾被增大的子宫推挤向右上腹移位,压痛部位随之上移;②腹壁被抬高,炎症阑尾刺激不到壁腹膜,故压痛、反跳痛、肌紧张均不明显;③大网膜难以包裹炎症阑尾,易致弥漫性腹膜炎;④腹膜炎不易被局限,易在腹腔内扩散。随炎症发展易波及子宫浆膜层或通过血液侵入子宫胎盘,致流产或早产,胎儿缺氧甚至死亡,威胁母子生命安全。

【治疗要点】

早期手术。围术期应加用黄体酮。手术切口须偏高,减少对子宫的刺激。尽量不使用腹腔引流。术后使用有效的广谱抗生素。临产期的急性阑尾炎如并发阑尾穿孔或全身感染症状严重时,可考虑经腹行剖宫产术同时切除阑尾。

【护理措施】

（一）术前护理

1. 严格的护理评估 过度肥胖、过度消瘦、有流产史、相关产科疾病（如胎盘早剥、习惯性流产、前置胎盘）、严重心肺疾病是妊娠阑尾炎手术的相对禁忌证。患者入院后应做好详细评估,预防相关并发症。

2. 心理护理 因妊娠患者担心麻醉、手术影响胎儿健康及增加流产风险,多数患者有不同程度的焦虑与紧张,护士应做好患者及家属的沟通,耐心讲解阑尾手术的优点及临床效果,指导患者相关的孕期保健知识与技能,增加患者的治疗配合度。

3. 术前准备 术前手术区域常规备皮,应注意脐部的清洁与消毒处理,防止因脐部损伤导致切口感染;术前8小时禁食,4小时禁水,因孕期易饥饿,术前8~4小时可适量饮水。

（二）术后护理

1. 病情观察与切口护理 严密观察患者生命体征,阴道有无流血,监测胎心、胎动,发现异常立即通知主管医师。定期检查腹部切口敷料有无血性渗出,保持敷料清洁干燥,1个月内禁止盆浴。

2. 体位护理 在胎心正常且无早产先兆时,鼓励并协助患者于术后6小时后下床活动;活动时不做弯腰动作,避免诱发宫缩。睡觉时取左侧卧位并将床头抬高2~3cm,可有效缓解妊娠反应。

3. 饮食护理 患者禁食禁水6小时后,可先饮少量温水,如无呕吐再进流食,肠蠕动恢复后予以半流食,逐渐过渡到营养丰富易消化的普食。

四、老年人阑尾炎

老年性阑尾炎是外科常见手术之一,是机体内诸多因素,如阑盲瓣关闭不严、阑尾动脉硬化、肠蠕动减慢,细菌侵入等,而形成一种炎性改变。

【解剖及病理特点】

老年人阑尾管腔变狭窄,随之老年阑盲瓣关闭不严、肠蠕动减缓、长期便秘,导致未消化的食物及寄生虫会侵入阑尾腔形成阻塞,造成局部血液循环障碍,组织缺血坏死,引发炎症。

【临床表现】

①病人主诉不强烈,体征不典型,体温和血白细胞升高不明显;②临床表现轻而病理改变较重;③老年人多伴动脉硬化,阑尾动脉亦发生硬化,易导致阑尾缺血坏死;④老年人常伴心血管疾病、糖尿病、肾功能不全等,使病情趋于复杂严重。

【治疗要点】

一旦确诊,及时手术治疗,同时注意处理伴发的内科疾病。

【护理措施】

（一）术前护理

1. 营养支持 因老年患者生理功能衰退,伴心脑血管疾病、高血压、糖尿病等,极易转为重症患者,且病情所致的呕吐、腹痛、食欲减退等,导致机体水、电解质紊乱,需给予营养支持改善电解质失衡状态,提高手术耐受能力。

2. 心理护理 应尊重老人,耐心解释手术的必要性,树立患者的信心,配合手术。

（二）术后护理

1. 卧位 根据麻醉的方式安置不同的体位,如全麻术后清醒或硬膜外麻醉平卧6小时后,血压、脉搏平稳者,改为半卧位,以降低腹壁张力,减轻切口疼痛,有利于呼吸和引流并可预防膈下脓肿形成,并鼓励患者早期下床活动。

2. 密切观察病情 定时监测术后血压、脉搏、呼吸、体温等生命体征,15~30分钟监测一次。病情平稳后可改为2次/日。并严密观察体温变化。必要时可给予心电监护密切监测心率、脉搏的变化,保持呼吸道通畅。

3. 疼痛与切口护理 ①保持病室环境安静、舒适;注意倾听患者主诉;评估病人疼痛的程度、性质,观察疼痛部位有无红、肿、热及血运障碍等,发现异常时告知医师并协助处理或遵医嘱应用止痛药物对症处理。②观察切口敷料有无血性渗出液,保持切口敷料清洁和干燥,换药时严格无菌技术,防止切口感染和愈合不良。

4. 并发症的护理

（1）肠粘连：鼓励患者早期离床活动,拓宽腹腔内空间避免肠粘连;限制能引起胀气的食物,如奶制品、甜食等;腹胀明显者,可给予胃肠减压、肛管排气等;留置腹腔引流管的患者应定期检查管路是否畅通,有无反折。

（2）下肢静脉血栓：因老年患者术后卧床,易引发下肢静脉血栓,导致肺栓塞或脑栓塞等,卧床期间应加强皮肤护理与翻身,并定期按摩双下肢。

（3）肺部感染：协助患者定时翻身并拍背,指导患者有效咳嗽,保持呼吸道通畅,必要时可给予吸痰,防止痰液阻塞呼吸道而发生窒息。

五、AIDS/HIV 感染病人的急性阑尾炎

此类病人的临床症状及体征与免疫功能正常者相似,但不典型,病人的白细胞计数不高,常被延误诊断和治疗。B 超和 CT 检查有助于诊断。处理原则为早期手术治疗,可获得较好的短期生存,否则穿孔率较高（40%）。因此,不应将 AIDS 和 HIV 感染者视为阑尾切除术的手术禁忌证。

第四节　慢性阑尾炎

【病因和病理】

慢性阑尾炎多由急性阑尾炎转变而来,少数病变开始即呈慢性过程。主要病理改变为阑尾壁有不同程度的纤维化及慢性炎性细胞浸润。黏膜层和浆肌层可见以淋巴细胞和嗜酸性粒细胞浸润为主,还可见到阑尾管壁中有异物巨细胞。多数慢性阑尾炎病人的阑尾腔内有肠石或者阑尾粘连,淋巴滤泡过度增生,致管腔变窄。由于阑尾纤维组织增生,脂肪增多,管壁增厚,管腔狭窄,不规则,甚至闭塞,妨碍了阑尾的排空并压迫阑尾壁内神经而产生疼痛症状。

【临床表现】

病人既往常有急性阑尾炎发作病史,经常右下腹疼痛,少数病人仅有隐痛或不适,多由剧烈活动或饮食不洁诱发急性阑尾炎。

【体征】

主要的体征是阑尾部位的局限性压痛,这种疼痛经常存在且位置固定。部分病人左侧卧位查体时在右下腹可扪及阑尾条索。

【辅助检查】

X 线钡剂灌肠透视检查可见阑尾不充盈或充盈不全,阑尾腔不规则,72 小时后透视复查阑尾腔内仍有钡剂残留,即可诊断慢性阑尾炎。

【治疗要点】

诊断明确后需手术切除阑尾,并行病理检查证实诊断。

【护理措施】

同急性阑尾炎。

（张美萍）

参 考 文 献

1. 李乐之,路潜. 外科护理学. 5 版. 北京:人民卫生出版社,2016:441-449
2. Åke Andrén-Sandberg. 急性阑尾炎. 北京:北京科学技术出版社,2005
3. 陈孝平,汪建平. 外科学. 8 版. 北京:人民卫生出版社,2013:385-392
4. 贺丽,徐宏宇,万四红. 86 例小儿阑尾炎的术后护理及效果分析. 临床医学工程,2015,22(9):1223-1224
5. 林振华,谢正悦,吴志清,等. 1256 例小儿急性阑尾炎诊治体会. 福建医药杂志,2014,36(4):59-61
6. 温丽诺. 探讨老年性阑尾炎术后护理对策. 世界最新医学信息文摘,2016,16(58):213
7. 张秀花,宋会欣,迟培环. 妊娠早期腹腔镜阑尾切除术围手术期护理体会. 腹腔镜外科杂志,2016,21(6):470-473
8. 郭亚. 小儿阑尾炎术后的临床护理措施探究. 中国继续医学教育,2016,7(23):186-187

第二十六章

损伤性疾病病人的护理

第一节 结 肠 损 伤

【概念】

结肠损伤(injury of colon)是腹部钝性损伤及穿透性损伤所致的、较常见的空腔脏器损伤之一,也可因医源性损伤如钡剂灌肠、结肠镜检查及肠镜下微创手术的损伤、腹腔镜下操作误伤等。

【病因与发病机制】

一、病因

(一) 结肠损伤按致伤物分类

1. 穿刺伤 刀刺伤和各种尖锐器物所致的穿通伤。

2. 火器伤 枪炮、弹片和高速飞行的杀伤性异物等所致的贯通性损伤等。

3. 钝性伤 常见腹部受到各种摔打、撞击、坠落、挤压或剧烈爆炸所引起的气浪和水浪冲击等伤害。

(二) 按照物理能量释放的强度

1. 高速、高能量的暴力伤 能量能在短时间内释放、聚集震荡,广泛破坏肠壁组织及其系膜血管,甚至邻近器官。损伤的特点是:组织创伤的范围大,多有复合伤,并伴有多发伤。

2. 低速、低能量的暴力伤 短时间内释放能量少,对组织的震荡轻,损伤的范围比较局限。

(三) 按照组织损伤的类型

1. 穿透性损伤 刀、刺等低速、低能量尖锐物的直接穿刺损伤,伤道比较单一明确。医源性的如结肠镜检查、ESD 等所致的结肠穿孔,肠壁有破口,粪便溢出肠腔外,污染腹腔或腹腔外其他组织。

2. 钝器损伤 中高能量的钝性暴力,如打架斗殴、交通事故、地震及房屋倒塌等引起的腹部闭合性损伤时,作用力直接对脊柱,可致横结肠断裂伤;或

因结肠壁薄,张力大,挤压肠管破裂;或损伤累及结肠系膜的血管导致结肠坏死等。

3. 挫裂性损伤 高速、高能量的钝性暴力或传导牵拉暴力、高速火器伤等,往往有复合型损伤。这类损伤严重而复杂,一般伴有腹内多脏器及腹部以外其他脏器的多发性损伤。可导致肠壁及其系膜、甚至邻近组织器官大块损坏,结肠不全或完全穿透性破裂、横断,粪便污染重。

二、发病机制

结肠壁薄,属于结肠边缘支血管终末供血,血液循环差,愈合能力弱;结肠内容物含有大量细菌,易位于肠腔以外可以造成严重感染;结肠腔内压力高,肠胀气后容易从损伤处或缝合处破裂;升、降结肠属于腹膜间位器官,相对固定,伤后造成腹膜后间隙的感染。

【临床表现】

因伤情不同,腹部损伤后的临床表现有很大的差异。轻微的腹部损伤,可无明显症状和体征;而严重者则可出现休克甚至处于濒死状态。实质性脏器损伤的临床表现以内出血为主,空腔脏器损伤以腹膜炎为主要表现。

1. 实质性脏器损伤 以腹腔内出血为主并伴有腹痛。表现为面色苍白、脉率加快,严重时脉搏微弱、血压不稳、尿量减少,甚至出现出血性休克。持续性腹痛,腹膜炎刺激症状不明显。

2. 空腔脏器损伤 胃肠道、胆道、膀胱等破裂时。主要表现为弥漫性腹膜炎,患者出现持续性剧烈腹痛,伴有恶心、呕吐,稍后出现体温升高、脉率增快、呼吸急促等全身性感染症状,严重者可发生感染性休克。空腔脏器损伤也可有某种程度的出血,若邻近的

大血管合并有损伤时,可出现呕血、黑便等,直肠损伤时可出现鲜红色血便。具有典型的腹膜刺激征,其程度因空腔脏器内容物的不同而异。胃液、胆汁或胰液对腹膜的刺激最强,肠液次之,血液最轻。

【辅助检查】

1. 实验室检查 腹腔内实质性脏器破裂出血时,血红细胞、血红蛋白、血细胞比容等数值下降,白细胞计数略有升高。空腔脏器破裂时,白细胞计数和中性粒细胞比例明显上升。胰腺、胃肠道或十二指肠损伤时,血、尿淀粉酶升高。泌尿系统损伤时,尿常规检查可发现血尿。

2. 影像学检查

(1) B超检查:主要用于诊断实质性脏器损伤,能提示脏器损伤的部位和程度。若发现腹腔内积液和积气,则有助于空腔脏器破裂或穿孔的诊断。

(2) X线检查:腹部平片或透视发现膈下有游离气体或腹膜后有积气,且腹部肠管普遍胀气或有液气平面,以确定有否空腔脏器损伤,根据部位以确定有否结肠破裂损伤,腹平片还可发现骨折及金属异物等。

(3) CT检查:能清晰地显示肝、脾、肾等脏器的被膜是否完整、大小及形态结构是否正常。

(4) 其他影像学检查:①选择性血管造影:诊断肝、脾、胰、肾、十二指肠等脏器损伤。②MRI:对血管损伤和某些特殊部位的血肿如十二指肠壁间血肿的诊断有帮助。③磁共振胰胆管造影:适用于胆道损伤的诊断。

3. 诊断性腹腔穿刺术或腹腔灌洗术 诊断阳性率达到90%以上,对于判断腹腔脏器有无损伤和哪一类脏器损伤有很大的帮助。根据抽出的液体确定,如为粪便样物质是肠损伤,有不凝固的血液可能是实质性脏器损伤。诊断性穿刺冲洗术:用套管针腹穿,抽出针芯,放入导管,吸出的液体检验,如抽不出液体,可经导管向腹腔内注入乳酸林格液或等渗盐水(10~20ml/kg),灌洗液回收,根据肉眼观察和化验检查,符合以下任何一项即属于阳性:①冲洗液内含有肉眼可见的血液、胆汁、胃肠内容物或尿液;②镜检红细胞计数大于$0.12×10^{12}/L$;③淀粉酶超过1000U/L(索氏法);④灌洗液镜检发现大量细菌,该法比诊断性穿刺术更为可靠,并发症少。

4. 腹腔镜检查 主要用于临床难于确诊时。

【治疗要点】

诊断结肠损伤后,手术是治疗的根本原则,但手术方法应视局部损伤情况而定,因手术是在血液循环较差、细菌繁殖较多的结肠进行,再加结肠内压力较高,做修补或肠吻合术极易形成结肠瘘或腹腔残余感染等并发症。具体处理方法如下:

1. 结肠壁挫伤的处理 患者因腹部损伤行剖腹探查时,发现结肠局部的浆肌层损伤,可横行缝合修补;对肠壁血肿及肠系膜血肿,可切开清除血肿、止血,无肠壁血运障碍,再行修补术;对肠壁一段或相近的肠管多段广泛浆肌层损伤,肠系膜血肿或血管损伤影响相应肠管血运障碍时,则行相应的肠段切除吻合术;如患者病情危重或局部污染严重时,可行结肠损伤部位近端造口,远端封闭或双端造口术。

2. 结肠破裂及结肠横断性损伤

(1) 一期缝合修补术:对污染轻,或污染虽较重,但冲洗彻底的12小时以内的结肠破裂,行一期缝合修补手术或肠切除吻合手术,在手术中彻底用生理盐水冲洗腹腔及必要的腹腔引流术。

(2) 回肠或结肠造口,延期关闭造口:对于多脏器损伤,休克恢复不稳,全身情况不允许,或局部污染严重又超过12小时的患者,可行双端造口;也可行局部肠修补或切除吻合,近端造口,远端封闭,待3个月后延期关闭造口。

【护理评估】

1. 健康史 询问伤者或现场目击者及护送人员,了解受伤具体经过,包括受伤时间、地点、致伤因素,以及伤情、伤后病情变化、就诊前的急救措施等。

2. 身体状况 了解腹膜刺激征的程度和范围;有无伴随恶心、呕吐;腹部有无移动性浊音,肝浊音界有否缩小或消失;肠蠕动有否减弱或消失,直肠指检有无阳性发现。了解生命体征及其他全身变化。了解辅助检查结果,评估手术耐受性。

3. 心理-社会状况:了解患者的心理变化,以及了解患者和家属对损伤后的治疗和可能发生的并发症的认知程度和家庭经济承受能力。

4. 了解手术的种类、术中患者情况,麻醉方式,手术后放置引流种类及位置,患者手术耐受程度,评估术后患者康复情况。

【护理诊断】

1. 体液不足 与损伤致腹腔内出血,严重腹膜炎、呕吐、禁食等有关。

2. 急性疼痛 与腹部损伤有关。

3. 潜在并发症:肠瘘、腹腔脓肿、休克。

【护理措施】

(一) 现场急救

首先检查呼吸情况,保持呼吸道通畅;有休克表现者应尽快建立静脉通路,快速输液。伴有肠管脱出者,可用消毒碗覆盖保护,勿强行回纳。

（二）非手术治疗患者的护理

1. 绝对卧床休息　给予吸氧,床上使用便盆;若病情平稳,可取半卧位。

2. 禁食　防止加重腹腔污染。禁食期间全量补液,必要时输血,积极补充血容量,防止水、电解质及酸碱平衡失调。待肠蠕动功能恢复后,可开始进流质饮食。

3. 监测生命体征　观察腹部体征的变化,注意腹膜刺激征的程度和范围。观察期间需注意:①尽量减少搬动,以免加重伤情。②结肠破裂者严禁灌肠。

4. 用药护理　遵医嘱应用广谱抗生素防治腹腔感染,注射破伤风抗毒素。必要时,进行肠外营养支持。

5. 术前准备　除常规准备外,还应包括交叉配血试验;留置胃管;补充血容量,血容量严重不足的患者,在严密监测中心静脉压的前提下,可在15分钟内输入液体1000～2000ml。

6. 心理护理　主动关心患者,提供人性化服务。向患者解释可能出现的并发症、相关的治疗和护理知识,缓解其焦虑和恐惧,稳定情绪,积极配合各项治疗和护理。

（三）手术治疗患者的护理

1. 根据麻醉和手术情况选择合适体位　血压平稳改为半卧位,以利于腹腔引流,减轻腹痛,改善呼吸循环功能。

2. 严密监测生命体征变化,做好呼吸、循环和肾功能的监测和维护　注意腹部体征的变化,及早发现腹腔脓肿等并发症。

3. 饮食禁食,胃肠减压　待肠蠕动恢复、肛门排气后停止胃肠减压,若无腹胀不适可拔除胃管。从进食少量流质饮食开始,根据病情逐渐过渡到半流质饮食、普食。

4. 静脉输液与用药　禁食期间静脉补液,维持水、电解质和酸碱平衡。必要时给予完全胃肠外营养,以满足机体高代谢和修复的需要,并提高机体抵抗力。术后继续使用有效的抗生素,控制腹腔内感染。

5. 鼓励患者早期活动　早期活动有助于促进血液循环,防止静脉血栓,改善肺功能等效果。首先定时翻身,其次进行下肢运动练习,包括髋、膝关节屈伸及足部旋转运动。

（1）指导翻身:翻身时上面的腿弯曲,用枕头支撑,抓住对侧床栏,以同样的方法翻向另一边,翻身时锻炼腹式呼吸和咳嗽。

（2）指导腿部运动:半卧位,膝盖弯曲,抬高下肢保持几秒钟,然后伸直,放低。每条腿做5次,另一条腿重复;然后腿做环形运动,向内、向外再向内,重复做5次。

6. 腹腔引流护理　区分各引流管放置的部位和作用,并做好标记、妥善固定。保持引流通畅,若引流液黏稠,可通过负压吸引防止堵塞。观察并记录引流液的量、性状和颜色,如有异常及时通知医师。熟悉各类引流管的拔管指征,并进行宣教。

7. 做好造口护理　术后第0～2日,由护士观察和评估造口及造口周围皮肤情况,为患者清洗造口及粘贴造口袋,指导患者家属观看换袋过程。术后第3～4日,鼓励患者观看和触摸自己的造口。术后第5～8日,指导患者参与换袋过程:如何清洗和测量造口大小,裁剪和粘贴造口袋的技巧,向患者介绍造口袋的种类、特性、价格,指导患者试用合适和喜爱的造口袋;1周后拆除造口缝线和造口支架。术后第9～10日,评估患者的换袋技能,并及时给予纠正。为患者选择合适的造口用品,并指导如何储存造口用品和清洗两件式造口袋。

8. 并发症的观察与护理

（1）受损器官再出血:①取平卧位,禁止随意搬动患者,以免诱发或加重出血。②密切观察和记录生命体征及面色、神志、末梢循环情况,观察腹痛的性质、持续时间和辅助检查结果的变化。若患者腹痛缓解后又突然加剧,同时出现烦躁、面色苍白、肢端温度下降、呼吸及脉搏增快、血压不稳或下降等表现,腹腔引流管间断或持续引流出鲜红色血液,血红蛋白和血细胞比容降低,常提示腹腔内有活动性出血。一旦出现以上情况,通知医师并协助处理。③建立静脉通路,快速补液、输血等,以迅速扩充血容量,积极抗休克,同时做好急症手术的准备。

（2）腹腔脓肿:①剖腹探查术后数日,患者体温持续不退或下降后又升高,伴有腹胀、腹痛、呃逆、直肠或膀胱刺激症状,辅助检查血白细胞计数和中性粒细胞比例明显升高,多提示腹腔脓肿形成。伴有腹腔感染者可见腹腔引流管引流出较多浑浊液体,或有异味。②主要护理措施:合理使用抗生素,较大脓肿采用经皮穿刺置管引流或手术切开引流;盆腔脓肿较小或未形成时应用40～43℃水温保留灌肠或采用物理透热等疗法;给予病人高蛋白、高热量、高维生素饮食或肠内外营养治疗。

【护理评价】

1. 体液平衡得以维持,生命体征稳定,无脱水征象。

2. 腹痛缓解或减轻。

3. 未发生出血、肠瘘、腹腔脓肿或休克等并发症,或出现并发症能得到及时的处理。

【健康教育】

1. 加强安全教育　宣传劳动保护、安全行车、遵守交通规则的知识,避免意外损伤的发生。

2. 普及急救知识　在意外事故现场,能进行简单的急救或自救。

3. 及时就诊　一旦发生腹部损伤,无论轻重,都应经专业医务人员检查,以免延误治疗。

4. 出院指导　①视损伤情况合理安排休息,加强锻炼,增加营养,促进康复。②指导造口护理,出院后1~2周造口专科门诊就诊,了解患者或家属护理造口的技巧。③若出现造口袋粘贴不稳,造口周围皮肤红肿、疼痛、出血或腹痛、腹胀、肛门(造口)停止排气排便等不适,应及时到医院就诊。

第二节　直肠肛管损伤

【概念】

直肠、肛管损伤的发生率并不高,但直肠损伤的处理比较复杂,其原因是:直肠内细菌多,易感染;直肠周围间隙多,血运差,感染易扩散形成间隙脓肿;直肠损伤合并其他脏器损伤,如骨盆骨折、盆腔大出血、尿道损伤或肛门括约肌损伤,处理困难;直肠损伤发病率低,外科医生缺乏足够的经验,早期诊断困难,易误诊、漏诊。

【病因与发病机制】

1. 会阴和肛门部插入伤　意外事故,如高处跌落,坐于木桩、铁杆等棒状物,刺伤直肠和肛管。高处坠落造成的骨盆骨折也可刺伤直肠或损伤盆腔其他脏器。

2. 直肠异物　如食入的尖锐异物可造成直肠局部损伤,同性恋经直肠性交也可引起损伤,性变态者将异物插入直肠也易损伤肛管或直肠。

3. 医源性损伤　肠镜检查、肛门温度计、灌肠器可损伤直肠。此外,直肠息肉切除或电灼,直肠活检,狭窄扩张,内痔注射及盆、腹部会阴手术如分娩、泌尿系手术都可造成损伤或会阴撕裂。

4. 意外创伤　交通事故,会阴、臀部的钝器或重物击伤,可广泛撕裂肛门皮肤、肛管、肛门括约肌或直肠,举重或排便用力过猛有时造成直肠撕裂。

5. 火器伤　战时多见,如弹片、刺刀等都可致损伤。

【临床表现】

1. 疼痛　可延迟于损伤后数小时或数日出现。腹膜内损伤有腹下疼痛,并有急性腹膜炎的表现。腹膜外损伤无腹膜炎表现,疼痛也不明显,但感染一般严重,多合并厌氧菌感染,且向直肠间隙扩散。

2. 出血和休克　是常见致死的原因。合并尿道或膀胱损伤时,直肠和伤口内有尿液,尿有血和粪便,尿道破裂有尿外渗至直肠腔内。有的可见腹腔游离气体或直肠周围和腹膜后积气。

3. 直肠肛管损伤的并发症　表现有直肠膀胱瘘、直肠阴道瘘、直肠外瘘及直肠狭窄、大便失禁等。

【辅助检查】

1. 直肠指诊　可发现伤口大小及数量,还可判断肛门括约肌损伤情况,为治疗提供参考。直肠指检时指套上常染有血迹或尿液,如损伤部位低,可扪及破口,破损区有肿胀和压痛等。临床有下列情况应常规做直肠指检:①暴力所致的肛管损伤,如撞伤、坠落伤;②肛门刺伤;③骨盆挤压伤,下腹部踢伤;④伤后有肛门流血者。

2. 阴道指诊　对疑有直肠伤的已婚妇女进行阴道指诊,可触及直肠前壁破裂口,明确是否合并阴道破裂。

3. 内镜检查　指诊阴性者,进行直肠镜或乙状结肠镜检查,能直观损伤部位、范围和严重程度,为临床处理提供依据。

4. X线检查　为诊断直肠破裂必不可少的重要手段。发现膈下游离气体提示腹膜内直肠破裂;通过骨盆相可了解骨盆骨折状况和金属异物的部位,在骨盆壁软组织见到气泡则提示腹膜外直肠破裂。

5. 实验室检查　白细胞计数和中性粒细胞比例明显上升。

【治疗要点】

依病情而定,具体考虑如下情况:①损伤的严重程度、深度、大小;②腹膜内或腹膜外损伤;③是否合并有血管损伤;④是否合并其他脏器的损伤;⑤有无括约肌损伤;⑥损伤后伤口及组织、腹腔的污染程度;⑦损伤与治疗的时间间隔;⑧患者全身情况。

处理原则:

1. 止血、清创,尽量去除伤口或直肠内异物。

2. 根据腹腔污染程度决定是否近端完全性粪便改道转流,同时清洁冲洗远端结肠。

3. 修补直肠伤口并及时缝合括约肌,保证充分引流。

4. 广谱抗菌。

5. 恰当处理合并伤。

6. 预防肛门狭窄。

【护理评估】

1. 了解受伤时间、地点、部位、姿势、伤情,致伤源的性质及暴力的方向和强度,受伤至就诊之间的病情变化及就诊前的急救措施及其效果;患者神志不清或昏迷时,可询问现场目击者及护送人员。

2. 评估患者伤口及其部位、大小;有无腹部压痛、肌紧张和反跳痛,其程度和范围;腹部有无移动性浊音,肝浊音界是否缩小或消失;肠蠕动是否减弱或消失,直肠指诊有无阳性发现。

3. 评估患者生命体征变化,有无面色苍白、出冷汗、脉搏细速、血压不稳等休克的早期征象;有无体温升高、脉搏增快等全身中毒症状。

4. 了解辅助检查情况,红细胞计数、白细胞计数、血红蛋白和血细胞比容等数值的变化,其他辅助检查如腹腔穿刺/腹腔灌洗、X线、B超、CT、MRI等影像学检查的结果。

5. 了解患者既往有无结核病、糖尿病、高血压等病史;有无酗酒、吸烟和吸毒史;有无腹部手术史及药物过敏史等。

6. 评估患者及家属对伤口、出血这些视觉刺激的心理承受能力和对预后的担心程度;评估经济承受能力和对本次损伤相关知识的了解程度。

【护理诊断】

1. 体液不足　与损伤出血,严重腹膜炎、禁食等有关。

2. 急性疼痛　与直肠、肛管损伤有关。

3. 潜在并发症:休克、肠瘘、肛门狭窄。

【护理措施】

（一）非手术治疗的护理

1. 一般护理

（1）视伤情嘱患者卧床休息,吸氧,床上使用便器;若病情平稳,可取半卧位。

（2）未明确诊断前,嘱患者禁食,以免加重腹腔污染。禁食期间全量补液,必要时输血,积极补充

血容量,防止水、电解质及酸碱平衡失调。待诊断明确、病情稳定、肠蠕动功能恢复,可开始进流质饮食。

2. 注意生命体征和腹部情况　观察腹部体征的变化,尤其注意腹膜刺激征的程度和范围。观察期间需特别注意:①尽量减少搬动,以免加重伤情;②直肠肛管破裂者严禁灌肠。

3. 遵医嘱应用广谱抗生素防治腹腔感染,注射破伤风抗毒素。必要时,进行肠外营养支持。

4. 术前准备　除常规准备外,还应包括交叉配血试验,留置胃管,补充血容量;血容量严重不足的患者,严密监测中心静脉压,可在15分钟内输入液体1000～2000ml。

5. 主动关心患者,提供人性化服务。向患者解释可能出现的并发症、相关的治疗和护理知识,缓解其焦虑和恐惧,稳定情绪,积极配合各项治疗和护理。

（二）手术治疗的护理

1. 根据麻醉和手术情况选择合适体位,血压平稳改为半卧位,以利于腹腔引流,减轻腹痛,改善呼吸循环功能。

2. 严密监测生命体征变化,做好呼吸、循环和肾功能的监测和维护。注意腹部体征的变化,及早发现腹腔脓肿等并发症。

3. 饮食禁食,胃肠减压。待肠蠕动恢复、肛门排气后停止胃肠减压,若无腹胀不适可拔除胃管。从进食少量流质饮食开始,根据病情逐渐过渡到半流质饮食、普食。

4. 静脉输液与用药禁食期间静脉补液,维持水、电解质和酸碱平衡。必要时给予完全胃肠外营养,以满足机体高代谢和修复的需要,并提高机体抵抗力。术后继续使用有效的抗生素,控制腹腔内感染。

5. 鼓励患者早期活动　早期活动有助于促进血液循环,防止静脉血栓,改善肺功能等效果。首先定时翻身,其次进行下肢运动练习,包括髋、膝关节屈伸及足部旋转运动。

（1）指导翻身:翻身时上面的腿弯曲,用枕头支撑,抓住对侧床栏,以同样的方法翻向另一边,翻身时锻炼腹式呼吸和咳嗽。

（2）指导腿部运动:半卧位,膝盖弯曲,抬高下肢保持几秒钟,然后伸直,放低。每条腿做5次,另一条腿重复;然后腿做环形运动,向内、向外再向内,重复做5次。

6. 肛门部引流护理　区分各引流管放置的部

位和作用,并做好标记、妥善固定。保持引流通畅,若引流液黏稠,可通过负压吸引防止堵塞。观察并记录引流液的量、性状和颜色,如有异常及时通知医师。熟悉各类引流管的拔管指征,并进行宣教。

7. 做好造口护理　出院前教会患者和家属更换造口袋,指导出院后造口袋的购买和保管,复诊的注意事项等。

8. 指导肛门狭窄的预防和处理。

【护理评价】

1. 体液平衡得以维持,生命体征稳定,无脱水征象。

2. 疼痛缓解或减轻。

3. 未发生肠瘘、肛门狭窄及休克等并发症,或得到及时发现和处理。

【健康教育】

1. 加强安全教育　宣传劳动保护、安全行车、遵守交通规则的知识,避免意外损伤的发生。

2. 普及急救知识　在意外事故现场,能进行简单的急救或自救。

3. 及时就诊　一旦发生腹部或肛门部损伤,无论轻重,都应经专业医务人员检查,以免延误治疗。

4. 出院指导　①视损伤情况合理安排休息,加强锻炼,增加营养,促进康复。②指导造口护理,出院后1~2周造口专科门诊就诊,了解患者或家属护理造口的技巧。③指导肛门狭窄病人扩肛。④若出现造口袋粘贴不稳,造口周围皮肤红肿、疼痛、出血或腹痛、腹胀、肛门(造口)停止排气排便等不适,应及时到医院就诊。

(何兰珍　叶新梅)

参 考 文 献

1. 汪建平. 中华结直肠肛门外科学. 北京:人民卫生出版社, 2014:272-279

2. 李乐之,路潜. 外科护理学. 5 版. 北京:人民卫生出版社, 2012:391-403

3. 汪建平. 中华结直肠肛门外科学. 北京:人民卫生出版社, 2014:279-283

4. 李春雨,汪建平. 肛肠外科手术学. 北京:人民卫生出版社,2015:306-307

第二十七章

肛门直肠异物病人的护理

直肠异物是指各种异物进入直肠后,造成肠壁、肛管及周围组织的损伤,临床上比较少见,其发病率仅占消化道异物的 3% ~ 5% 。异物可由口、肛门进入,一般异物均可自行排出体外,部分异物可在直肠狭窄部或弯曲处发生刺伤或梗阻,其中最常见的部位为肛管直肠部。

【病因与发病机制】

直肠异物来源于两方面,一是下行的上消化道异物,二是直接经肛门进入。误吞的异物体积较小,多为短骨、发卡、别针、义齿等;蓄意吞服的异物相对较大,可有铁条、木条、铁钉等。异物一旦进入下消化道,细长或锐利的异物易造成肠穿孔,最常穿孔的部位是回盲部,其次为乙状结肠,80%需结肠镜取出的异物位于这些部位。

在临床上,所常见的肛门直肠异物其种类和来源可以分为三类:①口源性异物;②肛源性异物;③内源性异物。其常见程度:肛源性异物>口源性异物>内源性异物。

根据异物的位置不同,通常将其分为低位与高位异物,前者指异物在直肠壶腹可以触及,后者位于直乙状结肠交界,通常距肛缘 10cm 以上。

【临床表现】

因异物的大小、形状和所在部位深浅,以及损伤轻重的不同,临床上会出现轻重不等的症状。如肛门内坠胀、沉重、刺痛、灼痛、里急后重等;疼痛常呈持续性,往往大便时加重;异物在直肠内,还可以引起出血,黏膜溃烂,排粪不畅,有时有下腹绞痛,或有恶心呕吐、呃逆、腹泻或昏迷等症状;如继发感染,可引起肛门直肠周围脓肿,出现一系列症状。有些直肠内异物,也可无明显症状。

【辅助检查】

1. 实验室检查　白细胞总数及中性粒细胞增高。

2. 影像学检查

（1）腹部 X 线检查:腹平片是最常用的检查方法,立位腹平片可以显示异物的数目、形状、轮廓、位置和有无膈下游离气体。异物导致排尿困难可见膀胱充盈影像,还可见结肠或小肠祥膨胀。结肠气钡造影可以更确切地显示异物的位置,异物与肠壁的关系,还能显示常规腹平片检查不显影的异物。

（2）腹部 CT 或 B 超检查:对于腹平片检查改变不明显的患者,腹部 CT 或 B 超检查也是为诊断提供进一步依据的简单方法。

（3）肛门镜和结肠镜检查:肛门镜和结肠镜检查可以进一步确定异物的位置和性质,了解异物对结直肠黏膜的损伤情况,条件允许的情况下可以直接取出异物。

【治疗要点】

1. 自行排出法　适用于异物小且光滑者。

2. 经肛门取异物法　适用于异物相对光滑规整且位置不高者能通过肛门取出者。

3. 经腹取异物法　适用于异物偏大不规整位置偏高经肛门不能取出者,并发肠穿孔腹膜炎等。

【护理评估】

1. 健康史　了解病人的年龄、性别、嗜好、饮食习惯、性取向等病史。

2. 目前身体状况　评估患者目前异物所在的部位、程度、性质,是间断性还是持续性以及变化情况;异物出现的时间、性状等;有无排气排便。评估病人的全身情况,了解目前采取的治疗方法,有无并发症,观察手术病人术后恢复情况等。

3. 心理-社会状况　评估病人对肛门直肠异物情况出现的羞愧、自卑、恐惧等心理。仔细评估病人的情况,必要时给予心理支持。

【护理诊断】

1. 自我形象紊乱 与肛门直肠异物产生的方式、部位隐私有关。

2. 疼痛 与异物压迫有关。

3. 出血 与部分异物在直肠狭窄部或弯曲处发生挤压、刺伤、摩擦有关。

4. 潜在并发症:肛门直肠周围脓肿、肛周感染、肠穿孔。

【护理措施】

按肛肠科一般护理常规进行,注意病人的情绪变化,及时报告医生。

1. 心理护理 了解病人的心理状况及造成异物的原因,积极开展心理疏导,解除患者的心理顾虑,配合医师的手术治疗,引导病人认识自己的疾病。

2. 疼痛及出血的护理 解释异物压迫摩擦直肠会引起的症状,安排舒适的病房环境,做好健康宣教。

3. 完善术前检查 除一般检查外,还要进行免疫检查等。

【护理评价】

1. 病人直肠异物不适症状是否解除。

2. 病人是否恢复正常生活。

3. 病人情绪是否稳定,是否愿意表达出自卑、羞愧,并耐心倾听并参与对治疗和护理的决策。

4. 病人是否发生肛门直肠周围脓肿、肛周感染、肠穿孔等,若发生,是否被及时发现和处理。

【健康教育】

1. 引导正确认识自身问题,采取积极的态度配合治疗,鼓励病人培养、养成健康积极的生活态度和拥有健康的心理。

2. 指导病人劳逸结合,保证足够的休息和睡眠,多食营养丰富、均衡和富含维生素的食物,以清淡、易消化为主。

3. 保持大便通畅,防止便秘。

4. 如果自己感觉肛门部不适,不能用异物刺激肛门,应及时来医院检查治疗。

（唐　红）

参 考 文 献

1. 李春雨. 肛肠病学. 北京:高等教育出版社,2013:274

2. 李春雨,汪建平. 肛肠外科手术学. 北京:人民卫生出版社,2015:476-477

3. 张有生,李春雨. 实用肛肠外科学. 北京:人民军医出版社,2009:376

4. 曾伟,黎爽,曹子康,等. 老年人直肠异物1例. 中国民族民间医药,2013,22(2):62-63

第二十八章

下消化道出血病人的护理

 典型病例

患者男,33 岁。因"间断腹泻 2 个月,黑便 1 日"为主诉入院。

患者 2 个月前无明显诱因出现腹泻,无腹胀腹痛,无恶性呕吐,无里急后重,无寒战发热,未在意。1 日前患者突然出现黑便,呈柏油样,入住当地消化科予以输血、补液、抑酸等对症支持治疗后好转,但予以胃镜、肠镜检查,均未见明显异常,患者要求出院。1 日前患者少量饮酒后再次出现便血,约 10 余次,并排出柏油样大便约 1000ml,伴有轻度腹胀、头昏、口干、乏力,无腹痛。急诊以"下消化道出血"收入病房。既往健康,否认肝炎、胃肠道病史。

体格检查:T 37.4℃,P 120 次/分,R 18 次/分,BP 90/50mmHg。贫血貌,结膜苍白。腹平软,无压痛,未触及包块,肝大,肋下 10cm,脾大,肋下 8cm,肝区及双肾区无叩痛,移动性浊音(−),肠鸣音 6 次/分。

辅助检查:血常规:WBC 10.80×10^9/L,Hb 60g/L,PLT 151×10^9/L,N 73.6%;肝功能:球蛋白 38g/L,间接胆红素 28μmol/L,胆碱酯酶 2298U/L,谷草转氨酶 202U/L,白蛋白 20g/L,总胆红素 56μmol/L,总蛋白 58g/L,直接胆红素 28μmol/L,谷丙转氨酶 39U/L;肾功能:正常。

入院诊断:下消化道出血,贫血,低蛋白血症。

下消化道出血(lower gastrointestinal bleeding)是指 Treitz 韧带以下的消化道出血,小肠出血并不多见,可为无痛性,定位有一定困难。其中主要来自于大肠。多数下消化道出血相对缓慢,或呈间歇性,约 80% 的出血能自行停止。

【病因】

下消化道出血的病因很多,其中以肠道肿瘤、息肉及肠道炎症性病变最为常见。各种病因引起的便血有各自特点,但同一种疾病,其便血的方式及程度不一定相同。

【临床表现】

1. 排便异常 便血(hematochezia)是下消化道出血的主要症状。可以表现为急性大量出血、慢性少量出血、间歇出血或隐性出血等。如短期内出血量多,则可出现贫血及周围循环衰竭症状,为急性大量出血;若出血量不多则全身症状不显著,为慢性少量出血;微量的消化道出血(<5ml),无肉眼

可见的粪便颜色改变,为隐性出血(stool with occult blood)。

便血的颜色取决于消化道出血的部位、出血量和速度,以及血液在肠道停留的时间。下消化道出血,如出血量多,排出较快时则呈暗红色,甚至鲜红色稀便或暗红色血块。近端结肠出血时,血与粪便常混合;盲肠、肛门或胆管疾病出血如直肠息肉、直肠癌、痔或肛裂时,血色鲜红,不与粪便混合,仅黏附于粪便表面或于排便前后有鲜血滴出或喷射出血;阿米巴性痢疾的粪便多为暗红色果酱样脓血便;而黏液脓性血便则见于急性细菌性痢疾、溃疡性结肠炎等;急性出血性坏死性肠炎可排出洗肉水样粪便,并有特殊的腥臭味。故对血性粪便的颜色、性状及气味的仔细观察,有助于寻找病因及确定诊断。

2. 伴随症状

(1)腹痛:便血伴有剧烈腹痛,甚至出现休克

现象者,应注意肠系膜血栓形成或栓塞、急性出血性坏死性肠炎、肠套叠等;便血伴上腹绞痛或黄疸者,应考虑肝、胆道出血;腹痛时排血便或脓血便,便后腹痛减轻,见于细菌性或阿米巴性痢疾,亦见于溃疡性结肠炎;排血便后腹痛不减轻,常为小肠疾病。

(2) 里急后重:表现为肛门的坠胀感,似为排便未净,便意频繁,但每次便血量不多,且排后未见轻松,常提示为肛门、直肠疾病,见于痢疾、直肠炎或直肠癌。

(3) 发热:下消化道出血伴发热常见于急性传染病或恶性肿瘤,如败血症、流行性出血热、钩端螺旋体病、结肠癌、恶性淋巴瘤等,亦可见于急性出血性坏死性肠炎。

(4) 腹部肿块:消化道出血伴有腹部肿块者,应考虑小肠恶性淋巴瘤、结肠癌、肠结核、肠套叠及克隆(Crohn)病等。

(5) 全身出血倾向及皮肤黏膜改变:伴有皮肤黏膜或其他器官出血现象者,多见于血液系统疾病(白血病、再生障碍性贫血、血小板减少性紫癜或过敏性紫癜等)、急性传染性疾病、重症肝脏疾病、尿毒症、维生素 C 或维生素 K 缺乏症等,皮肤黏膜出现成簇的、细小的鲜红色或深红色毛细血管扩张,提示便血可能由遗传性毛细血管扩张症所致。

【辅助检查】

1. 实验室检查 红细胞计数、血红蛋白和血细胞比容的下降,常出现在失血 2～3 小时后,并可估计出血量的大小。肠内血液蛋白消化、吸收以及肾血流量减少可引起血尿素氮增高。肝硬化门脉高压病人的血常规表现为全血细胞减少;肝功能检查有 SGPT 升高、血清胆红素增高、白蛋白/球蛋白倒置。

2. 特殊检查

(1) 直肠指检:70%～80%的直肠癌可在指检时被触及,还可以发现痔、肛裂及肛瘘引发的出血。

(2) 直肠乙状结肠镜检查:能直接观察到消化道末端30cm 范围的病变,同时可取活检或直接处理出血病灶,但有时因肠道残留血块而影响观察判断。

(3) 结肠镜检查:能发现微小病变,同时可做内镜下止血,包括电凝、激光止血或药物喷洒止血等,目前已广泛用于下消化道出血的诊断。

(4) 气钡双重对比检查:对 3～5mm 的微小病变检出率可达 90%,对 10mm 以上的息肉检出率在90%以上。气钡双重对比检查除能显示病变轮廓外,还能观察到结肠的功能改变。但肠道的钡剂检查应在出血完全停止后进行。

(5) 放射性核素检查:采用放射性核素$^{99}Tc^m$标记的红细胞进行检查,能较准确确定出血的大致部位,但无定性诊断价值。检查时,若出血为活动性,较易确定出血部位。

(6) 选择性动脉造影:如果出血量较大,难于止血,或者放射性核素$^{99}Tc^m$标记的红细胞进行检查未明确出血部位,可进行动脉造影,特别对疑有动静脉畸形、血管发育不良、血管瘤等血管性病变或小肠出血更有意义。

【治疗要点】

1. 基础治疗 在未明确病因和诊断前,积极给予抗休克治疗。患者绝对卧床休息,禁食或低渣饮食,必要时给予镇静剂、止血剂。治疗期间,应严密观察血压、脉搏、尿量,腹部情况,记录黑便或便血次数、数量,定期复查血红蛋白、红细胞计数、血细胞比容、尿常规、血尿素氮、肌酐、电解质、肝功能等,并注意补充全血。

2. 手术治疗 术前若明确出血的部位和原因,则根据不同的病变有针对性的处理。手术的目的是控制出血,在条件允许情况下做病灶的彻底切除。常用手术方式有肠切除吻合术、肠造瘘术和血管结扎术。

3. 介入治疗 选择性血管造影显示出血部位后,可经导管行止血治疗。

4. 内镜治疗 采用电凝、激光、冷冻和热探头止血以及对出血病灶喷洒注射用蛇毒血凝酶、凝血酶、肾上腺素等。镜下止血作用有限,不适用于急性大出血病例,尤其对弥漫性肠道病变作用不大。对憩室所致出血不宜采用,以免肠穿孔。

【护理评估】

1. 对生理的影响 ①体温、脉搏、呼吸、血压及意识状态。②全身营养状况,有无消瘦、贫血及皮肤出血点。③观察腹部有无膨隆、肠蠕动波,肝、脾有无肿大。④腹部有无肿块,肿块质地、大小、活动度,有无压痛、肌紧张、反跳痛、肠鸣音亢进或减弱。

2. 对心理-社会的影响 ①患者及其亲属对疾病的认识程度,对诊断、预后的反应和期望,对治疗的要求。②患者有无紧张、恐惧等心理反应,特别是出血原因较复杂一时难以明确,反复出血者恐惧、焦虑不安情绪有无加重。

【护理诊断】

1. 体液不足 与血便,禁食引起体液丢失或体液摄入不足有关。

2. 排便异常 与消化道出血,进食减少有关。

3. 活动无耐力 与血容量减少有关。

4. 组织灌注量改变　与血容量减少,周围循环衰竭有关。

【护理措施】

1. 监测生命体征,并做好记录。

2. 观察排便的颜色、性质、量、次数、及排便时的伴随症状。

3. 开放静脉通路,遵照医嘱补液,输注血制品及其代用品。

4. 备好抢救物品,预防失血性休克。

5. 完善急诊术前相关准备。

6. 出血情况未得到控制,应禁食,待患者出血情况得到控制后,病情稳定时可给予合理膳食,食物应营养丰富且易消化,荤素搭配,多食用新鲜蔬菜、水果以及富含蛋白质、维生素等食物,忌食辛辣、刺激、生冷、坚硬等类型的食物,忌烟酒,饮食应以少食多餐为原则,忌暴饮暴食。若发生便秘情况应及时进行处理,如给予缓泻剂或灌肠。

7. 加强床旁巡视和生活护理,嘱咐病人卧床休息,防晕厥,防外伤。患者病情未得到控制时,严禁患者进行腹压增高运动,如提举重物、用力咳嗽、排便、呕吐等;患者病情稳定后可指导其进行适当运动,但应根据患者实际身体情况对运动量进行调节,避免剧烈运动或过度劳累。

8. 对患者讲解疾病的相关知识,举出治疗成功的相似案例,使患者消除负面心理情绪,积极配合治疗,患者家属在患者进行治疗中具有重要作用,护理人员应鼓励家属对其进行配合治疗,使患者增强自信心。

【护理评价】

1. 病人无继续出血征象,血容量不足得到纠正,生命体征稳定。

2. 排便正常。

3. 出血得到控制。

4. 可自主活动。

【健康教育】

1. 向患者及家属宣传相关疾病知识、日常生活应注意事项。

2. 掌握相关的急救知识　当有少量出血时应卧床休息;大量出血者绝对卧床休息,并立即就诊。

3. 皮肤护理　便后及时用软纸擦拭,并用温水湿毛巾擦净,保持肛周皮肤清洁。

4. 饮食护理出血活动期应禁食、禁水。少量便血无活动出血者可进食温凉、清淡、无刺激性流质食物,禁烟、酒、热饮、饱餐、坚硬及刺激食物及纤维多的蔬菜。

（何兰珍　叶新梅）

参 考 文 献

1. 汪建平. 中华结直肠肛门外科学. 北京:人民卫生出版社,2014:113-115

2. 李乐之,路潜. 外科护理学. 北京:人民卫生出版社,2012:416-418

3. 罗川捌,任林飞,程勇. 下消化道出血的诊断与治疗进展. 医学综述,2013,19(18):3344-3347

4. 娄丽红,王欣,吴文娟. 综合护理干预对急性消化道大出血患者焦虑情绪的影响分析. 中国医药指南,2013,11(15):729-730

第二十九章

先天性疾病病人的护理

第一节　肛　门　闭　锁

肛门闭锁是常见的小儿直肠肛门发育畸形,直肠和肛管的先天性畸形是指直肠或肛管不同程度的狭窄或闭锁,有时伴有某种形式的直肠瘘,是较常见的胃肠道先天性疾患,发生率 1/5000～1/1500。

【病因与发病机制】

因肛膜尚未消失,或因肛缘生有纤维带,使肛门完全闭锁,肛门未与直肠相通,不能排粪;或尚留有部分空隙,粪便不能正常排出。在中医学中,称为新生儿五谷道。

【临床表现】

婴儿出生后无胎粪,啼哭不安,腹胀并有肠梗阻症状者,为肛门完全闭锁。如为不完全闭锁,则肛门仍有部分空隙,可流出少量胎粪。此类畸形如不及时处理,可引起不同程度的肠梗阻,甚至导致死亡。

【辅助检查】

1. 近年来,腹腔镜技术发展很快,腹腔镜辅助下肛门成形术是中高位肛门直肠畸形的治疗的最有效方法。有手术肌肉损伤小、辨认盆底肌中心准确、处理直肠泌尿系瘘方便等优势,术后恢复快,并发症少,应用日益广泛。

2. 因肛膜闭锁,肛门部有时有一浅凹,肛门由一层薄膜遮盖,当婴儿啼哭时,膜能凸起,表明闭锁端距肛门皮肤表浅,否则相反。

【治疗要点】

直肠畸形的一个表现方式是:先天性肛门闭锁,根据临床经验,进行外科手术就是现在对于先天性肛门闭锁治疗最直接有效的方法。

【护理评估】

（一）术前评估

1. 健康史

（1）一般情况:患儿的年龄、性别、饮食情况。

（2）家族史:了解家族成员中有无肛门闭锁及其他先天性肛肠疾病。

（3）既往史:患儿是否有过手术史,有无皮肤过敏史及麻醉药过敏史。

2. 身体状况

（1）症状:评估患儿有无胎粪,有无腹胀及肠梗阻症状,患儿全身营养状况,有无肝大、消瘦、贫血等。

（2）全身:评估患儿生命体征、意识状态、面色、肢端温度及皮肤色泽,有无水肿,营养不良状态等。

（3）辅助检查:了解血常规、腹腔镜等检查结果。

3. 心理-社会状况　了解患儿家长是否感到紧张、恐惧,是否提供足够的心理和经济支持,家长对术后肛门护理及并发症的预防了解程度。

（二）术后评估

1. 手术情况　了解麻醉方式和手术类型、范围,术中出血量、补液量及引流管安置情况。

2. 身体状况　评估患儿生命体征、意识状态、血氧饱和度、尿量等,了解有无出血、腹腔感染等并发症的发生。

3. 心理-社会状况　了解患儿家长对疾病和术后各种不舒适的心理反应;患儿家属对术后康复过程及出院健康教育知识的掌握程度。

【护理诊断】

1. 便秘　与疾病因素有关。

2. 潜在并发症:腹腔感染。

3. 体温升高　与腹腔感染有关。

【护理措施】

（一）术前护理

1. 胃肠道准备　术前 3 日进行清洁灌肠,清洁灌肠使用温生理盐水,液体量根据患儿年龄、体重确定,50～100ml/(kg·次),液体温度 37～41℃,选用合适的肛管插入肠管,深度 8～10cm,动作应轻缓,以免损伤肠壁。灌肠时要注意远端造瘘口肠道的清洁灌肠,使肠道内的粪石彻底排出,防止手术过程中术野及腹腔污染被严重感染。

2. 饮食护理　鼓励年龄较大患儿进食高蛋白、高营养、易消化的少渣饮食:忌食坚硬食物,避免食物残渣堵管,影响灌肠效果。术前 3 日进少渣半流质,术前 1 日进流质饮食,手术日晨前禁食 12 小时。

3. 心理护理　①对患儿家长进行健康教育,为其讲解疾病发病的原因、护理方法、治疗方案,以及术后的护理措施。②多与家属沟通交流,缓解家长焦虑不安的情绪,给他们看以往的成功案例,帮他们树立战胜疾病的信心,以便于让他们积极配合医院的治疗,提高疾病的治愈率。

4. 插入尿管　术前插入尿管是肛门成形术的必要准备,术中依靠尿管的定位可避免损伤尿道或阴道。此外,插入尿管还有助于了解是否存在直肠尿道瘘、膀胱瘘或阴道瘘。

（二）术后护理

1. 术后并发症预防　手术早期最严重的并发症是腹腔感染,术后遵医嘱使用敏感抗生素,胃肠减压持续 3 日,以减轻胃肠道负担,每天抽胃液,以保持胃管引流通畅并确认胃管位置正常,认真观察胃肠减压引流量及颜色变化,注意患儿有无腹胀、腹痛、呕吐等。妥善固定盆腔引流管,每 8 小时挤压引流管 1 次,以保持引流通畅,减轻或避免腹腔感染,如引流物为黄色液体并出现腹胀、腹痛、体温增高,提示腹腔感染存在。

2. 妥善固定导尿管　术中留置尿管对保持引流通畅起到很大作用,是手术时尿道和膀胱的标志,应避免误伤。如尿管插入不顺利,提示存在尿道畸形,需进行膀胱造瘘引流尿液。待术后 2 周直肠与膀胱瘘管断面愈合,拔除造瘘管,予以膀胱造口缝合;如尿管插入顺利,则术后留置导尿 7 日左右。

3. 营养支持　合理营养摄入保证患儿顺利恢复,尤其是行肠造瘘的患儿,容易继发营养及电解质失衡。正确给予肠外营养支持及科学合理的喂养可

有效提高喂养耐受性,促进肠功能的恢复。禁食期间遵医嘱给予胃肠外营养,严格遵循无菌操作,合理安排输液顺序,随时监测血糖变化,保护静脉,防止液体外渗引起皮肤坏死;胃管拔出后,给予糖水餐,观察有无呕吐、腹胀,逐渐过渡到母乳,量由少到正常。

4. 造瘘口护理　观察肠造瘘口黏膜颜色及有无肿胀情况,若呈粉红色或暗红、变黑、回缩,造瘘口出血应及时通知医生,保持瘘口周边皮肤清洁干燥,局部可涂氧化锌软膏保护;注意排泄物的性质、量、便后及时用呋喃西林棉球擦拭,防止排出粪便污染脐部,如有排便不畅应查看造瘘口有无堵塞或狭窄。肠造口术是新生儿急诊手术中挽救生命的常用手术方式,以往均行双口造瘘,术后 3 日切开肠管,术后 4～5 日进食。

5. 肛门护理　肛门成形术后留置肛管 24～48 小时,达到压迫止血的目的。麻醉清醒后患儿应采取蛙式仰卧位或俯卧位,充分暴露肛门口,观察肛门有无渗血红肿、脓性分泌物等感染症状,观察排便情况,随时用呋喃西林棉球擦去肛门排出的粪便,并辅以红外线照烤,确保会阴及肛周皮肤清洁干燥。同时减少患儿哭闹,避免腹压增高,翻身时需妥善固定肛管,防止脱落。

【护理评价】

1. 通过治疗与护理,病人是否手术顺利,生命体征平稳。

2. 通过治疗与护理,病人是否未发生腹腔感染,或得到及时发现与处理。

【健康教育】

1. 保持大便通畅　便秘者应注意通过调整饮食喂养、腹部按摩等方法保持大便通畅,无效者可适当予以口服缓泻剂。

2. 疾病知识指导　扩肛是肛门成形术后防止切口瘢痕挛缩导致肛门狭窄、保证远期效果的重要手段之一。必须向家长说明扩肛的重要性,并指导家长掌握扩肛技术和注意事项。扩肛一般术后 2 周伤口愈合后开始,由细到粗选用大小适宜的扩肛器。术后 1～3 个月,每日 1 次,每次 5～10 分钟;术后4～6 个月,每周 2～3 次;术后 7～12 个月,每周 1 次。

3. 复查　指导病儿每 3～6 个月定期门诊复查。若出现腹痛、腹胀、排便困难等造口狭窄征象时应及时到医院就诊。

第二节　直肠阴道瘘

直肠阴道瘘（RVF）是直肠与阴道之间的病理性通道，大多发生于先天性肛门直肠畸形直肠会阴部的瘘性疾患，多见于女性，尤以外伤感染、医源性损害所致的瘘性疾患为多见。由于女性的会阴部的特殊解剖生理结构，如经产妇的重度会阴撕裂和施行肛肠手术发生感染、操作不当等，很容易导致肛门直肠阴道瘘。

【病因与发病机制】

1. 直肠会阴部脓肿　如肛门直肠前壁的黏膜下脓肿、女性巴氏腺囊肿等，手术操作不当，造成直肠阴道壁的贯通损伤而形成直肠会阴瘘。

2. 肛门直肠手术，继发感染形成脓肿，破溃较深，使直肠阴道壁相互穿通形成瘘。

3. 肛肠手术操作不当所致。

4. 医源性暴力操作　如对婴幼儿的肛表测试，误伤直肠会阴部，造成直肠前庭贯通伤而形成直肠前庭瘘。

5. 直肠或子宫肿瘤放射疗法后引起放射性直肠炎，肠壁薄弱质脆。肛门直肠检查时操作过猛或大便用力排便时，造成肠壁穿孔而形成直肠阴道瘘。

【临床表现】

在临床上表现为粪便不自主地由阴道溢出及由阴道排气。阴道皮肤及黏膜组织受到粪便内的胆汁成分刺激，可导致阴道壁和会阴的充血、水肿，粪便中的细菌可导致感染，术前准备不充分，常会失败，可导致手术失败及术后复发。主要临床症状为：阴道排气、排便，炎症和刺激引起全身症状及功能障碍。

【辅助检查】

以探针插入瘘口探其走行，必要时在阴道内放置纱布，直肠内注入亚甲蓝，几分钟后取出纱布观察是否蓝染。

【治疗要点】

1. 非手术治疗　在局部感染控制住后局部可用温水或中药坐浴，使炎症吸收、瘢痕软化再进行手术治疗。

2. 手术治疗　主要有小瘘孔修补法和大瘘孔修补法两种手术方法。

【护理评估】

（一）　术前评估

1. 健康史

（1）一般情况：了解病人的年龄、性别、饮食情况，有无烟酒、饮茶嗜好。

（2）家族史：了解家族成员中有无直肠阴道瘘及其他先天性肛肠疾病。

（3）既往史：病人是否有过直肠阴道瘘、直肠会阴部脓肿、直肠或子宫肿瘤等疾病史或手术史。有无麻醉药过敏史及皮肤过敏史。

2. 身体状况

（1）症状：评估病人排便习惯有无改变，是否出现腹泻、便秘、腹痛、腹胀、肛门停止排气、排便等肠梗阻症状，有无大便表面带血、黏液和脓液的情况。病人全身营养状况，有无肝大、消瘦，贫血等。

（2）全身：评估患者生命体征、意识状态、面色、肢端温度及皮肤色泽，有无水肿，营养不良状态等。

（3）辅助检查：了解血常规、探针插入瘘口的检查结果。

3. 心理-社会状况　评估病人和家属对所患疾病的认知程度，有无过度焦虑、恐惧等影响康复的心理反应；了解病人及其家属能否接受制订的治疗护理方案，对治疗及未来的生活是否充满信心，能否积极寻求社会及他人的帮助；对大小孔修补瘘法知识及手术前配合知识掌握程度。对即将进行的手术及手术可能导致的并发症是否表现出恐惧，有无足够的心理承受能力；了解家庭对病人手术及进一步治疗的经济承受能力和支持程度。

（二）　术后评估

1. 手术情况　了解麻醉方式和病人术中采取的手术，手术过程是否顺利，术中有无输血及其量。

2. 身体状况　观察病人生命体征是否平稳，营养状况是否得以维持或改善，评估病人术后有无伤口渗血、感染等并发症的发生。

3. 心理-社会状况　了解病人对疾病和术后各种不舒适的心理反应，病人对术后康复过程及出院健康教育知识的掌握程度。

【护理诊断】

1. 便秘　与排便习惯有关。

2. 潜在并发症：术后出血、感染。

3. 体液不足　与胃肠减压有关。

4. 体温升高　与阴道感染有关。

【护理措施】

（一）　术前护理

1. 术前心理护理　无论何种手术，都是对病人比较强烈的应激刺激,会产生一定的心理反应,严重的消极心理反应可直接影响手术效果和发生并发症。采取的措施主要是提高患者对此病的认识,向患者介绍直肠阴道瘘的知识,介绍医生的治疗方案,让患者理解手术的重要性和必要性。由于长期受到此病的困扰,患者常常焦虑、紧张,并有害羞的心理,因此,医务人员和家属应该共同关心,开导患者,鼓励病人诉说自己的感觉,告诉患者这些情绪是正常的,协助病人寻找有效实用的治疗措施,使患者始终保持良好的精神状态配合治疗,必要时给予地西泮,10mg 肌内注射。

2. 肠道和阴道护理　包括阴道准备及肠道准备,①阴道准备:避开月经期。保证阴道无感染状态,术前 7 日每日应用新洁尔灭行阴道冲洗,阴道内给予复方氧氟沙星乳膏。至手术当日,阴道冲洗后方进入手术室进行手术。②肠道准备:术前 3 日开始给予患者半流食,术前 1 日禁食。并行静脉补液。术前 3 日口服药物进行肠道抑菌准备,术前 3 日及术晨给予患者清洁灌肠,导尿并留置导尿管。

（二）术后护理

1. 生命体征观察　患者手术结束后返回病房,予持续心电监护,直至病情平稳,术后 3 日内密切观察体温变化。

2. 尿管固定　术后导尿管予以妥善固定,防止扭曲受压,保持尿管通畅,给予会阴部护理 2 次/日,防止逆行性感染。术后第 5 天拔除导尿管。

3. 饮食护理　手术后为了避免粪便过早排出,污染伤口,造成感染,影响修补手术效果,希望能较长时间的保持胃肠清洁,故术后应禁食禁饮 3 日,禁食期间每日给予脂肪乳、多种氨基酸、氯化钾、水溶性多种维生素、葡萄糖等静脉营养,保证能量供给。术后第 4 日开始进食流质食物,如米汤、瘦肉汤等。术后第 5 日予半流质饮食,如稀粥、面条,多食水果、蔬菜及营养丰富的食物,忌食辛辣刺激性食物,多饮

水。术后 6～9 日恢复正常饮食。

4. 伤口观察　手术后 24 小时内严密观察伤口有无渗血,术后取侧卧位,避免伤口受压影响愈合。保持伤口清洁干燥,术后 24 小时后取出阴道内填塞的纱布,并随时清洁阴道分泌物,每日 2 次,防止感染。

5. 排便护理　控制排便延缓第 1 次排便时间,对提高手术成功率有重要作用。一般术后 5～7 日排便为宜,术后 4～6 日晚开始口服容积性泻药,保证排出成形软便。便后清洗肛门,每日中药热水坐浴、半导体激光照射 2 次,加速伤口愈合过程。上述病例中,1 例复发病人于术后第 1 天即开始排便,增加了伤口污染机会,其手术失败与排便过早有很大关联。

6. 抗感染治疗　根据病情合理使用抗生素控制感染。给予广谱抗生素及抗厌氧菌药物,如头孢美唑钠 1g+生理盐水 100ml 静脉输注,每日 2 次;奥硝唑 0.25g 静脉输注,每日 2 次。抗生素+生理盐水每晚保留灌肠。

【护理评价】

通过治疗与护理,病人是否:①粪便不自主地由阴道溢出及由阴道排气减轻;②术后未发生出血,感染等并发症,若发生,得到及时发现和处理。

【健康教育】

1. 饮食指导　饮食上要多食蔬菜、水果、含营养丰富的食物、少食辛辣刺激性食物,保持大便通畅。经常更换内裤,保持肛门及会阴部清洁干燥。出院后 1 个月、3 个月各复查 1 次,如有不适随时就诊。术后 2 个月内避免性生活,防止局部组织受损。

2. 疾病知识指导　避免重体力活动,避免过度增加腹压,导致人工肛门脱出。衣服要柔软、舒适,避免穿紧身衣裤。告知患者 2 个月内禁止性生活,2 年内避免阴道分娩。

第三节　先天性巨结肠症

先天性巨结肠（hirschsprung disease，HD）是小儿外科常见的先天性消化道畸形,主要病变为结肠末端肠壁肌间神经缺如或发育不全,多表现在生后发生胎粪不排或排出延迟,甚至发生急性梗阻。

【病因与发病机制】

先天性巨结肠发生的主要原因有:空气污染、有害食品添加剂、宫内病毒感染等导致,是小儿外科最

常见的一种消化道发育畸形疾病。

【临床表现】

1. 便秘　该病以便秘为主要表现,病变肠段神经节细胞缺失,男性患病率稍高于女性,有家族性发病倾向,发生率 0.02%。

2. 胎粪不排或排出延迟,甚至发生急性梗阻。分期:新生儿期主要表现为胎粪排出延迟、腹胀、呕

吐等低位肠梗阻症状;儿童表现为顽固性便秘、腹胀、消瘦。

【辅助检查】

腹腔镜是新发展起来的微创外科技术。由于对患者损伤小,具有术后疼痛轻,恢复快,切口微小等优点,容易被医生及患者接受。

【治疗要点】

1. 非手术治疗 回流灌肠既是保守治疗的有效措施,也是巨结肠根治术前必不可少的肠道准备,其对治疗成效有重要影响。

2. 手术治疗 先天性巨结肠症需行根治术才能痊愈。其主要方法就是手术治疗。

【护理评估】

(一) 术前评估

1. 健康史

(1) 一般情况:患者的年龄、性别、饮食情况。

(2) 家族史:了解家族成员中有无先天性巨结肠及其他先天性肛肠疾病。

(3) 既往史:患者是否有过手术史,有无皮肤过敏史及麻醉药过敏史。

2. 身体状况

(1) 症状:评估患者有无便秘胎粪不排或排出延迟等症状。

(2) 全身:评估患者生命体征、意识状态、面色、肢端温度及皮肤色泽,有无水肿、营养不良状态等。

(3) 辅助检查:了解血常规、腹腔镜等检查结果。

3. 心理-社会状况 了解患者及患者是否感到紧张、恐惧;患者家属是否提供足够的心理和经济支持。

(二) 术后评估

1. 手术情况 了解麻醉方式和手术类型、范围,术中出血量、补液量及引流管安置情况。

2. 身体状况 评估患者生命体征、意识状态、血氧饱和度、尿量等,了解有无出血、腹腔感染等并发症的发生。

3. 心理-社会状况 了解患儿家长对疾病和术后各种不舒适的心理反应;患儿家属对术后康复过程及出院健康教育知识的掌握程度。

【护理诊断】

1. 便秘 与疾病因素有关。

2. 体温过高 与腹腔感染有关。

3. 潜在并发症:出血、腹腔感染。

4. 营养失调:低于机体需要量。

【护理措施】

(一) 术前护理

1. 肠道准备 结肠灌洗是本手术术前准备的关键,其灌洗的目的是排出积便,减轻肠管扩张水肿,减轻腹胀,促进患儿食欲,使扩张的肠管缩小,便于手术拖出肠管,防止粪便污染手术野及术后肠炎的发生。本组最长灌肠时间为 15 日,最短 6 日,平均 11 日。

2. 心理护理 护士应详细向家长介绍手术微创、安全、有效的优点,同时介绍术后可能出现的并发症、原因及处理原则,通过真诚的交流,取得家长的信任。

3. 常规准备 三大常规、凝血功能、肝肾功能及两对半化验,心电图及胸透检查,药敏试验等,尤其是行钡灌肠进一步明确诊断以及为手术提供有利的信息。并做好手术部位的备皮。

(二) 术后护理

1. 监测生命体征 手术回室后给患儿去枕平卧 6 小时,头偏一侧,以免口腔及呼吸道分泌物误吸,床旁备吸痰器,及时清理呼吸道分泌物,防止误吸和窒息。用监护仪持续监护生命体征 12 小时。

2. 胃肠减压的护理 术后易致腹胀,常规留置胃管,确保有效的胃肠减压是手术成功的有利保证,妥善固定胃管及胃肠减压器,避免扭曲、打折、牵拉;观察引流液的性质及量,并做好记录;术后第 3 日如肠鸣音恢复,肛门排气,胃肠减压吸出物为白色,量少,可拔除胃管。

3. 尿管的护理 防止尿管的脱落,保持尿管通畅,如尿管脱落要及时导尿,以免尿液污染会阴部的切口;如尿液流出不畅,可用注射器抽生理盐水注入尿管冲洗,确认堵管者要拔出重新导尿。发现尿少或血尿,应及时向医生汇报。

4. 饮食的舒适护理 患儿胃肠功能恢复后,先进少量温水,若无呕吐,方可母乳喂养,稍大患儿可进少量无渣流质,且宜分次进食,以减轻对肠道的刺激,亦可减少排便次数,减轻大便对吻合口的污染,促使吻合口愈合。在两次进食之间,护士可帮助患儿床上翻身、活动,促进肠蠕动,增加患儿食欲。值得注意的是,在帮助其翻身的过程中,护士动作要保持轻柔,做到轻抬轻放,避免造成患儿的额外伤害。

5. 伤口护理 由于巨结肠的肠炎等因素易造成术后腹泻,因此须加强肛周护理。避免排泄物长时间浸泡、刺激局部皮肤,用生理盐水棉球随时清洁肛门。如发生臀红,及时涂抹鞣酸软膏或红外线局部照射。照射时应有专人看护,将患儿头偏向一侧,观察呼吸变化。

【护理评价】

1. 通过治疗与护理,病人是否排便顺畅,无便秘症状。

2. 通过治疗与护理,病人是否术后未发生出血、感染等并发症,若发生,得到及时发现和处理。

【健康教育】

1. 饮食指导　出院前教会患儿家属喂养要领,根据患儿情况做到少食多餐。短期内大便次数增加,但 2 个月后大便逐渐成形、次数减少。注意饮食卫生,合理补充营养。一般以高蛋白、富含维生素食物为主,多食鱼类和水果,对于较小患儿,最好母乳喂养,适时添加主食和各种微量元素,增强患儿免疫力。养成良好饮食与排便习惯,术后定期复查。

2. 疾病知识指导　为防止手术后吻合口及直肠肌鞘瘢痕挛缩狭窄,指导家长学会扩肛,动作轻柔。扩肛一般在术后 2 周开始,每日 1 次,每次 15 ~ 20 分钟,连续扩肛 6 个月,若此期间患儿出现不适,即刻入院复诊。

第四节　骶尾部畸胎瘤

骶尾部畸胎瘤与其他畸胎瘤一样,是由三种原始胚层组织演变而来的先天性肿瘤,常发生于骶尾部,多见于婴幼儿,女性多于男性。

【病因与发病机制】

Cross 和 Bremen 两人认为骶尾部畸胎瘤的病因是比较容易解释的。畸胎瘤来源于原始细胞,这些原始细胞具有多能性,即能发育成至少两个胚层;或全能性,即发育成三个胚层。胚胎的原结,被移至原始尾的末端。随着胚胎的继续发育,在人胚,原始尾被逐渐吸收,缩短而消退,原结的残余部分最后停留于尾骨端。原结的全能性原始细胞可脱离出一部分。从而发展成骶尾部畸胎瘤。骶尾部畸胎瘤可分为良性成熟性畸胎瘤和未成熟性畸胎瘤。恶变发生率为 13% ~ 27%。恶性肿瘤包括胚胎瘤、内胚窦瘤、腺瘤、横纹肌肉瘤、神经母细胞等。

【临床表现】

1. 显性畸胎瘤　多见,一般不出现压迫症状,但由于瘤体暴露在外,常可因外伤造成破溃,以致发生感染,出现体温升高,局部红、肿及疼痛等炎症反应。如肿瘤破溃形成窦道,从囊腔内有时可流出毛发、牙齿等。

2. 隐形畸胎瘤　少见,而且不易发现。肿瘤长大压迫直肠,甚至压迫尿道,表现为腰、股、会阴部疼痛,排便和排尿困难,严重时出现肠梗阻。

3. 混合型肿瘤　呈哑铃状,具有显性和隐形的临床症状。

【辅助检查】

X 线检查较为常见,骶骨与直肠之间有肿块,内有无定形的散在钙化阴影,可见骨质或牙齿。尾骨有时移位,如有恶变,做甲胎蛋白测定,多为阳性,有诊断意义。

【治疗要点】

小儿骶尾部畸胎瘤一旦确诊,无论肿瘤大小,都应早期手术切除,但感染期间应注意先行消炎治疗。待炎症消失后再考虑手术治疗,畸胎瘤多为良性,但随小儿年龄增长,恶变程度逐渐增高。特别是实质性更易恶变。同时发生各种并发症的机会亦多。若已发生癌变,放疗化疗均不敏感,无论肿瘤是否完全切除,长期存活病例罕见。故近年来多数人主张新生儿施行畸胎瘤切除手术。

【护理评估】

(一) 术前评估

1. 健康史

(1) 一般情况:患儿的年龄、性别、饮食情况。

(2) 家族史:了解家族成员中有无骶尾部畸胎瘤及其他先天性肛肠疾病。

(3) 既往史:患儿是否有过手术史,有无皮肤过敏史及麻醉药过敏史。

2. 身体状况

(1) 症状:患者有无暴露在外的瘤体,是否破溃,是否发生感染,出现体温升高,局部红、肿及疼痛等炎症反应。

(2) 全身:评估患儿生命体征、意识状态、面色、肢端温度及皮肤色泽,有无水肿、营养不良状态等。

(3) 辅助检查:了解 X 线检查、血常规检查结果。

3. 心理-社会状况　了解患儿家长是否感到紧张、恐惧;是否提供足够的心理和经济支持;家长对术后护理及并发症的预防了解程度。

（二）术后评估

（1）手术情况：了解麻醉方式和手术类型、范围，术中出血量、补液量及引流管安置情况。

（2）身体状况：评估患儿生命体征、意识状态、血氧饱和度、尿量等，了解有无出血、腹腔感染等并发症的发生。

（3）心理-社会状况：了解患儿家长对疾病和术后各种不舒适的心理反应；患儿家属对术后康复过程及出院健康教育知识的掌握程度。

【护理诊断】

1. 体温过高　与畸胎瘤破裂感染有关。
2. 潜在并发症：出血、感染。
3. 知识缺乏　与缺乏术后护理指导知识有关。
4. 压疮　与局部皮肤红肿破溃有关。

【护理措施】

（一）术前护理

1. 心理护理　患儿家长对手术产生恐惧感，担心手术效果。责任护士应向患儿家长讲解新生儿骶尾部畸胎瘤的有关知识、手术方法及治疗效果等；讲解本院外科的技术力量；让患同种疾病患儿家长进行现身说教，从而消除患儿家长的恐惧心理，对手术治疗树立信心。

2. 保暖　新生儿体温调节功能发育不完善，体表面积相对大，皮下脂肪薄，易受外界环境影响，15例患儿体温35℃，入院后将患儿置于远红外线辐射床，复温调节至36~37℃，湿度保持在55%~65%，3~4小时后体温保持在36~37℃。

3. 胃肠道护理　术晨2时起禁食、晨4时起禁水。晨7时下尿管。术晨给予静脉输液，防止新生儿低血糖的发生。

4. 饮食护理　指导家长正确喂奶。少量多餐，喂奶后将患儿竖抱轻拍背部以排尽胃内空气，减少溢奶。呕吐时暂停喂奶，头偏向一侧。喂奶后，动作轻柔，减少搬动。

（二）术后护理

1. 生命体征的观察　持续头罩吸氧及心电监护、氧饱和度监测，麻醉清醒后予以停氧观察。

2. 保持呼吸道通畅　麻醉未清醒前，予肩下垫一软垫，头稍后仰，充分打开气道，头偏向一侧，以免发生窒息及术后反流的并发症，由于患儿在全麻下进行气管插管，所以，术后要特别注意呼吸道护理，备好吸痰装置，及时清除呼吸道分泌物及呕吐物，保持呼吸道通畅，密切观察患儿呼吸频率、节律，根据血氧饱和度高低及时调整氧流量，保证SaO_2在95%以上。

3. 保持各管道通畅　胃管、尿管等管道要保持通畅，观察并记录引流液的颜色、量和性质，如有异常及时通知医生。每日更换胃肠减压袋及尿袋1次；严格执行无菌操作，每日2次予安多福清洁尿道口，术后1周拔除尿管。本组患儿未发生管道扭曲、脱落及泌尿道感染。

4. 切口护理　密切观察切口有无渗血、渗液、裂开、感染，由于切口位置较低，距离肛门较近，容易被大小便污染，所以，患儿每次大便后要及时清洁，予1‰新洁尔灭溶液棉球擦洗肛周皮肤，擦洗方法从外周皮肤擦向肛门。为了预防尿液对切口的不良刺激，同时使用防水敷料覆盖切口，这样就可避免大小便污染切口引起感染，影响切口愈合。术后第3日暴露切口，保持局部干燥、温暖，促进切口愈合。

【护理评价】

1. 通过治疗与护理，病人是否畸胎瘤未破溃。

2. 通过治疗与护理，病人是否术后切口未发生出血渗液、裂开、感染等并发症，若发生，得到及时发现和处理。

【健康教育】

1. 出院随访　出院后2周内仍置患儿于俯卧位头偏向一侧或右侧卧位，半年内禁止剧烈活动，注意合理喂养，及时添加辅食。出院后3个月、6个月、9个月、12个月、2年、3年、4年来院复查。如有不适及时就诊。

2. 饮食指导　加强营养，给予合理的营养支持；遵医嘱予静脉营养，必要时予白蛋白、血浆等促进伤口愈合。合理喂养配方奶，选择舒适的体位，不可将奶瓶放在小儿枕边任其自己吸吮，防奶液呛入气管而致窒息。注意配方奶的温度，防止过高而烫伤小儿口腔黏膜，过冷而引起腹泻、消化不良。

（王俊英）

参 考 文 献

1. 郑树森. 外科学. 2版. 北京：高等教育出版社，2011：495-496
2. 胡亚美，江载芳. 实用儿科学. 7版. 北京：人民卫生出版社，2002：1308-1310
3. 余亚雄. 小儿科专家. 3版，北京：人民卫生出版社，1999：11
4. 吴在德. 外科学. 5版. 北京：人民卫生出版社，2000：558
5. 李省吾. 肛肠病诊治. 上海：复旦大学出版社，2000：183-184
6. 何晓珍. 新生儿先天性肛门闭锁的围手术期护理. 右江医

学,2003,32(6):631-632

7. 李荷君.16 例肛门闭锁患儿行腹腔镜下肛门成形术的护理.中华护理杂志,2014,49(7):807-810

8. 李龙,付京波,余奇志,等.腹腔镜在高位肛门闭锁成形术中应用价值的探讨.中华小儿外科杂志,2004,25(5):420-421

9. 吴文英.1 例先天性肛门闭锁造瘘手术的护理体会.现代中西医结合杂志,2007,16(27):4062-4063

10. 鲁思鹏,高霞.新生儿先天性肛门闭锁手术围期护理体会.社区医学杂志,2005,3(5):53

11. 纪春荣,胡敏.肛门闭锁并直肠舟状窝瘘肛门成形术患儿的护理.护理学杂志,2003,18(7):508

12. 张连阳,姚元章,王韬,等.直肠癌术后直肠阴道瘘的治疗策略.重庆医学,2009,38(5):532-535

13. 万霞,朱玲,蒙喜永,等.对直肠阴道瘘修补术患者的护理体会.白求恩军医学院学报,2007,5(5):322

14. 殷菊兰.直肠阴道瘘围手术期的护理.吉林中医药,2004,24(10):47

15. MJ Viljoen,LR Uys. General Nursing:a medical and surgical text book. South Africa:Perskor, 1989:116

16. 霍红,怀玲玲,栾丽艳.直肠阴道瘘 15 例的围术期护理.现代护理,2010,7(1):102-103

17. 高亚,李恭才,张宪生. I 期经肛门巨结肠根治术 15 例报告.中华小儿外科杂志,2001,22(1):21-23

18. 张宏.舒适护理的理论与实践研究.护士进修杂志,2009,24(7):409-410

19. 张敏.新生儿大动脉转位术的护理.中华护理杂志,2003,38(4):299-300

第三十章

小儿肛肠疾病病人的护理

第一节　小儿肛周脓肿

直肠肛管周围脓肿（anorectal abscess）常简称为肛周脓肿，是指直肠肛管周围间隙内或周围软组织内的急性化脓性感染，并发展成为脓肿。

【病因与发病机制】

小儿肛周脓肿常见的致病菌是金黄色葡萄球菌，有文献报道在男婴与女婴中其病原菌有所不同，男婴中多为大肠埃希菌，而金黄色葡萄球菌则在女婴中占多数。

小儿（尤其是新生儿及小于 3 个月的婴幼儿）肛周皮肤及直肠黏膜娇嫩，局部免疫功能发育不成熟，黏膜屏障功能不完善，易被干结的大便、局部浸渍的尿便或粗糙的尿布等因素损伤肛门隐窝和肛管皮肤，致病菌感染肛腺甚至形成脓肿。

绝大多数肛周脓肿由肛腺感染引起。肛腺开口于肛窦底部，因肛窦开口向上，腹泻、便秘时易引发肛窦炎，感染灶沿肛腺管进入肛腺形成肛腺炎或脓肿后，感染再通过肛腺的管状分支或淋巴扩散，向上、向下蔓延或穿过肠壁及肛门内、外括约肌到肛门直肠周围间隙。因直肠肛管周围间隙为疏松的脂肪结缔组织，感染极易蔓延、扩散，甚至可延及对侧，形成相应部位脓肿。多数脓肿可穿破皮肤或在手术切开后形成肛瘘。在直肠肛管周围炎症病理过程中的急性期表现为脓肿，慢性期则表现为肛瘘。

小儿肛周脓肿可分为婴幼儿及年长儿两种类型。年长儿肛周脓肿的病因与病理和成年人基本一致，婴幼儿肛周脓肿 90% 为皮下浅部脓肿，发生于深部的骨盆直肠间隙脓肿少见。

【临床表现】

1. 症状　婴幼儿肛周脓肿多在出生后 1~2 个月发病，男婴多见，发病前常有腹泻或便秘史。患儿常因肛周脓肿而出现局部疼痛，此时婴幼儿表现为不明原因的哭闹不安，尤其在仰卧位或排便时苦恼更剧烈，拒乳、食欲减退甚至呕吐，精神不振，并可有发热。年长儿常诉说肛门周围疼痛，走路或排便时加重，且不愿意坐或用一侧臀部坐，喜卧健侧并好屈腿卧位。

2. 体征　由于肛周脓肿发生的部位不同，其局部特征往往也有不同，一般可分为以下 3 种类型。

（1）肛门周围脓肿：小儿肛门周围脓肿以肛门周围皮下脓肿最常见，多由肛腺感染经外括约肌皮下部向外扩散所致。此时肛门周围表现为红肿、硬结，甚至皮肤皱纹消失，红肿处皮温高且触诊明显。脓肿形成可有波动感，穿刺时抽出脓液。如不及时治疗，脓肿可自行破溃，有脓液流出，形成瘘管，即肛瘘。

（2）坐骨肛管间隙脓肿：当肛腺感染经外括约肌向外扩散，或经由肛管直肠周围脓肿直接扩散到坐骨直肠间隙时即可形成坐骨肛管间隙脓肿，临床上多见于年长儿。发病时患侧开始出现胀痛后渐转为跳痛，坐立不安，并可有排便困难和里急后重，伴发热。局部体征为肛门患侧红肿，双臀不对称，局部触诊或肛门指检时患侧有压痛感，甚至波动感。如不及时治疗，脓肿多向下穿入肛管周围间隙，再由皮肤穿出，形成肛瘘。

（3）骨盆直肠间隙脓肿：当肛腺脓肿向上穿破肛提肌进入骨盆直肠间隙，即可形成骨盆直肠间隙脓肿，又称骨盆直肠窝脓肿，此型脓肿临床上较少见。由于此间隙位置较深，空间较大，引起的全身症状较重而局部特征不明显。早期就有全身中毒症状，如发热、寒战、全身疲倦不适，局部表现为直肠坠胀感,便意不尽,排便时尤感不适,常伴排尿困难。会阴部检查多无异常,直肠指诊可在直肠壁上触及肿块隆起,有压痛和波动感。诊断主要靠经肛门周围皮肤穿刺抽脓,必要时行盆腔 B 超或 CT 检查予以证实。

其他,如肛门括约肌间隙脓肿、直肠后间隙脓肿、高位肌间脓肿、黏膜下脓肿,在小儿发病少见,在此不予详述。

【辅助检查】

1. 局部穿刺抽脓　有确诊价值,且可将抽出的脓液行细菌培养检查。

2. 实验室检查　有全身感染症状的病人血常规可见白细胞计数和中性粒细胞比例增高,严重者可出现核左移及中毒颗粒。

3. 直肠超声　直肠超声可协助诊断,可明确与括约肌的关系及有无多发脓肿。

【治疗要点】

（一）非手术治疗

适用于肛周脓肿处炎症浸润期且尚未形成脓肿者,主要治疗措施如下:

1. 抗生素治疗　原则上应根据致病菌的药敏试验选用合适的抗生素,但在药敏试验结果出来前可根据经验选用对革兰阴性杆菌有效的抗生素。

2. 温水坐浴　用 39~40℃ 温水坐浴。

3. 局部理疗　可选用超短波或红外线理疗。

4. 积极治疗小儿腹泻,同时保持排便通畅　以避免肛周皮肤长时间持续受粪便污染。

（二）手术治疗

脓肿切开引流是治疗小儿肛周脓肿的主要方法。脓肿一旦形成即应及时切开引流。手术方式依脓肿的部位不同而异。

【护理评估】

（一）术前评估

1. 健康史　了解患儿年龄、性别、饮食习惯等。

2. 身体状况　评估患儿肛门是否有红肿、硬结,红肿处皮温高、波动感和脓液流出的情况。

3. 心理-社会状况　了解患儿及其家属对小儿肛周脓肿的认知程度,有无过度焦虑、恐惧等影响康复的心理反应;了解患儿及其家属能否接受制订的治疗护理方案,对治疗是否充满信心等。

（二）术后评估

1. 手术情况　了解患儿术中采取的手术、麻醉方式,手术过程是否顺利,术中有无输血及其量。

2. 康复状况　观察患儿生命体征是否平稳,手术切口愈合情况,有无发生出血、切口感染等并发症,注意伤口引流情况,防止假性闭合。

3. 心理-社会状况　了解患儿及其家属对术后康复知识的掌握程度;是否担心并发症及预后等。

【护理诊断】

1. 急性疼痛　与肛周炎症及手术有关。

2. 便秘　与疼痛惧怕排便有关。

3. 体温过高　与脓肿继发全身感染有关。

【护理措施】

（一）术前护理

1. 饮食　根据小儿麻醉方式给予相应的指导,全麻小儿手术前 6 小时禁食,4 小时禁水。无需禁食者可进食易消化的半流质食物,如粥、面条等。若婴幼儿需母乳喂养者,以母乳为主。

2. 术前准备　备皮、灌肠、静脉留置套管针,各项处置按医嘱完成。正确告知护理活动内容并请家长签名。

3. 休息　指导家长协助合理安排作息时间,保证患儿充足的睡眠时间。

4. 进入手术室前协助患儿排尿,与手术室护士交接患儿及手术所需物品。

（二）术后护理

1. 疼痛护理　指导患儿家长分散其注意力,给予图画、书、玩具等,减轻患儿紧张感和疼痛感,必要时应用止痛剂。总体而言,由于手术使脓汁得以引流,只要不触碰伤口,患儿的疼痛会较术前轻,因而可能表现得较术前更安静。

2. 排尿　一般患儿均可自行排尿,必要时可诱导排尿。男童排尿应避免污染切口敷料,可用婴儿集尿袋收集尿液,防止尿液污染伤口。

3. 排便　尽量控制排便,减少对手术切口的刺激,有利于切口愈合,便后及时清洗切口,预防感染。排便次数较多的患儿,手术切口按医生指导及时换药。

4. 切口护理　由于小儿排便次数多,屎尿齐排,容易污染伤口。加上小儿皮肤娇嫩,反复粪便刺激可引起肛周皮肤炎症反应。伤口换药时患儿常因疼痛而不合作,加重手术切口护理的困难。因此,患儿每次排便后都应用温水清洗肛门,再给予清热解毒的中药外洗。换药后应加强巡视,注意观察,如发现敷料脱落或被尿液、分泌物等浸湿,应及时更换,保持引流通畅及敷料清洁干燥固定,促进伤口愈合,防止创面假愈合保持局部的清洁干燥,及时更换敷料,避免湿疹,防止伤口感染。

5. **卧位** 根据术式协助患儿采取卧位,全麻术后去枕平卧6小时,垫枕按医生指导配合,6小时后或其他麻醉方式可采取自由卧位。

6. **观察病情变化** 需定时监测体温、脉搏、血压、呼吸及手术切口敷料情况,防止出血。

7. **饮食护理** 术后患儿进母乳或营养丰富、易消化的流质或半流质饮食,如肉粥、鱼粥、菜泥等。适当进食香蕉、蜂蜜水、红薯等,忌进食油炸、刺激性食品,保持大便通畅。母乳喂养的患儿母亲也不能进食辛辣、煎炸等刺激性食物。

8. **皮肤护理** 婴幼儿注意保持臀部干爽,尿布潮湿时,及时更换。

9. **安全保护** 讲解小儿护理常识,根据患儿情况加床护栏,并向家长说明其重要性和意义,指导家长配合,防止坠床的发生。

【护理评价】

1. 患儿疼痛明显减轻或消失。

2. 患儿及家长知晓所患疾病名称及健康宣教知识,能复述并遵从护士指导。

3. 患儿术后无并发症或并发症得到预防、及时发现和处理,如切口感染等。

4. 患儿排便正常,无腹泻、便秘或排便困难。

【健康教育】

1. 培养患儿养成良好的作息规律及排便习惯,防止便秘和腹泻发生。

2. 营养均衡饮食,多选择高蛋白、低脂肪饮食。多食用新鲜蔬菜和水果,多饮水。

3. 注意饮食规律,少食或禁食刺激性食物,如辣椒、生蒜、葱、麻椒等。

4. 避免久蹲、久站、久坐,保持肛周清洁。

第二节 小 儿 肛 瘘

肛瘘(archosyrinx)是肛管或直肠与肛周皮肤相通的肉芽肿性管道,由内口、瘘道、外口三部分组成。肛瘘任何年龄均可发病,小儿好发于出生后第1年,大部分发病者为男性,在青春期,女性亦可发生肛瘘。

【病因与发病机制】

小儿肛瘘多数起自肛周脓肿,也可因肠道感染穿破肠壁或外伤引起。结核病、溃疡性结肠炎、克罗恩病等特异性炎症、恶性肿瘤、肛管外伤并感染也可引起肛瘘,但少见。

小儿肛瘘多为低位简单肛瘘,极少向深部蔓延形成复杂瘘,其内口多在齿状线以上的肛管和直肠。脓肿自行破溃或切开引流处形成肛瘘的外口,位于肛周皮肤上。肛瘘的瘘管由反应性的致密纤维组织包绕,近管腔处为炎性肉芽组织,后期腔内可上皮化。小儿肛瘘有以下几种类型:括约肌内型、贯穿括约肌型、括约肌外型和黏膜下型。婴幼儿尚有特殊类型的肛前瘘,男婴为直肠会阴瘘,女婴为直肠舟状窝瘘、阴唇瘘或阴道瘘。肛前瘘的特点是瘘管无分支,引流畅通,管内有完整的黏膜,内口距齿状线较近,位于内括约肌环间,瘘管下方会阴体。

【临床表现】

1. **症状** 主要临床表现是瘘外口反复流出少量粪便及脓血性或黏液性分泌物,由于粪便或分泌物的刺激使肛门部潮湿、瘙痒,甚至形成湿疹。当外口暂时阻塞封闭形成假性愈合时,瘘管内脓液不能排出,可感到局部明显红肿胀痛,同时伴有发热、寒战、乏力等全身感染症状。封闭的外口亦可再穿破或在附近穿破形成另一个外口,如此反复发作可形成多个外口,相互连通即可发展成为复杂性肛瘘。如果外口较大、瘘管引流通畅则局部无疼痛,仅感外口发胀,有时可从外口中排出少量粪渣或气体。

2. **体征** 在肛周皮肤可见单个或多个外口,呈红色乳头状隆起,挤压可排出少量脓液或脓血性分泌物。直肠指诊:在内口处有轻压痛,瘘管位置表浅时可触及硬结样内口及索样瘘管。

【辅助检查】

确定内口位置对明确肛瘘诊断非常重要。常用的辅助检查有:

1. **内镜检查** 肛门镜检查有时可发现内口。

2. **实验室检查** 当发生直肠肛管周围脓肿时,病人血常规检查可出现白细胞计数及中性粒细胞比例增高。

3. **影像学检查** MRI检查可清晰显示瘘管位置及与括约肌之间的关系。

对患儿而言,细致、耐心、上述多种方法相结合的检查对肛瘘的确诊尤为重要。

【治疗要点】

1. **新生儿及婴幼儿肛瘘的治疗** 一部分患儿经过非手术治疗后是可以治愈的,但如肛瘘急性炎症期过后3~6个月形成慢性瘘管,局部反复红肿,瘘管时愈时破,间歇流脓时则需手术治疗,手术年龄以1~2岁为宜,新生儿及小婴儿因瘘管尚未形成故不宜手术。

非手术治疗方法:①坐浴:用中药溶液或温水坐浴,每日2~3次。②保持大便通畅,防止腹泻或便秘。③局部保持干燥清洁:勤换尿片,局部外用莫匹罗星软膏、氧化锌油、鞣酸软膏等。④抗生素治疗:肛瘘处急性感染期时,可口服或静脉滴注抗生素治疗。

2. 肛瘘的手术治疗方法 术前充分肠道准备,术中避免损伤直肠和阴道、缝合括约肌,术后防止感染是手术成功的关键。瘘口位于外括约肌以下的肛瘘可行瘘管切开术、瘘管切除术或挂线疗法。

【护理评估】

1. 术前评估

(1) 健康史:了解患儿年龄、性别、饮食习惯。

(2) 身体状况:评估患儿排便习惯有无改变,是否出现腹泻、便秘、腹胀和脓液的情况。

(3) 心理-社会状况:了解患儿及其家属对小儿肛瘘的认知程度,有无过度焦虑、恐惧等影响康复的心理反应;了解患儿及其家属能否接受制订的治疗护理方案,对治疗是否充满信心等。

2. 术后评估

(1) 手术情况:了解患儿术中采取的手术、麻醉方式,手术过程是否顺利,术中有无输血及其量。

(2) 康复状况:观察患儿生命体征是否平稳,手术切口愈合情况,有无发生出血、切口感染等并发症。

(3) 心理-社会状况:了解患儿及其家属对术后康复知识的掌握程度;是否担心并发症及预后等。

【护理诊断】

1. 急性疼痛 与肛周炎症及手术有关。

2. 皮肤完整性受损 与肛周脓肿破出皮肤,皮肤瘙痒手术治疗等有关。

3. 潜在并发症:肛门狭窄、肛门松弛。

【护理措施】

(一) 术前护理

1. 饮食 根据小儿麻醉方式给予相应的指导,全麻小儿手术前6小时禁食,4小时禁水。无需禁食患儿可进食有营养、易消化、无辛辣刺激性的半流质食物,如粥、面条等。若婴幼儿需母乳喂养者,以母乳为主。

2. 术前准备 备皮、灌肠,各项处置按医嘱完成。正确告知护理活动内容并请家长签名。

3. 休息 指导家长协助合理安排作息时间,保证患儿充足的睡眠时间。

4. 排便 养成定时排便的习惯,有便秘者,遵医嘱服用缓泻剂,如乳果糖口服液等。

5. 进入手术室前协助患儿排尿,与手术室护士交接患儿及手术所需物品。

(二) 术后护理

1. 疼痛护理 患儿会因术后伤口疼痛哭闹不休,影响休息与睡眠,护理人员要有高度的同情心,经常巡视病房,给予关心、安慰、耐心的诱导,指导患儿家长分散其注意力,给予图画、书、玩具等,减轻患儿紧张感和疼痛感,必要时应用止痛剂。

2. 排尿 一般患儿均可自行排尿,必要时可诱导排尿。

3. 排便 尽量控制排便,减少对手术切口的刺激,有利于切口愈合,便后及时清洗切口,预防感染。排便次数较多的患儿,手术切口按医生指导及时换药。

4. 卧位 根据术式协助患儿采取卧位,全麻术后去枕平卧4~6小时,垫枕按医生指导配合,6小时后或其他麻醉方式可采取自由卧位。

5. 观察病情变化 需定时监测体温、脉搏、血压、呼吸及手术切口敷料情况,防止出血。注意保持创面的引流通畅,填塞纱条或药条,应紧贴创面,防止假愈合。

6. 饮食护理 术后患儿进母乳或营养丰富、易消化的流质或半流质饮食,如肉粥、鱼粥、菜泥等。适当进食香蕉、蜂蜜水、红薯等,忌进食油炸、刺激性食品,保持大便通畅。母乳喂养的患儿母亲也不能进食辛辣、煎炸等刺激性食物。

7. 皮肤护理 婴幼儿注意保持臀部干爽,尿布潮湿时,及时更换。

8. 安全保护 讲解小儿护理常识,根据患儿情况加床护栏,并向家长说明其重要性和意义,指导家长配合,防止坠床的发生。

【护理评价】

1. 患儿疼痛明显减轻或消失。

2. 患儿及家长知晓所患疾病名称及健康宣教知识,能复述并遵从护士指导。

3. 患儿术后无并发症或并发症得到预防、及时发现和处理,如晕厥、便秘、尿路感染、切口感染等。

4. 患儿排便正常,无腹泻、便秘或排便困难。

5. 患儿肛周皮肤完整清洁无损。

【健康教育】

1. 培养患儿养成良好的作息规律及排便习惯,

319

防止便秘和腹泻发生。

2. 营养均衡,饮食规律,少食或禁食刺激性食物。

3. 适当体育锻炼,大童可坚持提肛运动。

4. 避免久蹲、久站、久坐,保持肛周清洁。

5. 保证每日摄入充足的水分。

6. 养成每日定时排便的习惯,保持排便通畅,防止便秘。

第三节 小儿直肠息肉

小儿结直肠息肉(colorectal polyps in children)在临床上很常见,发病率较高,从 1% ~ 3.64% 不等。发病年龄以 3 ~ 10 岁最多见,男孩发病率高于女孩,比例为 2∶1,单发息肉多见,散发者少见。息肉位于直肠(70%),乙状结肠(15%),其他结肠(15%)。在病理类型上,小儿和成年人有所不同,成年人以腺瘤为主,癌变率高,小儿 80% ~ 85% 为幼年性息肉,其次为炎性和淋巴性息肉约占 15%,腺瘤型息肉在所有息肉患儿中比例<3%。

【病因与发病机制】

(一)病因

目前小儿直肠息肉形成原因有以下 5 种学说。

1. 慢性炎症 慢性直肠炎时,局部黏膜发生溃疡,结缔组织或肉芽组织形成,腺管被阻塞,表皮、腺上皮及其下层组织增生,而末梢腺管继发扩张,形成一个囊状结构,囊状结构挤压黏膜,导致进一步的溃疡、炎症和肉芽组织形成。当这个循环继续会形成越来越大的团块突出于肠腔,大便的通过和肠管蠕动推挤团块突出于肠腔,使蒂柄更长,最终形成了幼年性息肉典型的肉芽样表现。

2. 慢性机械性刺激 坚硬的粪块、粪石、肠道寄生虫等非炎症性因素长期刺激直肠黏膜,导致黏膜、腺上皮和黏膜下组织局限性增生。

3. 胚胎组织异位 近年来,有人根据组织学的研究,认为小儿肠道息肉为错构瘤,不是真性肿瘤。

4. 病毒感染 有人在直肠息肉中找到含脱氧核酸的胞质包涵体,这种包涵体也曾在病毒性软疣中被找到。因此认为,息肉的形成可能与病毒感染有关。

5. 遗传因素 已被公认,胃肠道多发性息肉病为显性遗传疾病。至于单发或散发息肉是否与遗传因素有关,尚未被证实。

(二)发病机制

1. 增生性息肉 由增大而规则的腺体组成,是分化好的成熟细胞产生过多所形成的细胞堆积。外观为表面光滑、基底较宽的小滴状隆起,直径多<5mm,>10mm 的增生性息肉非常罕见。此类息肉常无症状,无恶变倾向,其外观和肿瘤性息肉不能区分,常需将其切除进行病理学诊断。

2. 幼年性息肉 又称错构瘤型息肉,90% 发生于 10 岁以下。分化良好,间质有较多的炎性细胞浸润,有的可以发现大量的淋巴组织和错构瘤样成分,如骨组织。外观为圆形或卵圆形,表面光滑,为鲜红色,有时表现有溃疡形成,有蒂,可以发生扭转导致坏死脱落。无论柱状细胞还是杯状细胞都无异型改变,从组织学角度讲无恶变倾向。

3. 炎性息肉 又称假性息肉,是肠黏膜长期受慢性炎症刺激的结果,由纤维肉芽组织上覆黏膜上皮组织。外观较小,形态不规则,蒂阔或无蒂。表面可有溃疡,此类息肉没有恶变倾向。

4. 淋巴性息肉 淋巴性息肉亦称良性淋巴瘤。基本病变时肠壁内淋巴滤泡的增殖,局限于黏膜下层内,上覆正常黏膜,可能是慢性炎症所致。多发于直肠下端,表面光滑或分叶状,表面可有溃疡,多数无蒂,此类息肉不发生癌变。

5. 腺瘤性息肉 腺瘤性息肉为大肠的良性上皮性肿瘤。腺瘤中央为血管结缔组织间质,外覆增生腺体。正常情况下未成熟的上皮细胞仅见于肠腺隐窝的中 1/3 和下 1/3 段,而组成肿瘤的腺体中,未成熟细胞分布于腺体的所有水平,且有不同程度的间变。因此具有明显的恶性倾向。外观圆形或椭圆形,表面光滑或粗糙,可有蒂或无蒂。根据腺瘤表面乳头状增生突起的数目,分为管状腺瘤、绒毛状腺瘤和乳头状腺瘤。管状腺瘤无或仅有少量乳头状增生,恶变概率为 1% ~ 5%,绒毛状腺瘤表面增生凸起呈绒毛状,上皮细胞间质变明显,恶变概率比管状腺瘤高 10 倍以上,为 10% ~ 60%,乳头状腺瘤为前两种的混合型,其形态和恶变概率均介于两者之间,且随乳头状增生的增多而逐渐接近于绒毛状腺瘤。腺瘤是大肠息肉中唯一肯定具有恶变倾向的类型。

【临床表现】

1. 便血 便血是主要表现,几乎所有患儿均因此而就诊。大便反复带血,常是鲜红色,量不多,包裹于粪便外,不予粪便混合。少数患儿便后自肛门滴鲜血数滴。息肉有感染者可能出现黏液脓血便。息肉脱落时可有较多出血,罕见大出血者。

2. 腹痛 患儿排便时一般无任何痛苦,个别高位的大息肉可因肠蠕动受阻或蒂柄牵拉肠壁,而引起腹痛。

3. 息肉脱垂 直肠幼年性息肉排便时常可脱出肛门外,肛门处可见一红色圆形肿物,如不及时将其送回可发生嵌顿、脱落或出血、继发炎症、溃疡或坏死。

4. 贫血 由于长期反复出血,少数患儿可有轻度贫血。

【辅助检查】

小儿反复大便带血,应首先考虑直肠息肉可能,诊断并不困难。大部分病例直肠指诊或肛门直肠镜检查即可发现。手指在直肠后壁或侧壁(前壁少见)可摸到一圆形、光滑、有蒂可活动的软质肿块,小的无蒂息肉需与肠壁外淋巴结相鉴别。多次进行直肠指诊可提高阳性发病率。乙状结肠镜检查时,可直接看到鲜红或暗红的类圆形肿物。电子结肠镜作为直肠息肉理想的诊断工具,不仅可以看到息肉,且可以将其切除。

【治疗要点】

直肠息肉均应切除,应根据息肉的部位、形态及数目,采用不同的方法。

1. 直肠息肉手法切除术 适用于直肠指诊能扪到的有蒂息肉患儿,在门诊即可施行,简便快捷。

2. 直肠息肉经肛门切除术 适用于直肠息肉的蒂部较粗,蒂部含小动脉,手法切除可发生蒂部出血患儿。

3. 直肠息肉电烙术 适用于高位直肠息肉,不能用手法切除的或无蒂息肉患儿。

4. 切开肠壁息肉切除术 适用于直肠的巨大腺瘤样息肉,蒂短而宽,不能行电烙术处理的患儿。

【护理评估】

(一)术前评估

1. 健康史 一般资料:了解患儿年龄、性别、饮食习惯;家族史:了解家族成员中有无家族腺瘤性息肉病。

2. 身体状况 评估患儿排便习惯有无改变,是否出现腹泻、便秘、腹胀、肛门停止排气、有无大便表面带血、黏液和脓液的情况。

3. 心理-社会状况 了解患儿及其家属对小儿直肠息肉的认知程度,有无过度焦虑、恐惧等影响康复的心理反应;了解患儿及其家属能否接受制订的

治疗护理方案,对治疗是否充满信心;了解患儿及其家属的家庭经济状况等。

(二)术后评估

1. 手术情况 了解患儿术中采取的手术、麻醉方式,手术过程是否顺利,术中有无输血及其量。

2. 康复状况 观察患儿生命体征是否平稳,手术切口愈合情况,有无发生出血、切口感染等并发症。

3. 心理-社会状况 了解患儿及其家属对术后康复知识的掌握程度;是否担心并发症及预后等。

【护理诊断】

1. 知识缺乏:患儿家属缺乏有关术前准备知识及直肠息肉手术后的护理知识。

2. 潜在并发症:切口感染。

【护理措施】

(一)术前护理

1. 饮食 根据小儿麻醉方式给予相应的指导,全麻小儿手术前6小时禁食,4小时禁水。无需禁食者可进食易消化的半流质食物,如粥、面条等。术前应洗肠到干净为止,至少前3日开始禁食蔬菜类食物,可进少量肉食。若婴幼儿需母乳喂养者,以母乳为主。

2. 术前准备 备皮、洗肠、静脉留置套管针,各项处置按医嘱完成。正确告知护理活动内容并请家长签名。

3. 休息 指导家长协助合理安排作息时间,保证患儿充足的睡眠时间。

4. 排便 养成定时排便的习惯,有便秘者,遵医嘱服用缓泻剂,如乳果糖口服液,应多饮水等。

5. 进入手术室前协助患儿排尿,与手术室护士交接患儿及手术所需物品。

(二)术后护理

1. 疼痛 指导患儿家长分散其注意力,给予图画、书、玩具等,减轻患儿紧张感和疼痛感,必要时应用止痛剂。

2. 排尿 一般患儿均可自行排尿,必要时可诱导排尿。

3. 排便 尽量控制排便,减少对手术切口的刺激,有利于切口愈合,便后及时清洗切口,预防感染。排便次数较多的患儿,手术切口按医生指导及时换药。

4. 卧位 根据术式协助患儿采取卧位,全麻术后去枕平卧6小时,垫枕按医生指导配合,6小时后或其他麻醉方式可采取自由卧位。

5. 观察病情变化 需定时监测体温、脉搏、血压、呼吸情况,观察有无便血症状。观察排便次数、量及性状,防止瘢痕挛缩导致直肠狭窄。

6. 饮食 术后1周半流质饮食,1周后逐渐改为普食,可进食易消化的少渣普食,宜多吃新鲜的蔬菜、水果,食用低脂肪、低胆固醇食品如:香菇、木耳、芹菜等。忌食辛辣刺激性食物。若婴幼儿需母乳喂养者,以母乳为主。

7. 安全保护 讲解小儿护理常识,根据患儿情况加床护栏,并向家长说明其重要性和意义,指导家长配合,防止坠床的发生。

【护理评价】

1. 患儿疼痛消失或明显减轻。

2. 患儿及家长知晓所患疾病名称及健康宣教知识,能复述并遵从护士指导。

3. 患儿排便正常,无腹泻、便秘或腹泻。

4. 患儿术后无并发症或并发症得到预防、及时发现和处理,如晕厥、切口出血等。

5. 家长对患儿手术和治疗的结果能够接受,对手术后可能发生的并发症表示理解和予以协作。

【健康教育】

1. 营养均衡,饮食规律,少食或禁食刺激性食物,积极预防及治疗腹泻与便秘。

2. 养成良好的作息规律及排便习惯,适当体育锻炼。

3. 保证每日摄入充足的水分。

4. 养成每日定时排便的习惯,保持排便通畅,防止便秘。

第四节 小 儿 肛 裂

肛裂是儿童常见问题,是指齿状线以下的肛管皮肤全层破裂后形成的缺血性溃疡,其方向与肛管纵轴平行,呈梭形或椭圆形,常引起肛周剧痛。

【病因与发病机制】

（一）病因

小儿肛裂的病因尚不完全明确,可能与多种因素有关,如损伤、感染、解剖等。

1. 损伤 长期便秘、粪便干结引起的排便时机械性创伤是大多数肛裂形成的直接原因,而小儿时期摄入食物与水量不足、高蛋白饮食过多、食水果蔬菜较少及生长发育过程中饮食习惯的改变等因素,常常是肛裂发生的诱因。在小儿时期,由于外伤和（或）手术造成肛门狭窄、小儿先天性肛门狭窄、肛门成形术后扩张肛门方法不当撕裂肛管皮肤,均可引起肛裂。

2. 感染 损伤未及时治疗继发感染以及肛窦炎、肛乳头炎、直肠炎等均可引起肛管溃疡,形成肛裂。

3. 解剖 从解剖上说,由于肛管外括约肌浅部在肛管后方形成的肛尾韧带伸缩性差、坚硬,此区域血供亦差;肛管与直肠成角相延续,排便时,肛管后壁承受压力最大,故后正中线处易受损伤,导致局部溃疡形成肛裂。

近来有研究认为,肛管肛门内括约肌压力在静息期增高与肛裂发生关系密切。

（二）发病机制

成人肛裂肛口、前哨痔、乳头肥大常同时存在,此即称为肛裂"三联症"。对于小儿患者而言,上述典型改变并不多见,且多于慢性溃疡阶段即停止发展,另因小儿肛周皮肤和黏膜的弹性较强,肛门括约肌的紧张度较弱,故小儿肛裂多可自愈。小儿肛裂"三联症"临床上极其少见。另外,2岁以下婴幼儿的骶骨发育尚未成熟,直肠肛管呈直线,粪便对肛管四周均有压力,故肛管的各个部位均可发生肛裂,此为小儿肛裂的一特点。

【临床表现】

肛裂患儿典型的临床表现有排便疼痛、便秘和出血。患儿在排便时哭闹不安或自述疼痛,轻者在排便时痛数分钟,严重者可痛半小时到数小时。因害怕疼痛不愿排便,久而久之引起便秘,便秘又加重肛裂,如此形成恶性循环。肛裂患者在排便时常可在粪便表面或便纸上见到少量血迹,或滴鲜血。部分患儿可出现肛门分泌物及肛门瘙痒表现。

【辅助检查】

已确诊者,一般不宜行直肠指诊或肛镜检查,避免加重患儿肛门损伤,增加患儿痛苦。可以取活组织做病理检查,以明确诊断。但为了能发现小的肛裂,可采取截石位或膝肘位进行检查,扒开肛门皱褶进行仔细的检查辨认。

【治疗要点】

小儿急性肛裂多可自愈,急性或初发的肛裂可采用坐浴和润便的方法治疗。慢性肛裂可用坐浴、润便加以扩肛的方法,经久不愈、非手术治疗无效,且症状较重者可采用手术方法治疗。

（一）非手术治疗

对婴幼儿肛裂和急性期肛裂均应以保守疗法为主,非手术治疗期间应注意软化大便、使用容量通便剂、避免灌肠、避免刺激性泻药和镇痛等治疗措施同步开展,具体措施如下。

1. 排便后用温水或中药水坐浴,可减轻括约肌痉挛及消除疼痛。外用抗生素软膏或中药生肌膏,同时保持局部清洁,有助于创面愈合。

2. 口服缓泻剂,使大便松软、润滑;多食蔬菜、水果等多纤维食物,以纠正便秘,保持大便通畅。

（二）手术治疗

对经久不愈、非手术治疗无效、症状较重的患儿,可采用手术治疗。肛裂的治疗方法还有肛裂扩肛术和肛裂挂线术,但因小儿肛裂的特点及小儿的治疗配合欠妥,此两种方法在小儿肛裂中较少用。

【护理评估】

（一）术前评估

1. 健康史　了解患儿年龄、性别、饮食习惯等。

2. 身体状况　评估患儿排便。

3. 心理-社会状况　了解患儿及其家属对小儿肛裂的认知程度,有无过度焦虑、恐惧等影响康复的心理反应;了解患儿及其家属能否接受制订的治疗护理方案,对治疗是否充满信心等。

（二）术后评估

1. 手术情况　了解患儿术中采取的手术、麻醉方式,手术过程是否顺利,术中有无输血及其量。

2. 康复状况　观察患儿生命体征是否平稳,手术切口愈合情况,有无发生出血、排便失禁等并发症。

3. 心理-社会状况　了解患儿及其家属对术后康复知识的掌握程度;是否担心并发症及预后等。

【护理诊断】

1. 急性疼痛　与粪便刺激及肛管括约肌痉挛、手术创伤有关。

2. 便秘　与患儿惧怕疼痛不愿排便有关。

3. 潜在并发症:出血、排便失禁等。

【护理措施】

1. 心理支持　向患儿家属详细讲解肛裂的相关知识,引导和鼓励患儿克服因惧怕疼痛而不敢排便的情绪,配合治疗。

2. 保持大便通畅　长期便秘是引起肛裂的主要病因。指导患儿养成每日定时排便的习惯,口服缓泻剂,使大便松软、润滑以利于排出。

3. 调理饮食　增加膳食中新鲜蔬菜、水果及粗纤维食物的摄入,少食或忌食辛辣刺激性食物,多饮水,以促进胃肠蠕动,防止便秘。母乳喂养的患儿母亲也不能进食辛辣、煎炸等刺激性食物。

4. 术后常见并发症的预防和护理

（1）切口出血:多发生于术后1～7日,常见原因多为患儿术后便秘、猛烈咳嗽等导致创面裂开、出血。预防措施包括:保持患儿大便通畅,防止便秘;预防感冒;避免腹内压增高的因素如剧烈咳嗽、用力排便等。密切观察创面的变化,一旦出现切口大量渗血,紧急压迫止血,并报告医师处理。

（2）排便失禁:多由于术中不慎切断肛管直肠环所致。询问患儿家属患儿每日的排便次数、量及性状。若发现患儿会阴部皮肤常有黏液及粪便沾染,或无法随意控制排便时,立即报告医师,及时处理。

【护理评价】

1. 患儿排便疼痛明显减轻或消失。

2. 患儿及家长知晓所患疾病名称及健康宣教知识,能复述并遵从护士指导。

3. 患儿术后无并发症或并发症得到预防、及时发现和处理,如切口出血、排便失禁等。

【健康教育】

1. 培养患儿养成良好的作息规律及排便习惯,防止便秘发生。

2. 营养均衡饮食,多选择高蛋白、低脂肪饮食。多食用新鲜蔬菜、水果及粗纤维食物,多饮水。

3. 注意饮食规律,少食或禁食刺激性食物,母乳喂养的患儿母亲也不能进食辛辣、煎炸等刺激性食物。

4. 避免久蹲、久站、久坐,保持肛周清洁。

第五节　小儿便秘

便秘（constipation）是指排便间隔时间延长,超过3日;或虽然排便间隔正常,但大便干结;或虽便质正常,但排出困难。便秘是一种极为常见的症状,在儿童中发病率较高。又以功能性便秘较多见,其主要又分为3类:由于胃肠道传输功能障碍,肠道内容物通过缓慢引起的称为慢传输型便秘（slow transit constipation,STC）;由于肛管和直肠的功能异常导致的便秘称为出口梗阻型便秘（outlet obstructed constipation,OOC);若以上两种原因均有则称为混合型便秘(mixed constipation)。多长期存在,可导致许多临床疾病的发生,尤其肛肠疾病,很多与便秘有关,如肛裂、痔、直肠脱垂、肛门直肠部的感染等可与其有直接关系;长期便秘,肠道毒素吸收增多,增加了结、直肠肿瘤发生的风险。

【病因与发病机制】

正常排便需要胃肠内容物以正常的速度通过消化道各段,及时抵达直肠,并能刺激直肠肛管,诱发排便反射。排便时盆底肌肉协调活动,完成排便。以上任何一个环节障碍,均可引起便秘。可能导致便秘的原因很多,一般可分为功能性和器质性两大类。

1. 功能性便秘 正常排便生理功能受到某些因素的影响而发生紊乱,导致粪便不能正常地按时排出体外,发生便秘。

(1) 精神神经因素:因患儿受外界刺激导致精神紧张,扰乱了正常的排便习惯,或精神心理疾病导致便意消失,从而影响正常的排便节律与周期,导致便秘。

(2) 结肠运动功能紊乱:B 族维生素缺乏、甲状腺功能减退等均可导致肠道蠕动减慢,从而发生便秘。部分肠易激综合征患者,可能发生直肠痉挛,影响直肠运动而发生便秘。

(3) 肠道所受刺激不足:患儿进食量少或食物中纤维素及水分含量不足,对结肠的刺激较小,不能引起有效地结肠运动,直肠中粪便量少,不能刺激直肠壁神经感受细胞产生排便反应,从而发生便秘。

(4) 肠壁反应性减弱:患儿肠壁内神经细胞受到肠道炎症、泻剂等影响反应性减弱,使肠壁反应性减弱,不能适时形成排便反射,导致便秘发生或加剧。

2. 器质性便秘 腹腔或结肠内发生病变,阻碍或影响粪便的正常通过和排出,从而发生便秘。

(1) 肛门直肠病变:如患儿肛裂、肛门直肠周围脓肿、直肠炎等引起肛门括约肌痉挛,排便疼痛明显导致畏惧排便,从而诱发便秘。

(2) 肠梗阻:患儿先天性巨结肠、肠粘连、肠套叠等各种原因引起的完全性或不完全性肠梗阻均可导致粪便在结肠通过受阻,发生便秘。

(3) 腹腔疾病:患儿腹腔肿瘤、腹水等均可压迫结肠,使粪便通过受阻,从而发生便秘。

【临床表现】

排出粪便坚硬如羊屎;或临厕努挣,排出困难;或数日无便意,依赖泻剂或灌肠方能排便。急性便秘可有腹痛、腹胀、恶心、呕吐;慢性便秘可无特殊不适,也可出现腹胀、下腹部不适、乏力等症状。

【辅助检查】

1. 一般检查 肛门直肠指诊能了解直肠有无粪便滞留及形状,肛管括约肌和耻骨直肠肌的功能状况,肛管和直肠有无狭窄和占位病变,有无直肠前突和直肠内脱垂;钡灌肠或结肠镜检查是排除结直肠器质性病变的重要检查;血常规、粪便常规、粪便隐血试验是排除结直肠器质性病变的重要而又简单的检查;必要时行激素水平和代谢方面检查。

2. 特殊检查 对于长期慢性便秘患儿,可以酌情选择以下检查。需要注意的是,针对有关便秘的特殊检查,应在详细询问家属,了解患儿病史并进行各种常规检查如肛门直肠指诊、钡灌肠或结肠镜检查除外结直肠器质性病变后选用。

(1) 排粪造影:将一定量的钡剂注入直肠内,模拟正常的生理排便活动,动态观察肛门直肠的功能和解剖结构的变化。主要用于诊断肛门直肠的功能性疾病,如直肠内脱垂(直肠黏膜脱垂和直肠内套叠)、直肠前突、会阴下降、盆底肌痉挛综合征等。盆腔多重造影包括直肠、盆底、膀胱和阴道造影,有助于诊断盆底疝和直肠内套叠,了解膀胱和子宫的形态变化。排粪造影是决定手术方式的可靠依据。

(2) 磁共振排粪造影:该技术多平面成像、分辨率高、无辐射。能够完整地分析排粪时肛直肠角、肛管开放、耻骨直肠肌功能、盆底位置以及会阴下降程度等,可准确定量评价排粪速度和显示排粪过程盆底细微的形态学改变。

(3) 肛管直肠测压:该方法评估肛管和直肠的动力和感觉功能。测定指标包括直肠压力、肛管静息压、肛管最大收缩压和肛门直肠抑制反射,还可以测定直肠感觉功能和直肠顺应性。有助于评估肛管括约肌压力、直肠有无动力和感觉功能障碍;监测用力排便时肛管括约肌有无不协调收缩;评估有无先天性巨结肠症。

(4) 肛门超声内镜检查:可了解肛门括约肌有无缺损和功能异常。为手术定位提供线索。

【治疗要点】

小儿便秘大多数是功能性便秘,以非手术治疗为主。

治疗原则:根据便秘轻、中、重程度、病因和类型,采用个体化综合治疗,恢复正常排便。

1. 运动 增加患儿体力活动可部分改善便秘

患者的症状。

2. 饮食　便秘患儿增加更多的水和食物中纤维素的摄入，是最基础治疗。不过膳食纤维对于改善轻度至中度便秘是有效的，但对于严重便秘效果不明显。

3. 建立良好的排便习惯　训练患儿在晨起或餐后 2 小时内尝试排便，排便时集中注意力，减少外界因素的干扰。

4. 药物治疗　患儿首选容积性泻剂，如膳食纤维制剂，包括植物纤维素。通过口服微生态制剂，调节肠道微生态平衡，对缓解便秘和腹胀起到一定的作用。

5. 心理治疗　功能性便秘与抑郁型和焦虑型心理障碍有密切关系，应强调患儿精神心理治疗的重要性，包括健康教育、心理治疗、认知行为治疗、药物治疗等。

6. 按摩推拿治疗　均有助于改善患儿便秘症状。有报道采用骶神经刺激可治疗经内科综合治疗无效、无肛门括约肌解剖改变的顽固性便秘患者。

【护理评估】

1. 健康史　了解患儿年龄、性别、饮食习惯等。

2. 身体状况　评估患儿排便间隔和规律。

3. 心理-社会状况　了解患儿及其家属对小儿便秘的认知程度，有无过度焦虑、恐惧等影响康复的心理反应，对治疗是否充满信心等。

【护理诊断】

1. 呕吐、腹胀：腹痛可能为各种原因所致肠梗阻。

2. 腹部包块：需要考虑结肠肿瘤、肠结核等。

3. 便秘与腹泻交替：应注意肠易激综合征。

【护理措施】

1. 注意患儿饮食，多吃新鲜的蔬菜、水果（如芹菜、韭菜、茼蒿、香蕉等），对于较大的患儿可适量吃些粗粮（如玉米、红薯等），多喝水，适量吃一些油脂类食物（如植物油、肥肉等）。

2. 帮助患儿建立正常的排便习惯，一般早餐后排便最佳，每日固定在一定时间大便，并坚持下去。一岁以上的患儿，不建议"把便"，尽早训练定时排便，坐便盆，养成定时排便的习惯。

3. 适当运动，卧床的患儿可以适当在床上活动，以增加肠蠕动，促进排便。

4. 为患儿提供隐蔽的环境和充足的排便时间，以消除紧张情绪，利于大便排出。

5. 对于排便困难的患儿，对腹部进行顺时针环形按摩，以促进大便排出。

【护理评价】

1. 患儿排便疼痛明显减轻或消失。

2. 患儿及家长知晓小儿便秘健康宣教知识，能复述并遵从护士指导。

3. 患儿排便正常，无便秘或排便困难。

【健康教育】

1. 培养患儿养成良好的作息规律及排便习惯，防止便秘发生。

2. 营养均衡饮食，多选择高蛋白、低脂肪、粗纤维饮食。多食用新鲜蔬菜和水果，多饮水。

3. 注意饮食规律，少食或禁食刺激性食物。

（多依娜）

参 考 文 献

1. 李春雨. 肛肠病学. 北京：高等教育出版社，2013：31-32，312-313

2. 李乐之，路潜. 外科护理学. 5 版. 北京：人民卫生出版社，2012：450-478

第三十一章

特殊人群肛肠疾病的护理

第一节　妊娠期肛肠病人的护理

妊娠期母体会发生一系列的变化,包括血容量的增加、循环中激素水平的升高、不断增大的子宫压迫肠管和增大腹腔压力,孕妇饮食习惯的改变导致的便秘、腹泻等,都是引起妊娠期肛周疾病的高危因素,特别是血液循环系统及盆底结构的变化使孕妇易患痔或较妊娠前加重。

痔病是临床上肛肠科常见的疾病,是肛垫病理性肥大移位及肛周皮下血管丛血流淤滞形成的局部团块。由于妇女妊娠期处于特殊的生理时期,痔疮的发病率很高(约为56.75%),在我国,孕妇合并痔病患者约占86.27%,痔病的主要表现为出血,孕妇长期出血会造成贫血,严重影响孕妇和胎儿的健康。

【病因与发病机制】

1. 腹压增加　在妊娠期,孕妇随妊娠月数的增加,子宫相应逐渐增大,增大的子宫造成腹腔占位,使腹腔压力增高。静脉的机械性压力不断的升高,骨盆入口对下腔静脉的压迫、骨盆侧壁对髂静脉的压力,使静脉回流受阻,肛垫微循环障碍可导致痔静脉血淤滞。

2. 妊娠期女性血液处于高凝状态,易发生肛门周围静脉栓塞,导致肛垫组织的缺氧。

3. 激素水平升高,雌激素刺激肛垫雌激素受体或直接作用于血管平滑肌,使痔静脉丛扩张充血或促使肠壁平滑肌舒张。肠蠕动的减少,使粪便在大肠内停留时间延长,导致粪便干结而引起或加重便秘。

4. 由于妊娠饮食发生变化、运动不足而引起淤血和便秘加重肛门疾病等。

5. 孕龄、孕次、孕期　综合国内文献报道,不同孕龄、孕次、孕期与肛肠病包括痔的患病率的关系呈正相关,说明每次妊娠、分娩都会加重痔的症状和体征。

【临床表现】

1. 便秘。

2. 肛门疼痛,不同的疾病,疼痛的性质不同。

3. 便血。

4. 肛门肿物脱出。

5. 肛门部分分泌物。

6. 常见体征有肛门直肠周围红肿胀痛、有压痛、触摸痛,或伴随发热感染等全身症状。

【辅助检查】

1. 肛门局部检查　①肛门视诊;②直肠指诊;③肛门镜检查。

2. 实验室检查　①血、尿、便检查;②粪便隐血实验;③粪便脱落细胞学检查。

3. 肛肠动力学检查。

【治疗要点】

1. 非手术治疗　一般尽可能采取非手术治疗,包括饮食调理、软化大便、避免辛辣等刺激性食物,如遇痔核脱出时则尽快予以回纳,多卧床休息;必要时可考虑注射疗法、套扎疗法、冷冻疗法等。

2. 手术治疗　目前认为经保守治疗后症状加重、嵌顿不能回纳、有明显痛苦时,应考虑手术治疗,但宜尽量选择在妊娠20～32周为宜。但因是妊娠期,组织脆弱,容易出血,所以手术过程中要加以注意。妊娠36周以后由于肛门会阴部组织充血、水肿、脆弱,伤口通常难以愈合,故不宜手术。如出现急性坏死血栓性外痔或肛周脓肿经保守治疗无效并引起发热等急症情况,应权衡利弊,选择手术治疗,术后严密观察阴道流血情况或子宫收缩情况。

【护理评估】

（一）术前评估

1. 评估患者的一般情况,如年龄、胎龄、胎次、营养等。

2. 评估患者重要脏器功能情况,如心、肝、肺、肾等重要脏器功能和出凝血机制等。

3. 评估患者饮食习惯、排便习惯。

4. 评估此次发病的诱因、主要症状和体征等。

（二）术后评估

1. 评估患者的麻醉种类、手术方式、术中失血情况、输液情况、输血情况及引流管安置的部位和作用。

2. 评估患者的生命体征情况及胎儿基本情况。

3. 评估患者手术切口及引流情况,如伤口有无渗血、渗液;引流管是否畅通,引流液的颜色、量和性质等。

4. 评估患者手术后的心理状况。

【护理诊断】

1. 排便困难　与运动量减少、子宫压迫肠管有关。

2. 疼痛　与疾病本身有关。

3. 焦虑　与肛门疼痛、担心影响胎儿有关。

4. 出血　与手术伤口渗血有关。

5. 疼痛　与术中扩肛或者钳夹皮肤,引起撕裂和损伤有关。

6. 焦虑　与担心预后及胎儿情况有关。

【术前指导】

1. 心理护理　护理人员要了解患者的心理状态,注意患者的精神状况。如有过度紧张与恐惧者要及时消除紧张和恐惧心理,讲明痔疮是可以治愈的。对治疗期间担心药物会对胎儿有影响的孕妇,护理人员要认真细致地做好解释工作,反复强调说明所用的药物不会对胎儿的生长发育有任何影响,让孕妇放心的接受治疗。

2. 饮食护理　由于妊娠期活动量较少,肠蠕动相对减弱,易引起便秘,便秘又易引发痔疮、肛裂等,或使原有痔疮加重。治疗应以饮食疗法为主,宜多吃富含纤维的蔬菜和水果,如菠菜、韭菜、香蕉、梨等。多食粗纤维含量高的食物,粗纤维能软化大便,增加大便量,并刺激结肠蠕动,加快结肠运转。

3. 对症护理

（1）便血的护理:便血是内痔最主要的症状。护理人员要对患者进行安慰,消除紧张情绪;卧床休息,避免各种不良刺激,并定时检查血压、脉搏,注意观察患者的意识状态、面色、便血量,同时注意肛门周围皮肤清洁,必要时遵医嘱可用一些收敛、止血的药物。

（2）疼痛的护理:剧烈的疼痛会影响宫缩,此时让患者休息,适当地给予局部疼痛药,采取平卧位或侧卧位,将疼痛缓解后用热敷疗法。然后肛门部涂消炎止痛膏,并嘱患者要注意休息。

（3）排便的护理:首先要保持大便通畅,排便时应采取坐便式,而且排便时间不宜过长,勿过度用力,以免损伤肛管皮肤,要养成每日晨起排便的习惯,便后先清洗肛门。

（4）肛门的用药与护理孕期用药:大多数可通过胎盘进入循环,为预防和减少药物对胎儿的不良影响,治疗时应采取局部用药,如需要全身用药时,要选择对胎儿生长发育没有影响的药物,孕期患者尽量安排单间病室。

【术后护理】

1. 病情观察　观察患者的各项生命体征及伤口渗血情况,每15～30分钟检测生命体征,并做好观察和记录。发现病人有虚脱等现象及时补液治疗,同时低流量吸氧,并及时报告医生协同处理。

2. 饮食指导　制订合理的饮食计划,以清淡、易消化为主,防止便秘发生,同时增加食物的花样、种类,多食富含维生素的新鲜蔬菜、水果及含有粗纤维的糙米、玉米等食物,以增加肠蠕动。

3. 养成定时排便的习惯,缩短排便时间　便后或睡前用温水清洁肛门。尽量避免久坐、久站,如为职业所迫,可经常变换体位。术后病人因惧怕疼痛,常拒绝排便,应向其解释术后排便的意义,在有便意时应及时排便;若大便干燥,在医生指导下服用润肠通便剂,如液状石蜡、乳果糖口服液等。

4. 伤口护理　根据患者病情,护士勤观察患者伤口情况,做好换药处理,根据病情给予红外线照射治疗,促进伤口愈合。

5. 心理护理　因担心手术、用药会影响胎儿出生,患者会出现恐惧、焦虑等情况,护士应详细讲解,消除患者顾虑嘱患者放松心情,可以听音乐、看报纸转移注意力。

【健康教育】

1. 加强营养促进伤口愈合　合理搭配饮食结构,均衡营养,以满足自身和胎儿的双方需要。饮食宜重质不重量,即尽量食用高蛋白、高维生素、高矿物质、适量脂肪及碳水化合物、低盐饮食。如猪蹄、牛奶、蛋汤等。

2. 保持大便通畅 多饮水,多食新鲜蔬菜、水果和粗粮,如韭菜、芹菜、白菜、菠菜、香蕉等,忌食辛辣刺激性食物及发物;养成定时排便习惯;进行适当的户外锻炼,避免长时间久站或久坐。有便秘者,清晨空腹喝温开水一大杯;每日晨起或晚睡前作 10 分钟腹部按摩;用手掌自右下→右上→左上→左下反复按摩腹部,以促进肠蠕动。

3. 保持肛周皮肤清洁 避免肛周皮肤刺激,坚持便后清洗肛周,避免使用肥皂和用毛巾用力擦洗;使用柔软、白色、无香味的手纸,着色和香味可刺激肛门组织引起瘙痒。穿宽松棉质内衣裤,勤清洗、勤更换。

4. 进行提肛运动 防止肛门括约肌松弛,教会病人进行肛门肌肉收缩舒张运动。

5. 合理用药 严格在医生指导下服用药物,以免引起自身及胎儿严重不良反应。

【预防】

为预防和减少孕产妇肛周疾病的发生,有以下注意事项:①加强锻炼;②预防便秘,养成定时排便的习惯,合理调配饮食;③注意孕期保健:怀孕期间应适当增加活动,避免久站、久坐;④保持肛门周围清洁:减少肛门周围汗腺、皮脂腺感染,而生疖疮、脓肿。女性阴道与肛门相邻,阴道分泌物较多,可刺激肛门皮肤,诱发痔疮。

第二节 分娩期肛肠病人的护理

肛门疾病是常见病、多发病,尤其以青壮年男性居多。但随着人们生活水平的不断提高,女性病人有明显增多之势。加之女性由于特殊的生育时期更容易诱发或加重肛肠疾病的发生发展。孕产妇是一个比较特殊的人群,由于孕期增大的子宫压迫盆腔引发盆腔充血,分娩时胎头下降和肛门的血管扩张和充血等因素,容易诱发或加重肛周疾病的发生发展。

国外文献报道有 25% ~30% 的孕妇患有痔,到妊娠后期甚至有高达 85% 孕妇受此困扰,进入分娩期,阴道分娩组女性在第二产程由于腹内压力短时间内骤增导致痔明显加重,孕妇屏气用力也会加重肛垫的微循环障,由于分娩时频繁屏气用力加腹压,导致痔疮加重。

【病因及发病机制】

1. 妊娠期母体会发生一系列的变化,包括血容量的增加、循环中激素水平的升高、不断增大的子宫压迫肠管和增大腹腔压力,孕妇饮食习惯的改变导致的便秘、腹泻等,这些都是肛周疾病的高危因素。

2. 进入分娩期,阴道分娩女性在第二产程时由于腹内压力短时间内骤增导致孕期患痔明显加重,也是直肠脱垂的高危因素。

3. 产程时间,初产妇产程时间长,孕妇过早应用腹压,加重产妇痔病,严重者造成嵌顿痔。另外,胎头娩出时由于压力过大,患者可能会出现会阴及肛周组织撕裂,成为肛周疾病的发生的高危因素。

【临床表现】

1. 便秘。

2. 肛门疼痛,不同的疾病,疼痛的性质不同。

3. 便血。

4. 肛门肿物脱出。

5. 肛门部分分泌物。

6. 常见体征有肛门直肠周围红肿胀痛,有压痛、触摸痛,或伴随发热感染等全身症状。

【辅助检查】

1. 肛门局部检查

(1) 肛门视诊。

(2) 直肠指诊。

(3) 肛门镜检查。

2. 实验室检查

(1) 血、尿、便检查。

(2) 粪便隐血实验。

(3) 粪便脱落细胞学检查。

3. 肛肠动力学检查。

【治疗要点】

本病的治疗方法较多,但当孕产期保守治疗症状不减轻时,则以手术治疗是较好的治愈方法。

【护理评估】

1. 评估患者的一般情况,如年龄、胎龄、胎次、营养等。

2. 评估患者重要脏器功能情况,如心、肝、肺、肾等重要脏器功能和出凝血机制等。

3. 评估患者饮食习惯、排便习惯。

4. 评估此次发病的诱因、主要症状和体征等。

【护理诊断】

1. 排便困难 与子宫压迫肠管有关。

2. 疼痛 与疾病本身及分娩有关。

3. 焦虑 与担心影响胎儿出生有关。

【护理措施】

1. 在整个产程中给产妇以持续的生理、心理、情感支持，指导产妇如何在宫缩时深呼吸，放松等，分散其注意力以减轻疼痛，最大限度地调动产妇的主观能动性，与医护人员密切配合第一产程健康教育。在第一产程密切观察胎心、宫缩情况，了解宫口开张和胎先露下降情况，这时产妇易产生焦虑情绪，要使产妇得到社会和家庭的支持，消除对分娩的恐惧紧张情绪，保持良好的心理状态，鼓励产妇多走动，可采取直立位、半蹲位或跪位等自由体位可以缓解疼痛，促使胎头下降，缩短产程。用产程图监测产程进展及时发现和处理产程延缓和停滞，如需手术助产或剖宫产时做好一切术前准备。

2. 第二产程护理　指导产妇配合宫缩屏气用力，而尽量缩短第二产程，在分娩时，胎儿对产道、会阴直肠的压迫、损伤，对会阴部神经损伤及产后盆底松弛而致肛垫下移，如果此时产程过长，则更加重了痔静脉淤血。应注意避免孕妇过早应用腹压，积极处理难产可避免孕产妇痔病加重。另外，注意加强会阴及肛周组织的保护，减少分娩过程中肛周组织的损伤也可减少孕产妇肛肠疾病的发生。

3. 第三产程护理　当胎儿娩出后，产妇可引起情绪波动影响子宫收缩。应对产妇进行安慰，避免因情绪波动而致产后出血。鼓励产妇配合医生完成胎盘娩出、仔细检查胎盘胎膜是否完整，胎盘娩出后认真检查软产道有无裂伤若有应及时缝合。

4. 产后护理

（1）当产妇分娩后返回病房，护士要对产妇进行产后保健、母乳喂养等常识的指导，由于产后，随着胎儿的娩出，胃、小肠、大肠恢复到正常位置，压迫因素的去除，肠蠕动变慢，加之分娩后盆腔肌肉及肛门周围肌肉过分紧绷，会阴伤口疼痛及肛周疾病带来的疼痛，产妇不敢用力大便，或出现产后便秘的情况，则更容易导致原有的肛肠疾病加重。

（2）产后妇女常出现情绪低落、精神抑郁等症，可增加产后痔的发生率，家人、朋友应多与患者交流，使患者保持良好的情绪，避免产后抑郁症的情况发生。

（3）建立良好的生活规律：产妇应有充足的睡眠和休息时间。产后24小时内，应尽量卧床休息，24小时后方可起床适量做一些如散步、基本的骨盆运动等，避免体力劳动。

（4）产妇忌忍便，家人应鼓励或帮助产妇排便，使产妇保持大便通畅。

（5）饮食调护：妇女产后体虚，饮食的重要原则是：饮食宜清淡，忌辛辣刺激性食品。少盐、少油、多姜。应多食含蛋白质、维生素、纤维素、矿物质等成分高的食物。

（6）对症处理：根据患者目前的不同症状，可给予相应的对症处理，如便秘者可给予口服石蜡油、乳果糖等；痔嵌顿者可给予局部硫酸镁湿热敷，外涂药膏，减轻水肿及疼痛；若保守治疗症状未见缓解或者加重者应尽早手术治疗。

第三节　儿童肛肠病人的护理

人体胚胎在发育的过程当中即可存在缺陷而导致新生儿患肛肠疾病，所以，从胚胎发育期至出生再到14岁左右各个年龄组均可发生肛肠外科疾病如肛周脓肿、肛瘘、先天性直肠脱垂、肛裂、血栓性外痔等。小儿肛肠疾病是小儿外科最具代表性的病种，主要包括先天性直肠肛门畸形、先天性巨结肠以及一些肛肠会阴杂病，其中先天性直肠肛门畸形在小儿先天性疾病中居消化道畸形第一位，发病率在新生儿为1/5000～1/1500；先天性巨结肠是消化道发育畸形中比较常见的一种，发病率为1/5000～1/2000。

婴儿出生后开始接触各种细菌，有些细菌在婴儿身体各部位定殖，如呼吸道、消化道、皮肤等，这些细菌或参与机体的生理活动，或伺机侵害机体。小儿皮肤娇嫩，角质层薄，皮肤黏膜屏障作用和机体免疫功能单核-吞噬细胞均较弱，难以防御细菌入侵，尤其是肛门周围皮肤，如护理不当，易引起肛门周围皮肤感染，最终导致肛门周围脓肿，甚至肛瘘。小儿罹患肛门周围疾病在临床上很常见，给患儿和家长带来很大的痛苦。

【病因与发病机制】

1. 人体胚胎在发育的过程当中因发育不良，存在缺陷而导致先天性直肠肛门畸形。

2. 小儿皮肤黏膜屏障作用和机体免疫功能单核-吞噬细胞均较弱，难以防御细菌入侵，尤其是肛门周围皮肤，如护理不当，易引起肛门周围皮肤感染。

3. 大部分儿童饮食习惯不好，喜食小食品、饮料等过甜、过咸食品,而不喜食正常的饭和菜,容易便秘。

4. 排便习惯不好,部分儿童未养成良好的排便习惯,不能定期排便,导致大便在肠道内停留时间过长,排便时大便干结,易形成肛裂。

5. 小儿肛周脓肿是常见的一种肛肠科疾病,造成原因多有免疫力低下、先天性肛瘘、全身或邻近肛门处化脓性感染、肛窦炎等症状。

6. 婴幼儿肛周皮肤层十分细腻薄嫩,最外层起耐磨作用的角质层是单层细胞,缺乏透明层,表皮与真皮之间的基底膜发育不全,对外界抵抗力低,同时真皮内弹力组织和胶原纤维发育不成熟,对抗外力冲击作用差。

7. 行肛门成形术后,肛门扩约肌功能低下致大便失禁;肛周皮肤频繁受到尿液、粪便及碱性肠液刺激,且术后机体抵抗力下降,皮肤对外界的抵抗力相对下降,导致局部皮肤很容易出现发红,甚至糜烂或大面积溃烂,致使肛门切口愈合不良甚至感染。

【临床表现】

1. 排便情况　大便情况与肛肠疾病的关系密切,大便性状、次数、排便是否通畅,先天性直肠会阴瘘、先天性肛门狭窄等疾病均有排便情况改变。

2. 肛门疼痛　肛门末梢感觉神经非常丰富,痛觉非常敏感,不同的疾病,疼痛的性质不同。如肛裂为周期性撕裂样剧痛,血栓性外痔为持续性灼痛,肛周脓肿为逐渐加重胀痛至跳痛。

3. 肛门肿物脱出。

4. 肛门部分泌物。

5. 常见体征　肛门直肠周围红肿胀痛、有压痛、触摸痛,临床症状有肛门周围疼痛肿胀、伴随发热感染等全身症状。

【辅助检查】

1. 肛门局部检查　①肛门视诊;②直肠指诊;③肛门镜检查。

2. 实验室检查　①血、尿、便检查;②粪便隐血实验;③粪便脱落细胞学检查。

3. 肛肠动力学检查。

【护理评估】

(一) 术前评估

1. 评估患儿的一般情况,如年龄、性别、营养等。

2. 评估患儿重要脏器功能情况,如心、肝、肺、肾等重要脏器功能和出凝血机制等。

3. 评估患儿饮食习惯。

4. 评估此次发病的诱因、主要症状和体征等。

(二) 术后评估

1. 评估患儿的麻醉种类、手术方式、术中失血情况、输液情况、输血情况及引流管安置的部位和作用。

2. 评估患儿的生命体征情况。

3. 评估患儿手术切口及引流情况,如伤口有无渗血、渗液;引流管是否畅通,引流液的颜色、量和性质等。

4. 评估患儿手术后的心理状况。

5. 评估患儿的疼痛程度。

【护理诊断】

1. 排便形态改变　与疾病本身、肛门疼痛有关。

2. 疼痛　与疾病本身有关。

3. 恐惧　与环境改变、肛门疼痛有关。

4. 出血　与手术伤口渗血有关。

5. 疼痛　与术中扩肛或者钳夹皮肤,引起撕裂和损伤有关。

【护理措施】

(一) 术前护理

1. 饮食护理　术前根据麻醉的不同方式选择不同的饮食要求。局麻患儿术前继续母乳喂养或添加营养丰富、易消化的流质饮食,如肉粥、鱼粥、菜泥等。术前8小时开始禁食,术前4小时禁水。母乳喂养的患儿母亲不能进食辛辣、煎炸等刺激性食物。为防止术中饮食呕吐误吸或反流,小儿术前仍应禁食禁饮4~6小时。

2. 心理护理　陌生的医院环境会带给患儿不安和紧张,部分患儿出现分离性焦虑,如哭叫、发脾气等。术前医务人员要多与患儿接触,消除患儿的恐惧感,使手术治疗能够顺利进行。患儿家长由于心疼患儿,担心手术效果,表现异常焦躁。医务人员术前要主动、耐心地为患儿家长解答问题,使患儿家长了解小儿肛周脓肿相关疾病知识,打消顾虑,增加信心,并积极配合医生的治疗。建立良好的护患关系,与患儿的家属进行良好的交流与沟通,选择合理的时间和适当的方式进行宣教。

3. 疼痛护理　患儿常因肛周疼痛哭闹不休,影响休息与睡眠,护理人员应经常巡视病房,给予关心、安慰。保持病房安静,降低病房噪音,调节室内光线至合适强度。另外,还可以通过母乳喂养、按摩、摇晃、拥抱以及皮肤接触等方法转移患儿注意力,以减轻疼痛感。有研究表明,音乐护理联合舒适体位可以有效缓解婴幼儿疼痛,减少哭闹时间。患儿床边播放轻柔舒缓的音乐,帮助患儿取屈曲体位,能够帮助患儿减轻疼痛。

4. 肠道准备　根据疾病给予温盐水灌肠,开塞露灌肠等。

5. 预防院内感染　将患儿安置在通风良好,温度、湿度适宜的病房,避免与感染性疾病的患儿同住一室。护士操作时注意洗手并严格无菌。如护士和家属及陪护人员感冒时需戴口罩,严重者应避免接触患儿。室内空气定时消毒。

（二）术后护理

1. 一般护理　保持室内环境安静,调节室内光线至适宜强度,减少不必要的探视;每日开窗通风 2 次,30 分/次,保持室内空气新鲜,相对湿度调节为 50%～60%,注意患儿保暖,冬季温度为 18～22℃,夏季为 19～24℃,防止患儿受凉感冒。做好消毒措施,每日用 1:5000 含氯消毒剂湿擦桌面、地面 2 次。

2. 病情观察　由于患儿年龄过小,有些甚至为出生后不久,术后伤口疼痛无法表述,只是哭闹不休,影响休息与睡眠。护理人员需加强病房巡视,按时测量和记录生命体征,密切观察病情变化,检查伤口敷料的包扎情况,观察伤口有无渗血及异常分泌物,敷料有无脱落等。细心观察患儿的大便情况,如有异常,及时通知医师,做好对症处理。生命体征观察:保证病室安静,加强巡视。对于全麻患儿,应取平卧位,头偏向一侧,防止呕吐物误吸。患儿没有完全清醒前,应有专人看护,对于清醒前的浅意识躁动,可酌情给予镇静药物,防止因躁动而引起继发性出血。

3. 饮食护理　由于术后饮食不当可导致大便干燥,引起肛周皮肤、黏膜擦伤或撕裂,所以术后饮食护理非常重要。术后患儿进母乳和（或）营养丰富、易消化的流质或半流质饮食。

4. 切口及疼痛护理　术后的疼痛护理同术前。由于患儿排便次数多,容易污染伤口,加上患儿皮肤娇嫩反复粪便刺激可引起肛周皮肤炎症反应,因此患儿肛周的皮肤切口清洁护理尤为重要。在患儿每次排便后都需先用温水清洗肛门。换药时需认真观察伤口是否有红肿、分泌物是否有异味,新鲜肉芽组织生长是否正常。换药后应加强巡视,注意观察,如发现敷料脱落或被尿液、分泌物等浸湿,应及时更换。另外,注意保持引流通畅及敷料干燥固定,避免发生湿疹,防止伤口感染,促进伤口愈合。

【健康教育】

1. 儿童必须按照正规营养搭配进食,尽量多吃水果,如香蕉等;蔬菜,如豆角等含纤维较多的玉米、高粱米这类粗粮及豆制品等食物。便秘较重的,可经常做瘦肉汤或肥肉汤,润滑肠道。还可以饮用糖加牛奶,蜂蜜加温水适度调匀,每日坚持饮用。

2. 适当运动,儿童的身体锻炼很难像成人一样很有规律,家长必须设计好儿童喜欢的运动项目,根据儿童的性格特点,年龄大小做适度运动,切忌不要强迫。

3. 告知家长要注意患儿的肛周卫生以及会阴、肛周的清洁护理。应在患儿便后用流水冲洗干净,婴幼儿应勤换柔软尿布(用全棉、透气、吸水性良好的清洁尿布),少用甚至不用"尿不湿",保持肛门周围环境干燥,防止擦伤肛周皮肤。保持大便通畅,防止便秘和腹泻。

4. 定时排便,每日养成特定时排便的好习惯。

5. 定期门诊随访,如有不适,及时就医。

第四节　老年肛肠病人的护理

随着我国经济快速发展,老龄化的现象日益严重,老年疾病也越来越多,心血管疾病、呼吸道疾病、神经性疾病等慢性疾病在老年人中最易发生,近年来老年人中肛肠疾病发病率有所增加,有调查表明,肛肠疾病对老年人带来的痛苦较多,并不亚于其他慢性疾病。

人体的各个器官会随着年龄的增长而不断退化,肛肠疾病是老年疾病中最容易发生的,老年状态下身体的消化器官及一些相应器官功能开始失调导致人体内的一些食物无法排出,引起肛门炎症等症状,肛肠疾病种类很多,有的症状并没有很明显,所以会被医生及患者家属忽略,一直到症状很明显时才被发现,此时老年人已经无法忍受临床症状,而这种状态下该病已经非常严重甚至需要住院治疗。

老年患者较多存在合并性疾病,身体各部分组织和器官多呈现衰竭状态,肛肠手术较容易导致术后并发症发生,因此对老年肛肠行手术患者的临床护理应更加具有针对性,降低术后并发症的发生情况,更加具有人性化。

【病因与发病机制】

1. 老年肛肠疾病的主要类型

（1）痔：主要是因为下静脉丛膨大弯曲旋转成团块，当团块脱垂或出血被称为痔疮。

（2）便秘：主要是因为咀嚼后的食物进入直肠后停留在直肠内而没有继续往下蠕动消化，导致食物停留时间较长，而食物中的水分被吸干，使得食物呈现干结状，由肛门排出时非常困难，而用力排出时肛门会非常疼痛，粪便的排出量很少，并且一大部分粪便还是停留在直肠内。

（3）肛周湿疹：主要发病原因是肛门周围的皮肤因为变态反应或炎症等引起的非传染性疾病，若老年人内分泌失调或肛门周围有寄生虫存在时引起的疾病。引起该种疾病的原因还有肛门附近有痔疮、肛裂等，甚至一些化学药品感染，如碘酒、酒精、酸碱物质等也会引起肛周湿疹。

（4）直肠肿块：存在于直肠中，多分为良性肿块及恶性肿块。良性肿块大多为规则的直肠息肉，恶性肿块大多数是凸凹不平的溃疡，质地坚硬，触之易出血，该种疾病常常在患者的粪便中可见到有脓血便、黏液、恶臭等。直肠肿块患者大便次数多，常伴有里急后重的现象。

（5）肛乳头肥大：指肛门内出现的呈纺锤状、灰白色的鳞状上皮，患者常常有疼痛感或肛门坠胀的感觉，肛乳头过度肥大时可在便后脱出肛门外。

2. 老年肛肠疾病的常见原因

（1）生理功能衰竭是老年病发生的最主要原因，随老年人年龄的增长，身体各器官的功能也发生相应变化，例如肠道功能减退、消化功能下降、肠蠕动下降等。常见的疾病是便秘，随着年龄增大，个体存在不同程度的生理改变，唾液腺、胃肠和胰腺等分泌消化酶逐渐减少，使得食物在胃肠的消化时间相应延长或难以消化；腹部和骨盆肌肉乏力，在排便时腹压降低；结肠肌层变薄，肠平滑肌张力减弱，肠反射降低，蠕动减慢。以上生理性改变均可造成大便在肠管停留时间过久，水分吸收过多，大便干结而产生便秘。

（2）不良的生活习惯及饮食习惯也是引起老年肛肠疾病的主要原因。

（3）精神压力过大也可导致老年患者的肛肠性疾病，一些老年患者因为自身疾病无法治愈或者治愈率较低而郁郁寡欢、精神过度焦虑紧张进而导致身体上的一些变化，如便秘等。

（4）一些老年患者患有某些慢性疾病，服用治疗慢性疾病的药物，例如利尿剂、抗高血压药物等，使用不当就会导致机体缺水、电解质紊乱等，易导致肛裂、痔疮。另外还有一些体弱多病的患者，因长期服用慢性药导致机体某些器官功能发生障碍而导致肛肠疾病。

【临床表现】

1. 排便情况改变　大便情况与肛肠疾病的关系密切，大便性状、次数、排便是否通畅，先天性直肠会阴瘘、先天性肛门狭窄等疾病均有排便情况改变。

2. 肛门疼痛　肛门末梢感觉神经非常丰富，痛觉非常敏感，不同的疾病，疼痛的性质不同。如肛裂为周期性撕裂样剧痛；血栓性外痔为持续性灼痛；混合痔血栓形成或内痔嵌顿为剧烈胀痛；肛周脓肿为逐渐加重胀痛至跳痛。

3. 肛门肿物脱出。

4. 肛门部分泌物。

【辅助检查】

1. 肛门局部检查　①肛门视诊；②直肠指诊；③肛门镜检查。

2. 实验室检查　①血、尿、便检查；②粪便隐血实验；③粪便脱落细胞学检查。

3. 肛肠动力学检查。

【护理评估】

（一）术前评估

1. 评估患者的一般情况，如年龄、职业、文化程度、宗教信仰、个人嗜好等。

2. 评估患者重要脏器功能情况，如心、肝、肺、肾等重要脏器功能和出凝血机制等。

3. 对老年患者可预见性的危险和突发性情况均进行准确的评估，并且进行记录，对其进行分析，制订详细的护理干预计划。

4. 评估患者既往身体状况，如有无高血压、糖尿病等慢性病史。

5. 评估患者心理状况及导致患者精神紧张的因素。

6. 评估此次发病的诱因、主要症状和体征等。

（二）术后评估

1. 评估患者的麻醉种类、手术方式、术中失血情况、输液情况、输血情况及引流管安置的部位和作用。

2. 评估患者的生命体征情况。

3. 评估患者手术切口及引流情况，如伤口有无渗血、渗液；引流管是否畅通，引流液的颜色、量和性质等。

4. 评估患者手术后的心理状况。

5. 评估患者的疼痛程度。

6. 评估患者存在合并症和原发性疾病的病情。

【护理诊断】

1. 疼痛　与疾病本身有关。

2. 焦虑　与环境改变、肛门疼痛有关。

3. 出血　与手术伤口渗血有关。

4. 疼痛　与术中扩肛或者钳夹皮肤,引起撕裂和损伤有关。

5. 尿潴留　与骶麻和疼痛刺激,引起反射性尿道括约肌收缩有关。

【护理措施】

术前护理

1. 常规准备　做好术前皮肤准备及药物过敏试验。

2. 肠道准备　根据疾病给予结肠灌洗治疗,开塞露纳肛、口服泻药等。

3. 完善常规检查　如血常规、凝血时间、心电图等。

4. 饮食护理　手术当天禁食。

5. 心理护理　建立良好的护患关系,与患儿的家属进行良好的交流与沟通,选择合理的时间和适当的方式进行宣教。

【护理措施】

1. 病情观察　观察患者的各项生命体征,伤口渗血情况。

2. 饮食指导　制订适宜的饮食计划,防止便秘发生,饮食以清淡、易消化为主,防止便秘发生,同时饮食以少食多餐为主,避免暴饮暴食增加食物的花样、种类,多食富含维生素的新鲜蔬菜、水果及含有粗纤维的糙米、玉米等食物,以增加肠蠕动,鼓励多饮水,每日清晨空腹和睡前饮温开水 200~300ml,保证每日饮水量 2000ml。

3. 对存在合并症和原发性疾病的患者注意进行治疗和处理。

4. 功能锻炼　适量运动指导老年人进行适当的有氧运动,如做操、散步、打太极拳、练气功等。每日行肛周舒缩运动,即有意收缩肛门和会阴 5 秒,再舒张 5 秒,反复 10 次,每日练习 3 次,以增加肛门外括约肌、耻骨直肠肌和肛提肌的随意收缩能力,保持排便通畅。

5. 养成良好的生活习惯　指导患者腹部按摩,患者平卧,以右手平放在患者腹部,绕脐周顺时针做环形按摩,手掌按压的力量以能耐受为度,由轻到重,稳定而持续。每次 15 分钟,早晚各 1 次。

6. 小便护理　由于术前行骶管麻醉暂时抑制了排尿反射,手术后肛管填塞油纱过多、过紧,体弱,膀胱平滑肌收缩无力,前列腺肥大等因素,易致术后排尿不畅或尿潴留。术后麻醉作用消失前应嘱患者饮水适量,同时避免输液量过多、过快,一旦出现排尿困难,应安慰患者,做好解释工作,消除紧张心理。可做膀胱区湿热敷、小腹部按摩,听到流水声或温水冲洗会阴等诱导排尿。

7. 大便护理　由于老年患者胃肠蠕动减弱、气血生化不足,术后易致便秘。应让患者养成定时排便习惯,注意饮食调护,多食新鲜蔬果以保证便质软化易于排出。鼓励患者下床适度活动,对坠胀感较明显,不能下床活动者,可在床上行腹部按摩,以促进肠蠕动。老年女性直肠前突者更应注意定时排便,多饮水,进食高纤维饮食。忌久蹲、酌情给缓泻剂。

8. 伤口护理　术后酌情应用抗生素,防止伤口感染。排便时忌久蹲,防止切口皮缘水肿及继发出血。老年患者切口愈合缓慢,应让患者保持肛门部清洁卫生,指导患者正确坐浴,坐浴时将切口完全浸渍在药液中,彻底清除污染物,换药时严格无菌操作,防止交叉感染,并保证患者足够营养,以增强机体抵抗力,促进愈合。

9. 心理护理　出现焦虑和恐惧心理,主观上引起紧张和一种不愉快的期待情绪。文献报道 98% 以上的患者非常需要人陪,没有陪护则会感到内心孤独。作为护理人员在手术过程中更应该主动对待患者,使用真诚的态度、体贴的语言进行心理上的护理,甚至无微不至的照顾,让患者感到亲人般的关怀,以增加患者的安全感而让患者有足够的信心。

【健康教育】

1. 加强锻炼　根据自己的年龄状况做锻炼,如散步、体操、下棋等,丰富了自己的业余生活,陶冶情操能促进血液循环,避免了静脉血液淤积在肛肠部进而使一些疾病远离自己。

2. 注意饮食习惯,改掉不良习惯　日常饮食中要注重维生素的适当摄入,多食用一些含有膳食纤维的食物,如豆类食品、胡萝卜、蔬菜、花生等食物,有利于粪便在直肠中的顺利排出,改善了胃肠道的异常蠕动,使其恢复了正常,因为老年人的消化器官功能已经减退,所以要保持一定维生素的摄取,这样才有利于粪便正常的排出。少食用辛辣的食物或刺激性食物,老年人每日要补充 2000ml 的水分,水分补充不充足机体将处于失水的状态更容易发生肛肠疾病。

3. 注意肛门卫生 卫生干净也是远离疾病的方法之一,若是便后没有擦拭干净,那么粪便中含有的细菌将会进入肛门进而引起寄生虫病或其他疾病。

4. 减少精神压力 当一些老年患者听到自己所得的慢性疾病内心会难以接受,此时最需要的就是鼓励及心理辅导,对患者进行心理安慰,鼓励他们治愈疾病的信心。让患者以最大程度来进行治疗,将治疗效果发挥到最大。

(赵颖英 聂敏)

参 考 文 献

1. 吴在德. 外科学. 6 版. 北京:人民卫生出版社,2005

2. 曹伟新,李乐之. 外科护理学. 4 版. 北京:人民卫生出版社,2008:266-267

3. 郑修霞. 妇产科护理学. 4 版. 北京:人民卫生出版社,2008:33-34

4. 李梦樱. 外科护理学. 北京:人民卫生出版社,2005:290-291

5. 张东铭,杨新庆. 痔病. 北京:人民卫生出版社,2004:5

6. 王志瑶. 妇产科护理. 北京:高等教育出版社,2005:119

7. 施诚仁,金先庆,李仲智. 小儿外科学. 北京:人民卫生出版社,2010:312-324

8. Schottler JL, Balcos FG, Goldberg SM. Postpartumhem orrhoidectomy. Dis colon Rectum,1973,16:395-396

9. Lent ini J,Taure C,I. everoni J. rhe haemorrhoidalsyndrome and its complications during petgnancy and childbirth. Colo Proctol,1988,10:46-56

10. 蒋岩. 肛肠专科护理培训效果观察. 齐鲁护理杂志,2009,15(24):91-92

11. 杨新庆,刘东学,卢生琦. 痔的现代概念及诊治现状. 中国实用外科杂志,2001,21(11):30-32

12. 覃婷,王卫星. 妊娠与分娩期痔病的高危因素研究. 广西医学,2007,29(2):194-195

13. 赵爱华,贾翠菊. 妊娠期肛肠病的发病特点及防治. 现代中西医结合杂志,2008,17(26):4100-4101

14. 黄文君. 沟通技巧在产程中的应用. 中国保健营养,2013,23(2):228

15. 吴舜英. 经肛门巨结肠根治术后肛周皮肤护理新体会. 中国保健营养,2013,23(12):7454-7455

16. 叶秀萍. 音乐护理联合舒适体位缓解婴幼儿接种疼痛的应用效果. 华夏医学,2015,28(2):86-88

17. 王隆,刘静. 体位支持加非营养性吸吮缓解新生儿疼痛观察. 中国妇幼保健,2012,27(30):4809-4810

18. 钟莉丽,白丽,叶晓霞. 婴幼儿肛周脓肿及肛瘘的围手术期护理. 健康必读,2012,11(7):320

19. 王兵. 老年肛肠疾病防治方法的初探. 结直肠肛门外科,2015,21(s1):120-121

20. 赵敏,蔺大明,尹艳. 个体化护理指导对老年功能性便秘患者临床症状的影响. 实用临床医药杂志,2010,14(22):66-67

21. 钟立娟. Orem 自理模式在门诊老年便秘患者中的应用. 中国临床研究,2010,23(8):730-731

22. 傅红燕. 老年肛肠科手术后患者抗菌药物的合理应用与注意事项. 老年医学与保健,2013,19(3):189

23. 王慧玲. 肛肠科手术病人便秘防治. 光明中医,2010,25(3):457-458

24. 李贵. 肛肠术后尿潴留的临床研究. 中国现代药物应用,2010,4(2):68-69

25. 鲁昌辉,胡桂荣,赵丹丹,等. 针刺痔疮穴联合中医熏洗坐浴缓解老年肛肠术后疼痛. 吉林中医药,2013,33(1):80-82

26. 刘焕巧,臧永丽,张崇菊,等. 护理干预在老年功能性便秘防治中的应用. 中国误诊学杂志,2011,11(5):1044-1045

27. 王永,梁永峰. 中药熏洗坐浴联合针刺改善老年肛肠术后疼痛的疗效分析. 现代中西医结合杂志,2016,34(16):1778-1779,1817

第三十二章

肠造口病人的护理

第一节　肠造口的种类

肠造口（intestinal stomas）手术是外科最常施行的手术之一（图32-1），手术改变了正常排便途径，术后不能随意控制粪便的排出，可以说肠造口手术是一种违反生理的致残性手术。肠造口是指通过手术将病变的肠段切除，将一段肠管拉出，翻转缝于腹壁，用于排泄粪便。全球每年由于结直肠癌、外伤、炎症、先天性畸形等疾病而需要行肠造口达数十万人之多。西方文献中有关肠造口的记载已有500多年的历史，但用于治疗目的、有计划的肠造口术仅有二三百年历史。肠造口术在世界各地都得到广泛应用：美国每年结肠造口患者约10万人，至今已有肠造口75万人；英国每年结肠造口约有10万人，回肠造口约1万人；估计我国至今累计有100万例永久性肠造口患者，而且每年新增10万左右。造口手术虽然挽救了很多生命，但是也给患者带来很大的困惑。这个庞大的特殊群体需要特殊的治疗和护理，帮助他们提高生活质量，恢复正常人一样的生活。

（一）常见疾病

1. 结直肠恶性肿瘤　低位直肠癌、结直肠吻合口瘘、直肠癌姑息性切除。

2. 炎症性肠病　溃疡性结肠炎、中毒性结肠炎、中毒性巨结肠等。

3. 肠梗阻　梗阻病变复杂，解除病因困难，或患者全身情况差，不允许行复杂手术，多用于急性结肠梗阻。

4. 大肠穿孔　左半结肠穿孔、穿孔大、腹腔污染严重。

5. 家族性腺瘤性息肉病　全结肠切除预防性造口。

6. 先天性疾病　高位直肠肛门闭锁、巨结肠中病变部位肠段太长。

7. 新生儿坏死性小肠结肠炎　病变范围大、患儿全身情况差。

8. 膀胱癌　肿瘤较大，非全膀胱切除不能达到根治目的、反复复发的高度恶性肿瘤、肿瘤侵犯两侧输尿管开口、肿瘤发生于膀胱颈和后尿道。

（二）造口种类

1. 结肠造口　包括乙状结肠造口和横结肠造口。

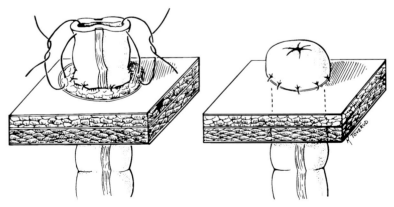

图32-1　肠造口

（1）乙状结肠造口：是最常见的造口手术，以乙状结肠单腔造口为多见，是永久性造口。单腔造口是把肠道切断，近端拉出腹腔，在腹壁上缝合形成一个末端功能性单腔造口。造口常位于左下腹。理想的乙状结肠造口为圆形（图 32-2），造口直径为 2～3cm，开口位于圆心，黏膜高出皮肤 0.5～1cm，造口有活动余地，黏膜颜色为红色，似口唇，黏膜湿润有光泽，与周围皮肤紧密愈合。乙状结肠造口排泄物为软便或成形大便，便于护理，有异味。皮肤并发症较少，造口康复期并发症多见。部分患者术后有便意感，可进行造口灌洗。

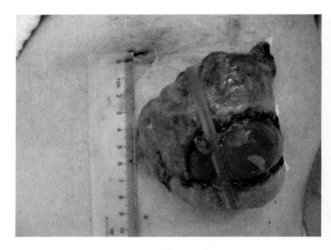

图 32-3　横结肠造口

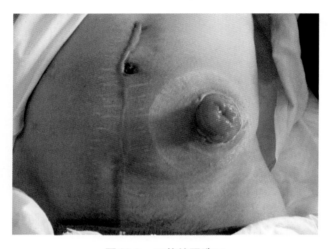

图 32-2　乙状结肠造口

（2）横结肠造口：横结肠袢式（双腔）造口是暂时性造口。袢式造口是腹部做一切口，将整段肠袢拉出腹腔，用支撑棒作支撑预防肠管回缩，并沿肠管行横切，使近端形成一个具有排泄功能的开口，远段则没有排泄功能，有黏液排出，称为"黏液瘘管"，造口外观仍为一个肠造口（图 32-3）。造口位置在上腹部，理想的横结肠袢式造口为椭圆形，造口双腔开口在同一水平面，均高出皮肤，尤其造口近端开口需高出皮肤 1～2cm。横结肠袢式造口排泄物为稀便或软便，一般无异味。排泄物量偏多。对皮肤有刺激性，容易发生造口周围刺激性皮炎。因横结肠肠管粗，双腔造口黏膜体积大，造口直径大。造口位于上腹部，隐蔽性差，容易影响衣服的穿戴，体位改变时周围皮肤容易出现皱褶，造口袋粘贴有困难。有些患者造口偏大，需用使用大口径的底盘。

2. 回肠造口　回肠造口有永久性及暂时性两种造口，回肠袢式造口多见，回肠袢式造口是暂时性造口。有些家族性腺瘤性息肉病，全大肠切除，行永久性回肠造口。造口常位于右下腹。理想的回肠袢式造口为椭圆形（图 32-4），造口双腔开口在同一水平面，均高出皮肤，尤其造口近端开口需高出皮肤 1～2cm，造口有活动余地，黏膜颜色为红色，似口唇，黏膜湿润有光泽，与周围皮肤紧密愈合。回肠袢式造口排泄物为水便或稀便，无异味。排泄物量多，排泄物中含有大量消化酶，对周围皮肤有腐蚀作用，容易发生造口周围刺激性皮炎。回肠肠管细，造口小，同样是袢式造口，回肠袢式造口比横结肠袢式造口护理方便。

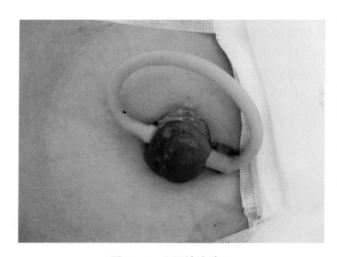

图 32-4　回肠袢式造口

第二节　肠造口术前评估与护理

一、肠造口术前评估

为促进造口患者术后康复,提升生活质量,应做好术前评估。了解患者的手术方式、造口类型、既往病史、职业特点和生活习惯、评估定位区域的皮肤是否完整、是否有皮肤病等;术前评估一般选择在术前1~2日,确定手术的时间及手术方式后进行。

(一)肠造口术前评估内容

1. 生活自理能力　患者术前的自理能力,直接决定患者术后的自我护理能力。生活自理能力强且心理健康的患者,术后能较快学会自我护理。生活自理能力差的患者,依赖性比较强,往往需要有人帮助护理造口,因此对此类患者应确定护理人选,以便对其进行指导。对于不能接受自身的造口而依赖家属的患者尤其要重视,应着重加强心理护理。

2. 视力　患者的视力好坏影响造口袋的更换和观察。对视力差者,术后可选择透明的造口袋,以便观察排泄物的情况和造口袋的粘贴,底盘可选择合适的开口的或事先有家人准备若干个裁剪好的底盘,底盘的内圈可稍偏大。也可以选择不用剪刀修剪的可塑底盘。失明的患者造口术后早期要确定护理人选,康复期可教会患者自己用手感觉自己完成造口底盘的粘贴。

3. 手的功能　患者手指功能是否健全、手的灵活性,将直接影响自我护理。造口护理需要手的配合,术前了解患者是否有影响手的功能的疾病,如中风后肢体偏瘫、强制性关节炎、帕金森病、外伤后遗症等。对手的灵活性差的患者,可选择使用相对简单的一件式造口袋,开口式造口袋的夹子比较灵活的,方便操作。也可以选择不用剪刀修剪的可塑底盘。

4. 体型　患者的特殊体型对自我护理有一定的影响,尤其是肥胖者,膨隆的腹部易挡住患者的视线,对这类患者术前定位时要注意,造口位置应偏上,定在腹部最膨隆的上方,便于患者自我护理。

5. 皮肤情况　造口周围的皮肤是否平整(如皮肤褶皱、瘢痕等),是否完整(如破损等),有无全身性皮肤病(如银屑病、过敏性皮炎)直接影响到造口的粘贴。选择平整的皮肤,有全身性皮肤病时可转诊给皮肤科医生,协助治疗。过敏性体质患者术前

应做皮肤贴布试验,皮肤贴布试验通过在皮肤上贴常规使用的造口袋底盘来确认过敏、临时刺激、剥离反应的皮肤检查方法。可在患者腹部贴一块 2cm×2cm 大小的造口底盘,48 小时后剥离,并在刚刚剥离后、1 小时后、24 小时后的 3 个时段进行判断。皮肤贴布试验的结果判定:刚刚剥离后、1 小时后、24 小时后均无皮肤变化者为阴性;刚刚剥离后发红,1 小时后消失则为剥离反应阳性;刚刚剥离后、1 小时后发红,24 小时后消失则为一时性刺激;刚刚剥离后、1 小时后、24 小时后发红不消失或严重则为过敏反应。实施皮肤贴布试验时的注意事项是禁止洗澡,禁止剧烈活动,以免出汗影响结果。剥离反应阳性和一时性刺激可谨慎使用原产品底盘,过敏反应时应更换造口袋的品牌,继续行皮肤贴布试验。由于临床上术前患者多进行院前检查,入院后当日或第 2 日手术,术前很难安排皮肤贴布试验,当患者术后使用造口底盘出现发红、发痒等不适时,可以通过皮肤贴布试验的方法对不同的造口底盘进行测验,更换合适的造口底盘,避免发生造口周围皮肤并发症。

6. 语言沟通能力　患者听力下降或丧失会影响患者学习造口护理,可选择用笔写进行沟通,给患者看造口护理视频。对于只会讲方言不会讲普通话或听不懂普通话的患者,可以选择让家属进行讲解,确保患者能掌握自我护理的方法。

7. 教育状况　患者接受的教育不同,术后对康复的要求有差异,在康复指导中的接受能力也不同。对教育程度高者,可用文字性的材料来补充指导内容。对教育程度低,尤其老年患者可以选择视频或图片的形式,反复多次教育,使患者便于掌握。

8. 文化背景　患者的文化背景不同会有不同的生活习惯,尤其是少数民族患者,要充分尊重个人信仰和风俗习惯,如印度人习惯用右手抓饭吃,喜欢将造口定在左边,伊斯兰教徒认为腰围以上是清洁的,腰围以下是脏的,造口应定在腰围以下。

9. 职业特点　对年轻患者要考虑到患者术后的康复和回归社会,尊重其社会角色,根据其职业特点选择合适的造口位置。

10. 家庭及社会支持　如果患者术前生活不能自理、视力障碍、手功能障碍、过度肥胖,术前应确定一名家庭成员为其造口护理的支持者,负责其术后

的造口护理。让患者自己决定由谁做其护理者,对确定的家庭成员进行造口护理指导。有一个近亲,如配偶、父母或子女在术前和术后的护理阶段能够陪伴在患者左右十分重要。家人的支持是患者造口术后能否恢复,能否回归社会起到关键的作用。

11. 心理状况 直肠癌患者造口患者要承受恶性肿瘤和造口带来双重打击,心理上会有很大的波动,术前评估时要特别关注患者的心理状况,有些患者表面上看着很开朗,往往在夜深人静时或独处时会唉声叹气,会偷偷流泪,甚至会有厌世情绪。造口专业护士要在术前多与患者交流,并从家属及同病房的病友处了解患者的心理变化,及时发现并对症进行心理护理。术前应安排造口治疗师与患者进行必要和充分的沟通,必要时安排造口志愿者进行床边探访活动,使其在良好的状态下接受手术。

（二）肠造口术前评估注意点

造口专科护士进行肠造口术前评估时要注意以下几个方面:

1. 术前评估前熟悉了解患者的病情、诊断、可能施行的手术方式及造口种类。

2. 环境要求 最好选择专用的术前谈话室,保护患者的隐私,不受周围环境的干扰。

3. 合适的时间 选择术前1日或2日,避开患者行术前检查的时间。

4. 对评估者的要求 谈话前自我介绍,谈话时注意眼神的交流,面部表情自然放松,交流时尽可能选择通俗的语言,尤其是老年患者。当患者谈到自身的心理变化时,要不断鼓励患者,让患者表达出真实的心理状况。

5. 评估情况要记录于评估表上,保存在患者病历中。

6. 评估情况要及时与主诊医师沟通,共同做好患者的术前准备工作。

二、肠造口术前健康教育

向患者及家属讲述造口手术的原因、重要性,造口的类型和相关护理知识,造口袋的用法,对造口患者进行针对性心理辅导,安排造口探访者进行术前访视,鼓励家属给予造口患者心理支持。

健康教育的注意事项:关于患者造口后的生活的有关信息可以术后再告知,如果患者有咨询,可以简单回答。对于患者的疑问一定要澄清,建立平和的心态。健康教育切忌过细,以免增加患者的困扰。

第三节 肠造口术前定位

术前造口定位对造口患者非常重要,一个位置选择合适、结构完美的肠造口可提高造口术后生活质量,加速患者康复并及早回归社会。造口定位的原则是以腹直肌内侧为准,适应患者手术后的日常生活习惯。

一、术前定位的目的

（一）便于自我护理

造口位置要方便患者自我护理,如果患者无法直接看到自己造口,自我护理将无法实现(图32-5)。

（二）便于造口用品使用

由于肠造口处没有括约肌,患者术后无法控制粪便的排放,临床上用造口袋来收集粪便。尤其是永久性肠造口者需长期使用造口用品,选择一个合适的位置能便于造口用品的使用,避免频繁更换,减轻患者经济负担。

（三）预防并发症的发生

永久性造口随着造口术后时间的延长,造口并

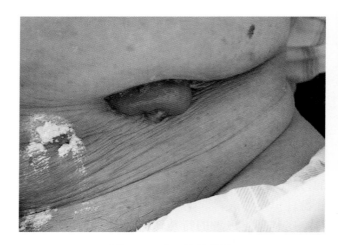

图32-5 造口位置偏低

发症发生率会上升,其中造口旁疝、造口脱垂等与造口位置有关的并发症更为明显,选择合适的造口位置可预防并发症的发生。

（四）尊重患者生活习惯

造口不应该改变患者的生活习惯,造口者最终要像正常人一样生活,回归社会,术前定位应尊重患

者利益,在不影响治疗的前提下,以患者需要而定位。

二、术前定位的依据

肠造口的位置依据疾病、手术方式、患者个体差异而决定。疾病不同、手术方式不同、造口位置不同;疾病相同、手术方式不同、造口位置不同。造口专科护士应对患者情况有充分的了解,明确治疗方案,选择合适的造口位置。患者个体差异如性别、身高、体型、手术次数、文化背景、职业等,选择造口位置有差异,造口位置的选择因人而异。

三、标准造口位置

(一) 患者看清楚造口

患者取不同体位时都能看清楚造口,尤其是半卧位、坐位、站立位。肥胖患者造口位置太低,腹部脂肪挡住视线,患者无法看到造口。当患者术后体力恢复,生活基本自理,患者仍无法自我护理造口。造口护理问题将困扰患者,也给家庭增加了负担。患者借助镜子看清自己造口后再护理,自我护理的难度增大。所以,患者能看清楚造口是参与自我护理的重要方面。

(二) 造口周围皮肤平整、健康

造口位于平整皮肤中,皮肤健康、无瘢痕、皱褶、骨突。造口处排泄物通过粘贴造口袋收集,有黏性的造口底盘,能较长时间地固定于身体的同一位置。皮肤不健康,有脱屑、感染等,底盘不能很好贴合。皮肤不平整,底盘不能紧贴皮肤,粪水易渗漏。避开不健康和不平整的皮肤可以延长造口袋使用时间。

(三) 造口位于腹直肌处

造口是在腹壁上开一个口,形成了一个腹壁薄弱处,随着术后时间的延长,如果有慢性咳嗽、排尿困难、重体力劳动、经常抬举重物、腹水等腹内压增高的情况,老年人腹部肌肉薄弱,腹腔内活动度大的小肠、大网膜通过造口的薄弱处突向体外,形成造口旁疝。造口旁疝是造口常见并发症之一,随着患者生存期的延长,造口旁疝的发生率有上升趋势,造口开口于腹直肌处可预防造口旁疝的发生。

腹直肌位于腹前壁正中线的两旁,居腹直肌鞘中,为上宽下窄的带形肌,起自耻骨联合和耻骨嵴,肌束向上止于胸骨剑突和第5~7肋软骨的前面。腹直肌与深层的腹外斜肌、腹内斜肌、腹横肌共同组成腹前外侧肌群,它的作用是保护腹腔脏器及维持腹内压,保护腹腔脏器位置的固定。造口位于腹直肌处使造口平时处于微微关闭状态,可预防造口脱垂。

(四) 不影响患者生活习惯

生活中,男性的裤腰带扎在平脐或脐以下,女性的裤腰带扎在脐以上。肥胖者穿衣喜欢宽松,消瘦者喜欢穿较紧身的衣服。体力劳动者经常弯腰,造口位置宜低一点;久坐者及坐轮椅者造口位置宜高一点;上肢功能不全或丧失者的造口位置应适合患者的需要;脊柱侧凸者的造口位置应在凸侧;二胡演奏员造口宜放在右下腹。造口不影响系腰带,以腰带下方最适宜。定位时应尊重患者的要求,尽可能不改变患者的生活习惯。

四、造口术前定位的意义

(一) 不同体位皮肤皱褶的差异

平卧位时腹部皮肤皱褶最少。术前定位时造口治疗师可让患者改变体位,仔细观察腹部皮肤情况,避免造口在皮肤皱褶处。坐位、下蹲时腹部皮肤皱褶最多,必须观察不同体位患者的腹部皮肤皱褶情况,选择合适的造口位置。

(二) 开腹后解剖结构改变

传统的造口位置是由手术医生在术中完成,当腹腔打开后,腹部的解剖结构发生改变,术中选择的造口位置与术后造口位置差异很大,且术中皮肤暴露有限,造口与切口、切口与底盘的关系都难以确定。

(三) 可避免术中与造口者交流障碍

全麻患者意识完全丧失,操作者无法与患者交流。术后造口位置不易更改,不合适的造口位置将影响患者术后的生活质量。

五、造口定位的流程

(一) 评估

根据患者病情、手术的方式确定造口的位置。评估患者的心理接受程度及相关知识的了解程度。

(二) 准备用物

治疗盘、弯盘、油性记号笔(或手术部位标识用笔)、直径为2~2.5cm红色圆形贴纸、棉签、75%酒精溶液、专用量尺均成清洁备用状态。

(三) 病人准备

向患者解释、关门窗、拉隔帘,操作者站于患者的定位侧,协助患者移至床边,患者取平卧位,暴露腹部皮肤,注意保暖。

(四) 确定腹直肌边缘

回肠造口或横结肠造口时操作者站在患者右侧,乙状结肠造口时操作者站在患者左侧。以乙状结肠造口定位为例,操作者右手放于患者背后,协助患者抬头看自己脚尖。操作者左手尺侧缘贴于患者腹部,能摸到一条纵形收缩肌肉,即为腹直肌,在腹直肌边缘用水笔画一条虚线(图32-6)。

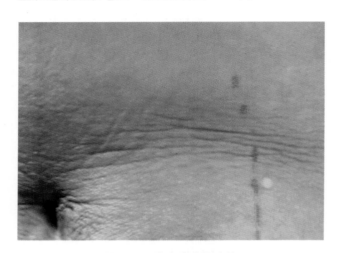

图 32-6 确定腹直肌边缘

(五) 预计造口位置

腹部造口位置区域为脐向左、右髂前上棘划连线,再由左、右髂前上棘向耻骨划连线联合形成的菱形区为最佳造口位置区(图32-7)。以乙状结肠造口为例,操作者用右手示指和拇指,示指放于脐与左髂前上棘连线上,左手示指放于左髂前上棘,拇指也放于脐与左髂前上棘上,将脐与左髂前上棘连线三等分(图32-8),取脐与髂前上棘连线中上 1/3 交界处为预计造口位置(图32-9)。确定预计造口位置

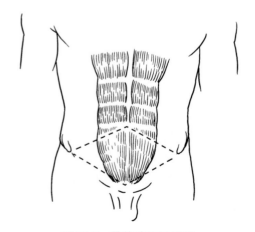

图 32-7 最佳造口位置区

后,用一个直径为 2.0cm 的圆形红色粘贴纸,贴于预计造口处。

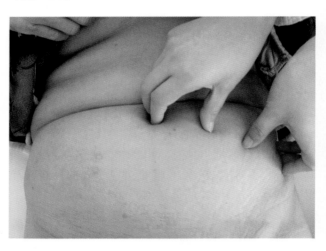

图 32-8 脐与髂前上棘连线三等分

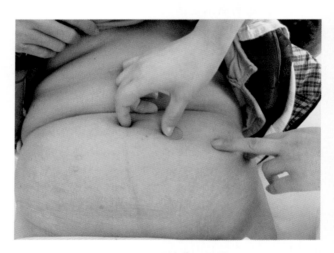

图 32-9 预计造口位置

(六) 实际造口位置

让患者取半卧位、坐位、站立位、下蹲位等不同体位观察自己的造口(图32-10),以能看清楚造口为原则。为了明确造口与周围皮肤、解剖标志之间关系,用 10cm×10cm 造口底板模型观察底板与脐、切口、皮肤皱褶、髂前上棘、腰带的关系(图32-11)。在观察过程中上下左右调整粘贴纸的位置。调整时注意必须在腹直肌虚线范围内调整。

(七) 造口标记

造口位置确定后,使用油性记号笔(手术部位标识用笔)在确定的造口位置上做标记(图32-12)。

(八) 造口定位后健康教育

嘱患者淋浴时不要大力擦洗,否则会影响标示的清晰度,若术前标记颜色变淡或模糊,应及时告知护士加固标记。

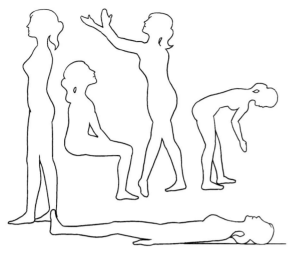

图 32-10　不同体位

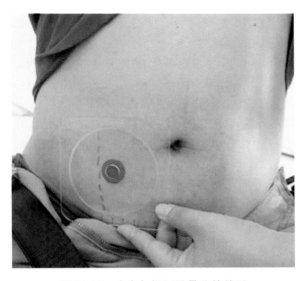

图 32-11　底盘与切口及骨凸的关系

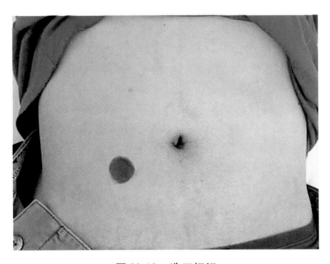

图 32-12　造口标记

（九）定位后需记录在病历和护理病历内

六、造口定位的注意点

1. 造口定位应在肠道准备之前,因为排空粪便后会使患者腹部的外形发生变化。

2. 造口定位一般由造口治疗师或有经验的护士执行,定位前应主动向医生了解患者病情,了解患者和家人对疾病了解程度。确定造口位置是患者、造口治疗师、医生之间紧密合作的过程,有任何违背常规原则的位置标记都要记录在患者的病历中,这样做可以使参与者都知道偏差的原因。如果因为外科手术的原因不能满足患者造口位置的需求时,应该向患者解释清楚。

3. 造口应避开陈旧的瘢痕、皮肤皱褶、脐、腰部、髂骨、耻骨、手术切口、肋骨、腹直肌外、慢性皮肤病、现有疝的部位。

4. 坐轮椅、安装义肢的患者,需按日常生活需要坐在轮椅或穿戴义肢后再定位。

5. 在急诊手术或剖腹探查手术时,造口的位置要方便手术者操作,可同时定 2 个或 2 个以上的位置,手术者视术中情况选择,避免术中盲目定位,也避免术前所定的位置给手术者术中操作带来难度。

6. 患者需同时做肠造口和尿路造口时,两个造口位置不应在同一平面上。在右侧腹直肌处尿路造口应该略高;在左侧腹直肌处肠造口稍低一点,两个造口之间留有底板粘贴的空间。回肠和结肠双造口时,回肠造口应偏上。

7. 肥胖患者脂肪组织形成的皱褶不易发现,如果用手指能掐出皱褶的好好检查,肥胖隆起的腹部造口定于腹部隆起之上,但不能定在腹部最隆起处,以方便患者能够清楚看见整个造口。

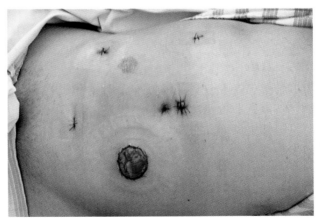

图 32-13　腹腔镜手术造口定位

8. 造口位置确定后,患者可试戴造口袋。造口专科护士将患者选择的造口袋按常规更换造口袋方法示范给患者和家人看,造口袋贴于实际造口位置。造口袋内装有 100ml 的清水,以增加患者对造口真实感。24 小时后造口专科护士了解患者对造口感受,并适当调整造口位置。造口定位要与手术医生沟通。

9. 腹腔镜手术不同于常规开腹手术,腹腔镜手术需在腹部打 3 ~ 4 个(Trotcar)孔,直径约 1cm,手术医生为了减少患者痛苦,往往会在 Trotcar 孔的位置,就近拖出肠管行肠造口,这样就失去造口定位的意义,且增加了腹腔镜肠造口术后并发症。所以,术前及时和医生沟通,医护同时确定造口的位置,手术后发现造口位置有调整,也应与手术医生沟通,了解造口位置调整的具体原因,以便提高手术前定位的准确率(图 32-13)。

第四节 肠造口术后管理与健康教育

一、造口术后评估

(一) 伤口方面

护士应观察伤口渗液的颜色、量,由于伤口离造口较近,应注意伤口敷料是否被粪便或尿液污染,如有污染应及时更换伤口敷料,并遵医嘱给予抗感染的预防。

(二) 造口方面

评估造口的类型、颜色、形状与大小、高度、血运情况,观察造口黏膜与皮肤缝合处是否有出血或分离,观察造口支撑棒是否有松脱或太紧压迫黏膜和皮肤,观察造口周围皮肤是否平坦、有无损伤、溃疡等情况,观察造口排泄物的量、颜色。

造口患者术后,除了常规护理外还需要评估造口的功能及周围皮肤情况,评估造口一般在术后 24 小时内进行。

1. 造口类型 根据手术记录确认造口类型,乙状结肠单腔造口、回肠单腔造口、回肠袢式造口、横结肠袢式造口等。

2. 造口位置 造口位于右上腹、右下腹、左上腹、左下腹、中上腹、脐部、切口上等。

3. 造口的颜色 造口颜色即为正常肠黏膜的颜色,呈红色或粉红色,表面光滑且湿润,黏膜富有弹性,当造口黏膜苍白、暗红色、黑色,应进一步观察。如果患者术前肠镜检查提示有结肠黑变病,行结肠造口后造口黏膜为黑色。术后 14 日内黏膜水肿是正常现象,造口变得肿胀、发亮、呈半透明,水肿一般自然消退。

4. 造口形状及大小 回肠单腔造口圆形、大小为 1.5 ~ 2.0cm;回肠袢式造口椭圆形、短轴为 1.5 ~ 2.0cm、长轴为 2.0 ~ 3.0cm;乙状结肠单腔造口圆形、大小为 2.0 ~ 3.0cm;横结肠袢式造口椭圆形、短轴为 2.0 ~ 3.0cm、长轴为 3.0 ~ 4.0cm。造口底盘的裁剪应根据造口大小和形状来决定,造口的大小用专用测量板测量造口的基底部,圆形测直径、椭圆形测长轴和短轴、不规则图形时用图形表示。造口大小在术后 4 ~ 8 周内会有所变化。袢式造口支撑棒去除后应重新评估。

5. 造口高度 造口高度记录为突出、平坦、回缩、脱垂等。乙状结肠造口高出皮肤 0.5 ~ 1.0cm;回肠造口高出皮肤 1 ~ 2cm;横结肠造口高出皮肤 1 ~ 2cm。适宜的造口高度便于造口袋的粘贴,可预防排泄物对造口边缘皮肤的刺激。造口回缩,贴上造口袋后,其开口处与造口底盘齐平,排泄物易渗漏到底板下排泄物刺激皮肤,造成皮肤损伤。造口脱垂,黏膜外露过多,造口底板对黏膜的摩擦,易引起黏膜的糜烂和坏死。

6. 造口周围皮肤 造口黏膜与周围皮肤经缝合后,皮肤黏膜紧密愈合。外露缝线一般为可吸收线,无需拆除。周围皮肤应健康、完整,是正常皮肤。对毛发稠密的患者,粘贴造口袋前应将毛发剪除。

7. 评估造口与切口的距离 因造口位置选择在腹直肌上,当造口离切口<2cm,会影响造口底盘的粘贴。

8. 造口功能 回肠造口术后 24 小时内恢复功能,术后早期会排出大量小肠液,排出液量可达 2 ~ 3L。当排出液量大于 1000ml 时称为高排量造口,此时应监测患者水电平衡。术后 2 ~ 8 周小肠分泌物会下降到 500 ~ 800ml/d,患者进食后可补充纤维素达到每日最大排出量不超过 1000ml。结肠造口 2 ~ 3 日恢复,先排气后排便。早期时液体状,随着时间的推移,肠道吸收逐渐增加,排出量减少,大便性质变得更黏稠。远段结肠造口比近端结肠造口的排出量黏稠且量少。

二、造口袋的更换

（一）排放造口袋的时间

当造口袋内的粪便量达到造口袋1/3时应及时排放造口袋内排泄物。当粪便超过1/2时，因重力的牵拉会导致造口底盘的脱落。当造口袋明显胀气时，要及时排放，以免造成造口袋胀破，甚至发生底盘的渗漏。

（二）更换造口袋的时间

一般情况下造口袋粘贴时间为3～5日，如果发生造口袋底盘渗漏应及时更换造口袋，对于有造口并发症的造口患者应缩短更换时间，以便能及时观察造口情况。更换造口袋的时间一般选择在餐前半小时或餐后2小时，肠造口排出物相对较少，方便造口袋的更换。尤其是回肠造口患者，若选择在餐后短时间内换袋，不断有粪水排出，造成贴袋困难，有时刚换好的造口袋又发生渗漏的现象。

（三）造口袋的更换程序

造口袋的更换应遵循国际造口护理指南中建议的ARC流程，实践操作更换流程应为RCA，即正确的去除、检查及粘贴造口袋，及时发现及处理造口及周围皮肤并发症。

ARC流程，Apply（佩戴）：正确的产品佩戴，使造口底盘紧密的粘贴在造口周围，防止排泄物渗漏到皮肤上而引起皮肤浸渍；Remove（揭除）：轻柔地揭除造口底盘将机械性损伤的风险降至最低；Check（检查）：检查造口底盘及黏胶覆盖下的皮肤，可以观察更换流程是否恰当，底盘黏胶被腐蚀、造口周围皮肤上有排泄物或皮肤浸渍，提示需要缩短更换的时间。

1. 准备用物　包括造口袋及底盘、剪刀、造口测量尺、温水棉球、擦手纸及垃圾袋、造口护肤粉、防漏膏。造口患者取平卧位或半卧位，解开腹部的衣物露出造口，注意保暖。

2. 撕除造口袋　一手用湿棉球按压皮肤，另一手轻揭底盘，当撕除底盘有困难时，要慢慢湿润后再撕除，勿用力撕扯造成皮肤机械性损伤。

3. 清洗　用软纸初步清洁后，再用温水棉球清洁造口及周围皮肤，切忌用酒精、碘酊或其他消毒液，因为会刺激造口周围皮肤。选用软纸轻轻擦拭，勿选用粗糙质硬的草纸，以免损伤黏膜引起出血，一旦出血，用棉球或软纸轻压一会儿即可。

4. 观察　观察造口黏膜的色泽，有无水肿等。

观察有无皮肤黏膜分离、造口周围皮肤有无破损、过敏等情况。

5. 测量和剪裁　将造口的大小测量并将尺寸用笔划在造口底盘上，用剪刀尖部沿着记号比测出造口的大小大1～2mm剪下，因为开孔过小，会影响到造口黏膜的血运，患者活动时易摩擦造口黏膜引起损伤或出血；开孔过大则皮肤外露，排泄物持续刺激并损伤皮肤。

6. 再次清洗并擦干造口黏膜及周围皮肤　在测量造口大小及裁剪造口底盘时，造口处可能会有排泄物排出，需再次清洗并擦干造口黏膜及周围皮肤。

7. 撒造口护肤粉　造口周围皮肤有损伤时，在擦干皮肤后，撒上造口护肤粉，护肤粉会粘在皮损处起保护作用，并能吸收少许渗液，促进愈合。但必须将多余的护肤粉擦拭掉，否则会影响造口袋的粘贴。

8. 涂防漏膏　当造口周围皮肤不平整时，使用防漏膏可以将皮肤填平，防止粪水渗漏至底盘下。回肠造口因排出大量碱性小肠液，对皮肤腐蚀性大，必须使用防漏膏。有两种方法：可以直接涂在皮肤凹陷或不平处，取湿棉球轻轻压平。由于防漏膏内含有酒精成分，对皮肤破损处有刺激，患者稍感疼痛；当排泄物多时，也可以撕除造口底盘背面的保护纸，将防漏膏涂在底盘上，再贴合到皮肤上。

9. 粘贴　粘贴造口底盘时，把底盘保护纸撕下，按照造口位置由下而上粘贴，轻压内侧周围，再由内向外侧加压，使造口底盘能紧贴在皮肤上。两件式造口袋要及时扣上，确保扣紧，防止从衔接处渗漏。使用开口袋，勿忘夹上夹子，将造口袋开口处反折后拉平，再夹上夹子。贴好造口袋后，让患者用自己的手掌轻轻按压造口处10～15分钟，通过手掌的温度增加底盘的黏性。

三、造口护理指导程序

（一）床边健康教育

术后1～2日：①观察和评估造口及周围皮肤；②排放排泄物或更换造口袋；③指导患者及家人观看换袋过程。

术后3～4日：①指导患者及家人观看换袋过程；②鼓励患者观看和触摸造口。

术后5～8日：①指导患者及家人参与换袋过程；②介绍防止造口袋渗漏的方法。

术后9～10日：①评估患者及家人换袋技能，并给予纠正;②提供生活指导;③为患者选择造口用品提供专业意见。

(二)集中健康教育

例如:自2011年3月开始,长海医院肛肠外科固定每周三下午3点进行健康教育大讲堂活动,活动时间为1小时,主持者为造口治疗师,参加人员主要包括全院造口患者及家属、出院后早期的造口患者及家属。集中培训前一天由责任护士通知住院造口患者及家属准备于次日下午参加健康教育大讲堂,并于当天上午再次提醒患者及家属准时参加。

由造口治疗师通过模型、图片、多媒体幻灯、打印成册的宣教资料等多种方式相结合进行造口护理讲解,主要内容为:将宣教手册发给每位造口患者或家属,在造口模型上示范造口护理流程及造口护理的注意事项;造口术后日常生活指导;造口产品的选择;患者或家属动手在模型上操作练习等。在宣教过程中,造口治疗师通过适当提问与参与者进行互动,听取造口患者在造口护理中的反馈并给予解答,通过造口用品的介绍,可使患者认识到可根据不同的造口和阶段选择适当的造口用品。建立造口患者信息登记册,每次健康教育时有专人负责对参加大讲堂的造口患者进行信息登记,登记内容包括造口患者姓名、性别、年龄、手术名称、造口形式、通讯地址及联系电话等,造口患者的信息便于定期对出院后的造口患者进行电话回访。

在集中教育的基础上,对造口患者实行个体化地指导落实,让患者及家属在思想上重视造口护理技术的学习,使造口患者手术后尽早掌握造口护理的技能,达到自我护理的能力,减少造口并发症的发生,恢复对造口后生活的信心。

(三)造口术后的生活指导

肠造口手术后患者将面临新的排便方式,大部分患者术后早期会不习惯,甚至产生困惑。他们需要更多的专业指导,以帮助他们尽快恢复正常人一样生活。

1. 衣着 患者术后避免穿紧身衣,以免压迫造口黏膜,引起黏膜的损伤及排泄物的排出。腰带不宜扎在造口上,建议穿高腰、宽松的衣裤或背带裤。

2. 饮食 造口术后患者的胃肠道消化吸收功能是健全的,所以患者手术前可以吃的东西术后一样可以吃。如果患者伴有糖尿病、肾病、痛风、胃病、心血管疾病等需要特别注意限制饮食外,造口术后平时饮食只要略加注意就可以。正常饮食的基础上应注意以下几点。

（1）注意饮食卫生:选择新鲜食品,忌油腻,防止发生腹泻时给造口护理带来不便。

（2）定量进食:防止暴饮暴食,粪便量与进食量有一定关系。

（3）少进易产气的食物:进食易产气的食品后,肠道产气过多,气体在造口袋内积聚会使造口袋膨胀而影响患者的外表形象,与他人一起时,造口排气的响声会使患者尴尬而产生自卑。易产气的食品有豆类、红薯、萝卜、卷心菜、韭菜、洋葱、土豆、黄瓜、巧克力、碳酸饮料、啤酒等。

（4）有些行为也能使肠道内气体增多:如嚼口香糖、吸烟、进食时讲话等。

（5）少进易产生异味的食物:异味的产生通常来自于脂肪痢或是肠道的细菌将某些特殊的食物发酵,产生酸性且令人不适的气味。产生异味的食物有洋葱、大蒜、蒜头、蒜薹、玉米、鱼类、蛋类、芦笋、卷心菜、花椰菜、香辛类的调味品等。如果患者使用的造口袋不具备防臭功能,应少吃产生异味的食物。酸奶、脱脂奶、含叶绿素高的绿叶蔬菜有助于控制粪臭。

（6）必要时控制粗纤维食物:粗纤维食物能促进肠蠕动,增加粪便量。对便秘者建议多食粗纤维食物能帮助粪便的形成,减轻排便困难。外出活动者少食粗纤维食物,可减少粪便排放或造口袋更换,造口狭窄者少食粗纤维食物,可避免造口梗阻。含粗纤维较多的食物有玉米、芹菜、红薯、梨、南瓜、卷心菜、莴笋、绿豆芽、叶类蔬菜、贝类海鲜等。进食粗纤维食物后多饮水可避免粪便硬结。

（7）在尝试某种新的食物时,一次进食不宜多,无反应时,下次可多吃。

（8）回肠造口者应每日饮水量不少于2000ml,避免食难消化的食物,如种子类食物、芹菜、玉米、蘑菇等。避免服胶囊类药物。

3. 沐浴 患者术后忌洗盆浴,提倡洗淋浴。患者术后体力恢复、伤口愈合后即可沐浴。初次沐浴者应选择在更换造口袋之前。检查造口袋粘贴是否牢靠,排空造口袋内排泄物,在底板的上、左、右侧贴防水胶布。沐浴时禁用热水龙头直接冲在造口袋上,水温不宜过高,为了避免视觉刺激,沐浴时可在造口袋处扎一个小围兜。使用一件式造口袋者,沐浴后用软布擦干造口袋外水;使用二件式造口袋者,沐浴后更换另一个干净造口袋。乙状结肠造口者沐浴时可不戴造口袋直接沐浴,或佩戴造口浴帽。回肠造口者沐浴时一定要佩戴造口袋。

4. 锻炼和运动　造口术后不妨碍适当的锻炼和运动,早期建议从散步开始,逐渐增加活动量。避免屏气、举重、剧烈活动。活动时可佩戴造口腹带,预防造口旁疝的发生。

5. 工作　造口术后随着体力的恢复,患者已掌握自我护理的方法,患者可恢复原来的工作。如果是肿瘤患者,放疗和化疗结束后再工作。工作中避免持续抬举重物,术后1年内避免重体力劳动。

6. 旅游　患者术后体力恢复后,可以外出旅游。初次旅游时应选择近距离的地方,以后逐步增加行程;选择使用方便的一件式造口袋;携带比平时较多数量的造口袋;造口用品应放在随身行李中;自备水一瓶可在意外时冲洗用;外出前将造口袋排空;每到一个地方应处理造口袋;造口灌洗者可继续灌洗;旅途中注意饮食卫生,防止腹泻。

7. 性生活　患者术后3~6个月,体力恢复后,可以享受正常性生活。患者术后由于排便习惯和形体的改变,部分患者常常视自己不正常,从而拒绝性生活,拒绝配偶的要求,造成家庭的不稳定,自身的内分泌的失调,不利于身心康复。造口者性生活前应检查造口袋的密闭性,排空或更换造口袋。结肠灌洗者,应先行灌洗,再贴造口袋。可选择不透明、迷你、有颜色图案的造口袋。可用腹带约束造口袋,防止造口袋脱落,增加安全感。必要时可喷洒香水,减少异味。鼓励患者在性交过程中尝试各种不同姿势,选择最舒适、最合适他们的方式。对因手术引起的性功能障碍者应从速就医。

(四) 造口患者延续护理方案

延续护理是将住院护理服务延伸至社区或家庭的一种新的护理模式,它是对患者转移期健康问题和健康需求的关注和应对。由于造口患者的住院时间越来越短,患者对造口的自我护理还不太熟练的时候就出院了,而且由于大部分的患者在刚刚手术后不能接受造口存在的事实,所以他们一般都是在出院后才学习造口的自护技能并且开始护理造口。采取的延续护理方案有:

1. 电话干预　电话随访有很多优点,例如能够随访那些住在偏远地区的患者、减少患者来医院的次数、增加患者和专业人员的接触机会,提供个体化的护理、降低费用和提高患者的满意度等,是确保延续护理服务的有效手段。电话随访也有一些缺点:无法亲自检查患者,沟通问题,护患之间存在情感距离等。

2. 家庭访视造口护理专业人士深入到患者家中,对患者实施具体指导,使患者能较好地掌握自我护理技能。同时,家庭访视能及时掌握患者的心理问题和社会适应状况,帮助患者适应疾病本身和造口带来的变化,促使其克服自卑、消极等心理,增强他们回归社会的信心。电话随访发现的存在无法自行解决的造口问题而到造口门诊检查又存在困难的患者,进行家庭访视,了解患者的家庭支持系统,评估其自我护理技能,当面纠正患者自我护理中的问题,指导患者造口并发症的预防和处理,直接解决其问题。

3. 造口门诊随访　由造口治疗师(enterostomal therapist,ET) 开设的造口门诊,利用医学知识和护理手段,为已出院的肠造口病人提供与造口相关的治疗、护理、营养以及预防保健知识,实施院外护理干预。有研究表明,82.7%的肠造口远期并发症出现于术后1年内,这些并发症的发生对造口病人的身心健康带来了严重影响,因此,出院后对造口病人进行造口复诊,对预防及治疗造口并发症非常重要。造口门诊是为病人提供长期全面护理及提供信息的一个重要场所,造口治疗师能够提高病人对造口护理知识的掌握程度,促进病人躯体功能和认知功能的恢复。

4. 造口联谊会　造口联谊会是造口协会组织的病人互助小组,由医护人员、造口者、家属、社会志愿者共同参与。造口者在相关医务人员的指导下,定期组织活动,开展关于疾病的诊治、康复、自我护理的小组讨论和经验交流。参加造口联谊会的造口者可以相互支持,共同分担苦恼、减轻孤独感,还可以使造口者逐渐适应社会,融入社会,体会到社会的关心和支持。实践证明造口联谊会帮助造口患者提高自我护理能力,可帮助减少造口并发症、建立自信,改善生活质量。目前由于社区力量薄弱,其职责、作用有限,难以满足造口者的需求,因此造口联谊会作为肠造口术后延续护理的重要方法是满足出院造口者的重要途径。

5. 同伴教育　同伴教育是社会支持的一种形式,是指具有相同年龄、性别、生活环境和经历、文化和社会地位,或由于某些原因使具有共同语言的人在一起分享信息、观念或行为技能的教育形式。研究报道,同伴间的支持可以改善患者的心理和行为,从而改善其生活质量。同伴教育的主要形式包括面对面的交谈、电话支持及网络支持。通过邀请已携带造口多年、具有丰富造口护理经验的志愿者对新造口人进行现身说法,传授造口护理心得,从而实现造口人之间的互助和信息互通。

6. 社区护理 社区护理工作在我国起步较晚，相应的配套政策尚不完善，在组织体系、人员管理、质量控制等方面都存在着局限性；社区卫生服务的补偿机制正在探索，还待建立。有报道将造口资料发放到医院所属社区，对社区医护人员进行造口知识培训，由社区医护人员承担部分造口患者的家访工作。

7. 网络健康教育 运用网络并掌握一定计算机水平的患者，在出院前记录其 QQ 号码，建立造口患者 QQ 群，由护士在网上以群聊的形式答疑，并在相应的专业版块发布有关造口知识、健康教育、并发症处理、造口产品使用、经验共享五大版块，供患者在网上提出目前存在的困惑与困难。基于造口人士对造口知识日益增长的需要及互联网的普及，有造口治疗师开设了"造口护理健康教育博客"，通过博文、视频、图片、网友交流、超链接（与中华护理学会、国际造口治疗师协会、中国护理网、中国专科护理网等多家网站相链接）等为造口人士提供造口护理知识、造口产品的选择、造口并发症的预防、处理及其他健康问题。博客作为一种新的健康教育模式应用于造口病人的延续护理工作中，提高了造口病人的生活质量。

第五节 肠造口术后常见并发症的观察及护理

一般正常的肠造口外观呈红色或粉红色，肠黏膜表面平滑呈潮湿透明状，高度为皮肤水平面0.5～1cm，周围皮肤须平整无皱褶、无瘢痕及偏离骨隆突处。当行肠造口手术时，如果肠造口位置设定不当、术后切口感染、患者因病情变化、营养不良或肠造口用具选用不当时，往往会造成肠造口并发症产生，导致患者护理上的不便，甚至威胁到生命。

一、常见的造口并发症

临床上常见的造口并发症有：造口出血、造口黏膜缺血坏死、造口水肿、造口回缩、造口狭窄、造口皮肤黏膜分离、造口脱垂等。

（一）造口出血

1. 相关因素 ①血管未结扎或结扎线脱落；②黏膜摩擦；③服用抗凝药物、伴有出血性疾病。

2. 临床表现 ①黏膜出血；②黏膜与皮肤交界处渗血（图 32-14）。

3. 护理措施

（1）去除造口袋。

（2）纱布压迫止血。

（3）量多时，用1‰肾上腺素湿纱布压迫或云南白药粉外敷后纱布压迫。

（4）活动性出血时，结扎血管。

（5）黏膜摩擦出血时，护肤粉喷洒并压迫止血。

（6）停用抗凝药物，治疗出血性疾病。

（二）造口黏膜缺血坏死

1. 相关因素 ①手术损伤结肠边缘动脉；②拉出肠管时张力过大，扭曲或压迫肠系膜血管；③造口

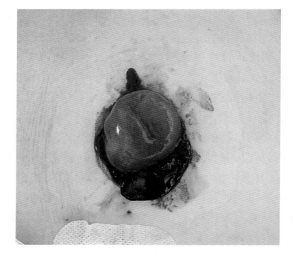

图 32-14 造口出血

开口太小或缝合过紧；④严重的动脉硬化或因肠阻塞过久引起肠肿胀导致肠壁长期缺氧；⑤肠造口系膜过紧等因素有关。

2. 临床表现 坏死性肠造口外观局部或完全变紫，若及时给予适当处理，变紫的黏膜可能会恢复正常；但如无改善则会变黑，最后导致造口坏死。根据严重程度分为轻度、中度和重度三种，轻度缺血黏膜呈暗红色或微紫色，范围不超过造口黏膜外侧1/3，摩擦黏膜有出血点，无异常臭味，造口无改变；中度缺血坏死黏膜呈紫黑色，范围不超过造口黏膜外侧2/3，摩擦黏膜有出血点，有异常臭味，坏死程度腹壁筋膜上；重度缺血坏死整个黏膜外观呈漆黑色，摩擦黏膜无出血点，有大量异常臭味，坏死程度累及腹壁筋膜，可有腹膜炎（图 32-15）。

3. 护理措施

（1）拆除围绕造口的纱条。

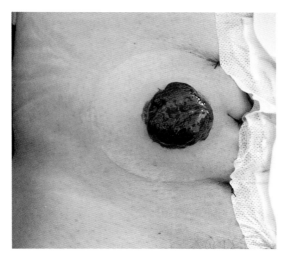

图 32-15　造口黏膜缺血

（2）检查肠管的血运，坏死的深度。

（3）换袋时在黏膜上撒护肤粉，促进自溶清创。

（4）清除坏死组织；密切观察患者的转归，防止造口狭窄和造口回缩的发生。

（5）有腹膜炎症状者必须行剖腹探查，切除坏死的肠管，造口重建。

（三）造口水肿

1. 相关因素　①腹壁及皮肤开口过小；②腹带过紧；③腹壁没有按层次缝合；④支撑棒压力过大；⑤低蛋白血症；⑥造口袋底盘内圈裁剪过小。

2. 临床表现　①组织静脉回流障碍，引起细胞组织间隙渗出；②造口肿大、淡粉红色、半透明、质地结实；③回肠造口水肿会出现肠液分泌过多；④结肠造口水肿会出现便秘（图 32-16）。

3. 护理措施

（1）术后轻度水肿时注意卧床休息即可。

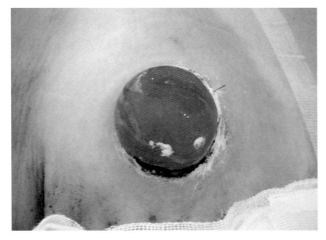

图 32-16　造口水肿

（2）严重水肿用 50% 硫酸镁溶液或 3% 氯化钠溶液湿敷，改用二件式造口袋方便湿敷，每日湿敷 3 次（图 32-17）。

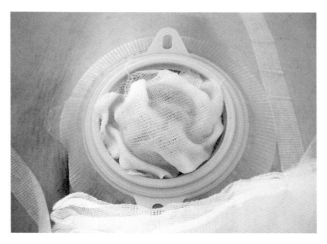

图 32-17　造口水肿湿敷

（3）术后早期造口袋底盘的内圈要稍大些。

（4）腹带使用时不宜过紧，造口不能完全扎在腹带内。

（5）更换造口袋时常规检查支撑棒的情况。

（6）密切观察黏膜的颜色，避免缺血坏死。

（四）造口回缩

1. 相关因素　①造口黏膜缺血性坏死后，坏死黏膜脱落肠管回缩；②肠管游离不充分，外翻肠管长度不够；③造口处缝线固定不牢或缝线过早脱落；④袢式造口支撑棒拔除过早；⑤术后体重增加过快，造口周围脂肪组织过多。

2. 临床表现　造口开口平齐或低于造口周围皮肤水平，当粪便稀软时，尤其是回肠造口者，容易引起排泄物渗漏，导致造口周围皮肤损伤（图 32-18）。

3. 护理措施

（1）回肠造口回缩者可选用凸面底板加腰带固定，以抬高造口基底部，使黏膜被动抬高（图 32-19）。

（2）皮肤损伤者用皮肤保护膜、护肤粉、防漏膏，保护皮肤不受排泄物的刺激。

（3）结肠回缩者可选用灌洗的方法。

（4）过度肥胖者可减轻体重。

（5）必要时手指扩张预防造口狭窄的发生。

（五）造口狭窄

1. 相关因素　①手术时皮肤或腹壁内肌层开口过小；②造口术后黏膜缺血、坏死、回缩、皮肤黏膜

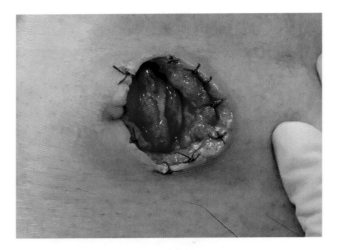

图 32-18　造口回缩

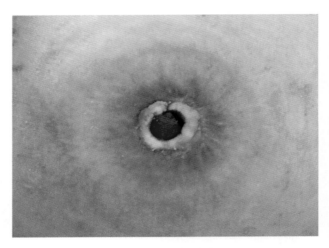

图 32-20　造口狭窄

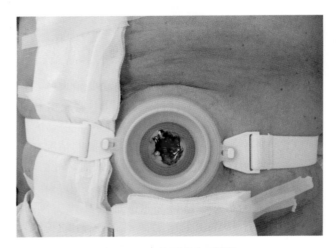

图 32-19　凸面底盘+腰带

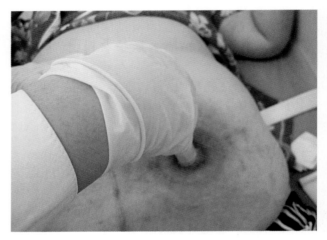

图 32-21　造口扩张

分离后肉芽组织增生，瘢痕收缩；③局部肿瘤复发；④二期愈合后瘢痕组织收缩。

2. 临床表现　①肠腔或造口腔的缩窄或紧缩，狭窄可发生在皮肤或筋膜水平。浅度狭窄者外观皮肤开口缩小而看不见黏膜；深度狭窄者外观看起来像正常；②指诊时肠管周围组织紧缩，手指难于进入；③造口狭窄时排泄物排空不畅、粪便变细、严重者有不完全性肠梗阻症状（图 32-20）。

3. 护理措施

（1）用充分润滑的手指仔细探查。

（2）小指能通过者可采用手指扩张法（图 32-21）：戴手套后小指涂石蜡油，轻轻插入造口内，插入深度为 2～3cm，保留 5～10 分钟，每日 1 次。手指扩张时避免出血、疼痛。忌用锐器扩张。

（3）饮食上少食粗纤维食物，保持大便通畅。

（4）造口狭窄合并肠梗阻时，应禁食后急诊就医。

（5）对黏膜缺血、坏死、回缩、皮肤黏膜分离者术后应定时随访，可行预防性造口扩张，每次换造口袋时扩张一次。

（6）当小指无法通过时，可考虑手术治疗。

（六）造口皮肤黏膜分离

1. 相关因素　①造口黏膜缺血坏死；②造口黏膜缝线脱落；③腹内压过高；④伤口感染；⑤营养不良；⑥糖尿病；⑦长期服用类固醇药物。

2. 临床表现　①造口黏膜与腹壁皮肤的缝合处组织愈合不良，使皮肤与黏膜分离形成伤口；②根据分离的程度可分为部分分离和完全分离；③根据分离的深浅分为浅层分离和深层分离；④当完全深层分离时可出现腹膜炎症状（图 32-22）。

3. 护理措施

（1）清洗伤口后，评估伤口。

（2）去除黄色腐肉和坏死组织。

（3）部分、浅层分离，擦干创面后撒护肤粉，再

348

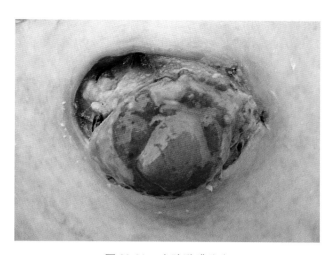

图 32-22　皮肤黏膜分离

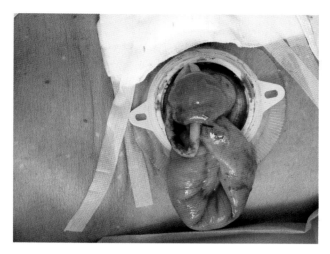

图 32-23　造口脱垂

涂防漏膏后贴造口袋。

（4）完全、深层分离，伤口用藻酸盐敷料充填伤口，再用防漏膏或水胶体敷料覆盖伤口，贴造口袋。

（5）完全分离合并造口回缩者，选用凸面底盘加腰带固定。

（6）避免腹内压增高。

（7）饮食和药物控制血糖，并监测血糖的变化。

（8）造口底盘一般每 2 日更换一次，渗液多者需每日更换一次。

（9）皮肤黏膜分离处愈合后，指导定期手指扩张，预防造口狭窄。

（七）造口脱垂

1. 相关因素　①腹壁肌肉薄弱；②腹壁肌层开口过大；③腹部长期用力，造成腹内压过大；④结肠太松弛。

2. 临床表现　①肠管全层经造口处突出体外，突出长度不等；②单腔造口和袢式造口均可发生，以袢式造口多见；③突出的肠管黏膜可出现水肿、出血、溃疡、嵌顿等症状（图 32-23）。

3. 护理措施

（1）选择一件式造口袋，造口袋的大小以能容纳脱垂的肠管为准。

（2）底盘内圈裁剪合适，其大小以突出肠管最大的直径为准。

（3）对结肠造口者，排泄物排空时可用腹带或束裤加以支持固定。

（4）教会患者自行回纳脱垂的肠管，嘱患者戴手套，平卧放松，用生理盐水纱布盖在造口黏膜部

位，顺势缓慢将造口推回腹腔内。

（5）避免剧烈活动。

（6）脱垂的黏膜有糜烂、坏死或脱垂伴旁疝时，应选择手术治疗。

二、常见的造口周围并发症

临床上常见的造口周围并发症有：刺激性皮炎、过敏性皮炎、毛囊炎、造口旁疝等。

（一）刺激性皮肤炎

1. 相关因素　①造口位置不理想；②回肠造口平坦或回缩导致没有一个适当的乳头突起；③底盘内圈裁剪不合适；④底盘粘贴后过早改变体位；⑤底盘粘贴时间过长；⑥回肠流出液中蛋白酶的腐蚀作用；⑦结肠造口粪便中含高浓度细菌。

2. 临床表现　①造口周围粪水经常接触处皮肤发红；②表皮破溃、渗液明显（图 32-24）；③疼痛；④造口袋渗漏。

3. 护理措施

（1）提倡造口术前定位，选择理想的造口位置，避免造口周围皮肤不平引起粪水的渗漏。

（2）理想的造口黏膜能高出皮肤，尤其回肠造口者，对造口回缩者可选择凸面底盘，以抬高造口基底部便于排泄物的收集，减少渗漏现象。

（3）底盘内圈的大小应合适，一般直径大于造口 1～2mm，内圈过大使造口周围的皮肤外露，外露皮肤易受粪水刺激。可常规使用防漏膏，尤其是回肠造口者，可弥补内圈过大的不足。

（4）对造口平坦后周围皮肤不平者，造口袋粘贴后应体位保持不变 10～15 分钟，并用自己的手轻

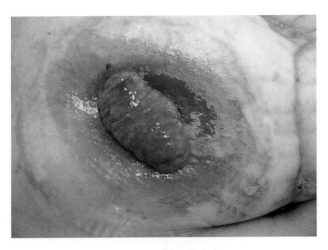

图 32-24 刺激性皮炎

轻地按压在底板处,使其在体温的作用下与皮肤粘贴更牢,避免因体位的改变而使底盘内圈与皮肤分离,粪水即刻渗漏至皮肤。

(5) 造口底板使用时间不宜超过 7 日。

(二) 过敏性皮肤炎

1. 相关因素 对肠造口用品内各类成分过敏,包括底盘、造口袋、防漏膏、护肤粉、夹子、腰带、皮肤清洗剂等,对造口底盘及防漏膏过敏者最多见。

2. 临床表现 身体局部接触某种致敏物质后,表现为皮肤红斑及水疱,皮疹的部位仅限于过敏原接触部位。自觉症状包括局部皮肤瘙痒及烧灼感(图 32-25)。

3. 护理措施

(1) 询问过敏史,并明确过敏原。

(2) 更换造口用品的品牌。

(3) 局部可外涂类固醇药物,在粘贴底板前将皮肤清洗干净,然后涂类固醇软膏,保留 15 ~ 20 分

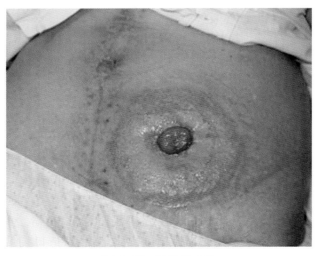

图 32-25 过敏性皮炎

钟,再用清水洗干净,擦干后贴袋。

(4) 必要时口服抗组织胺药物可缓解瘙痒症状。

(5) 严重过敏者或治疗无效者应转诊皮肤科。

(三) 毛囊炎

1. 相关因素 ①毛发稠密;②更换底板时,粘贴部位的毛发被底盘粘胶连根拔起;③毛发未能完全拔起,但毛发根部松动,细菌易侵入;④夏季,底盘粘贴时间过长。

2. 临床表现 毛囊损伤,受金黄色葡萄球菌感染所致,毛囊周围点状红斑脓疱(图 32-26)。

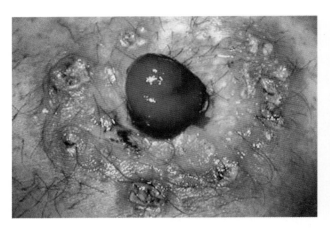

图 32-26 毛囊炎

3. 护理措施

(1) 建议每次更换造口底盘时,用剪刀剪除或电动刀剃除毛发。

(2) 底盘粘贴时间不宜过长,一般不超过 7 日。

(3) 毛发不要用手拔除,也不宜使用一般剃刀或脱毛剂,因为一般剃刀可造成皮肤上的微小擦伤,易在擦伤的基础上并发感染,脱毛剂可引起过敏反应。

(4) 严重感染者需进行细菌培养和药物敏感性试验。

(四) 造口旁疝

1. 相关因素 ①造口位于腹直肌外;②腹壁筋膜开口太大;③腹壁肌肉薄弱,如肥胖、老年、营养不良、多次手术等;④持续腹内压增高,如慢性咳嗽、经常抬举重物、尿路梗阻、便秘等。

2. 临床表现 ①造口周围不适或胀痛;②造口旁有肿块;③肿块在站立时出现,平卧时肿块可消失或缩小;④用手按肿块并嘱患者咳嗽有膨胀性冲击感;⑤可扪及造口旁缺损(图 32-27)。

3. 护理措施

(1) 永久性造口患者应定时自查造口两侧腹

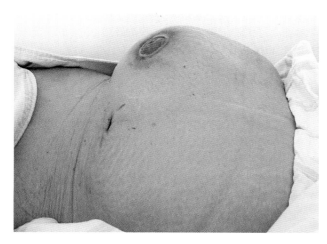

图 32-27　造口旁疝

部是否对称。

（2）使用造口腹带的注意事项：平卧时佩戴使用；腹带先垫于腰部；造口袋从造口圈开口处拖出；腹带的松紧以不影响呼吸为佳；腹带过紧，

患者感觉胸闷时，可平卧将腹带松动；佩戴腹带前尽可能使旁疝完全还纳；因腹部有压迫感，故进食及餐后 1 小时内可暂时去掉腹带，以减少患者的不适感。

（3）腹部松弛者术后应预防性使用造口腹带。加强腹肌锻炼嘱患者均匀地做收缩腹肌动作，随着呼吸，吸气时收紧腹肌，然后稍停顿，呼气时放松腹肌。每一个动作要慢，2 次/日，每次 30 分钟。平时注意收腹。

（4）控制慢性咳嗽，当咳嗽时，要嘱患者用手按压造口处，减轻咳嗽时腹壁的震动。

（5）避免肥胖和过度消瘦。

（6）限制剧烈活动及抬举重物。

（7）解除尿路梗阻及保持大便通畅。

（8）发生造口旁疝后造口灌洗者应停止灌洗。

（9）凡有嵌顿、绞窄、梗阻、穿孔者，应手术治疗。

第六节　造口用品的选择

选择合适的造口用品可减少造口袋的渗漏，延长造口袋的使用时间，降低费用，减少并发症的发生，增加舒适度，有利于康复。

一、常用的造口用品的特性

1. 闭口式造口袋　适用于乙状结肠造口后期患者，大便成形，量不多，每日更换 1～2 次即可。

2. 开口式造口袋　适用于所有造口，造口袋下端有个夹子闭合开口，可以随时打开排空，造口袋更换时间取决于排泄物的性状及数量。

3. 一件式造口袋　底板与袋子连为一体，底板与袋子需一起更换。一件式造口袋使用方便，比较经济。患者年老，视力和手灵活性欠佳，可选择一件式造口袋。缺点是贴在身上时间长后有异味，粪便排放和清洗麻烦。

4. 二件式造口袋　底板与造口袋单独包装，利用卡环连接在一起。底板使用时间的长短取决于排泄物的性状、底板溶解的程度。备 2 个造口袋可轮流更换使用，清洗后晾干备用。二件式的底板对皮肤保护功能全。缺点是价格比较高。

5. 透明造口袋　造口袋透明便于观察造口，适用于手术早期、视力差患者。

6. 不透明造口袋　造口袋不透明可隐藏排泄

物，减少视觉刺激，适用于恢复期、年轻患者。

7. 防漏膏：用来充填造口周围皮肤不平或皱褶，弥补底板造口圈剪得不合适，保护皮肤不受粪水的刺激，延长底板的使用时间，减少皮炎的发生。

8. 护肤粉　粉剂性的水胶体敷料，当造口周围皮肤有破损时，可吸收渗液形成凝胶，在凝胶上涂防漏膏便于底板的粘贴，保护皮肤，促进破损的皮肤愈合。使用护肤粉时不可过多，否则影响底板的黏性。

9. 碳片　用来吸收臭味及使造口袋内的气体能经其小孔排出袋外。有些造口袋带有有碳片的装置；若造口袋没有碳片，可在袋外的左上或右上方刺 2～3 个小孔，然后贴上碳片。碳片的功能可维持 12～24 小时。结肠造口肠蠕动未恢复之前不可以用有碳片的造口袋，气体排除后无法及时了解肠蠕动恢复情况。

二、造口用品的选择依据

（一）造口用品的选择依据

造口用品的选择要依据患者的造口位置、造口形状大小、术后时间的长短、排泄物的性状、造口周围皮肤情况、生活自理能力状况、经济状况等综合因素。

（二）造口用品的选择注意事项

1. 造口袋的外观、形状、大小必须满足患者的需要。

2. 造口袋应容易佩戴及更换。

3. 造口袋的材料应足够柔软，避免不愉快的噪声。

4. 价格合理，患者基本能承受。

5. 造口底板对皮肤良好，没有刺激性，其粘贴时间应至少保持 24 小时以上。

6. 根据患者并发症情况，选择特殊类型的造口袋和附件。

（邱 群）

参 考 文 献

1. 喻德洪. 肠造口治疗. 北京：人民卫生出版社，2004

2. 万德森，朱建华. 周志伟. 造口康复治疗理论与实践. 北京：中国医药科技出版社，2006

3. 徐洪莲，王汉涛. 两种腹带治疗肠造口旁疝的效果观察. 中华护理杂志，2005，40（6）：421-423

4. 徐洪莲，喻德洪. 肠造口术前定位. 中华护理杂志，2001；36（10）：741-742

5. 胡宏鸯，林爱娟，冯金娥. 1 例回肠造口严重黏膜皮肤分离患者的护理. 中华护理杂志，2006，41（10）：892-893

6. 喻德洪. 我国肠造口治疗的现状与展望. 中华护理杂志，2005，40（6）：415-417

7. 张俊娥，郑美春，黄金月. 结肠造口患者出院早期电话干预延续护理模式之构建. 中国护理管理，2011，11（8）：31-35

8. 谢玲女，汪和美，陈莉萍，等. 造口患者电话咨询 256 例次数据分析. 中华护理杂志，2010，45（1）：23-25

9. 费淑伟，陈苏红，杜伟丽. 造口联谊会在结肠造口术后延伸护理中的作用. 解放军护理杂志，2008，25（9）：51-52

10. 程芳，孟爱凤. 同伴教育对永久性结肠造口患者术后早期社会心理适应的影响. 中华护理杂志，2013，48：106-108

11. 袁宝芳. 博客在造口护理健康教育中的应用与效果. 解放军护理杂志，2010，27（7）：546-547

12. 薛盈川，刘晓鸿. 自我管理教育对永久性结肠造口患者自我护理能力的影响. 中华护理杂志，2011，46（8）：753-755

13. 胡爱玲，张美芬，张俊娥. 结肠造口患者适应状况及相关因素研究. 中华护理杂志，2010，45（10）：883-885

14. 谢玲女，蔡一波. 出院后延续护理在永久性造口患者管理中的应用. 中国护理管理，2013，13（7）：100-102

第三十三章

肛肠外科急症病人的护理

第一节　肛门直肠大出血病人的护理

　　肛门直肠为下消化道出血的好发部位,出血时因肛门括约肌收缩,血液多向上逆流至结肠,当病人有便意时排出大量血便,导致血压下降甚至引起休克。对疑有肛门直肠大出血的病人,应做到密切观察,早发现,早治疗,防止因大出血而造成病人死亡。

　　【病因】

　　1. 直肠疾病　直肠息肉是直肠的良性肿瘤,便血多因息肉继发感染,带蒂息肉脱落所致,儿童多见。如果出现持续便血,伴下坠感,大便次数增加,有便秘与腹泻交替出现的情况,同时有体重在短期内明显下降的情况,则提示可能发生直肠恶变的可能,老年人应特别注意,少数直肠癌患者可发生急性大出血。

　　2. 结肠疾病　结肠也可有息肉与恶变发生,少数结肠癌病人亦可发生急性大出血。溃疡性结肠炎可致急性大出血,严重者造成肠外综合征,甚至死亡。细菌性痢疾也可引起便血。此外,一些比较少见的疾病,如肠套叠、肠伤寒、肠结核等,也偶见肛门直肠出血发生。

　　3. 肛门疾病　内痔、肛裂等肛门疾病是引起便血最常见的原因。

　　4. 全身性疾病　血液系统如白血病、再生障碍性贫血、原发性血小板减少性紫癜、血友病等;传染病如斑疹伤寒、流行性出血热、艾滋病等,都会出现便血。维生素 K 缺乏,中毒和严重感染如败血症、尿毒症后期等都会出现便血。

　　5. 其他疾病　憩室病、先天性肠道血管病、粪便嵌塞、缺血性肠病、子宫内膜异位症等均可引起直肠肛门出血。

　　6. 医源性损伤　痔及肛裂手术后,直肠息肉切除或电灼,肛门镜、结肠镜等检查操作不当,可引起肛门直肠大出血。

　　【临床表现】

　　一次出血量超过 400~800ml 者为急性大出血,超过 800~1000ml 为严重大出血。

　　1. 肛裂引起的便血常伴有排便后肛门疼痛。内痔出血是在排便用力时,有小肿块由肛门内向外凸出,并有便后滴鲜血或有喷射状鲜血排出,血与粪便不相混淆,出血量可大可小,内痔为无痛性出血。

　　2. 细菌性痢疾、肠结核、溃疡性结肠炎等疾病引起的便血多混有黏液或呈脓血便,并伴有腹痛、发热、里急后重等症状。

　　3. 出血性坏死性肠炎、肠系膜血管栓塞、肠套叠等疾病引起的便血,可伴剧烈腹痛,严重者出现休克。

　　4. 肿瘤、肠结核、肠套叠等疾病,除便血症状外,体征检查时可触及腹部包块。

　　5. 血液系统疾病、急性感染性疾病,便血同时会伴有皮肤或其他器官出血。

　　6. 内痔手术后引起的大出血,出血量一般在 400~600ml,严重者可达 1000ml,可有肠鸣音亢进、腹痛、腹胀、嗳气、便感强烈、难以入睡,随着出血量的增加可排出大量鲜红血液或暗红的血液及血凝块,由于大量出血及腹压的短时间内下降,病人可出现失血性休克症状。

　　【辅助检查】

　　1. 直肠指检　有助于查明距肛缘 7cm 的中、下段直肠内病变;若病人取蹲位行直肠指诊,指尖可达距肛缘 10cm 的直肠。

　　2. 肛门镜检查　对于有痛性便血,可见特定部位小溃疡；对于痔、肛裂出血，可明确病因，还可在肛门镜下采取止血治疗。

3. 纤维结肠镜检查 下消化道出血约 2/3 以上病因在大肠，直肠指检未发现病灶者，结肠镜检查应列为首选；诊断阳性率最高，可发现由肿瘤、憩室、息肉、炎症、血管畸形等病变引起的出血，约 80% 的病人通过纤维结肠镜检查能明确出血病因及部位。

4. 选择性动脉造影 出血速度快、出血量大患者可做此检查，对肠壁血管畸形，憩室与肿瘤等有很高的诊断价值。

5. 结肠气钡造影检查 对肿瘤或肠镜通过困难的病人，此检查较有诊断价值。检查应在出血静止期进行，不仅能显示病变轮廓，还能观察结肠功能。

【治疗要点】

（一）保守治疗

对于病变广泛，出血量不大的炎性疾病如溃疡性结肠炎、肠伤寒等，保守治疗为主要的治疗措施。对大肠良性出血可采用冰盐水保留灌肠，使局部血管收缩从而达到止血目的，再进一步病因治疗。

对出血量较大病人应快速输液、输血，补充有效循环血容量，改善组织血液灌注，若病人发生休克，在迅速补充血容量仍未见好转时可考虑应用多巴胺等血管活性药物。同时注意纠正水电解质及酸碱平衡紊乱。因感染导致出血的病人，应给予足量有效的抗生素治疗，以控制炎症。

对于一、二期内痔及一期肛裂出血可行保守治疗，必要时输血，并局部注射血管收缩药或硬化剂。

（二）内镜治疗

浅表性出血病灶可将止血药物作用于出血部位，起到收敛、凝血作用，还可采用高频电凝、激光等方法止血。当出血部位广泛或局限出血显示不清时，应避免使用高频电凝止血。出血局限的某些良性病变如息肉、血管畸形等，可应用结肠镜行激光、电灼治疗。有些晚期肿瘤病人，因不耐受手术治疗，发生出血时亦可通过内镜行姑息性止血治疗。

（三）介入治疗

可经留置导管持续滴注血管收缩剂或生长激素类药物止血。

动脉栓塞常常导致肠管缺血坏死，引起严重的并发症。对于出血严重，但暂不能手术的病人，可先选择明胶海绵、自体血凝块或聚乙烯醇等进行动脉栓塞疗法，待病情稳定后择期手术。年老体弱病人，应首选介入治疗，若介入不成功，再选择手术治疗。

（四）手术治疗

出现失血性休克，血流动力学不稳定者；有急性出血合并有肠梗阻、肠套叠、肠穿孔、腹膜炎者；经保守治疗仍不能止血者；已明确出血原因，需要手术治疗并可耐受者；反复多次出血导致病人贫血，再次复发者都应尽早手术治疗。

对结肠、直肠病变广泛而无法止住的大出血，可做肠系膜下动脉、直肠上动脉或髂内动脉结扎术，以控制出血。右半结肠及其以上的病变，或无梗阻的病变，可考虑一期吻合，左半结肠的病变，尤其是伴左半结肠及其以上的病变，做一期吻合应慎重。如缺乏把握，应作 Hartmann（哈特曼）手术，即切除病变肠段近端造瘘，远端缝闭。

【护理评估】

（一）术前评估

1. 健康史 了解病情、有无肛门直肠疾病、血液系统疾病等既往病史，有无继发感染及全身性疾病。了解饮食、排便情况、活动情况、过敏史及诱发因素等。

2. 身体情况 评估便血性质、出血量大小，有无烦躁不安、面色苍白、出汗、四肢湿冷、心悸、心率加快、血压下降等失血性休克症状。评估辅助检查结果，明确出血部位及原因，选择治疗方案，评估病人对于手术的耐受力。

3. 心理-社会状况 评估病人有无对疾病以及拟采取的治疗护理，而产生的紧张、焦虑情绪；评估家属对于病人的关心和支持程度。

（二）术后评估

1. 手术情况 了解麻醉方式和手术类型，术中出血量、有无输血，补液量。

2. 身体情况 评估病人生命体征及引流管情况；手术切口愈合情况，有无出血、感染等并发症发生。

3. 心理-社会状况 评估病人对于疾病和术后有无焦虑等心理反应，病人及家属对于术后康复及健康宣教的认知程度。

【护理诊断】

1. 焦虑、恐惧 与肛门直肠疾病所致便血有关。

2. 体液不足 与肛门直肠疾病大出血致血容量降低有关。

3. 知识缺乏 缺乏疾病治疗与康复有关知识。

4. 潜在并发症：低血容量性休克、出血、感染等。

【护理措施】

（一）非手术治疗护理/术前护理

1. 积极抢救 备好心电监护、氧气以及各种抢救用药和器械,如病人出现面色苍白、心率加快等休克早期的临床表现,应密切观察并给予高度重视。出现休克表现,应取平卧位或中凹位,绝对卧床,减少搬动,迅速建立静脉通路以补充血容量,开始输液时速度宜快,待休克纠正后可减慢输液速度,密切观察生命体征变化,对轻度、中度休克的病人,在补充血容量的同时积极止血治疗。

2. 常规准备 遵医嘱做好血常规、血型、出凝血时间、尿常规、便常规、肝肾及心肺功能等检查,并根据辅助检查结果确定治疗方案。

3. 心理护理 肛门直肠大出血病人易有恐惧、焦虑等情绪,应给予无微不至的关心、体贴,安慰病人,鼓励患者积极配合诊疗及护理;向病人讲解止血方法的可靠性和术后注意事项,消除病人的顾虑。

4. 对症处理 遵医嘱立即采取止血措施,应用止血药物或冰盐水保留灌肠等。

5. 饮食护理 应暂禁食,出血停止后可根据恢复情况,进流质或无渣半流质饮食,逐渐增加富含蛋白质、高热量、高维生素、清淡易消化食物,可提高机体防御能力,促进伤口愈合。肛门疾病引起的大出血经止血治疗后,注意排便时勿用力,保持大便通畅,以免再次出血。

6. 病情观察 严密观察血压、脉搏、尿量、中心静脉压及周围循环情况,密切观察便血的量、性质,判断有无活动性出血以及止血效果。若出血不止,应立即报告医生,并配合做好术前准备。

7. 术前皮肤、肠道准备 剃除手术部位毛发,注意防止损伤皮肤。术前排空大便,保证直肠清洁无便。

（二）术后护理

1. 病情观察 术后密切观察生命体征变化,至少每30分钟测生命体征一次,直至血压平稳,如果病情较重,仍需每1～2小时测量一次;详细记录病人24小时出入量,密切观察尿量变化;维持水、电解质以及酸碱平衡,维持有效循环血量。密切关注病人主诉,注意体征变化,及时发现异常情况,并通知医生处理;观察病人神志、体温、切口渗血、渗液以及引流情况等。

2. 体位护理 病人手术后给予平卧位。全麻未清醒者头偏向一侧,注意有无呕吐,保持呼吸道通畅。全麻清醒或硬膜外麻醉病人平卧6小时,生命体征平稳后改为低半卧位,以减轻切口张力和疼痛,有利于呼吸及循环。

3. 引流管护理 经手术治疗后的病人常留置胃管、腹腔引流管、导尿管等,护理时应注意妥善固定,保持引流管通畅,并注意观察记录引流液量、性质、颜色。病人无发热和腹胀、白细胞恢复正常,可考虑拔除引流管。留置胃管可起到胃肠减压作用,待结肠造瘘开放、胃肠减压量减少或肛门排气后,可停止胃肠减压。

4. 鼓励早期活动 除年老体弱或病情较重者,鼓励协助病人术后第一日可在床上轻微活动,第二日可协助病人床边活动,第三日可逐渐增加活动量。术后早期活动目的在于可促进肠蠕动,预防肠粘连及下肢静脉血栓的发生。

5. 营养支持 根据病人的营养状况,给予营养支持。术后给予全胃肠外营养,待出血停止、排气排便后可逐渐过渡到肠内营养。必要时给予血浆、全血输注,改善贫血状况。

6. 预防感染 合理应用抗生素,病人全身情况得到改善、临床感染症状消失后,可停用抗生素。观察伤口敷料是否干燥,有渗血或渗液时及时更换敷料;观察伤口愈合情况,及早发现感染情况。

7. 预防并发症 生命体征平稳时应协助病人翻身、叩背,指导病人有效咳嗽咳痰,必要时给予雾化吸入治疗,促使呼吸道分泌物排出,减少肺部感染的发生。高龄病人补液速度切忌过多、过快,防止肺水肿和心功能衰竭的发生。密切观察病人有无尿潴留、腹痛、便血及出血等并发症,发现异常情况及时通知医生并协助处理。

【护理评价】

1. 病人生命体征是否平稳,止血是否彻底。

2. 病人有无水、电解质紊乱或休克表现。

3. 病人焦虑、恐惧是否得到减轻,情绪是否稳定,能否顺利配合诊疗和护理。

4. 病人是否得到充分的营养支持。

5. 病人术后排便是否正常。

6. 病人有无术后并发症出现,发生异常情况是否得到及时处理。

7. 病人及家属是否获得精神支持,是否掌握疾病有关知识,是否能复述健康教育内容。

【健康教育】

1. 疾病指导 为病人讲解有关疾病治疗和护理方面的知识。

2. 饮食调整 讲解手术后恢复饮食的规律,鼓励循序渐进,少食多餐,多进食富含蛋白质、高热量、高维生素的食物,以提高机体防御能力,促进伤口愈合,保持大便通畅。少食刺激性的辛辣食物,避免暴饮暴食,禁烟禁酒。

3. 注意休息 肛门直肠大出血病人应以休息为主,待病情平稳后可适当活动。

4. 保持排便通畅 因肛门疾病引起大出血的病人,应告知病人禁止排便时间过长,禁止排便用力过猛,保持大便通畅,如大便干燥可适当应用润肠通便药物,避免做肛门镜等检查。

5. 积极治疗 结、直肠息肉病人应积极治疗,防止发生癌变;对于患溃疡性结肠炎、肠结核、血液系统疾病的病人,应指导其规律治疗与用药。

6. 随访指导 出院后定期复查随访,出现腹痛、便血等不适症状,及时到医院就诊。

第二节　嵌顿性痔病人的护理

嵌顿性痔主要是由于各种原因所致肛管、直肠黏膜下移,脱出肛门外的痔核受到括约肌的夹持,静脉回流受阻,动脉血仍不断输入使痔核增大,直至动脉血管被压闭,导致血栓形成,出现痔核水肿,疼痛进一步加重,难以还纳肛门内(图33-1)。嵌顿性痔属肛肠科急症,发病急,也是痔病中较为复杂而严重的并发症之一。

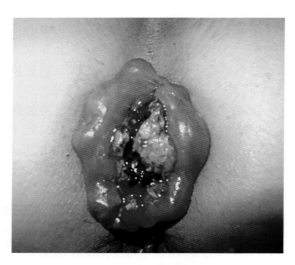

图 33-1 嵌顿痔

【病因】

由于痔核的静脉血液回流障碍,引起痔核在肛门口外不能回纳。引起嵌顿性痔的原因有便秘、腹泻、妊娠和分娩、痔注射治疗不当等。

【临床表现】

嵌顿痔最主要的症状痔核脱出和便血,大便时反复多次的出血,会导致体内大量铁丢失,引起缺铁性贫血。临床中一部分病人因便血而导致的缺铁性贫血,早期未见症状或仅有轻微症状,便血较重或贫血进展较快而出现面色苍白、疲乏无力、食欲不振、心悸、心率加快和活动后气促、水肿等情况。当出现

嵌顿痔时,脱出的痔核受到括约肌夹持,因为摩擦等外在因素,刺痛感明显,被嵌顿的痔核症状严重时疼痛剧烈。肛门因痔核使直肠受到刺激而产生大量分泌物,还可出现肛门潮湿和肛门瘙痒等症状。

【治疗要点】

(一) 保守治疗

1. 尽早复位 尽早将脱出的痔核还纳入肛内,这是最关键的环节。水肿不明显的嵌顿性痔患者可自行纳入肛门,水肿疼痛较明显患者,需由他人还纳。

2. 卧床休息 大便、坐浴等情况下导致痔核重新脱出,应立即推纳入肛门,防止再次嵌顿。

3. 保持大便通畅 遵医嘱使用缓泻剂,多食水果、蔬菜等助排便食物,减免因大便秘结导致再次嵌顿情况发生。

4. 消除水肿 可湿敷或行肛门热水坐浴,对水肿和减轻疼痛效果明显。

(二) 中医药治疗

1. 中药熏洗 将药物加水煮沸冲泡后,先以其蒸汽熏肛门部位,待其药液温度降至 37～40℃ 时坐入其中,使肛门浸泡于药液中,每次坐浴时间 15～20 分钟。选取收敛止血、清热解毒中药作为熏洗包药材。

2. 敷药法 把清热利湿、活血散瘀、消肿止痛、敛疮止血等药物制成中药散,于每次排便后坐浴,再用水调制中药散后外敷。

3. 中药膏 利用现代制药技术精炼的中药制剂,既保留了传统医药的作用,又方便病人携带及用药。

(三) 手术治疗

1. 混合痔外剥(或外切)内扎术 是嵌顿痔手术治疗中常用的术式。

2. PPH手术 即吻合器痔环切术,急性嵌顿性

痔行 PPH 术具有减轻术后疼痛,减少术后出血,不影响肛门功能,住院时间缩短,术后 24 小时可正常排便,不影响正常生活等优点。

【护理评估】

（一）术前评估

1. 健康史　全面收集病史,了解病情、饮食、排便习惯、过敏史及诱发因素等。

2. 基本情况　了解职业、患病年龄、发病时间。

3. 身体状况　了解疾病的性质、疼痛的程度以及病人对于手术的耐受能力。

4. 心理-社会状况　评估病人有无对疾病、拟采取的手术及治疗护理产生焦虑、恐惧,评估病人应对能力;病人采取得手术方式以及术后康复知识的了解掌握程度;家属对于病人治疗、预后的认知程度和心理承受能力。

（二）术后评估

1. 手术情况　了解病人手术、麻醉方式,手术过程是否顺利,术中有无出血,有无输血。

2. 康复情况　术后观察患者生命特征是否平稳,营养状况是否得到保证,有无肛门坠胀感,大便是否通畅,大便的颜色、性质、量及伤口愈合情况。评估病人术后有无出血、切口感染、尿潴留等并发症。

3. 心理-社会状况　了解病人术后心理适应程度,能否生活自理。

【护理诊断】

1. 疼痛　与疾病本身与手术有关。

2. 尿潴留　与肛门疼痛、麻醉和术后体位、排尿时精神紧张有关。

3. 焦虑　与缺乏相关疾病防治知识和疾病引起剧烈疼痛有关。

4. 躯体移动障碍　与疼痛、体位受限有关。

5. 潜在并发症:出血、伤口感染等。

【护理措施】

（一）术前护理

1. 常规准备　遵医嘱做好血常规、血型、出凝血时间、尿常规、便常规、肝肾心肺等功能的检查。

2. 肠道准备　术前一日进食少渣半流食,禁食12 小时,禁饮 4～6 小时。术前排空大便,保证直肠清洁无便,手术。清洗肛门周围皮肤。

3. 皮肤准备　剃除骶尾部及会阴部毛发,注意防止损伤皮肤。

4. 心理护理　嵌顿痔急性发作期病人疼痛剧烈,往往产生焦虑、恐惧的情绪,护士应给予心理疏导,详细了解并解答有关疾病知识,减轻病人焦虑。

（二）术后护理

1. 体位　护理术后当天卧床休息,术后第 2 日嘱病人自动体位,可以下床活动,暴露伤口,有利于创面愈合。

2. 伤口观察　观察伤口敷料渗血、渗液情况。保持伤口周围皮肤清洁,排便时避免污染伤口敷料,如有污染及时通知医生换药处理。伤口未愈合出院的病人,嘱定期复查。

3. 疼痛护理　评估疼痛的性质及程度,大部分病人术后都有疼痛症状出现,中药熏洗坐浴可减轻疼痛,必要时遵医嘱使用镇痛药物。由于手术的刺激及肛门内敷料的填塞,造成病人肛门坠胀感明显,嘱病人不要急于排便,尽量 24 小时后排便,避免伤口感染、出血等并发症的发生。

4. 尿潴留护理　创面疼痛及麻醉和术后体位原因易引起下腹胀痛、排尿不畅,可热敷小腹、冲洗刺激会阴部、温水坐浴等诱导排尿,必要时遵医嘱在无菌原则下行导尿术,留置尿管期间应每日会阴冲洗,防止尿路感染。

5. 饮食护理　手术后 6 小时可进食营养丰富清淡易消化饮食,适当饮水,尽早排尿,可逐渐增加高蛋白、高维生素、高纤维素饮食,保证营养及大便通畅,促进伤口的愈合。

6. 监测生命体征　密切监测生命体征,病人出现便意感急迫、腹胀、头晕、冷汗、面色苍白、脉细速等情况,提示有内出血可能,应迅速建立静脉通路,给予吸氧等急救措施。

7. 心理护理　因术后伤口愈合时间较长,病人常因创面过深疼痛及害怕复发而忧虑、焦躁。应耐心解释病情,分散患者注意力,消除病人对疾病的恐惧紧张心理。

【护理评价】

1. 病人是否顺利接受各项检查及治疗。

2. 有无术后感染出现,伤口有无异常,是否得到及时发现和治疗。

3. 病人是否可以正常排尿、排便。

4. 病人是否能保证足够营养水分摄入。

5. 病人及家属是否获得精神支持,是否掌握疾病有关知识,是否能复述健康教育内容。

【健康教育】

1. 出院后充分休息,避免熬夜,适当参加体育锻炼。

2. 养成良好的卫生习惯,温水坐浴保持会阴清洁。

3. 忌食辛辣刺激性食物,避免腹泻、便秘、久坐久站等诱发因素。充分的营养补给,多食高蛋白、高维生素饮食,提高机体免疫力。

4. 出院定期换药复查。

第三节 粪便嵌塞病人的护理

干硬的粪块堵塞直肠不能排出,引起严重的便秘和会阴部疼痛,称为粪便嵌塞,是直肠便秘的一种形式,是肛肠科常见的一种急症(图33-2)。

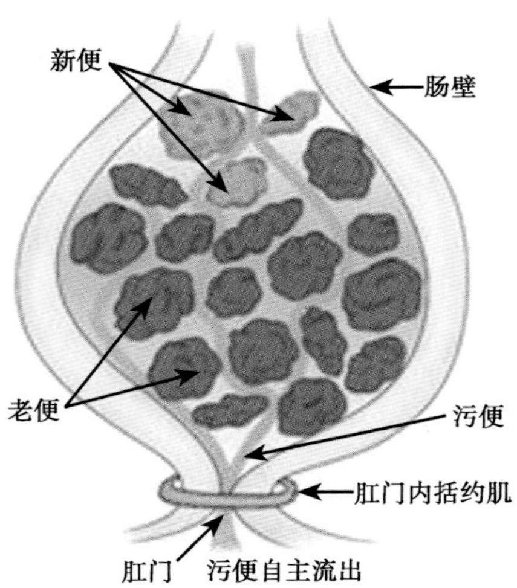

危险的"大便嵌塞"

图33-2 粪便嵌塞

【病因】

1. 由于泻药、抗抑郁等药物不合理应用,使直肠黏膜压力感受器敏感性下降或丧失,直肠内粪便充盈后不能引起排便反射,引起粪便嵌塞。

2. 肛周病变如肛裂等,肛门手术后各种疼痛使病人惧怕排便,但未采取妥善的通便措施,使粪便在直肠内蓄积过久,引起粪便嵌塞。

3. 由于长期卧床,直肠收缩无力,运动功能减退,病人活动减少,饮食中粗纤维摄入减少,结肠转运粪便时间延长,引起粪便嵌塞。

4. 低位脊髓病变阻断了排便反射弧,引起粪便嵌塞。

5. 糖尿病神经病变性便秘,可引起粪便嵌塞。

6. 放射性钡剂胃肠造影检查后未及时排出残留钡剂,引起粪便嵌塞。

【临床表现】

病人以排便困难、肛周胀痛及小腹疼痛、腹胀,严重者可出现冷汗淋漓,个别病人出现头痛、头晕甚至晕厥,虽频感便意但大便无法排出,肛内坠胀,烦躁不安,易并发尿潴留。

【辅助检查】

1. 扪诊 左下腹饱满,可扪及条索样粪块,肛门水肿。

2. 直肠指诊 可迅速确诊,可触及坚硬粪块,如能向上推动粪块,可有较软的粪便从侧边流出。

3. 腹部X线片 提示下腹由粪块影,可见肠管扩张,气液平面等肠梗阻表现。

【治疗要点】

1. 最有效、简单、快捷的方法就是人工掏粪,最好由肛肠科医生施行,以防损伤直肠黏膜,具体方法就是让病人采取左侧卧位、屈膝,用石蜡油润滑右手示指、中指及病人肛门,轻柔地经肛门插入直肠,了解肛门及粪便嵌塞的情况,将肛管、直肠内能触及的粪块轻轻捣碎,再慢慢用手指掏出,也可注入开塞露通便。如病人疼痛剧烈,可给予镇静止痛药物后再行人工掏粪。

2. 可以用温盐水2000~3000ml灌肠,也可用温水1000ml加入甘油或肥皂水75ml灌肠;甘油灌肠剂及开塞露等药物也可用来灌肠通便;也可用液体石蜡油小剂量保留灌肠。

3. 可遵医嘱口服液体石蜡油,注意禁服甘露醇等高渗性药物,因下端梗阻没有解除,大量的液体聚集到结肠下段,可引起腹痛,严重者导致肠破裂。

4. 粪便排出后,应行肛门镜检查。根据病人情况应用太宁栓纳肛,或者外用太宁乳膏、马应龙痔疮膏等药物。遵医嘱给予抗生素、服用缓泻剂,中药熏洗等治疗。

5. 粪便嵌塞治疗后,应进一步分析嵌塞原因,遵医嘱进行结肠镜检查、直肠肛门测压、排粪造影等检查,以进行手术、结肠水疗、中医药等治疗。

【护理评估】

1. 健康史 全面收集病史,了解病情、既往史、饮食、排便习惯、活动情况、过敏史及诱发因素等。

2. 基本情况 了解职业、患病年龄、发病时间、有无便秘病史、有无肛肠疾病及肛肠手术病史。

3. 身体状况 了解疾病的性质、疼痛的程度以及病人耐受能力,有无尿潴留等临床表现。

4. 心理-社会状况 评估病人有无对疾病、拟采取治疗护理产生紧张焦虑情绪;家属对于病人治疗、预后的认知程度和心理承受能力。

5. 康复情况　观察患者生命体征是否平稳,有无便血,饮食改善情况,有无肛门坠胀感,大便是否通畅,大便的颜色、性质、量等。

【护理诊断】

1. 便秘　与疾病和生活规律改变有关。

2. 腹痛　与粪便嵌塞引起腹痛有关。

3. 焦虑　与粪便嵌塞引起疼痛、排便困难有关,缺乏相关疾病防治知识。

4. 尿潴留　与腹胀、腹痛、排便困难及精神紧张有关。

5. 潜在并发症:出血。

【护理措施】

1. 心理护理　向病人及家属讲解有关疾病知识,解除病人紧张焦虑情绪。治疗前向家属和病人解释操作的方法和必要性,指导病人放松;操作过程中要密切观察病人的面色、有无不适症状,操作时动作要轻柔;操作后要密切观察病人生命体征,面色,排便的性状、颜色及量,病人有无不适主诉等。

2. 病情观察　注意观察有无病情变化,密切监护病人生命体征,有无头晕、头痛、烦躁不安、腹痛、腹胀、腹膜刺激征等;人工掏粪、灌肠后观察病人大便形状、有无直肠出血等并发症。直肠出血可在通便后 24 小时内出血,症状为便血,严重者甚至出现休克,一旦发现异常情况立即报告医生及时处理并治疗。

3. 便秘的护理

(1) 适当运动:对于可以自主活动的病人鼓励其多参与体育锻炼,注意劳逸结合;对于长期卧床的病人指导病人腹式呼吸、按摩腹部、提肛运动、瘫痪

肢体的主动与被动运动等,病情允许情况下鼓励其下床行走,以促进肠蠕动,排出大便。

(2) 饮食调理:鼓励病人多食纤维含量高的食物,多吃水果,多喝水,合理饮食,避免辛辣及刺激性食物。

(3) 合理用药:通便药物不可长期应用,容易形成药物依赖。遵医嘱合理应用缓泻剂,以刺激肠蠕动,软化粪便利于排便,对于可能引起便秘的药物减少应用。

【护理评价】

1. 病人是否顺利接受各项检查及治疗。

2. 病人粪便嵌塞解除后是否有出血发生,是否得到及时发现和治疗。

3. 病人是否可以正常排尿、排便。

4. 病人是否能保证足够营养水分摄入,合理膳食。

5. 病人及家属是否获得精神支持,是否掌握疾病有关知识,是否能复述健康教育内容。

【健康教育】

1. 针对引起便秘的结直肠肛门疾病进行治疗。

2. 养成定时排便的习惯,排便时注意力集中。

3. 合理饮食、饮水,多食用膳食纤维含量丰富的食物,忌食辛辣刺激性食物。

4. 鼓励适当运动,劳逸结合,对于长期卧床或生活不能自理的病人可给予腹部按摩,鼓励病人做提肛运动。

5. 积极治疗引起便秘的如糖尿病、抑郁症等疾病,保持轻松愉悦的心情。

6. 合理使用通便药物,治疗糖尿病、抑郁症等疾病的同时尽量避免应用引起便秘的药物。

第四节　大肠癌急性梗阻病人的护理

大肠癌急性梗阻是常见的外科急腹症,是大肠癌晚期特征性表现之一,起病隐匿,发展缓慢,临床表现不典型,易被人们忽视,大肠癌急性梗阻病情发展快,病情重,一旦达到完全梗阻阶段,出现典型肠梗阻表现时,临床处理起来非常棘手。引起梗阻的主要为左半结肠,其中以乙状结肠癌最为多见,而直肠癌所引起的梗阻要少于乙状结肠癌。

【病因】

大肠癌急性肠梗阻是由于腹腔内肿瘤压迫导致肠腔缩窄、肠内容物通过障碍引起;结肠癌发生急性肠梗阻时,病变肠袢两端完全阻塞,称为闭襻性肠梗

阻。大肠癌的病因尚未完全阐明,其因素可归纳为两大类:

(一) 环境因素

1. 饮食习惯　饮食以高蛋白、高脂肪、低纤维素的食品为主,过多摄入腌制及油煎炸食品可增加肠道内致癌物质,诱发大肠癌;维生素、微量元素及矿物质的缺乏均可增加大肠癌的发病率。

2. 肠道细菌　肠道内细菌特别是厌氧菌对直肠癌的发生具有极为重要的作用,厌氧菌中又以梭状芽孢杆菌极为重要。

3. 化学致癌物质　亚硝胺是导致肠癌发生最

强烈的化学物质,与大肠癌的发生有密切联系,油煎和烘烤类食品也具有致癌作用。

(二) 内在因素

1. 遗传因素 10%～15%的大肠癌病人为遗传性结直肠肿瘤,常见的有家族性腺瘤性息肉病(familial adenomatous polyposis,FAP)及遗传性非息肉病性结肠癌,在散发性大肠癌病人家族成员中,大肠癌的发病率高于一般人群。

2. 血吸虫性结肠炎 血吸虫病流行区是结直肠癌的高发区,由于血吸虫卵长期积存在结直肠黏膜上,慢性炎症反复溃疡的形成和修复,导致黏膜的肉芽肿形成,继而发生癌变。

3. 慢性溃疡性结肠炎 是一种非特异性炎症,好发在直肠和乙状结肠,此病反复发作,病程越长,癌变率越高,一般在发病10年后每10年增加10%～20%的癌变率。

【临床表现】

(一) 症状

大肠癌肿生长缓慢,原发癌肿的增长时间平均为620日。早期可无症状或缺乏特异性症状而未引起病人或医生注意,出现明显症状或出现梗阻症状就诊时已达晚期。一般的表现,如腹部隐痛不适、贫血、消瘦、消化不良、乏力、排便习惯性改变、便血等症状。以急性肠梗阻就诊的大肠癌表现具有典型的肠梗阻特征,而且结肠梗阻是闭锁性梗阻,出现梗阻后症状逐渐加重,进展快,需要及时救治,症状表现为:

1. 腹痛 大肠癌的梗阻性疼痛为阵发性腹部绞痛,一般情况下是单纯性梗阻。

2. 呕吐 大肠癌急性梗阻可伴有呕吐,多为反射性,呕吐物以胃液和食物为主。低位梗阻时呕吐可伴有粪样物。

3. 腹胀 由于位置比较低,所以腹胀非常明显,而且由于回盲瓣的单向阀门的作用。结肠内气体和内容物聚积,腹胀无法缓解。

4. 停止排便和排气。

(二) 体征

腹部经检查可观察到有不同程度的腹胀,腹壁比较薄的病人,可见到肠型大肠蠕动、肠型在大肠蠕动腹痛发作时明显。触诊时单纯结肠梗阻腹壁柔软,按之有如充气的球囊,有时在梗阻的部位可有压痛。腹部叩诊呈鼓音,肠鸣音亢进,有时不用听诊器就可听到。而且可有气过水声及高调的金属音。

【辅助检查】

1. X线检查 腹部立位和卧位X线片有典型的肠梗阻表现,立位腹部X线片可呈现气液平面,小肠黏膜环状皱襞可显示"鱼肋骨刺"状改变,结肠可见结肠袋,根据气液平面位置大概可以判断梗阻部位。但如果结肠内气体少而多为肠内容物,气液平面可不明显。

2. CT及MRI检查 可显示扩张的结肠,增强CT可显示肿块影。CT及MRI检查除提示结直肠梗阻外还可评估肿瘤的浸润深度,壁外侵犯程度和转移情况。

3. B超检查 在腹部检查扪及肿块时,B超检查可帮助判断肿块是否为实质性或非实质性,同时超声探测肿块有无转移灶。

4. 纤维结肠镜检查 纤维结肠镜检查是诊断结、直肠癌最可靠的方法,但急性梗阻的情况下肠道准备难度大,只能靠灌肠清洁肠道,同时取病理。

【治疗要点】

大肠癌急性梗阻需立即行急诊手术,术前准备要在最短的时间内完成,包括常规的检查。准备完成后应立即急诊治疗。常用手术方式有:

1. 单纯造口术 即在梗阻近端做结肠造瘘,术中根据肿瘤位置选择造瘘位置,此手术方式适用于年龄大,一般情况不佳,基础病较多等情况的病人。优点是手术简单、省时、风险小;缺点是肿瘤未切除,需要二期手术。

2. Hartmann手术 是目前最常用的术式,适用于一般情况尚可,心肺功能良好的病人。手术中将肠管距肿瘤下缘一定长度切断,远端封闭,近端结肠造口。

3. Ⅰ期切除吻合术 对于右半结肠Ⅰ期切除吻合及手术方式早已确定,实践证明只要病人全身状况良好,无严重并发症,肠管血运良好,水肿轻,施行Ⅰ期右半结肠及横结肠切除、吻合是安全可靠的。而对于左半结肠Ⅰ期切除吻合仍缺乏大量病例研究报道,争议较大,近年来随着认识的深入,手术技术的进步发展,有部分病例采用。

【护理评估】

(一) 术前评估

1. 健康史

(1) 一般资料:了解病人年龄、性别、饮食习惯。有无烟酒嗜好。了解病人沟通能力,职业等一般情况。

(2) 家族史:了解家族中有无腺瘤性息肉病(familial adenomatous polyposis,FAP)及遗传性非息肉病性结肠癌病人。

（3）既往史:病人有无血吸虫性结肠炎及慢性溃疡性结肠炎病史,病人是否有动脉粥样硬化、手术史、过敏史。是否合并糖尿病、高血压、心脏病、慢性肺部疾病等。

2. 身体状况

（1）症状:病人有无腹痛、呕吐、腹胀、停止排便和排气等肠梗阻症状,有无腹部隐痛不适,贫血、消瘦、消化不良、乏力等症状,有无排便习惯性改变,便血等症状。评估生命体征,心肺功能及营养状态,有无眼窝凹陷、脱水体征,有无水、电解质紊乱,酸碱失衡以及休克表现。

（2）体征:有无腹部压痛和腹膜刺激征,有无肠鸣音亢进或肠鸣音减弱或消失,有无气过水音。

（3）辅助检查:血常规,术前常规检查及凝血,X线、CT、MRI、B超检查、结肠镜检查、实验室检查是否提示有水、电解质紊乱及酸碱失衡情况。

3. 心理-社会状况　评估病人和家属对疾病的认知程度,有无焦虑、恐惧等影响疾病康复的心理状况;评估病人及家属是否接受治疗护理方案,对手术可能导致的并发症有无足够的心理承受能力以及家庭经济能力。

（二）术后评估

1. 手术情况　了解病人手术方式、麻醉方式,手术过程是否顺利,术中有无出血及出血量,有无输血。

2. 康复情况　术后观察患者生命特征是否平稳,引流是否通畅,引流液的颜色、性质、量。记录24小时出入量。造瘘口是否保持清洁干燥,有无腹腔感染。评估病人有无出血、腹痛、尿潴留、肺水肿、心功能衰竭以及肺部感染等并发症。评估患者伤口愈合情况,营养状况是否得到保证。

3. 心理-社会状况　了解病人术后心理适应程度,能否生活自理。对目前治疗是否达到期望。

【护理诊断】

1. 疼痛　与肠蠕动增强、肠壁缺血及手术创伤有关。

2. 焦虑　与对于疾病的治疗缺乏信心,担心术后康复有关。

3. 营养失调-低于机体需要量　与手术造成体液丢失、炎症引起的机体消耗增加有关。

4. 知识缺乏:缺乏有关术前准备知识及术后治疗康复知识。

5. 潜在并发症:感染、出血、尿潴留、肺部感染、心功能衰竭等。

【护理措施】

（一）术前护理

1. 常规准备　遵医嘱做好血常规、血型、出凝血时间、尿常规、便常规、肝肾心肺功能等检查,根据辅助检查确定手术方式。

2. 心理护理　了解病人对于疾病的认知与心理状态,理解关心病人,告诉病人有关于疾病及手术治疗的必要性,耐心解答病人提问,鼓励病人积极配合治疗和护理。

3. 饮食护理　术前如有营养不良,给予病人高蛋白、高热量、高维生素、易消化清淡饮食。

4. 皮肤、肠道准备　剃除手术部位毛发,注意防止损伤皮肤。术前3日进流质饮食,遵医嘱给予清洁灌肠或口服缓泻药物,术前排空大便,清洁肠道。

5. 对症处理　纠正水、电解质紊乱,留置胃管进行胃肠减压,留置尿管。疼痛患者可遵医嘱应用止痛药物,并密切观察病人用药后反应。

（二）术后护理

1. 病情观察　术后密切观察生命体征变化,至少每30分钟测生命体征一次,直至血压平稳,如果病情较重,仍需每1~2小时测量一次;详细记录病人24小时出入量,保留尿管,密切观察尿量变化,防止尿路感染;维持水、电解质以及酸碱平衡,维持有效循环血量。密切关注病人主诉,注意体征变化,及时发现异常情况,并通知医生处理;观察病人神志、体温、切口渗血渗液、有无内出血等情况。

2. 体位护理　病人手术后给予平卧位。全麻未清醒者头偏向一侧,注意有无呕吐,保持呼吸道通畅。全麻清醒或硬膜外麻醉病人平卧6小时,生命体征平稳后改半卧位,以利于腹腔引流,减轻腹痛,并鼓励病人早期活动。

3. 持续胃肠减压　保持通畅,待结肠造瘘开放或肛门排气后停止胃肠减压。

4. 营养支持　根据病人的营养状况给予营养支持,术后给予全胃肠外营养,待排气排便后逐渐过渡到肠内营养。

5. 预防感染　合理应用抗生素,病人全身情况得到改善、临床感染症状消失后,可停用抗生素。保证有效引流,妥善固定各引流装置、引流管,防止脱出、曲折受压,维持有效引流,准确记录引流液的量、颜色和性状,病人无发热和腹胀、白细胞恢复正常,可考虑拔除引流管。

6. 肠造口的护理　术后有造瘘口的病人,造瘘口第一次排便前应耐心解释说明造瘘的目的,使病人了解造瘘口的护理,排便后必须及时清洗干净,保持造瘘口周围皮肤干燥清洁,防止大便污染伤口。

7. 伤口护理 观察伤口敷料是否干燥,有渗血或渗液时应及时更换敷料;观察伤口愈合情况,及早发现感染情况。

8. 预防并发症 生命体征平稳时应协助病人翻身、叩背、指导病人有效咳嗽咳痰,必要时给予雾化吸入治疗,促使呼吸道分泌物排出,减少肺部感染的发生。高龄病人切忌补液速度过快,防止肺水肿和心功能衰竭的发生。观察患者有无尿潴留、腹痛、便血、出血等并发症,发现异常情况及时协助医生处理。

【护理评价】

1. 病人生命体征是否平稳。

2. 病人有无水、电解质紊乱或休克表现。

3. 病人各种引流管是否妥善固定,是否通畅。

4. 病人焦虑是否得到减轻,情绪是否稳定,能否顺利配合诊疗和护理。

5. 病人是否得到充分的营养支持。

6. 病人术后排尿、排便是否正常。

7. 病人及家属是否获得精神支持,是否掌握疾病有关知识,是否能复述健康教育内容。

8. 病人是否有并发症出现,若发生是否得到及时发现及处理。

【健康教育】

1. 疾病指导 为病人讲解有关疾病治疗和护理方面的知识。

2. 饮食调整 讲解手术后恢复饮食的规律,鼓励循序渐进,少食多餐,多进食富含蛋白质、高热量、高维生素的食物,以提高机体防御能力,促进伤口愈合。少食刺激性的辛辣食物,避免暴饮暴食,忌饭后剧烈运动。

3. 早期活动 鼓励病人早期床上活动,根据病情好转和体力的恢复可下床活动,促进肠功能恢复,防止肠粘连,利于术后康复。适当参加体育锻炼,生活规律,保持心情舒畅。避免劳累和过度运动,保证充分休息,劳逸结合。

4. 保持排便通畅 便秘者可通过饮食调整,腹部按摩等方法保持大便通畅,必要时可服用缓泻剂,避免用力排便。

5. 随访指导 术后定期复查随访,每 3~6 个月门诊复查。指导病人自我监测,出现腹痛、呕吐、腹胀、停止排气排便或不适症状,及时到医院就诊。

第五节 术后大出血病人的护理

术后出血是指术后局部出血量达 10ml 以上,包括渗血和动脉出血,是肛肠疾病最常见的并发症,特别是术后大出血,是不可忽视的严重并发症。根据术后发生出血的时间,分为原发性出血和继发性出血,原发性出血是术后 24 小时内直肠出血,继发性出血则是术后 24 小时以后出血,临床上多发生在手术后 7~14 日,为痔核坏死脱落损伤血管所致。术后大出血是指出血量超过 500ml,以吻合器环形痔切除术(PPH)中大出血和脱落期大出血最为凶险,因病情急剧,应立即采取有效的处理措施,如不及时处理,会导致失血性休克,可危及生命。

【病因】

(一)原发性出血

1. 术中活动性出血点未结扎或止血不够彻底所致。

2. 手术创口过大过深,损伤黏膜过多或伤及大的动脉血管所致。

3. 药物作用于小动脉,使其收缩,少量渗血未经处理,药物作用失效后动脉血管扩张导致出血量增多。

4. 患有凝血障碍性疾病或长期口服抗凝药物,抑制血小板凝集而导致大出血。

5. 术后当日过早离床活动或排尿、排便引起大出血。

(二)继发性出血

1. 手术后结扎线脱落,坏死组织脱落,伤口未能良好愈合,动脉血管未闭,血栓脱落,引起大出血。

2. 术后痔核脱落及创面修复期间,剧烈活动或大便干燥,排便过于用力撕裂伤口和损伤动脉血管导致大出血。

3. 注射药物浓度过高、剂量过大或注射部位过深、过浅,引起组织大面积坏死,诱发出血。

4. 术后伤口护理不当导致局部感染,组织发生化脓性感染或坏死,感染使得局部组织和动脉壁受到侵蚀而引起大出血。

5. 术后换药操作不当,强力牵拉,导致创面撕裂出血。

6. 痔核结扎脱落期,医者粗暴指诊、直肠镜检查等,造成创面损伤出血。

7. 患高血压及动脉粥样硬化等疾病,血管压力增高引起出血;门脉系统高压如肝硬化等,使门静脉回流障碍,压力升高引起出血;患有出血倾向疾病,如血小板减少、出血时间延长、再生障碍性贫血、血友病等,术前未积极治疗引起出血。

【临床表现】

肛门手术前因需做清洁肠道准备,直肠、结肠趋于空虚状态,术后肛门括约肌处于收缩状态,出血时血液常反流并积存于直肠、结肠内,难以早期发现。当出血达到一定量时,刺激肠壁,可有肠鸣音亢进、腹痛、腹胀、嗳气、便感强烈、难以入睡,随着出血量的增加肛门内可排出大量鲜红血液或暗红的血液及血凝块,由于大量出血及腹压短时间内下降,病人表现出精神紧张、烦躁不安、面色苍白、出汗、头昏、四肢湿冷、心悸、心率加快、血压下降等失血性休克症状。

【治疗要点】

（一）局部创口治疗

1. 用云南白药撒敷到创面或用止血愈合海绵压迫止血。

2. 对于术后创面小动脉搏动性出血、结扎线滑脱引起的出血,或因换药、检查操作不当,损伤导致的出血,最积极有效的治疗是在局部麻醉下缝扎止血,重新结扎出血点。

3. 对于直肠内感染或因注射药物操作不当,造成直肠黏膜坏死引起的大出血,出血的血管常隐蔽在坏死组织下,应彻底清除坏死和腐烂组织,然后用缝合法止血。

4. 对于痔核脱落时引起的继发性出血,由于组织薄弱,不易缝扎止血。可在出血创面上部痔动脉区及周围黏膜下注射1:1消痔灵1～3ml 硬化止血,加上纱布卷压迫止血,在此基础上应用全身性止血药和抗感染治疗。

5. 控制感染 因感染导致出血的病人,嘱病人卧床休息,及时给予大剂量抗生素,有效控制炎症,控制排便,利于创面的修复。

（二）抗休克治疗

1. 一般急救措施 取去枕平卧位或双下肢抬高20°,增加下肢静脉回心血量,就地抢救,不宜搬动。保持呼吸道通畅,给予氧气吸入,立即建立静脉输液通路。

2. 补充血容量 快速输液、输血。首先,可经静脉快速滴注5%葡萄糖或糖盐水、生理盐水和林格液,静脉或肌内注射止血药物;再补充其他代血浆用品、低分子右旋糖酐;出血量较大时可输注浓缩红细胞,必要时遵医嘱输全血,尽快补充有效循环血容量,改善组织血液灌注。

3. 应用血管活性药物 病人发生休克,在迅速补充血容量后仍未见好转时可考虑应用多巴胺等血管活性药物。

4. 纠正酸中毒 查血气分析结果,若 pH<7.3,输注 5% 的碳酸氢钠 100～200ml。对于出血量较大、血压下降者,应及时补充血容量,保持水、电解质及酸碱平衡。

【护理评估】

1. 基本情况 了解病情、有无高血压及动脉粥样硬化等疾病,有无凝血功能障碍或出血倾向疾病。了解饮食、排便情况、活动情况、过敏史及诱发因素等。

2. 身体情况 评估伤口情况,出血量,有无肠鸣音亢进、腹痛、腹胀、便感强烈等情况,有无烦躁不安、面色苍白、出汗、四肢湿冷、心悸、心率加快、血压下降等失血性休克症状。

3. 心理-社会状况 评估病人有无对疾病、拟采取治疗护理产生紧张焦虑情绪;家属对于病人治疗、预后的认知程度和心理承受能力。

4. 康复情况 观察患者生命特征是否平稳,饮食情况,伤口敷料渗血情况,有无腹胀,肛门坠胀感,是否控制排便,大便的颜色、性质、量等。

【护理诊断】

1. 焦虑、恐惧 与突发肛肠术后大出血有关。

2. 体液不足 与肛肠术后大出血致血容量降低有关。

3. 知识缺乏 与缺乏有术后治疗康复知识有关。

4. 潜在并发症:低血容量性休克。

【护理措施】

1. 积极抢救 备好心电监护、氧气以及各种抢救用药和器械,如肛门镜、负压吸引器、手术缝合包等。如病人出现面色苍白、心率加快等休克早期的临床表现,应密切观察并高度重视。出现休克表现时应取平卧位或中凹位,绝对卧床,减少搬动,迅速建立静脉通路以补充血容量,密切观察生命体征变化,对轻度、中度休克的病人,在补充血容量的同时积极手术止血。

2. 严密观察生命体征 肛门术后大出血易造成血容量不足,应及时补充血容量。心功能较差的病人静脉补液时应严格控制补液量及速度。术后密切观察病情及生命体征变化,止血后6小时内每5~30分钟测量生命体征一次,6小时后改为每1~2小时测量一次,12小时后改为每4~8小时测量一次。准确记录出入量,以判断有无血容量不足,调整补液速度。

3. 体位与饮食护理 病人24小时内应绝对卧床休息,给予平卧位或侧卧位。出血量多或者大便次数过多者,24小时内应禁食,避免排便,以防大便时再次出血和污染伤口。出血量一般者可给予流质或半流质饮食,逐渐增加富含蛋白质、高热量、高维生素、清淡易消化食物,可以提高机体防御能力,促进伤口愈合,排便时勿用力,保持大便通畅,以免再次出血。

4. 心理护理 肛门术后出血病人易有恐惧、焦虑等情绪,应给予无微不至的关心、体贴,安慰病人,鼓励患者积极配合诊疗及护理;向病人讲解止血方法的可靠性和术后注意事项,以消除病人的顾虑。

5. 观察伤口情况 术后压迫伤口30分钟,伤口敷料渗出液较多时应及时换药,换药操作动作应轻柔,观察肛管引流物的性质及量,有无出血。观察切口渗出液的性状及颜色,如见大量鲜红色血液常提示有二次活动性出血及广泛渗血。

【护理评价】

1. 病人生命体征是否平稳,术中止血是否彻底。

2. 病人有无水、电解质紊乱或休克表现。

3. 病人焦虑、恐惧是否得到减轻,情绪是否稳定,能否顺利配合诊疗和护理。

4. 病人是否得到充分的营养支持。

5. 病人术后排便是否正常。

6. 病人及家属是否获得精神支持,是否掌握疾病有关知识,是否能复述健康教育内容。

【健康教育】

1. 疾病指导 为病人讲解有关疾病治疗和护理方面的知识。

2. 饮食调整 讲解手术后恢复饮食的规律,鼓励循序渐进,少食多餐,多进食富含蛋白质、高热量、高维生素的食物,以提高机体防御能力,促进伤口愈合,保持大便通畅。少食刺激性的辛辣食物,避免暴饮暴食。

3. 注意休息 肛门大出血病人应以休息为主,结扎线脱落期间避免剧烈运动,待病情平稳后可适当活动。

4. 保持排便通畅 术后禁止排便时间过长,禁止排便用力过猛,保持大便通畅,如大便干燥可适当应用润肠通便药物,避免做肛门镜等检查。

5. 随访指导 术后定期复查随访,出现腹痛、腹胀、大便出血等不适症状,及时到医院就诊。

第六节 肛周脓肿病人的护理

参见第十七章中介绍。

第七节 坏死性筋膜炎病人的护理

参见第二十一章中介绍。

第八节 肛门直肠损伤病人的护理

参见第二十六章中介绍。

第九节 肛门直肠异物病人的护理

参见第二十七章中介绍。

(魏 莹)

参 考 文 献

1. 李春雨.肛肠外科学.北京:科学出版社,2016:239-240
2. 李春雨,汪建平.肛肠外科手术学.北京:人民卫生出版社,2015:639-641
3. 李春雨.肛肠病学.北京:高等教育出版社,2013:297
4. 毛可珍.急性梗阻性大肠癌围手术期的护理.实用临床医学,2008,9(9):111-112
5. 汪建平.大肠癌并急性结肠梗阻的处理.中国实用外科杂志,2000,20(8):459-461
6. 陈吉林,陈金明.老年大肠癌并急性梗阻60例治疗体会.现代中西医结合杂志,2007,16(6):769-770
7. 李春雨,聂敏.吻合器痔上黏膜环切除术治疗混合痔68例临床总结.中国肛肠病杂志,2003,23(11):5
8. 宋京立.肛肠疾病术后大出血的处理方法探讨.中国健康文摘,2013,10(22):115-116
9. 马慧萍,张淑林,潘芳杰.肛肠疾病术后大出血的预防及护理.新疆中医药,2012,30(5):86-87

第三十四章
肛肠外科微创手术病人的护理

第一节　TST 手术病人的护理

选择性痔上黏膜切除术(tissue selection therapy, TST)是利用开环式微创痔吻合器进行治疗的一种手术方式,是基于中医肛肠外科分段齿状结扎术和 PPH 手术研发的一种痔外科治疗的微创手术。通过 TST 的永久平行关闭和开环式扩肛器设计,可准确定位目标组织,做到针对性切除,并保护非痔脱垂区黏膜组织,TST 术式更加符合肛管形态和生理,有效预防术后肛门狭窄(图 34-1)。

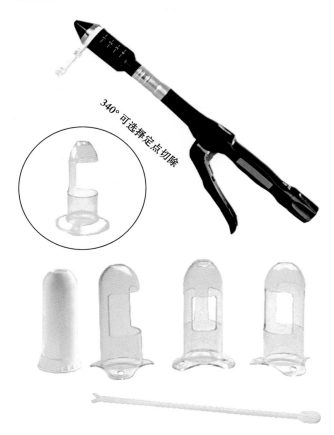

340° 可选择定点切除

图 34-1　一次性使用管型痔吻合器(AKGZB 型)(TST)

【手术原理】

TST 技术遵循了人体痔的形成机制,依照痔的生理病理结构设计而成。旨在纠正痔的病理生理性改变,而非将肛垫全部切除,保留正常的肛垫及黏膜桥。TST 微创术利用了特质的肛肠镜形成不同的开环式窗口,利用吻合探头,锁定痔核,针对痔核的大小和多少来调节痔黏膜的切除范围。

【适应证】

适用于 Ⅱ～Ⅳ度内痔、混合痔、环状痔、严重脱垂痔。直肠前突、直肠黏膜脱垂,以及各种肛管、直肠脱垂性疾病等。

【禁忌证】

顽固性便秘、严重的黏膜水肿、盆腔肿瘤、门静脉高压症、布-卡综合征、妊娠妇女、儿童及不能接受手术者均不推荐使用。

【护理诊断】

1. 出血　与手术吻合口渗血、吻合口感染、与齿状线太近有关。

2. 疼痛　与术中扩肛或者钳夹皮肤,引起撕裂和损伤有关。

3. 下腹痛　与吻合时肠道反射有关。

4. 尿潴留　与骶麻和疼痛刺激,引起反射性尿道括约肌收缩有关。

【护理措施】

（一）术前护理

1. 完善常规检查,如血常规、凝血时间、心电图等。

2. 手术当天禁食。

3. 术前 1 日肠道准备,如口服泻药、清洁灌肠。

4. 心理护理讲解相关知识,消除患者恐惧、焦虑情绪。

5. 做好皮肤准备及术中用药药物过敏试验。

（二）术后护理

1. 止痛　手术后因括约肌痉挛，或因肛管内敷料填塞过多而加剧伤口疼痛，手术 1～2 日内应适当给予止痛剂，检查发现肛管内敷料填塞过紧时，应当予以松解。

2. 饮食指导　术后当日禁食或给流食，次日半流食 2 日，以后逐渐恢复普食，养成良好饮食习惯，平时注意合理调节饮食，多食新鲜的蔬菜、水果，多饮水；禁食辛辣食物和饮酒。

3. 用药指导　术后适当应用抗菌、止血药物及静脉输液，预防感染、出血。

4. 老年人或前列腺肥大者可留置导尿 48 小时。

5. 注意观察术后出血。手术创面若有出血，应及时处理。

6. 术后第二日口服润肠通便药物。

7. 养成良好的生活习惯　手术后，每次排便后用温水清洗，配合中药熏洗、红外线理疗，促进伤口护理，减轻疼痛等，养成每日定时排便的习惯，在排便时避免读书看报、玩手机，避免延长蹲坐的时间，蹲厕时间小于 5 分钟。

8. 功能锻炼　指导患者术后第三日开始做提肛运动，吸气时，肛门用力内吸上提，紧缩肛门，呼气时放松。每次肛门放松、紧缩 30 次，早晚各 1 次。

第二节　PPH 手术病人的护理

吻合器痔上黏膜环切术（procedur for prolapse and hemorrhanihs，PPH），其中文含义即治疗脱垂和痔的方法，故称吻合器痔上黏膜环切术，亦称吻合器痔固定术，痔上黏膜环切钉合术。

1998 年，意大利学者 Longo，根据肛垫下移学说，首先提出采用吻合器经肛门环形切除直肠下端黏膜及黏膜下层组织再将其对端吻合，而不切除内痔、肛管皮肤及齿状线等组织，治疗 Ⅱ～Ⅲ 期环形内痔脱垂的新术式（图 34-2）。国内李春雨于 2001 年开展此手术应用于重度痔的治疗。

【手术原理】

1. "悬吊"　即使用特质的手术器械和吻合器，环形切除齿状线上方约 2cm 的直肠黏膜及黏膜下层

组织后，再将直肠黏膜吻合，使脱垂的肛垫向上悬吊回缩原位，恢复肛管黏膜与肛门括约肌之间的局部解剖关系，使痔核逐渐萎缩，起到"悬吊"作用。

2. "断流"　即切断直肠上动静脉的终末支，减少痔核血供，使痔核逐渐萎缩，起到"断流"的作用。

【适应证】

1. Ⅱ～Ⅳ 期环形内痔、多发混合痔、嵌顿痔、以内痔为主的环形混合痔。

2. Ⅰ～Ⅲ 度直肠前突、直肠黏膜脱垂、直肠内套叠。

【禁忌证】

一般不用于孤立的脱垂性内痔。

【护理评估】

（一）术前评估

1. 评估患者的一般情况，如年龄、职业、文化程度、宗教信仰、个人嗜好等。

2. 评估患者重要脏器功能情况，如心、肝、肺、肾等重要脏器功能和出凝血机制等。

3. 评估患者既往身体状况，如有无高血压、糖尿病等慢性病史。

4. 评估患者心理状况及导致患者精神紧张的因素。

5. 评估此次发病的诱因、主要症状和体征等。

（二）术后评估

1. 评估患者的麻醉种类、手术方式、术中失血情况、输液情况、输血情况及引流管安置的部位和作用。

2. 评估患者的生命体征情况。

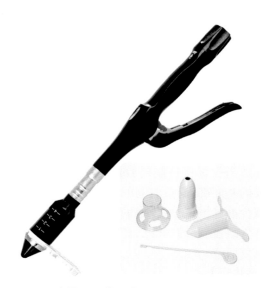

图 34-2　一次性使用管型痔吻合器（AKGZB 型）（PPH）

3. 评估患者手术切口及引流情况,如伤口有无渗血、渗液;引流管是否畅通,引流液的颜色、量和性质等。

4. 评估患者手术后的心理状况。

5. 评估患者的疼痛程度。

【护理诊断】

1. 出血 与手术吻合口渗血、吻合口感染、与齿状线太近有关。

2. 疼痛 与术中扩肛或者钳夹皮肤,引起撕裂和损伤有关。

3. 下腹痛 与吻合时肠道反射有关。

4. 尿潴留 与骶麻和疼痛刺激,引起反射性尿道括约肌收缩有关。

【护理措施】

（一） 术前护理

1. 心理护理 根据患者存在的心理问题给予相应的心理疏导,缓解患者的压力,改善患者不良的情绪。

2. 休息 告知患者术前充分的休息对术后康复起着至关重要的作用,提供促进睡眠的有效方式,如改善环境、进行有效的放松等,必要时,遵医嘱应用镇静安眠药物。

3. 胃肠道准备 术前 12 小时禁食,4～6 小时禁水(也可参照加速康复外科理论,缩短禁食水时间),以防麻醉或手术中呕吐而引起吸入性肺炎或窒息。

4. 皮肤准备 术前 1 日剔除手术区域的毛发,动作轻柔,切忌将手术区域的皮肤刮破,防止细菌侵入,诱发切口感染。

5. 药物过敏试验 术前 1 日遵医嘱进行抗生素药物过敏试验,术中、术后及时用药,预防切口感染。

6. 完善各项检查及化验 血、尿常规,出凝血时间,心电图和胸透等检查。

7. 术日晨的准备

（1） 测量生命体征并记录在体温单上。

（2） 指导患者取下眼镜、义齿、发卡、戒指及贵重物品。

（3） 手术前指导患者排空膀胱或遵医嘱留置尿管。

（4） 遵医嘱给予麻醉前用药,如地西泮或阿托品等。

（5） 将病历、术中用药等术中物品备齐,与接手术人员共同核对、签字后带入手术室。

（6） 若患者发热、血压超过正常值、女性患者月经来潮应及时通知主治医师必要时遵医嘱暂停手术。

（二） 术后护理

1. 根据麻醉情况安置患者卧位,麻醉作用消失后根据手术方式调整卧位。

2. 饮食指导 术后当日禁食或给流食,次日半流食 2 日,以后逐渐恢复普食。

3. 用药指导 术后适当应用抗菌、止血药物及静脉输液,预防感染、出血。

4. 老年人或前列腺肥大者可留置导尿 48 小时。

5. 术后第二日口服润肠通便药物。

6. 切口护理 术后密切观察切口敷料渗血及渗液的情况,保持切口敷料清洁干燥,若局部渗出较多,应及时通知医生,给予更换敷料,同时观察渗出液的颜色、性质及患者的全身情况。

7. 功能锻炼 术后第 3 日教会患者提肛运动。

第三节 CMH 手术病人的护理

母痔上黏膜柱状弹力线套扎术(The columnar ligation operation on the min hemorrhoids with elastic thread,CMH),是根据痔的发病机制和治疗原则,结合 PPH 和 EPH 手术原理,利用特制的肛肠套扎器进行治疗的一种术式。该术式坚持创新理念,提倡物理疗法,提出沿母痔上动脉柱状套扎法,强调弹力线与弹力胶圈的配合使用,一箭双雕,根据临床诊断可任选其一,满足不同套扎需求,兼具有 PPH 和 EPH 之功能,能够避免套扎吻合术一系列并发症,创面小、愈合快、无痛苦、无肛门狭窄,避免了胶圈滑脱、脱落期出血(图 34-3)。

【手术原理】

利用负压原理,通过特制的一次性使用肛肠套扎器在适当位置将特制的胶圈/弹力线套于痔或痔上黏膜的基底部,通过胶圈的紧缩、绞勒阻断痔的血供或减少静脉倒流,减少痔的充血肥大或血流淤滞,使之产生缺血、萎缩、坏死,套扎组织逐渐脱落,创面组织修复而愈。

【适应证】

1. Ⅱ～Ⅳ期内痔、混合痔的内痔部。

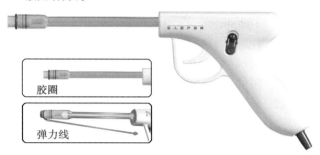

胶圈/弹力线

胶圈

弹力线

图 34-3　一次性使用肛肠套扎器(CMH)

2. 直肠前膨出。

3. 直肠黏膜内脱垂。

4. 低位直肠息肉。

【禁忌证】

嵌顿水肿型外痔、肛管直肠炎症水肿期。

【护理评估】

（一）术前评估

1. 评估病人的一般情况,如年龄、职业、文化程度、生活习惯及个人嗜好等。

2. 评估病人有无长期饮酒的习惯,有无喜食刺激性食物或低纤维素饮食的习惯。

3. 评估病人有无长期便秘、腹泻史,长期站立、坐位或腹压增高等因素。

4. 评估病人重要脏器功能情况,如心、肺、肝、肾等重要脏器功能和出凝血机制等。

5. 评估病人既往身体状况,如有无痔疮药物治疗、手术史;有无糖尿病、血液疾病史。

6. 评估此次发病的诱因、主要症状和体征等。

（二）术后评估

1. 评估病人的麻醉种类、手术方式、术中失血情况、输液情况。

2. 评估病人的生命体征情况。

3. 评估病人手术切口及引流情况,如伤口有无渗血、渗液;引流管是否畅通,引流液的颜色、量和性质等。

4. 评估病人手术后的心理状况。

5. 评估病人的疼痛程度。

【护理诊断】

1. 出血　与胶圈滑脱、脱落期出血、感染、与齿状线太近有关。

2. 疼痛　与术中扩肛不当,引起撕裂和损伤有关。

3. 尿潴留　与骶麻和疼痛刺激,引起反射性尿道括约肌收缩有关。

4. 便秘　与不良饮食、排便习惯及惧怕排便有关。

【护理措施】

（一）术前护理

1. 完善各项检查及化验血、尿常规,出凝血时间,心电图和胸透等检查。排净大小便,术前不必禁食。

2. 器械准备　一次性使用肛肠套扎器(CMH),包括套扎枪、配套肛门镜、胶圈和弹力线。

3. 心理护理　根据病人存在的紧张、恐惧给予相应的心理疏导,缓解患者的精神压力,配合治疗。

4. 告知病人术前充分的休息对术后康复起着至关重要的作用,如改善环境、进行有效的放松等,必要时,遵医嘱应用镇静安眠药物。

5. 若病人发热、血压超过正常值、女性患者月经来潮应及时通知主治医师必要时遵医嘱暂停手术。

（二）术后护理

1. 体位护理　术后 6 小时内尽量卧床休息,减少活动。6 小时后可适当下床活动,排尿、散步等,逐渐延长活动时间,并指导病人进行轻体力活动。

2. 饮食护理　术后 6 小时内应禁食或给无渣流食,次日半流食,以后逐渐恢复普食。

3. 切口护理　术后密切观察切口敷料渗血及渗液的情况,保持切口敷料清洁干燥,若局部渗出较多,应及时通知医生,给予更换敷料,同时观察渗出液的颜色、性质及患者的全身情况。

4. 局部坐浴　术后每次排便或换药前均用复方荆芥熏洗剂熏洗坐浴,控制温度在 43 ~ 46℃,每日二次,每次 20 ~ 30 分钟,坐浴后用凡士林油纱覆盖及再用纱垫盖好并固定。

5. 用药指导　术后适当应用抗菌、止血药物及静脉输液,预防感染、出血。

6. 保持大便通畅　术后第二天口服润肠通便药物,如舒泰清。

7. 功能锻炼　术后第 3 天教会病人提肛运动,促进血液循环,加速愈合。

（赵颖英　李春雨）

369

第四节 STARR 手术病人的护理

出口梗阻型便秘(outlet obstructive constipation, OOC)病因复杂,环状痛苦大,总体治疗效果不理想,一直是临床医生的一个难题。Longo 于 2003 年首先报道了吻合器经肛直肠切除术(stapled trans-anal rectai resection,STARR),用于治疗直肠前突和直肠黏膜内套叠引起的出口梗阻型便秘,取得良好的疗效。

【手术原理】

采用经肛双吻合器(PPH)完成直肠全层切除。采用 2 把肛肠吻合器分别切除直肠中下段前壁及后壁冗长、脱垂的黏膜及黏膜下层肠壁组织并钉合。此术式可缩小直肠前突的宽度与深度,吻合口通过使黏膜下层及肌层瘢痕粘连,加强了直肠前壁的力量,减轻了直肠前突的程度,从而消除了直肠下端因排便形成的囊袋状结构,达到恢复正常解剖结构动态功能的作用,使直肠的顺应性降低,从而改善各种症状,纠正直肠前突和直肠黏膜内脱垂两种解剖异常,从而治疗出口梗阻型便秘。

【适应证】

1. 单纯直肠前突和(或)直肠黏膜脱垂、内套叠引起的排便障碍,经保守治疗无效者。

2. 直肠前突合并直肠黏膜内脱垂。

3. 直肠前突、直肠黏膜内脱垂合并内痔和混合痔。

4. 重度出口梗阻型便秘,有生活质量的改变或有进一步治疗愿望者。

【禁忌证】

1. 直肠全层外脱垂(直肠脱垂)。

2. 会阴部感染者。

3. 直肠阴道瘘。

4. 炎性肠病(包括直肠炎)。

5. 肛门失禁。

6. 肛门狭窄。

7. 直肠或直肠周围显著纤维化。

8. 慢性腹泻、直肠炎。

9. 曾经直肠吻合术者。

10. 妊娠妇女、儿童。

11. 门静脉高压症。

12. 全身性疾病 出血性疾病、严重心脏疾病、呼吸系统疾病不能耐受麻醉者。

【护理诊断】

1. 出血 与手术吻合口渗血、吻合口感染、与齿状线太近有关。

2. 疼痛 与术中扩肛或者钳夹皮肤,引起撕裂和损伤有关。

3. 并发症:直肠阴道瘘、盆腔感染、吻合口出血、直肠肛管狭窄、肛门下坠感、阻塞感等。

【护理措施】

(一) 术前护理

1. 完善常规检查,如血常规、凝血时间、心电图等。

2. 特殊检查 结肠镜检查、排粪造影、结肠传输试验检查。

3. 手术当天禁食。

4. 术前一日肠道准备,如口服泻药、清洁灌肠。

5. 心理护理 讲解相关知识,消除患者恐惧、焦虑情绪。

6. 做好皮肤准备及术中用药药物过敏试验。

(二) 术后护理

1. 饮食指导 术后当日禁食或给流食,次日半流食 2 日,以后逐渐恢复普食。

2. 用药指导 术后适当应用抗菌、止血药物及静脉输液,预防感染、出血。

3. 老年人或前列腺肥大者可留置导尿 48 小时。

4. 术后第二日口服润肠通便药物。

5. 注意观察术后出血。手术创面若有出血,应及时处理。

6. 功能锻炼。

第五节 腹腔镜结直肠手术病人的护理

腹腔镜技术是 20 世纪 80 年代末兴起的一项新技术,腹腔镜技术具有简便、微创、患者易接受等特点。20 世纪 90 年代中后期开展了胃肠道恶性肿瘤的切除,21 世纪初开始进入了消化道肿瘤微创外科快速发展与普及的时代。随着第一例腹腔镜右半结肠切除术于 1990 年在美国由 Jacobs 成功完成,在短短数年时间内所有结直肠手术的术式都在腹腔镜下得以成功进行。

具有术后疼痛明显减轻、伤口愈合时间缩短、腹壁切口明显缩小、术后胃肠道功能恢复较快、恢复正常活动较快、患者自身免疫的影响较小等优点。

【适应证】

1. 肿物不宜过大，一般6cm以下的较为合适，因肿瘤过大会妨碍术野，给显露带来困难，一般病变属于Dukes A、B期较为合适，部分可为C期。

2. 肿物无明显的肠壁外浸润。术前根据CT、MRI、直肠腔内超声及直肠指诊检查肿物的活动度可判断有无外侵。

3. 肿物无远处转移征象。

4. 无心、肺、肝、肾等重要脏器功能不全。

【禁忌证】

1. 相对禁忌证

（1）出血倾向。

（2）重度肥胖（身体质量指数，即BMI指数>40）。

（3）巨大膈疝或腹外疝。

（4）解剖变异。

（5）心肺等功能欠佳。

（6）神经系统疾病。

2. 绝对禁忌证

（1）严重的心、肺、肝、肾等疾病不能耐受全麻。

（2）严重脓毒血症。

（3）严重的凝血功能障碍。

（4）妊娠期患者。

（5）全身情况不良，虽经术前积极治疗仍不能纠正或改善。

（6）肿瘤直径超过8cm。

（7）腹膜广泛肿瘤种植、淋巴结广泛转移或肿瘤包绕重要血管，估计腹腔镜下清扫困难。

（8）肿瘤导致肠梗阻，并伴有明显腹胀。

（9）肿瘤穿孔合并腹膜炎。

（10）腹壁或腹壁手术史估计腹腔内广泛粘连，腹腔镜下分离困难。

【护理评估】

患者入院后，详细询问病史，及时了解患者现有的和潜在的健康问题，了解有无合并疾病，有无不良嗜好、过敏史及专科检查情况，并进行营养风险筛查，及时发现异常情况及合并症，制订出针对性的护理措施。

1. 评估患者的一般情况，如年龄、职业、文化程度、宗教信仰、个人嗜好等。

2. 评估患者重要脏器功能情况，如心、肝、肺、肾等重要脏器功能和出凝血机制等。

3. 评估患者既往身体状况，如有无高血压、糖尿病等慢性病史。

4. 评估患者心理状况及导致患者精神紧张的因素。

5. 评估此次发病的诱因、主要症状和体征等。

【护理诊断】

1. 焦虑　与缺乏本病相关知识及担心治疗效果有关。

2. 疼痛　与手术创伤有关。

3. 出血　与手术创伤有关。

4. 体液不足　与术后禁食水、手术创伤有关。

5. 肺部感染　与手术创伤及卧床有关。

6. 口腔黏膜改变　与禁食水有关。

7. 泌尿系感染　与留置尿管有关。

【护理措施】

（一）术前护理

1. 心理护理　腹腔镜结直肠癌手术是目前临床上新开展的一种治疗方法。因此，患者会对手术的有效性、安全性以及高额的费用产生顾虑，再加上疾病的困扰，会产生恐惧、焦虑、紧张等心理问题。护理人员应该向患者细心的介绍患结直肠癌疾病的原因以及临床症状，并向患者提供几种可行的治疗方法，并向患者说明采取不同方法所产生的不同预后效果，供患者选择。向患者说明采取腹腔镜手术方法的特点与出血少、创伤小、各组织功能恢复快、排尿功能和胃肠功能恢复快、术后疼痛感轻、保肛率高等优越性，并多向患者介绍一些治疗成功的患者病例。在必要的时候，可以寻求患者以及家属的支持，包括了经济支持与情感支持，也可以邀请此种手术治疗痊愈的患者向患者们进行交流，以增强患者战胜疾病的信心，能够积极的配合手术治疗。根据患者存在的心理问题给予相应的心理疏导，缓解患者的压力，改善患者不良的情绪。

2. 充分休息　告知患者术前充分的休息对术后康复起着至关重要的作用，提供促进睡眠的有效方式，如改善环境、进行有效的放松等，必要时，遵医嘱应用镇静安眠药物。

3. 肠道准备　术前2日流质饮食，庆大霉素8万U、替硝唑片0.5g，每日3次口服，恒康正清散2盒+水2000ml术前夜口服，术晨洗肠净止。术前12小时禁食，4～6小时禁水，以防麻醉或手术中呕吐而引起吸入性肺炎或窒息。

4. 纠正贫血　如果血红蛋白低于 70g/L 可以考虑输注红细胞混悬液。

5. 营养支持　对于术前评估有营养不良的患者给予肠内营养支持治疗。

6. 纠正内科伴随疾病　直肠癌患者老年居多,常伴随有内科系统疾病。术前需要控制血压、血糖,纠正肺内感染等。

7. 皮肤准备　术前 1 日剔除手术区域的毛发,动作轻柔,切忌将手术区域的皮肤刮破,防止细菌侵入,诱发切口感染。首先用棉球蘸肥皂水或者是消毒棉签,彻底清洗脐部的污垢,因为,在对患者进行手术的时候,第一戳孔将是患者的脐窝。对于脐部污垢严重的患者来说,可以先采取松节油进行擦拭,然后再进行清洗。在这个过程中,需要注意的是不要擦破皮肤,一定要保证皮肤的完整性。

8. 药物过敏试验　术前 1 日遵医嘱进行抗生素药物过敏试验,术中、术后及时用药,预防切口感染。

9. 完善各项检查及化验　血、尿常规,出凝血时间,心电图和胸透等检查。

10. 术日晨的准备

(1) 测量生命体征并记录在体温单上。

(2) 指导患者取下眼镜、义齿、发卡、戒指及贵重物品。

(3) 手术前指导患者排空膀胱或遵医嘱留置尿管。

(4) 遵医嘱给予麻醉前用药,如地西泮或阿托品等。

(5) 将病历、术中用药等术中物品备齐,与接手术人员共同核对、签字后带入手术室。

(6) 若患者发热、血压超过正常值、女性患者月经来潮应及时通知主治医师必要时遵医嘱暂停手术。

(二) 术后护理

1. 病情观察　全身麻醉手术清醒后,患者返回病房,密切监测患者的生命体征,在患者的床边,进行心电监测,并保持呼吸的通畅性,注意患者呼吸的深度、频率及血氧饱和度变化。观察腹部切口的包扎及渗出情况。保持各引流管固定通畅,经常挤压,防止扭曲、受压。

2. 体位护理　术后取去枕平卧位,头偏向一侧,防止呕吐物误吸后导致窒息或吸入性肺炎的发生,6 ~ 8 小时后,全身麻醉清醒及生命体征平稳者采取抬高床头 15° ~ 30° 的半卧位,有利于引流、创口

愈合及预防并发症。

3. 间断吸氧　给予低流量间断吸氧,在手术过后,很有可能会产生酸中毒以及高碳酸血症,容易产生缺氧的现象。在对患者进行人工气腹之后,会使得患者的腹压升高,造成血流动力学的变化,进而使得患者的心功能受到影响。对此,在手术后,应该保持患者常规吸氧每分钟 2 ~ 3L,提高血氧浓度,中和吸收过多的二氧化碳,缓解疼痛,减轻不适。

4. 饮食护理　术后病人通常待结肠动力恢复,肛门排气后才开始进食。病人术后禁食水、胃肠减压,由静脉补充水和电解质。2 ~ 3 日后肛门排气后可拔出胃管,进流质饮食,若无不良反应,进半流质饮食,1 周后改进少渣饮食,2 周左右可进普食。指导病人坚持少量多餐、温和食物的原则,以低脂无刺激性、过敏性、高渗性的清淡易消化食物为主。

5. 引流管护理　保持腹腔及骶前引流管、尿管通常固定好,避免扭曲、受压、堵塞及脱落,并观察其引流液的颜色、性质及量,做好记录。

6. 切口护理　密切观察患者的手术切口是否有热、肿、红、硬结等现象,如果患者的切口出现了炎症迹象,应该进行紫外线的局部照射,1 次/日,坚持2 ~ 3 日即可。注意观察患者的切口处是否有渗液、出血、疼痛、淤血以及渗血等情况。

7. 人工气腹并发症的护理　①观察呼吸,持续低流量吸氧对改善循环非常重要。②肩部酸痛:给予局部按摩或肩部运动,必要时 TDP 灯照射。③皮下气肿:严密观察病情,及时报告医生给予对症处理。

8. 功能锻炼

(1) 为尽早恢复正常排便功能:术后应进行排便节制功能训练,指导患者做提肛运动,肛门轻中度收缩、舒张各 10 次,2 ~ 3 次/日,以促进肛门收缩功能和排便反射恢复。

(2) 三餐后定时排便:即使没有便意也要坚持,刺激大脑皮质引起便意及排便反射,促使患者养成定时排便的习惯。

9. 基础护理

(1) 保持口腔清洁,每日用复方硼砂液漱口或刷牙。

(2) 协助翻身、叩背,鼓励患者早期下床活动。

(3) 留置尿管期间,每日用复方新洁尔灭擦拭尿道口,做好尿管护理。

及时更换受污染的床单、被套,保持床单整洁、舒适。

【术后并发症】

1. 皮下气肿。
2. 穿刺孔肿瘤种植。
3. 腹腔内出血。
4. 吻合口瘘。
5. 吻合口出血。
6. 肠梗阻。
7. 输尿管损伤。
8. 切口感染。
9. 尿路感染。
10. 肺不张。
11. 深静脉血栓形成。

【健康教育】

1. 饮食指导　病人出院后维持均衡的饮食,定时进餐,避免生、冷、硬及辛辣刺激性食物;避免进食易引起便秘的食物,如芹菜、玉米、核桃及煎炸的食物;避免进食易引起腹泻的食物,如洋葱、豆类、啤酒等;多食新鲜蔬菜、水果及富含纤维素的食物。

2. 适当活动　告知患者适当活动和锻炼身体的重要性,应注意早期发现异常,早期检查诊断,如有不适及时复诊。

3. 心理指导　指导家属多给予患者心理上的支持,鼓励患者参加适量活动和一定的社交活动,保持心情舒畅。

4. 早期筛查　对疑有结、直肠癌或有家族史及癌前病变者,应行筛选性或诊断性检查。

5. 定期复查　出院后,3~6个月复查一次。指导患者术后回院化疗及放疗,一般术后半个月至1个月后进行第1次化疗,以后每个月1次,共4~6次,低位保肛手术后还应到放疗科进行局部放疗。术后定期随诊,2年内每3个月至半年复诊1次,2年后每年复诊1次,复查项目包括肛诊、腹盆腔及肝脏B超(或CT)、CEA及胸部X线片(胸部CT)等,如考虑有局部复发或远处转移还可行全身核素扫描等。

（赵颖英　聂敏）

参 考 文 献

1. 李春雨,汪建平.肛肠外科手术学.北京:人民卫生出版社,2015:500-502,639-640
2. 池畔,李国新,杜晓辉.腹腔镜结直肠肿瘤手术学.北京:人民卫生出版社,2013:77-108
3. 张有生,李春雨.实用肛肠外科学.北京:人民军医出版社,2009:132-136
4. 李春雨,汪建平.肛肠外科手术技巧.北京:人民卫生出版社,2013:195-198
5. 潘凯.腹腔镜胃肠外科手术学.北京:人民卫生出版社,2012:219-237
6. 李春雨,聂敏.吻合器痔上黏膜环切术治疗混合痔68例临床总结.中国肛肠病杂志,2003,23(11):5-6
7. 李春雨,聂敏,林树森,等,吻合器痔上黏膜环形钉合术加中药芍倍注射治疗重度痔30例.中华胃肠外科杂志,2009,12(1):98
8. 李春雨,聂敏,王军,等.吻合器痔固定术与外剥内扎术治疗重度痔的临床研究.中国医师进修杂志,2009,11(11):1237-1238
9. 李春雨,聂敏,王军,等.吻合器痔固定术后重度直肠狭窄一例报告.中国医师杂志,2007.8:1005
10. 杨新庆.直肠前膨出的治疗进展.中国实用外科杂志,1993,13(12):717
11. 李实忠,屠岳,林琛,等.盆底松弛综合征的病理生理与外科治疗的研究.中华外科杂志,1998,36(9):548
12. 王振军,杨新庆.出口梗阻型便秘的外科治疗.中国实用外科杂志,2013,33(11):932-934
13. 唐清珠,子树明,顾成义.STARR手术治疗出口梗阻型便秘214例的临床分析.中华普外科手术学杂志,2010,4(3):281-287
14. 李国新,赵丽瑛.腹腔镜结直肠癌根治术解剖概要.中国实用外科杂志,2011,31(9):844-848
15. 张宏,崔明明.腹腔镜结直肠肿瘤手术的相关问题.中国医刊,2012,47(6):95-96
16. 侯瑞华.结直肠癌微创手术的护理.齐齐哈尔医学院学报,2008,29(22):2785-2786
17. 杜晓辉.腹腔镜结直肠手术并发症防治.中国实用外科杂志,2011,31(9):849-851
18. 和淑云.腹腔镜结肠癌、直肠癌根治术的护理体会.吉林医学,2008,29(22):2045-2046
19. 王爱萍,黄红.腹腔镜下结直肠癌根治术围手术期护理.现代中西医结合杂志,2009,18(15):1802-1803
20. 谢娜,向佳梅,张朝军.腹腔镜直肠癌全系膜切除保肛手术的护理.重庆医学,2009,38(5):534-535